Illustrated Anatomy for Clinical Medicine

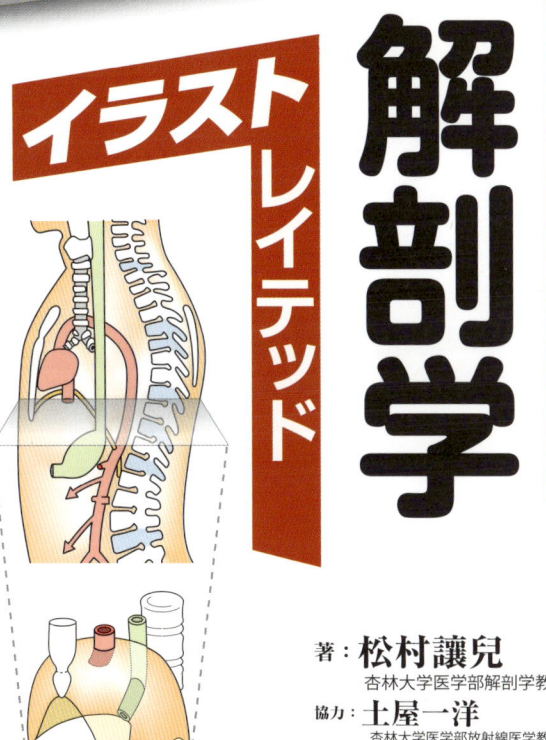

臨床につながる
解剖学
イラストレイテッド

著：**松村讓兒**
杏林大学医学部解剖学教室

協力：**土屋一洋**
杏林大学医学部放射線医学教室

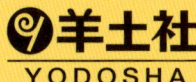

【注意事項】本書の情報について ────────────────────────────
　本書に記載されている内容は，発行時点における最新の情報に基づき，正確を期するよう，執筆者，監修・編者ならびに出版社はそれぞれ最善の努力を払っております．しかし科学・医学・医療の進歩により，定義や概念，技術の操作方法や診療の方針が変更となり，本書をご使用になる時点においては記載された内容が正確かつ完全ではなくなる場合がございます．また，本書に記載されている企業名や商品名，URL等の情報が予告なく変更される場合もございますのでご了承ください．

はじめに

　解剖学の授業が始まる前，ほとんどの学生さんの胸中は「どんな授業だろう」という期待と不安に満ちている．ところが，教科書には見たこともない構造の名称が羅列されているため，ほぼ全員が「これを全部覚えるのか」と，暗澹たる気持ちになるようだ．実際，200個を超える骨やその部位の名称，300個以上の筋の名称・起始・停止・支配神経等々，今人気のグループ「○○○48」の全員の名前よりもはるかに多い名称が洪水のように襲ってくるのだから．

　一方，すぐに疾病についての授業があると思っていた方は，延々と続く解剖学は単調で「裏切られた」と感じるらしい．とくに「自分が進む領域とは関係ない」と思っている学生さんにとっては，解剖学は「ノルマ」以外の何物でもない．

　本書は，比較的よく知られる「疾病」をもとに，関係する解剖学的内容をイメージ化することを目指している．平たく言えば「この疾患では身体のここが障害されてこんな症状になる」ということを解剖学で説明しようと試みたものである．したがって，いわゆる家庭医学の本でも臨床医学の本でもなし，解剖学書と大見得を切るほどのものでもない（病気の説明も解剖学の内容も不十分だから…）．

　では「何の本か」と言うと，実は著者が行っている授業内容からテーマを選択した本である．言いかえれば「わたしの解剖学の授業ノート」であり「解剖学授業のネタ帳」とも言える．もちろん，臨床医ではないので，すべての疾患を網羅することはできないし，最新の臨床知識という訳にもいかないが，臨床科目と解剖学との関連を少しでも理解していただければと思っている．本書により「解剖学と臨床医学が結びつかない！」と感じている学生さんが「なるほど！」を経験し，最小限の努力で「ノルマ」をこなしてもらえれば文字通り「充分」である．

　本書の医療画像については，著者の大学時代の同級生である土屋一洋先生（杏林大学放射線医学教室）そして同教室の先生方に全面的にお世話になった．日本だけでなく世界を飛び回る合間に，無茶な注文の写真を探索してくださっただけでなく，写真と本文との整合性や説明不足などの監修までしていただき，御礼の申し上げようもない．その他にも，各節のアイデアや画像など無理を承知で手配してくださった諸先生に厚く御礼申し上げる．

　最後，本書の企画・出版にあたっては，株式会社羊土社の鈴木美奈子氏，溝井レナ氏に全面的にお世話いただいた．本来なら1年近く前に完成すべき原稿が遅れ「出版前に頓挫！」の噂までとんだが，筆の遅い著者を羊のように（？）引っ張ってくださったお2人に改めて深甚なる謝意を申し上げたい．

2011年6月

松村讓兒

臨床につながる 解剖学 イラストレイテッド

Illustrated Anatomy for Clinical Medicine

目 次

はじめに

Color Atlas

第1章 解剖学の基礎

■ **解剖学を学ぶ前に** …… 12
- 1. 人体解剖学で使われる用語 …… 12
- 2. 人体の発生とその用語 …… 16

1. 悪性新生物から探る **組織** …… 21
2. 骨粗鬆症から探る **骨** …… 25
3. 関連痛から探る **感覚** …… 28
4. 筋ジストロフィーから探る **筋** …… 32
5. 捻挫・脱臼から探る **関節** …… 35

第2章 消化器系

■ **消化器系解剖の全体像** …… 40
- 1. 消化と吸収 …… 40
- 2. 消化器の発生 …… 41
- 3. 消化管について …… 42
- 4. 消化管壁の基本構造 …… 42
- 5. 食道とその役割 …… 43
- 6. 胃について …… 44
- 7. 胃粘膜の構造 …… 44
- 8. 胃の筋層とその特徴 …… 45
- 9. 小腸の構造 …… 45
- 10. 大腸について …… 46
- 11. 肝臓について …… 46
- 12. 胆嚢の特徴 …… 47
- 13. 膵臓の役割 …… 48

1. アカラシアから探る **消化管** …… 49
2. 消化性潰瘍から探る **胃・十二指腸** …… 52
3. 肝臓がん手術から探る **肝区域** …… 55
4. 肝硬変から探る **肝組織** …… 58
5. 腹腔内膿瘍から探る **腹膜腔** …… 61
6. 膵がんから探る **膵臓** …… 64
7. 過敏性腸症候群から探る **大腸** …… 68
8. 潰瘍性大腸炎とCrohn病から探る **大腸の組織** …… 72

Contents

第3章 呼吸器系

■ 呼吸器系解剖の全体像　　76
- 1. 呼吸と換気量　　76
- 2. 呼吸器系の発生　　77
- 3. 呼吸器系の区分　　78
- 4. 下気道の構造　　78
- 5. 肺とその周辺　　79
- 6. 肺の構造と肺区域　　80
- 7. 呼吸器系の血管分布　　80
- 8. 呼吸器系の神経支配　　81
- 9. 呼吸の調節　　82
- 10. 呼吸運動と呼吸筋　　83

1 気道確保から探る **上気道**　　84
2 肺疾患から探る **肺**　　87
3 上大静脈症候群から探る **縦隔**　　90
4 自然気胸から探る **胸膜腔**　　93
5 横隔膜ヘルニアから探る **横隔膜**　　96
6 医療画像から探る **胸部解剖**　　99

第4章 循環器系

■ 循環器系解剖の全体像　　104
- 1. 体液とは　　104
- 2. 心臓血管系とリンパ管系　　104
- 3. 血管の構造　　106
- 4. 血管の連絡様式　　108
- 5. 心臓血管系の機能　　109

1 心不全から探る **血液循環**　　111
2 大動脈瘤から探る **大動脈**　　114
3 不整脈から探る **刺激伝導系**　　117
4 虚血性心疾患から探る **冠動脈**　　120
5 心雑音から探る **心臓弁**　　124
6 心房中隔欠損から探る **胎児循環**　　127
7 痔から探る **肛門**　　130
8 薬の吸収経路から探る **静脈系**　　133

第5章 脊柱と体肢

■ 脊柱と体肢の全体像　　138
- 1. 上肢の骨格と関節　　138
- 2. 下肢の骨格と関節　　142
- 3. 体肢の筋　　145

1 胸郭出口症候群から探る **腕神経叢**　　150
2 五十肩から探る **肩関節**　　153
3 手根管症候群から探る **手**　　156
4 大腿骨頚部骨折から探る **股関節**　　159

- 5 半月板損傷から探る **膝関節** ……………………………………… 162
- 6 コンパートメント症候群から探る **手足** …………………… 165
- 7 椎間板ヘルニアから探る **脊柱** ………………………………… 168

第6章 骨盤周辺部

■ 骨盤周辺部解剖の全体像　174

1. 骨盤の解剖 …………… 174
2. 骨盤の男女差 ………… 175
3. 骨盤計測 ……………… 176
4. 骨盤（内）臓器と腹膜 … 178
5. 骨盤内の男性生殖器 … 178
6. 骨盤内の女性生殖器 … 180
7. 骨盤内の泌尿器 ……… 181
8. 直腸 …………………… 181
9. 骨盤内臓器の動脈分布 … 182

- 1 尿路結石から探る **尿路** ……………………………………………… 183
- 2 腎不全から探る **腎臓** ………………………………………………… 186
- 3 ヘルニアから探る **鼠径部** …………………………………………… 190
- 4 分娩から探る **骨盤部と会陰** ……………………………………… 193
- 5 子宮がんから探る **子宮** ……………………………………………… 196
- 6 前立腺肥大とがんから探る **前立腺** ……………………………… 200

第7章 頭頸部の局所解剖

■ 頭頸部解剖の全体像　204

1. 頭頸部の区分 ………… 204
2. 頭部の骨と骨格 ……… 205
3. 頭頸部の筋 …………… 206
4. 頭頸部の感覚 ………… 210
5. 頭頸部の血管 ………… 210

- 1 顔面神経麻痺から探る **顔面筋** …………………………………… 213
- 2 扁桃摘出術から探る **扁桃** …………………………………………… 216
- 3 嚥下障害から探る **のど** ……………………………………………… 219
- 4 縊死・絞殺から探る **頸部血管** …………………………………… 222
- 5 声帯麻痺から探る **喉頭の神経** …………………………………… 226
- 6 腫瘍から探る **唾液腺** ………………………………………………… 229
- 7 頭蓋内出血から探る **頭部血管** …………………………………… 232

第8章 中枢神経系

■ 中枢神経系の全体像　238

1. 神経系の出現 ………… 238
2. 中枢神経系の発生 …… 239
3. 中枢神経系の区分 …… 239
4. 大脳について ………… 240
5. 小脳について ………… 242
6. 脳幹の解剖 …………… 243
7. 脳に分布する血管 …… 245
8. 伝導路について ……… 245

Contents

- **1** 脳血管障害から探る**脳動脈** ... 247
- **2** 脳死から探る**脳幹** ... 251
- **3** 硬膜外ブロックから探る**脊髄髄膜** ... 255
- **4** 感覚解離から探る**上行性伝導路** ... 259
- **5** 片麻痺から探る**運動路** ... 263
- **6** パーキンソン病から探る**大脳基底核** ... 266
- **7** 水頭症から探る**脳脊髄液** ... 271

第9章 末梢神経系・感覚器系

■ 末梢神経系・感覚器系の全体像 ... 276

1. 神経系の役割 ... 276	9. 交感神経系と副交感神経系 ... 282
2. 末梢神経の線維成分 ... 277	10. 交感神経系の解剖 ... 282
3. 神経線維の分類 ... 277	11. 頸部交感神経幹 ... 282
4. 脳神経の解剖 ... 279	12. 副交感神経系の解剖 ... 283
5. 脊髄神経の解剖 ... 279	13. 感覚器系 ... 285
6. 脊髄神経叢 ... 280	14. 感覚の分類 ... 285
7. デルマトーム ... 280	15. 感覚器の種類 ... 286
8. 自律神経系 ... 280	16. 皮膚の感覚受容器 ... 287

- **1** Horner症候群から探る**頸部交感神経系** ... 289
- **2** 三叉神経痛から探る**顔面感覚** ... 292
- **3** 複視から探る**眼球運動** ... 295
- **4** 白内障から探る**眼球** ... 299
- **5** ドライアイから探る**涙** ... 302
- **6** 視野欠損から探る**視覚路** ... 305
- **7** 難聴から探る**聴覚路** ... 309
- **8** めまいから探る**平衡感覚路** ... 312
- **9** 中耳炎から探る**中耳** ... 316

参考図書 ... 319

索引 ... 321

Column

Langerhans 島 ... 67	Brown-Sequard症候群 ... 262
Volkmann 拘縮と Volkmann 管 ... 167	網膜 retina と Mariotte 盲点 ... 298
Lasegue 徴候 ... 171	Meyer のループ ... 308

本文中，特に提供者の記載のない放射線画像は，土屋一洋先生はじめ杏林大学医学部放射線医学教室の先生方にご提供いただいたものです．

Color Atlas

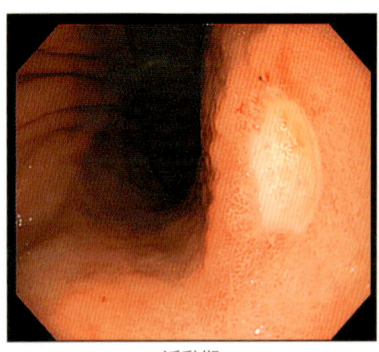
活動期

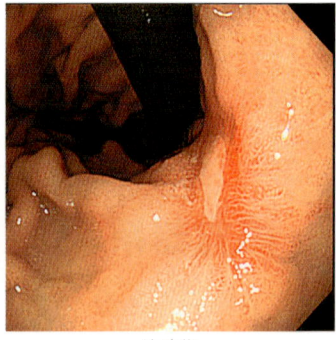
治癒期

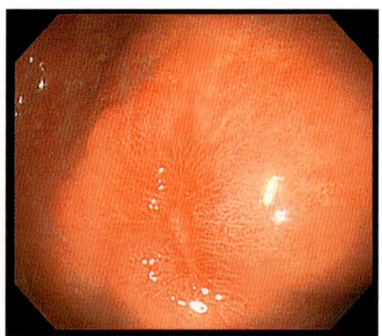
瘢痕期

A◆内視鏡による胃潰瘍の区分（詳細はp.52，図2参照）
活動期には潰瘍底の白苔や辺縁の腫脹（浮腫），発赤が認められる．

［望月恵子ほか：「症例で身につける消化器内視鏡シリーズ食道・胃・十二指腸診断」（田尻久雄，小山恒男 編），pp376-377，羊土社，2009より転載］

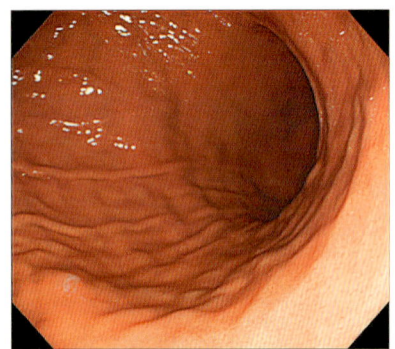

B◆正常の胃内視鏡像：胃体部
（詳細はp.53，図3参照）
［小山恒男：「症例で身につける消化器内視鏡シリーズ食道・胃・十二指腸診断」（田尻久雄，小山恒男 編），p62，羊土社，2009より転載］

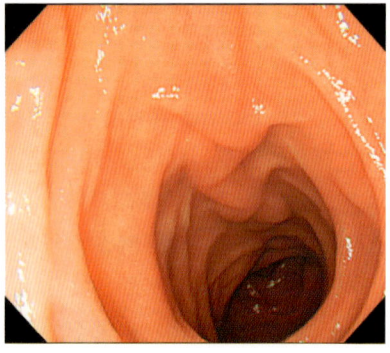

C◆十二指腸下行部の内視鏡像
（詳細はp.54，図5参照）
［小山恒男：「症例で身につける消化器内視鏡シリーズ食道・胃・十二指腸診断」（田尻久雄，小山恒男 編），p.60，羊土社，2009より転載］

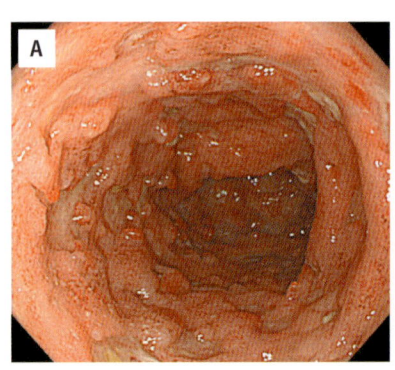
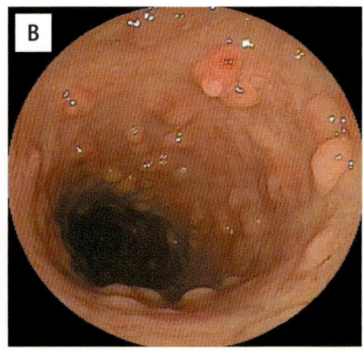

D◆潰瘍性大腸炎の内視鏡像
（詳細はp.74，図5参照）
A：浮腫および潰瘍形成
B：炎症性ポリープ

［上野義隆ほか大腸内視鏡，「消化器BooK2」（日比紀文，久松理一 企画），p.58, 59，羊土社，2010より転載］

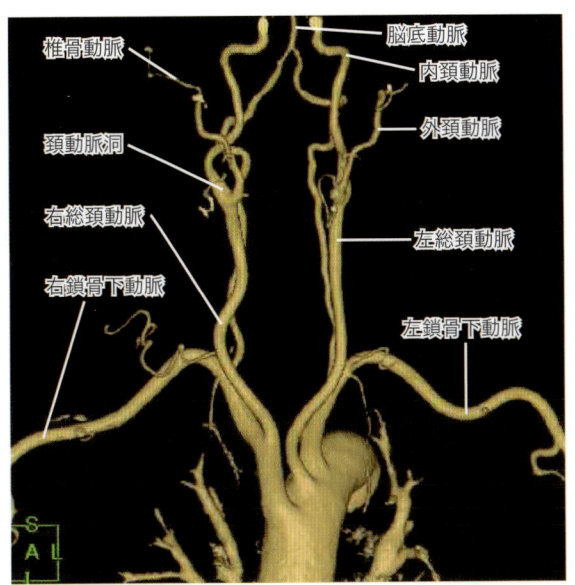

F◆頭頸部血管の 3D-MRA 像（詳細は p.211，図 13 参照）

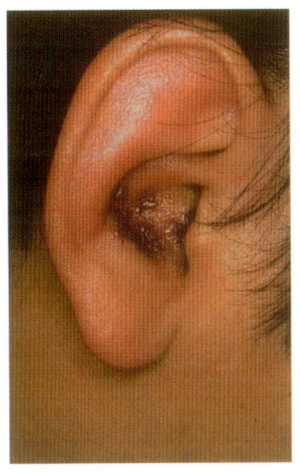

G◆Ramsay-Hunt 症候群による外耳の水疱
（詳細は p.214，図 4 参照）
［第 102 回医師国家試験問題より］

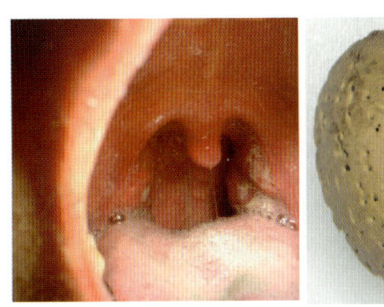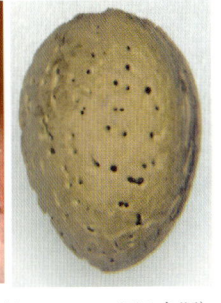

H◆口蓋扁桃と名称の起源（詳細は p.217，図 2 参照）
扁桃は，表面の様子がアーモンドの種子（右）に似ることから命名されたリンパ器官．口蓋扁桃はいわゆる扁桃腺をさし，口峡の両外側に位置する．写真はアデノウイルス感染による滲出性扁桃炎の症例で，扁桃には発赤（ほっせき）と白色の滲出物がみられる．
［左はまえはらこどもクリニック 前原光夫先生のご厚意による］

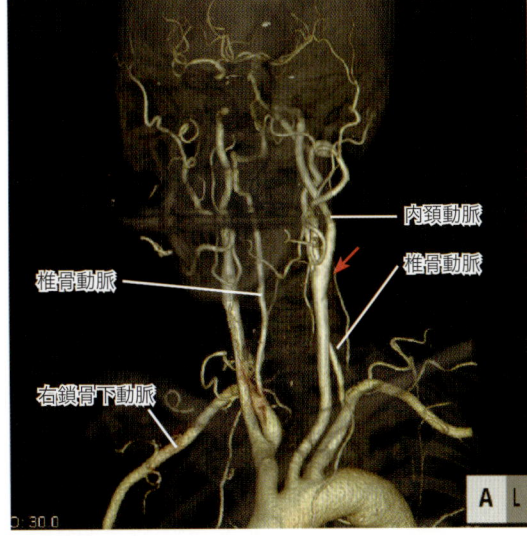

I◆頸部動脈の 3DCTA（詳細は p.223，図 4 参照）
3DCTA によって頸部の動脈（総頸動脈・内外頸動脈・椎骨動脈）が確認される．頸動脈洞は内頸動脈基部（←）に認められる．

Color Atlas

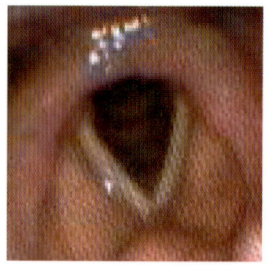

J◆声帯の喉頭鏡像
（詳細はp.226，図1参照）
[おがた耳鼻咽喉科クリニック 小形哲也先生のご厚意による]

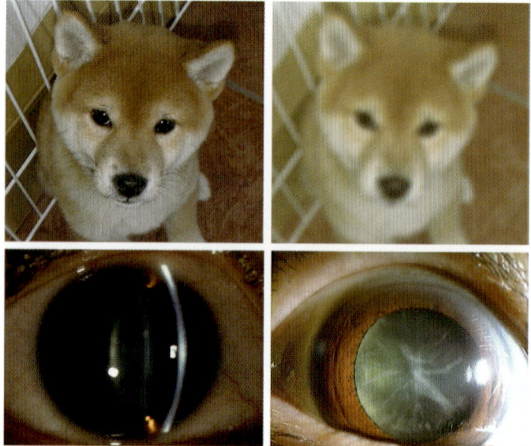

K◆白内障の症状（詳細はp.301，図6参照）
白内障の自覚症状は視界にモヤがかかったようなかすみ目であることが多い．
[下図は金沢医科大学客員教授/いばらき眼科クリニック 茨木信博先生のご厚意による]

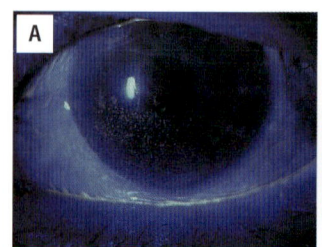
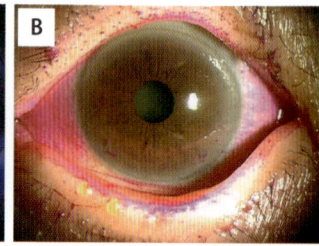

L◆ドライアイの検査（詳細はp.302，図1参照）
A：フルオレセイン染色．下方角膜にドライアイによる点状の角膜上皮障害が存在するため，障害部分に取り込まれたフルオレセインが黄色く光って見える．涙液メニスカスが，僅かしかなくなっている．涙液層の破綻により，黒く抜けている所がみられる．
B：ローズベンガル染色．ドライアイには結膜上皮障害も必発するため，障害部分が赤く染色されている
[杏林大学医学部眼科学教室 井之川宗右 先生のご厚意による]

正常鼓膜　　　　　急性中耳炎

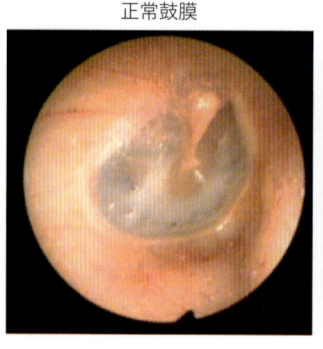
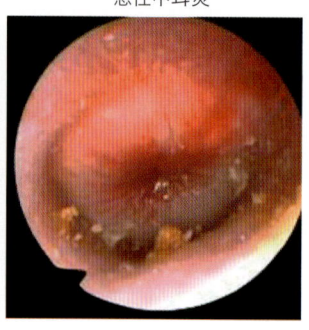

M◆鼓膜の耳鏡所見（詳細はp.316，図1参照）
中耳炎では，鼓膜に発赤などの炎症所見が認められる．
[おがた耳鼻咽喉科クリニック 小形哲也先生のご厚意による]

第1章

解剖学の基礎

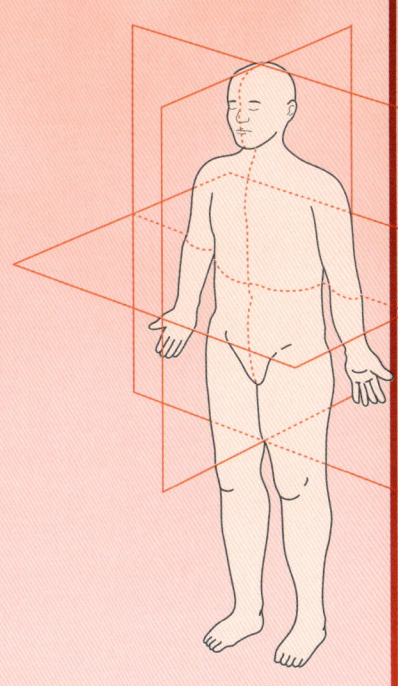

第1章 解剖学の基礎

解剖学を学ぶ前に

人体構造と機能を学ぶ最初の一歩

　人体の生理機能は，生命維持にはたらく**植物機能**と身体活動に関わる**動物機能**とに大別され，人体にはそれぞれの機能を担う構造（器官系）が備わっている．植物機能にはたらく構造には，消化器系・呼吸器系・泌尿器系・生殖器系・循環系（いわゆる**内臓**）があり，動物機能に関わる構造は骨格系・筋系・神経系・感覚器系（**体性部**）とよばれる．しかしながら，これらの構造と機能は密接に関連しており，完全に分けることはできない．とくに疾病を対象とする場合は正常な構造と機能を関連して理解することが必須であり，正確な知識に裏打ちされた応用力（知恵）が重要となる．そのためには，**構造や機能を表す用語の定義**を正しく理解するのが最初の一歩である．

1　人体解剖学で使われる用語

　医学領域では人体各部の位置や方向を明確に示す必要があり，このための用語が定められている．しかし，これらの用語は正しく使われなければ誤解を生み，医療過誤の原因ともなる．すなわち，各用語の定義を正確に把握することが重要である．

1）人体の区分

　人体は6つの領域〔頭・頚・胸・腹・上肢・下肢〕に区分され，胸と腹を合わせて**体幹**，上肢と下肢を合わせて**体肢**という．また，体表では頭の前面で眉より下を**顔**，胸の後面を**背**，腹の後面を**腰**，上肢上端部を**肩**，下肢上端の後面を**殿**といい，体内では横隔膜をはさんで**胸腔**と**腹腔**が分けられ，さらに小骨盤に囲まれた空間を腹腔から区別して**骨盤腔**という（図1）．

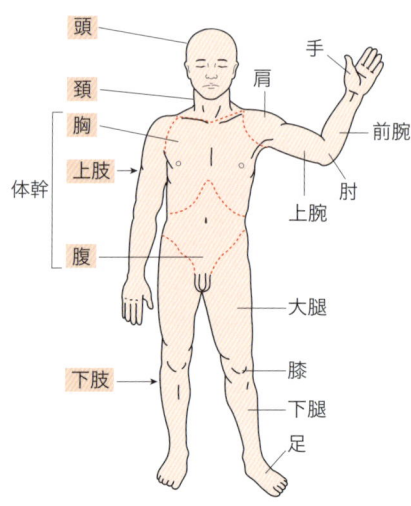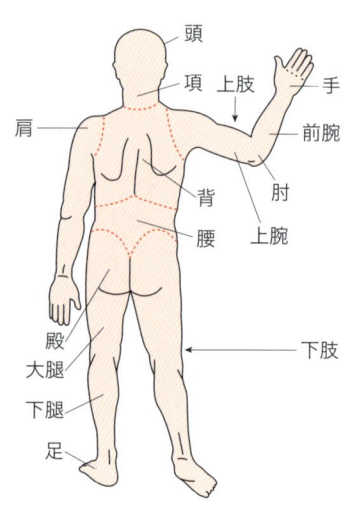

図1◆人体の解剖学的区分（体表）

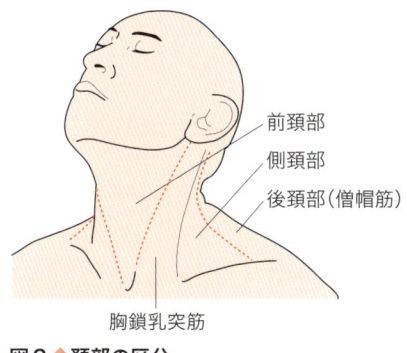

図2◆頚部の区分　　　　図3◆胸腹部の区分と基準線

このほか，頚は3つの領域〔**前頚部・側頚部・後頚部（項）**〕に，腹の前面は6種9領域〔**上腹部・臍部・下腹部**と左右の**下肋部・側腹部・鼡径部**〕に分けられる（**図2, 3**）．なお，上肢は上腕・肘・前腕・手に，下肢は大腿・膝・下腿・足に区分される（**図1**）．

2）方向を表す用語

身体の部位や位置を示す際には「手掌（手のひら）を前に向けた直立位（**解剖学的正位**）」で表す決まりがあり，**左・右，上・下，内側・外側**（正中に近い・正中から遠い）などの用語はすべて相手（患者さん）が解剖学的正位にあるものとして用いる．また，四足動物と異なり，ヒトの**前・後**と**腹側・背側**は同じ意味に用いるが，発生学などでは**頭側（吻側）・尾側**といった用語も用いられる．

上肢や下肢では体幹に近い側を**近位**，指先の側を**遠位**という．また，解剖学的正位の上肢では手掌を前に向けるため，前・後のかわりに**掌側・背側**，あるいは**屈側・伸側**（関節の屈伸から）を用い，内側・外側のかわりに尺骨と橈骨から**尺側・橈側**とも表される．なお，下肢でも足の上面（**足背**）・下面（**足底**）は背側・底側とよばれる（**図4**）．

3）位置を表す際の基準面（線）

身体の位置を示す基準面（線）のうち，縦方向の面を**垂直面（縦断面）**といい，これと直交する面を**水平面（横断面）**という．垂直面のうち，身体を前後に分ける面を**前頭面（前額面，冠状面）**，左右に分ける面を**矢状面**といい，特に身体の中心を通る矢状面を**正中面（正中矢状面）**という．

体表面では身体を左右二等分する線を**（前・後）正中線**といい，これに平行する線として鎖骨の中点を通る**鎖骨中線**，胸骨の外側縁を通る**胸骨線**，腋窩の中央を通る**（中）腋窩線**，肩甲骨下角を通る**肩甲下線**などがある．また，上肢や下肢を内側・外側に二等分する線も正中線とよばれる．

一方，身体の高さは骨の位置で表されることが多い．とくに胸部では肋骨を用いた「**第○肋間**」や，胸骨上縁から3横指ほど下の**胸骨角平面**（第4～5胸椎の間）は有名だが，肋骨弓下縁を通る**肋骨下平面**（第3腰椎の高さ），**肩甲下角平面**（第7胸椎の高さ），左右の腸骨稜の上端を結ぶ**腸骨稜頂線**（**Jacoby線**：第4腰椎棘突起の高さ）もよく使われる（**図4**）．

4）関節運動の用語

関節運動は矢状面方向の運動，前頭面方向，長骨の軸を中心とする運動，およびその他の運動に大別される．

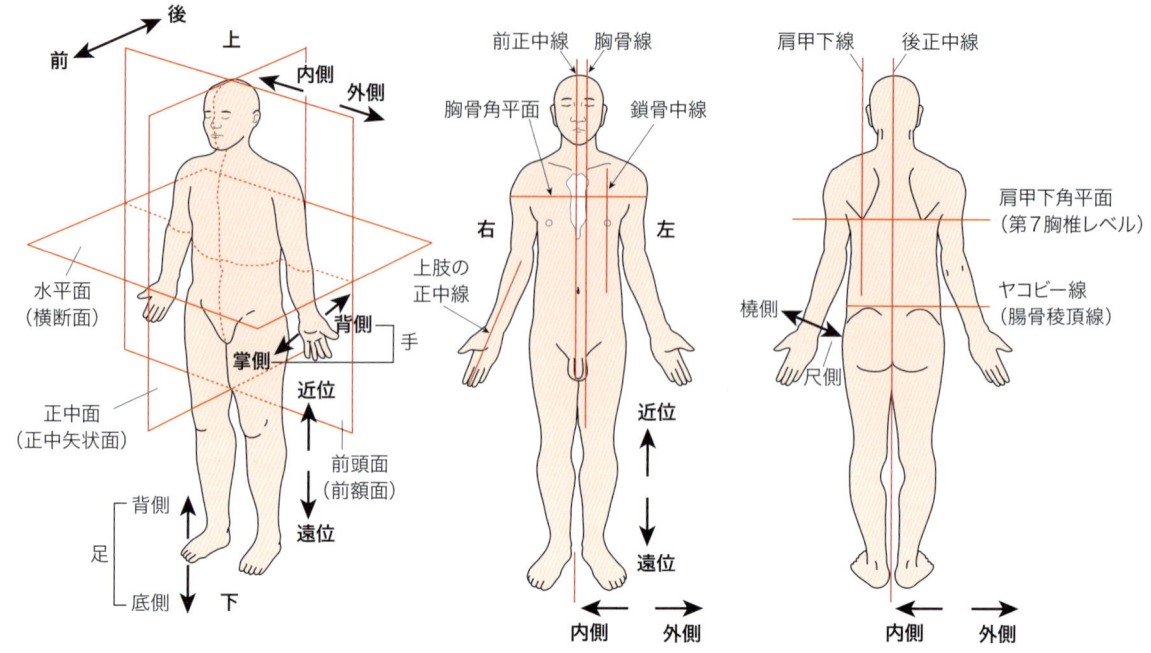

図4 ◆ 位置・方向を表す基準面（線）
人体の用語は解剖学的正位において表記される．とくに左右は患者（相手）にとっての左右を示す．

a. 矢状面方向の運動（図5）

多くの関節（脊柱・上肢・股関節など）では，前方への運動を**屈曲**，後方への運動を**伸展**というが，膝・足首・趾（足の指）では逆で，屈曲は後方，伸展は前方への運動になる．また，屈曲・伸展は，脊柱では**前屈・後屈**，手首では**掌屈・背屈**，足首では**底屈・背屈**ともよばれる．

b. 前頭面方向の運動（図6, 7）

部位により名称が変わり，肩関節・股関節・手指（母指以外）や足の指では正中から離れる動きを**外転**，正中に近づく動きを**内転**というが，脊柱では左右への**側屈**，手首では**尺屈・橈屈**が用いられる．なお，足首では足底を内側に向ける**内返し（内反）**と外側に向ける**外返し（外反）**が使われる．また，手の母指は他の4指と向きが90°異なるので，母指を伸ばす伸展を**橈側外転**，母指を手掌面から離す外転を**掌側外転**といって混乱しないようにしている．

c. 長骨の軸を中心とする運動（図6）

脊柱などを軸を中心に捻る動きを**回旋**といい，とくに上腕や大腿の長骨を内側や外側に捻る動きをそれぞれ**内旋・外旋**というが，前腕のように2本の骨がある場合は，**回内**（手掌を下に向ける）・**回外**（手掌を上に向ける）とよばれる．

d. その他の運動（図6, 8）

このほか，肩甲骨の**挙上**（引き上げる）・**下制**（下に引く）や胸郭に沿った**前進・後退**，下顎骨の**前突**と**後退**，母指と他の指と合わせる**対立**などがある．また，肩関節や股関節における円を描くような動きを**分回し運動**という．

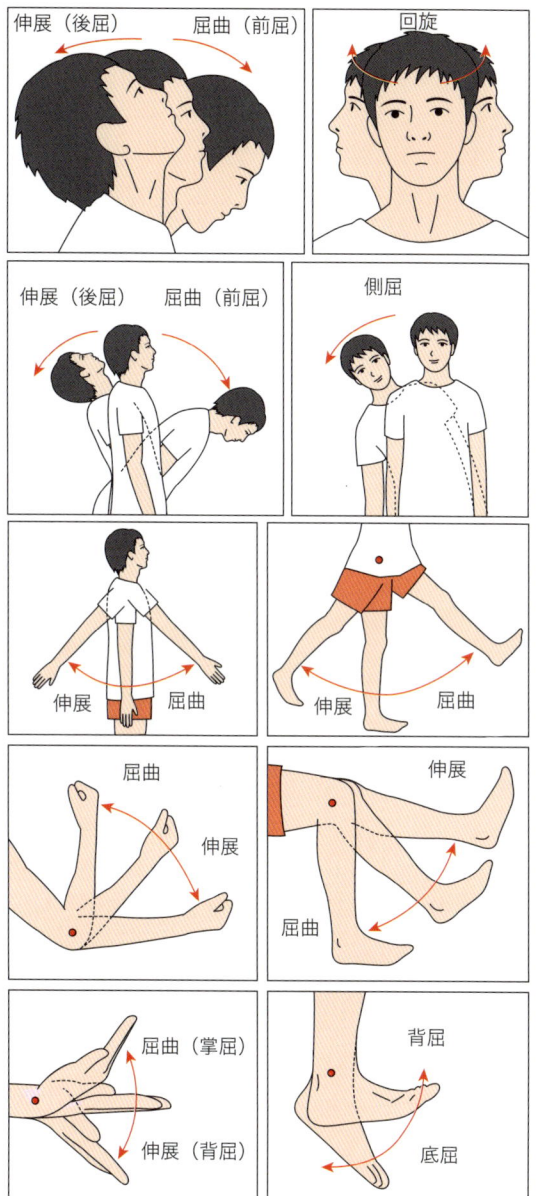

図5 ◆ 矢状面方向の関節運動

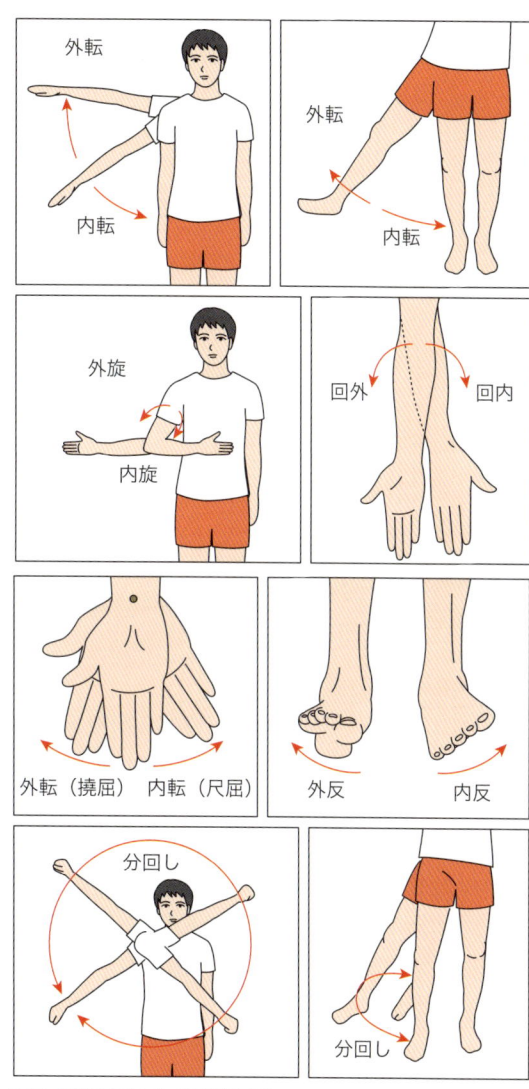

図6 ◆ 前頭面方向の関節運動

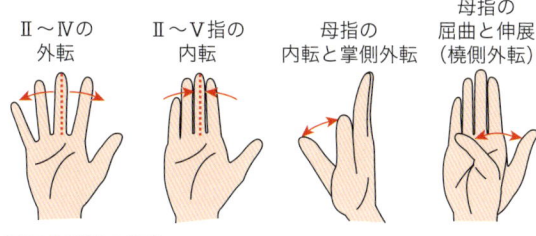

図7 ◆ 手指の運動

母指を手掌から離す動きを掌側外転，母指を手掌面で示指から離す動きを橈側外転（伸展）という．

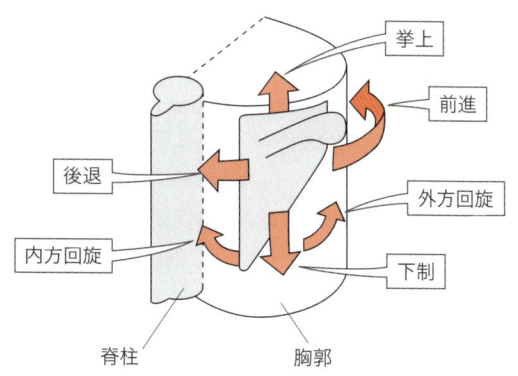

図8 ◆ 肩甲骨の運動

肩甲骨は胸郭面に沿って図の方向に動く．
臨床ではこれを肩甲胸郭関節とよぶ．

2 人体の発生とその用語

ヒトの一生は1個の細胞（**受精卵**）に始まり，分裂・分化（**発生・成長**）することで200種類60兆個の**細胞**からなる身体を作りあげる．これらの細胞は，一定の役割を担う細胞が集まって**組織**を形成し，何種類かの組織が集まることで独立した形態や機能をもつ**器官**をつくる．さらに，協同してはたらく器官は**器官系**とよばれるグループをつくり，この器官系が機能的に連絡しながらまとまって人体または**個体**となる．

1）配偶子とよばれる細胞

ヒトの一生は卵子と精子との出会い（**受精**）に始まり，これによって身体を構成する細胞（**体細胞**）が出現する．**精子**も**卵子**も細胞であるが，これらは**生殖細胞（配偶子）**とよばれる特殊な細胞（染色体を半分だけもつ）であり，体細胞とは異なる．

生殖細胞（配偶子）には，卵巣から放出（**排卵**）される卵子と，精巣から放出（**射精**）される**精子**とがある．卵巣で成熟した卵子は排卵されて**卵管**に入り，ここで外からやってくる**精子**を待つ．卵子と精子が出会うのは**卵管**の**膨大部**とよばれる場所で，卵子はここで精子と合体（**受精**）して**受精卵**となる．この受精卵が将来の赤ちゃんをつくる最初の体細胞に相当する．

2）配偶子の選別

出生時，卵巣には卵子になる細胞（**卵母細胞**）が約100万個含まれるが，成熟して排卵に至る卵細胞は少ない．ヒトでは左右の卵巣から毎月1個ずつ**排卵**されるので，生涯で排卵される卵子は約400個に過ぎない．つまり，排卵に至る卵子の割合は400/100万（0.04％）である．

一方，精子は1回の**射精**で約3億が放出され，卵子を目指して競争をくり広げるが，大部分は途中で死滅する．**膣**や**子宮**の腔内は精子には過酷な環境にあり，ここを通過して到達できる精子は約200といわれる．そして，最初に卵子に到達した精子だけが**授精**（卵子側から言えば**受精**）に関与できる．このように，受精に至る精子や卵子は厳しく選別されたものだけが生き残り，子孫を残す重要な役割を担うことになる．

3）精子と卵子（図9）

卵子に向かう精子の姿は，北海道の宗谷岬から沖縄に向かって3億の人が一斉にスタートするレースに似ている．顕微鏡で精子を観察すると，細胞質はほとんどなく，その大半が細胞核で占められる頭（長さ約$5\mu m$）と，移動するための構造である長い尾（長さ約$50\mu m$）を有している．精子の大部分は卵子に届ける**遺伝情報**を含む**細胞核**からなる頭で，エネルギーを貯めておく細胞質もないため，活動できる時間も射精から約24時間と限られている（寿命は3日ほどある）．

一方，卵子も受精しなければ**排卵**後12～24時間の寿命しかないが，受精卵となった後は，細胞に貯えられたタンパク質を分解し，

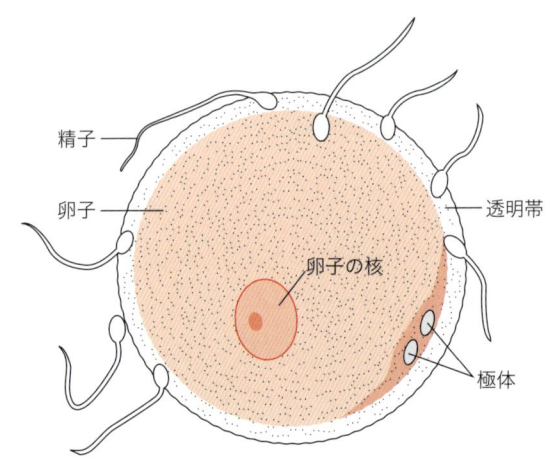

図9 ◆ 卵子と精子
直径約$150\mu m$の卵子に対し，精子は全長$60\mu m$である．

栄養を自給する．精子には貯えがないため，受精卵が子宮内膜に**着床**して母体から栄養を受けるまでの間は卵子のもつ栄養が消費される．このため，卵子は体細胞に比べて大きな細胞質をもつ（直径約150μm）．

4）発生の概略

a. 妊娠から出生まで（図10）

妊娠とは「女性の体内に受精卵が生命的結合をもって保有される状態」で，受精卵が子宮内膜に**着床**してから**出生（分娩）**に至るまでを意味する．ヒトの**妊娠期間**は受精後約260日であるが，産科学的には**最終月経初日**から分娩までの間（約280日）を指し，**初期**（妊娠0週〜16週未満），**中期**（16〜28週未満），**後期**（28週以降）に分けられる．

予定日（妊娠40週0日）前後の妊娠37週〜42週未満に起こる分娩を**正期産**といい，胎児が子宮外で生存可能となる前（妊娠22週未満）に起こる分娩を**流産**，妊娠22週〜37週に起こる分娩を**早産**という．早産の赤ちゃんは体重が2,500g未満のことが多いため，**低出生体重児**とよばれる．なお，妊娠22週〜生後7日の間を**周生期（周産期）**といい，**新生児期**（出生〜生後4週）を含めて重要な時期とされる．

一方，胎児の齢期は受精から数え，受精8週までの**胚子期**と受精9週以後の**胎児期**とに大別される．

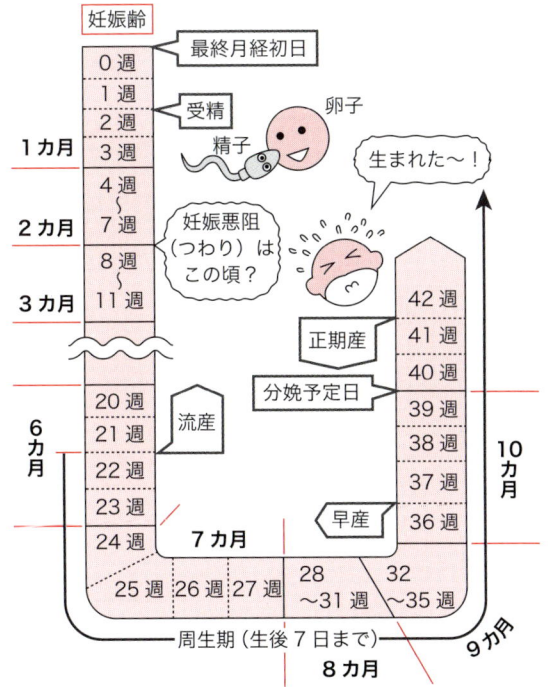

図10◆妊娠から出生まで
出産（分娩）予定日は最終月経初日から280日目である．

b．受精卵と胚盤（図11, 12）

受精卵は分裂（**卵割**）しながら卵管を移動し，受精4日頃に**胞胚**となって子宮腔に入った後，受精7日頃に子宮内膜に着床する．受精第2週に入ると，将来の胎児となる細胞群（**内細胞塊**）は2層の板状構造（**二層性胚盤**）を形成する．受精から二層性胚盤に至る発生初期の2週間を**胚子前期**といい，特に受精から着床までを**受精卵期**という．

受精第3週に入ると，**外胚葉・中胚葉・内胚葉**からなる**三層性胚盤**が形成される．三層性胚盤は内胚葉を内側にして袋状に屈曲し，次第に胎児の形に変化する．この際，外胚葉からは皮膚や神経系が，中胚葉からは筋・骨・軟骨・結合組織などが形成され，内胚葉からは消化管などの内皮が分化する．

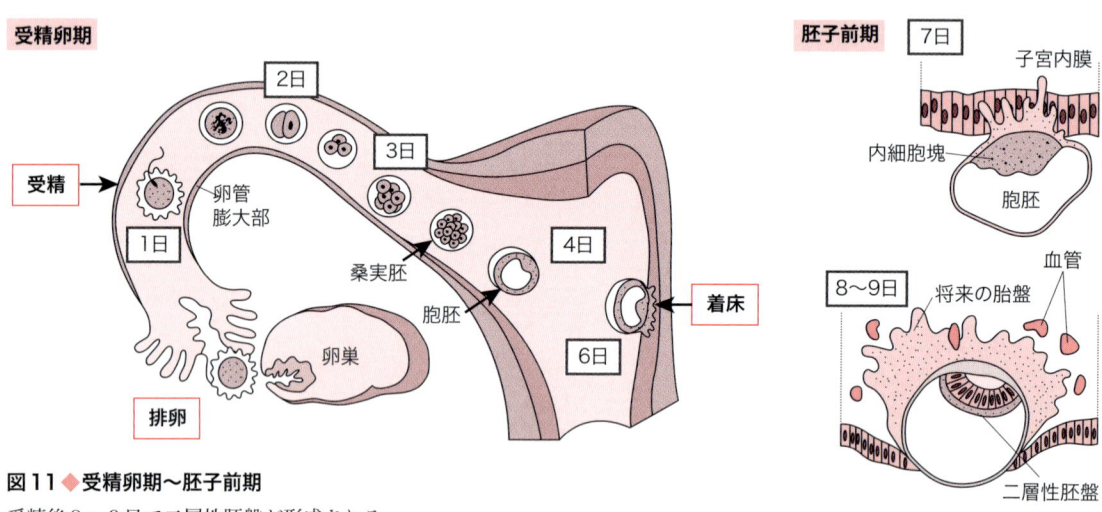

図11◆受精卵期〜胚子前期
受精後8〜9日で二層性胚盤が形成される．

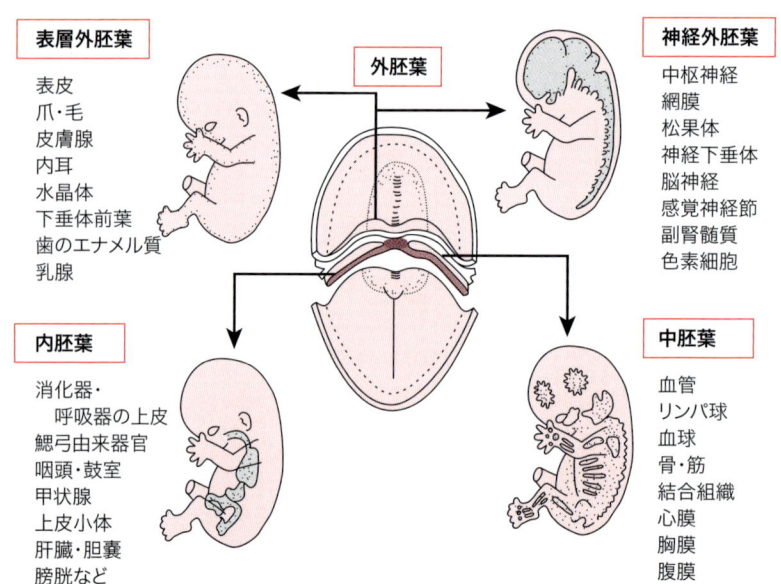

図12◆三胚葉から形成される器官

5）人体各部の発生

a. 神経系の発生（図13）

神経系は**外胚葉**の正中部分をなす**神経板（神経外胚葉）**から発生する．受精20日頃に神経板の正中に溝が出現し，その両側が融合して**神経管**が形成される．神経管は**中枢神経系**（脳・脊髄）となる部分で，とくに脳となる頭側部は膨らんで3つの脳胞〔**前脳胞・中脳胞・菱脳胞**〕をつくる．このうち，前脳胞からは終脳（**大脳半球**）と**間脳**，中脳胞からは**中脳**，菱脳胞からは後脳（**小脳・橋**）と髄脳（**延髄**）が形づくられる．

一方，神経板の外側辺縁領域は**神経堤**とよばれ，ここの細胞は深部に移動することで各部の**末梢神経系**（脊髄神経・自律神経節・副腎髄質など）を形成する．

b. 骨・骨格筋の発生

骨や骨格筋は**中胚葉**から発生する．神経管の形成とともに，その両側に中胚葉の細胞塊が並ぶ．この細胞塊は**体節**といい，体幹や体肢の骨や筋の形成に与る．頭蓋や頭部の筋は体節をつくらない**頭部中胚葉**から形成される．

それぞれの骨は**骨化**時期が異なるため，骨化開始によって発生段階を確認することができる．主な骨の骨化開始時期は，上肢や下肢の長管骨が受精8～9週，脊椎が9週，骨盤5～6カ月，足根骨は胎生期後半とされ，手根骨は生後に骨化が始まる．

c. 消化器系・呼吸器系の発生（図14, 15）

消化器系や呼吸器系の原基となるのは**内胚葉**由来の**原始腸管**である．原始腸管は，受精4週頃に**卵黄嚢**と連絡する胚内の管として形成され，頭側から**前腸・中腸・後腸**の3部に区分される．その後，前腸からは口腔～十二指腸上半部および肝臓・膵臓が，中腸からは小腸の大部分と大腸の口側半分，そして後腸からは大腸の肛門側半分がつくられる．

原始腸管の3部は分布する血管により区分されたもので，出生後も血管分布によってその由来を識別できる．すなわち，前腸・中腸・後腸に分布する**前腸動脈・中腸動脈・後腸動脈**は，出生後はそれぞれ**腹腔動脈・上腸間膜動脈・下腸間膜動脈**と名称が変わるが，分布自体に変動はない．

一方，呼吸器系の発生は受精4週頃，**前腸**の前壁から突出する**肺芽**の出現に始まる．肺芽は左右に分かれて**気管支芽**となり，分岐をくり返して気管支を形成する．すなわち，受精5週頃には**葉気管支**，8週頃には区域気管支がつくられ，胎児期のはじめ頃には肺の外観がほぼ形成される．このように，肺自体は比較的早期にその姿を現すが，肺組織の形成は胎生後期に入ってからであり，受精25週頃までは呼吸機能も未熟である．とくに**肺胞**は多くが生後に形成され，その数は生後8年頃まで増加する．

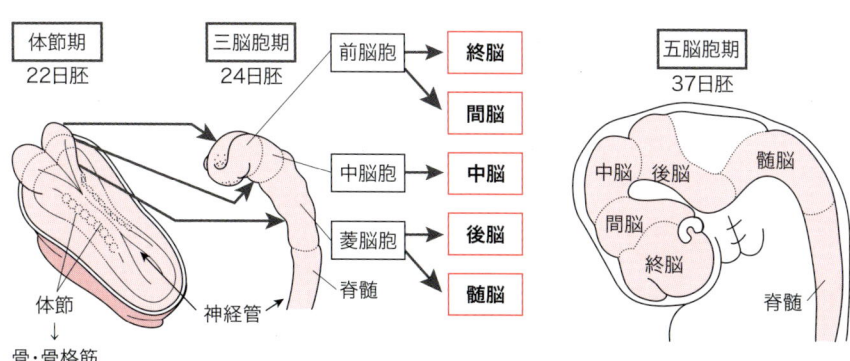

図13◆神経系の発生

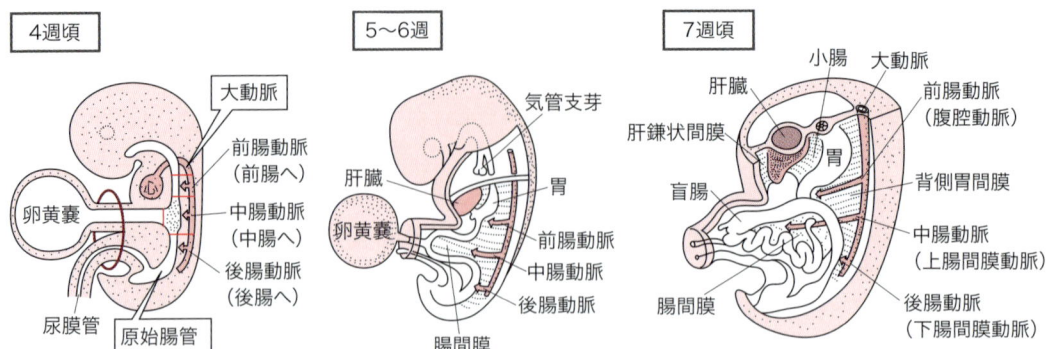

図14◆消化器系の発生
原始腸管は口側から前腸・中腸・後腸に区分される．前腸は口腔～十二指腸，中腸は十二指腸～横行結腸の右半部，そして後腸は横行結腸～直腸に分化する．

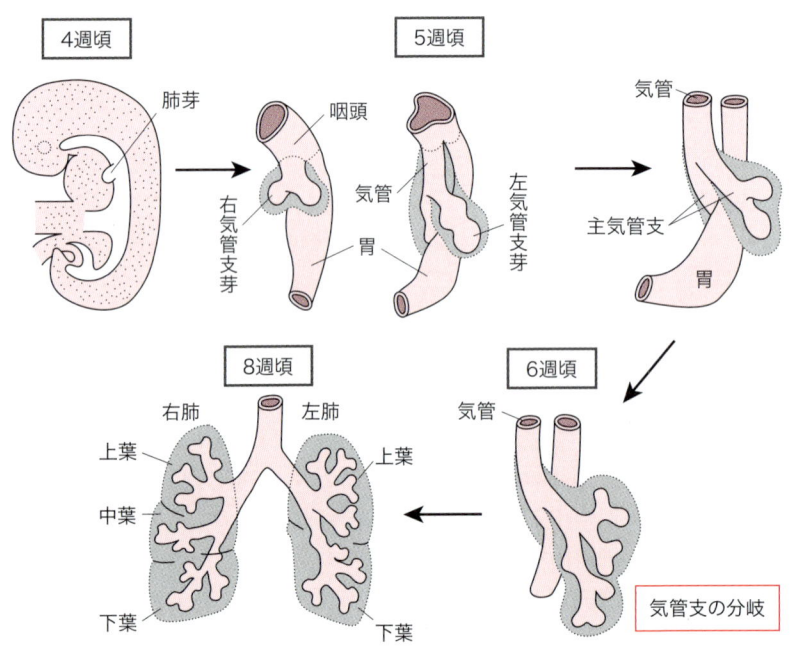

図15◆呼吸器系の発生
呼吸器は咽頭の腹側部分に形成される気管支芽から発生する．胎生8週頃には肺の原型が認められるが，呼吸可能になるのは25週頃，完成するのは生後である．

第1章 解剖学の基礎

1 悪性新生物から探る組織

Keyword

【臨床トピック】悪性腫瘍（悪性新生物）●上皮性腫瘍●非上皮性腫瘍●癌腫（カルチノーマ）●肉腫（ザルコーマ）

【解剖関連用語】上皮組織●結合組織（支持組織）●筋組織●神経組織

▶ 腫瘍と新生物（表1）

身体をつくる細胞が，無制限かつ無秩序に増殖する異常細胞に変化したものを**腫瘍（新生物）**といい，良性と悪性とがある．**良性腫瘍**が「身体の受ける被害が局所的で生命に危険がないもの」を指すのに対し，**悪性腫瘍**は「正常組織を破壊して生命を脅かす危険があるもの」をいい，**悪性新生物**または（ひらがなで）**がん**とよばれる．

表1◆良性腫瘍と悪性腫瘍

	良性腫瘍	悪性腫瘍
細胞の異型性	軽度	高度
構造の異型性	軽度，成熟型	高度，未熟型
分化度	高い	低い
発育の速さ	遅い	速い
細胞分裂	少ない	多い
周囲への拡大	膨張性	浸潤性
被膜	あり	なし
脈管への侵入	ない	多い
転移	ない	多い
再発	少ない	多い
全身への影響	小さい	大きい

「系統看護学講座 専門基礎4：病理学」（坂本穆彦 編），A腫瘍の定義と分類．p118, 医学書院，2006より引用

病理学的には，悪性腫瘍細胞には異常な形（**異型性**）がみられるほか，急激な発育や無秩序な分裂による**増殖**，周囲組織への破壊侵入（**浸潤**）や遠隔領域への移動（**転移**），再発や全身への影響などの特徴を示す．

1 腫瘍の組織分類（表2）

腫瘍は身体を構成するどの細胞からも発生する可能性があるが，「分裂能のない細胞」からは生じない．腫瘍は無秩序な増殖が特徴なので，分裂増殖能のない細胞は腫瘍細胞となり得ないためである．

腫瘍は，発生由来から**上皮性腫瘍**と**非上皮性腫瘍**とに分けられる．上皮性腫瘍は上皮組織由来の腫瘍で，皮膚や消化管の内面および肝臓，腎臓，膀胱などの上皮から発生する．上皮性腫瘍のうち，悪性のものを**癌腫（カルチノーマ；carcinoma）**といい，その形状から**扁平上皮癌**，**腺癌**，**移行上皮癌**などに分けられる．

一方，骨，筋，結合組織などの非上皮組織から発生する腫瘍を非上皮性腫瘍という．一般に，良性の非上皮性腫瘍は由来組織の名前の最後に「腫」をつけてよばれ（軟骨腫，筋腫，脂肪腫など），悪性のものは**肉腫（ザルコーマ；sarcoma）**とよばれる

表2◆腫瘍の組織分類

	発生母地	良性		悪性
上皮性腫瘍	腺上皮 扁平上皮 移行上皮 肝細胞 腎尿細管細胞	腺腫・嚢胞腺腫 扁平上皮乳頭腫 移行上皮乳頭腫 肝細胞腺腫 腎管状腺腫	癌腫	腺癌 扁平上皮癌 移行上皮癌 肝細胞癌 腎細胞癌
非上皮性腫瘍	線維細胞 脂肪細胞 血管内皮細胞 平滑筋細胞 骨細胞 軟骨細胞	線維腫 脂肪腫 血管腫 平滑筋腫 骨腫 軟骨腫	肉腫	線維肉腫 脂肪肉腫 血管肉腫 平滑筋肉腫 骨肉腫 軟骨肉腫

「系統看護学講座 専門基礎4：病理学」（坂本穆彦 編），A腫瘍の定義と分類．p119, 医学書院，2006より引用

（骨肉腫，軟骨肉腫など）．このほか，上皮組織と非上皮組織が一緒に増殖してできる**混合腫瘍**（乳腺の線維腺腫など）や，胚組織から発生する**奇形種（テラトーマ；teratoma）**がある．

2 「がん」と「癌」

通常，がん（cancer）は悪性腫瘍の意味で用いられており，「がん」あるいは「癌」と表記される．しかし，悪性腫瘍は，その発生母地から上皮性悪性腫瘍（癌腫）と非上皮性悪性腫瘍（肉腫）に区別されるため，「がん」と「癌」を同じ意味で用いると混乱を起こすことがある．このため，医学領域では「がん」といえば悪性腫瘍全体，「癌」といえば上皮性悪性腫瘍の意味で用いられてきた．

しかしながら，最近は「癌」に対して「がん」を用いる傾向が強くなっている．例えば，従来の「肝臓癌」や「肺癌」なども「肝臓がん」あるいは「肺がん」と記載されることが多く，非上皮性腫瘍である白血病なども「血液のがん」として説明される．すなわち，癌腫として区別が必要な場合以外は，すべて「がん」と表記する流れにあるようだ．

本書では，病理組織分類においては「癌」を用いたが（扁平上皮癌，腺癌など），臓器に生じる一般的な名称については「がん」と表記した（肺がん，肝臓がんなど）．

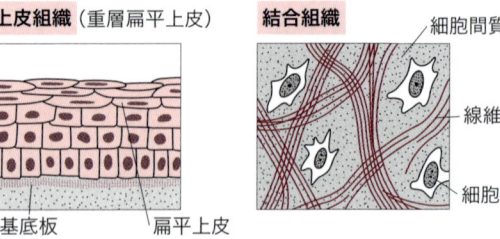
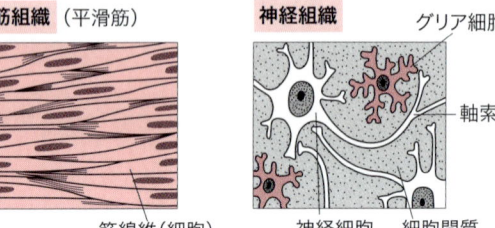

図1 ◆ 正常組織の分類

3 正常組織の分類（図1）

身体を構成する組織は，**上皮組織・結合組織・筋組織・神経組織**の4種類に区分され，このうち上皮組織を除く結合組織・筋組織・神経組織の3種類をまとめて非上皮組織とよぶ．

4 上皮組織（図2）

上皮組織は皮膚のほか，消化管・呼吸器・泌尿器内面の粘膜，分泌腺などを構成する．上皮組織は，その形から**扁平上皮・円柱上皮・移行上皮・腺上皮**に分類され，さらに線毛の有無や配列から重層扁平上皮や単層線毛円柱上皮などに区別される．

癌（癌腫）は由来となるもとの細胞や組織（**発生母地**）を模倣する傾向がある．このため，扁平上皮で被われる舌・食道・気管支・子宮頸部などでは扁平上皮癌が発生しやすく，消化管・子宮体部・前立腺などでは腺癌を生じやすい．また，同じ肺がんでも発生母地によって腺癌や扁平上皮癌を生じる．

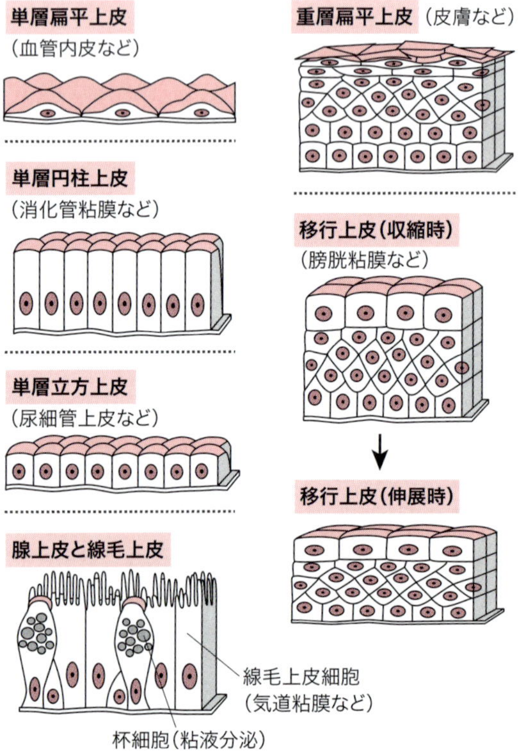

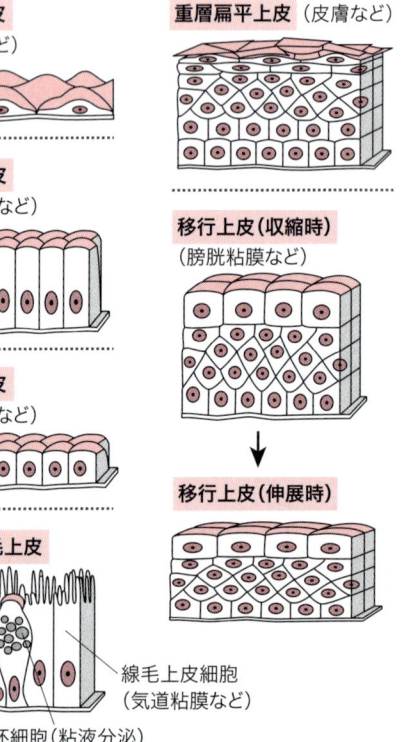

図2 ◆ 上皮組織の分類

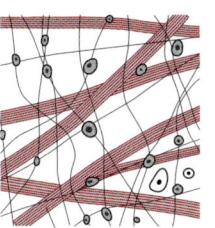
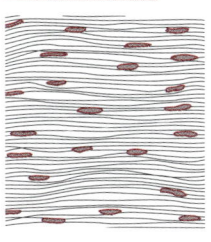
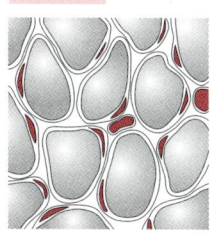
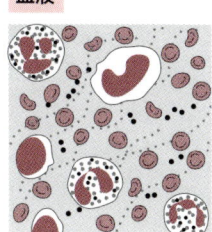
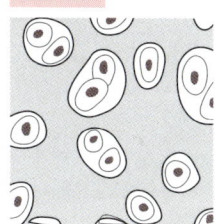
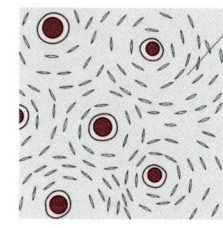

図3 ◆ 結合組織の区分

5 結合組織（図3）

結合組織は豊富な線維成分を含む**細胞外基質（細胞間質）**により身体を支持する組織で，**支持組織**ともよばれ，脂肪組織や腱・靱帯などのほか，骨や軟骨および血液・リンパもこれに含まれる．一見，骨と血液は全く異なるが，これは細胞外基質の性状による．例えば，血液の細胞外基質は液体（**血漿**）だが，軟骨ではゲル状の基質を，骨では**リン酸カルシウム**を含む硬い骨質を備える．

非上皮組織である結合組織由来の悪性腫瘍は**肉腫**とよばれる．骨や軟骨由来の骨肉腫，軟骨肉腫に加え，血液やリンパから発生する悪性腫瘍（白血病・悪性リンパ腫など）も大まかには肉腫に含められる．

6 筋組織（図4）

筋組織は収縮性タンパク（**アクチン**と**ミオシン**）からなる**フィラメント**を含む**筋細胞（筋線維）**からなり，骨格を動かす**骨格筋**のほか，心臓壁の**心筋**，内臓や血管壁そして立毛筋などの**平滑筋**がある．骨格筋や心筋では規則的に並ぶフィラメントにより横紋がみられる（**横紋筋**）が，平滑筋のフィラメントは配列が不規則なため横紋はつくらない．同様に，筋の悪性腫瘍も**横紋筋肉腫**と**平滑筋肉腫**に大別され

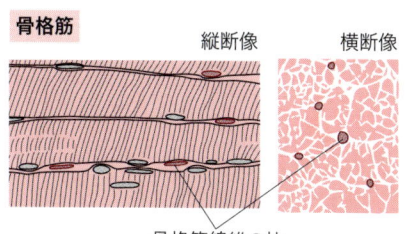
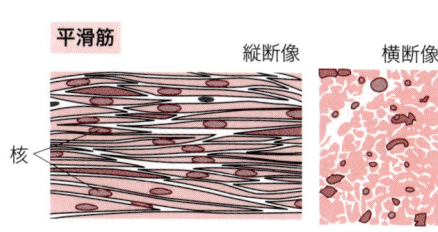

図4 ◆ 3種類の筋組織

る．なお，心筋の腫瘍は少なく，心臓の腫瘍の多くは心膜に生じる．

7 神経組織（図5）

　神経組織は，中枢神経（脳・脊髄）とこれに出入りする末梢神経をつくる．神経組織は**ニューロン**ともよばれる**神経細胞**と，神経細胞のはたらきを助ける**神経膠細胞（グリア細胞）**によって構成される．これらの細胞はいずれも**神経上皮細胞**から分化するが，神経細胞が基本的に分裂能をもたないのに対し，グリア細胞は分裂能を有している．このため，神経組織由来の腫瘍の多くは神経細胞以外の細胞（主に神経膠細胞）から発生する．

　いわゆる**脳腫瘍**には，脳の神経組織から発生する脳実質内腫瘍と，脳を包む膜などから発生する脳実質外腫瘍（髄膜腫や下垂体腺腫など）がある．脳実質内腫瘍では神経膠細胞由来の**神経膠腫（グリオーマ）**が最も多いが（約25％），ほかに小児に多い**膠芽腫（グリオブラストーマ）**などがある．

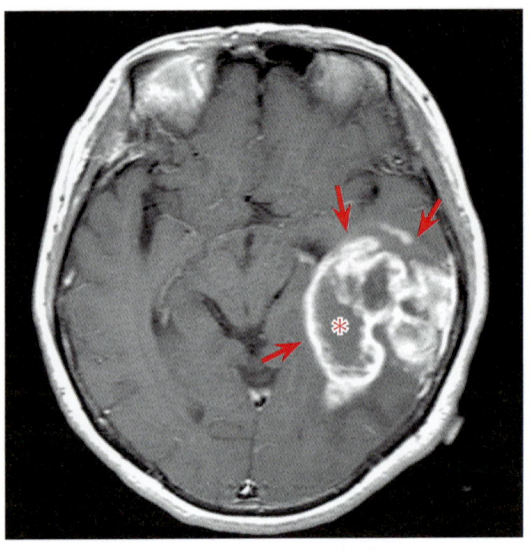

図5◆膠芽腫のMRI（造影後T1強調像）
左大脳半球の膠芽腫．腫瘍の輪郭は不整（→）で中心の壊死部は低信号域（＊）となっている．

2 骨粗鬆症から探る骨

Keyword

【臨床トピック】 骨粗鬆症・骨軟化症（くる病）・骨量・骨吸収・骨形成

【解剖関連用語】 皮質骨（緻密骨）・海綿骨・Havers管（ハバース）・Volkmann管（フォルクマン）・軟骨内骨化・膜内骨化

▶ 骨粗鬆症とは（図1）

骨粗鬆症とは「骨強度の低下により骨折しやすくなった病態」をいう．簡単にいえば，**骨量**（骨のミネラル量）が減少して骨の構造が貧弱になり，骨組織がスカスカになった状態である．骨量の減少は表面の**皮質骨**よりも深部の**海綿骨**において顕著で，**骨梁**がやせることで網目構造も粗くなる．特に体重を支える脊椎や大腿骨頸部の骨梁がやせる．

骨粗鬆症は古代エジプト時代からあるとされるが，近年の高齢化社会で特に問題になっており，日本では約1,000万人の患者がいるといわれる．

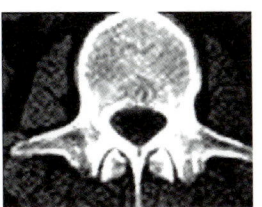 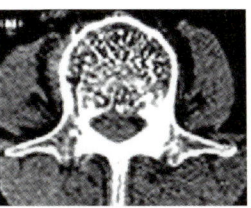
正常の脊椎（CT）　　骨粗鬆症の脊椎（CT）

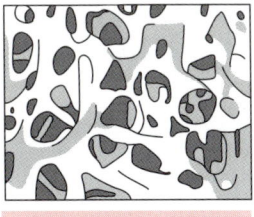 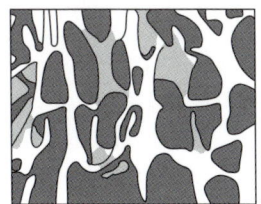
正常な海綿骨（模式図）　骨粗鬆症の海綿骨

図1 ◆ 椎骨のCT像と骨梁

1 ヒトに骨がある理由（図2）

およそ38億年前，地球上に出現した初期の生物は**単細胞生物**として海の中に暮らしており，海水に含まれる**カルシウム**を生命活動に利用していた．カルシウムは，筋収縮・神経興奮・ホルモン分泌・血液凝固など，ほとんどの細胞機能に不可欠な物質で，その重要性は今でも変わらない．

その後，一部の生物は**多細胞生物**に進化するが，これにより海水から取り入れていたカルシウムを体内に貯蔵する必要が生じ，その場所として骨を備えるようになる．さらに，浮力のない陸上で生活する生物が出現すると，重力に対抗できる支持・運動装置が必要となり，カルシウムの固い性質を利用した骨格が形成されるに至る．

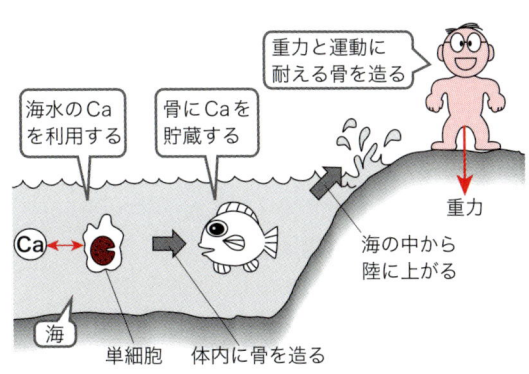

図2 ◆ 骨の出現
骨は本来カルシウム（Ca）の貯蔵部位として作られた．

すなわち，骨はカルシウムの供給源としてつくられた器官であり，必要に応じて血液との間でカルシウムの放出と回収を行う．

2 骨の構造（図3）

骨は，表層にある固い**皮質骨（緻密骨）**と深部にあるスポンジ状の**海綿骨**からなる．皮質骨と海綿骨の割合は骨や部位によって異なり，大腿骨の骨幹部では厚い皮質骨がみられるのに対し，骨端部では海綿骨を薄い皮質骨が被う．

皮質骨を顕微鏡で観察すると，骨を栄養する血管の通路である**Havers管**や**Volkmann管**が走り，Havers管の周りには年輪様に囲む骨質の層板構造が認められる．Havers管と周囲の層板構造をあわせて**骨単位**といい，新しく骨単位が形成されると古い骨単位は吸収されて新旧交代する．

一方，海綿骨は入り組んだ細い**骨梁**がつくる立体的網目構造を特徴とし，その間の小腔は**骨髄組織**によって埋められる．骨梁の網目構造は加わる負荷の方向に沿った配列を示し，少量の骨質によって効率的な支持構造を形成する．このため，骨粗鬆症で骨梁がやせると負荷に耐えられなくなり，脊椎（椎骨）などでは圧迫骨折が起こりやすくなる．

3 骨形成（骨化）について（図4）

骨の形成様式には**膜内骨化**と**軟骨内骨化**がある．膜内骨化は，結合組織細胞から分化した骨芽細胞が**類骨**を形成，これにカルシウムが沈着して骨となるもので，頭蓋冠の骨や鎖骨がこの様式で形成される（**膜性骨**）．これに対し，軟骨内骨化では将来の骨となる部に硝子軟骨の型がつくられ，これが骨によって置き換えられる（**軟骨性骨**）．一般に，ヒトではほとんどの骨がこの様式によって形成される．

いずれの骨化の場合も，カルシウムが沈着する前には軟らかい類骨組織として存在し，骨形成完了後の骨芽細胞は**骨細胞**となって骨質内に埋まる．

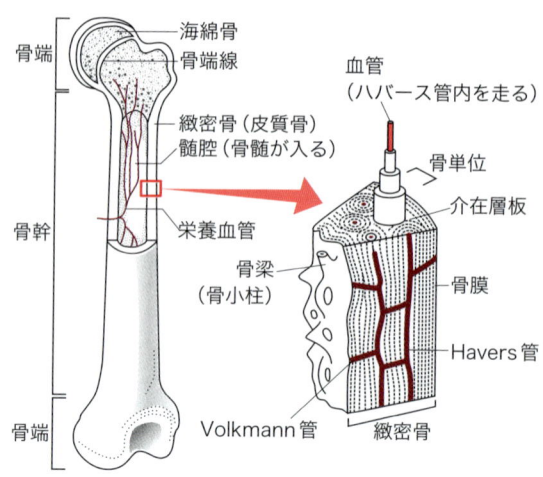

図3◆骨の構造

骨はカルシウムの塊ではない．血管や神経が分布するれっきとした組織である．

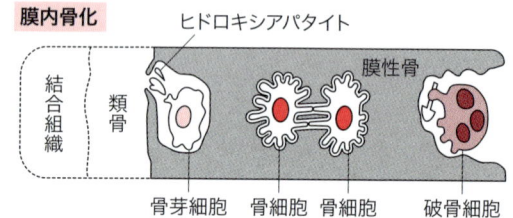

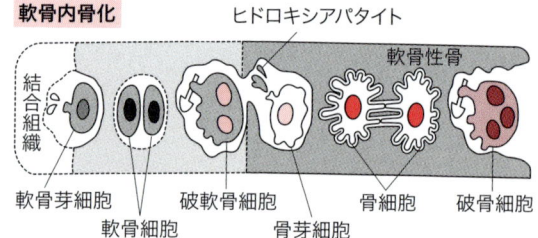

図4◆骨形成：膜内骨化と軟骨内骨化

骨形成（骨化）には，結合組織に直接骨化が起こる様式（膜内骨化）と軟骨を経て骨化が起こる様式（軟骨内骨化）とがある．

4 骨のリモデリングについて

骨は発生過程につくられた後も常に変化しており、生涯にわたって**骨形成**と**骨吸収**がバランスをとりながら行われている。これを骨の**リモデリング（骨改築）**といい、骨の改修とともに**カルシウムの動態**にも関与している。すなわち、食事などで得られたカルシウムは血流に運ばれて新しい骨質の生成に用いられる（**骨形成**）。一方、全身の組織や細胞がカルシウムを必要とするときには骨から血液中に放出される（**骨吸収**）（図5）。

このような骨形成と骨吸収のバランスを**骨代謝回転**という。「骨代謝回転が高い」とは「骨形成・骨吸収とも活発な状態」であり、「骨代謝回転が低い」とは「骨形成・骨吸収とも低調な場合」を指す。骨粗鬆症においても骨代謝回転が高いものと低いものがあり、大まかにいえば、**高代謝回転**の骨粗鬆症は骨吸収が異常に高く、**低代謝回転**のものは骨形成が異常に低い状態にある（図6）。

成人では、皮質骨が骨全体の90％を占めるが、リモデリングはおもに海綿骨で行われる。すなわち、皮質骨では1年に3％しかリモデリングされないのに対し、海綿骨では1年で30％以上がつくり替えられる。このため、骨代謝に異常が生じるとまず海綿骨に変化が起こる。**骨粗鬆症**や老化で腰が曲がったり身長が縮むのは、海綿骨を主体とする脊椎において強い骨量減少が起こるためである。ヒトの骨量は20〜30代にピークを示すが、その後は加齢とともに「骨吸収＞骨形成」となるため減少に転じる。とくに女性では閉経後の5年間で約15％の骨量減少が起こるとされており、この時期に骨粗鬆症が起こりやすい（閉経後骨粗鬆症）。

5 骨軟化症／くる病とは（図7）

骨粗鬆症が、骨吸収と骨形成のアンバランスで生じるのに対し、骨基質へのカルシウム沈着（骨化）が阻害される病態を**骨軟化症**（小児期に発症したものを**くる病**）という。未骨化の骨基質（**類骨**）は形成されるが骨化が進まないため、骨は柔らかい状態のまま変形を起こす。骨軟化症は、カルシウムじたいの不足のほか、カルシウム吸収にはたらく**ビタミンD**の欠乏などによって生じる。

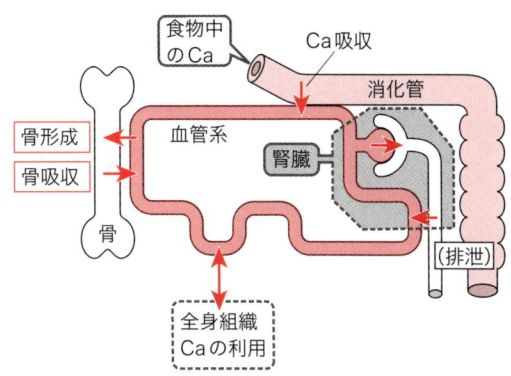

図5 ◆ カルシウムの体内移動

骨はカルシウムの貯蔵部位であり、必要に応じてカルシウムを放出する（骨吸収）。

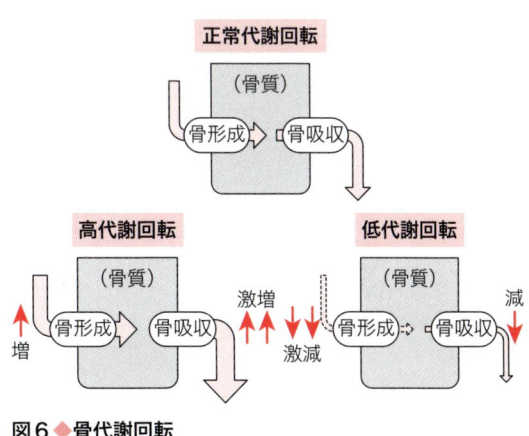

図6 ◆ 骨代謝回転

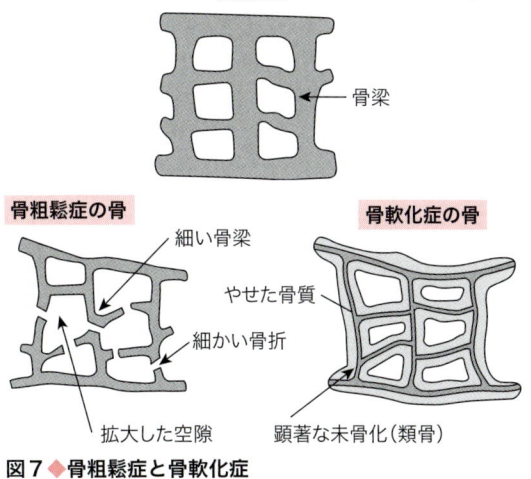

図7 ◆ 骨粗鬆症と骨軟化症

骨粗鬆症は骨吸収が骨形成を上回る状態であるが、骨軟化症は骨形成じたいが起こらない状態を指す。

第1章 解剖学の基礎

3 関連痛から探る感覚

Keyword

【臨床トピック】関連痛・内臓痛・体性痛・発痛物質
【解剖関連用語】特殊感覚・一般感覚・体性感覚・内臓感覚

▶ 関連痛とは (図1)

ふつう，痛みは原因が生じた部位に感じる．とこ ろが，内臓などの深部に生じた痛覚刺激が，その臓器から離れた体壁部分の痛みとして感じられることがあり，**関連痛**とよばれる．関連痛が生じると，痛みは内臓局所から離れた部位に向かって広がるように感じられるため「**放散する痛み**」と表現される．眼や鼻の痛みを頭痛として感じたり，心筋梗塞や胆石の際の肩の痛み，そして尿路結石における鼠径部～陰部への放散痛なども関連痛に含まれる．

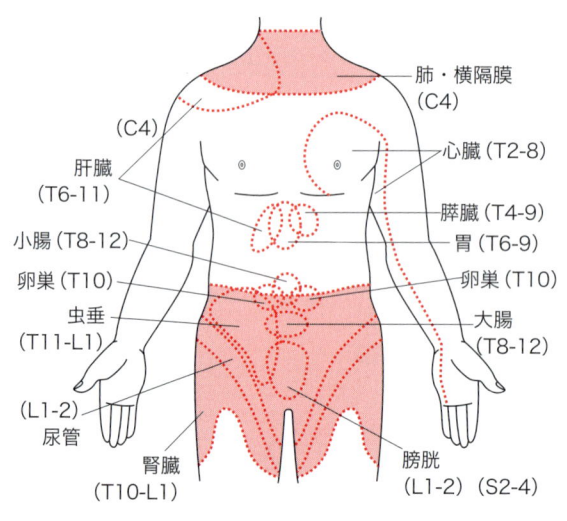

図1 ◆ 関連痛の発現部位（皮膚への投射範囲）

1 感覚とは (図2)

感覚とは「身体内外から受けた刺激を感受すること」である．感覚情報の多くは視床を経由して大脳皮質に送られ，蓄積されている記憶などと照合することで具体的に認識（知覚）される．

感覚は一般に以下のように分類される．
①**特殊感覚**：頭部の特殊感覚器で感じとられる感覚．嗅覚・視覚・聴覚・平衡覚・味覚がこれに属し，それぞれ特別な感覚を備える．

②**一般感覚**：全身の広い領域で感じとられる感覚．体性部分（皮膚・体壁・筋・関節など）で感じとられる**体性感覚**と，内臓が感じとる**内臓感覚**（平滑筋収縮・血圧・体温・尿意・便意・腹痛など）がある．

さらに**体性感覚**は，皮膚・粘膜で感じとられる**表在感覚**（触覚・圧覚・温度覚・痛覚）と，筋・腱・関節が感じとられる**深部感覚**に分けられる．このうち，**表在感覚**は**皮膚感覚**と同義に用いられ，基本的に意識にのぼる．これに対し，**深部感覚**は**固有感覚**

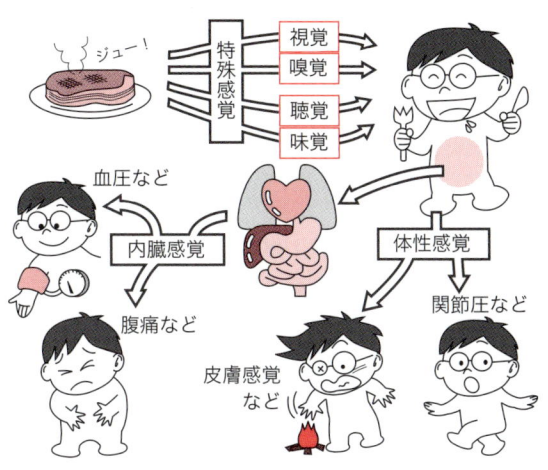

図2 ◆ 感覚の分類

表1 ◆ 感覚の分類

特殊感覚			嗅覚・視覚・聴覚・平衡覚・味覚
一般感覚	体性感覚	表在感覚（皮膚感覚）	触覚・圧覚・温度覚・痛覚
		深部感覚（固有感覚）	意識される	手足の位置感覚，振動覚など
			意識されない	筋緊張度，関節内圧など
	臓性感覚（内臓感覚）		意識される	尿意・便意・腹痛など
			意識されない	血圧・体温など

ともよばれ，筋の緊張度や関節の曲がり具合から，姿勢や手足の位置，振動などを感じとる感覚である．深部感覚には，意識にのぼる感覚（手足の位置感覚，振動覚など）と意識にのぼらない感覚（筋緊張度，関節内圧など；反射的に姿勢を補正する感覚情報）とがある．

2 意識にのぼる感覚 (図3)

頭部を除く全身の**感覚情報**は脊髄に入ったのち脳へ伝えられ，視床を経由して**大脳皮質**に到達することではじめて「どこが痛い」というように具体的に認識（自覚）される．したがって，神経ブロックなどで感覚情報が大脳まで達しなかったり，大脳自体が麻酔薬などで眠らされていると，感覚は認識されないことになる．また，感覚の中にはもともと自覚されない感覚もある．例えば，関節の内圧や筋の緊張度などはふだん意識にのぼることはないが，これらの感覚情報は小脳に送られ，反射的な姿勢調節に働いているため，いちいち大脳に送って認識（自覚）する必要がないからである．

3 疼痛の起こるしくみ (図4)

疼痛は，痛みを伝える神経終末（**侵害受容器**）に，機械的刺激や化学物質（**発痛物質**）が作用することで生じる．これにかかわる発痛物質（カリウム，ヒ

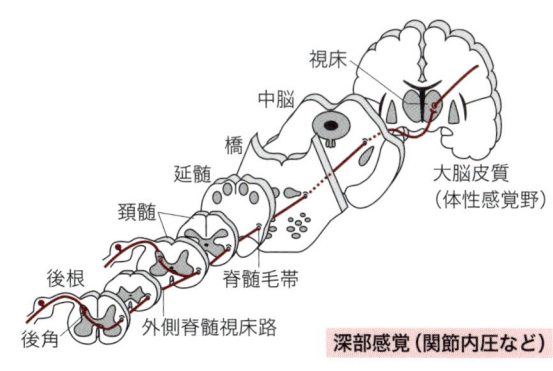

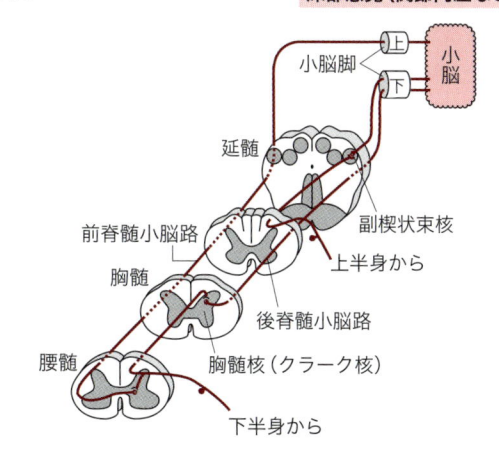

図3 ◆ 意識される感覚と自覚されない感覚
深部感覚（固有感覚）には，意識に上らないものがある．

スタミン，セロトニン，サブスタンスPなど）のうち，もっとも代表的なものとして**ブラジキニン**がある．すなわち，身体が傷害されると，損傷細胞からブラジキニンが産生され，これが侵害受容器を刺激

して痛みを生じる仕組みである．

これと同時に，損傷細胞では細胞膜を構成するアラキドン酸の遊離が起こり，プロスタグランジンが産生される．プロスタグランジンは，侵害受容器のブラジキニン感受性を高めることで痛みを増強するが，局所の血管拡張や毛細血管透過性の亢進にも働き，炎症反応（発赤・浮腫）を引き起こす．よく知られる副腎皮質ステロイドは，アラキドン酸の遊離を抑えることで鎮痛・抗炎症作用を示す．また，非ステロイド系抗炎症薬（NSAIDs）は，アラキドン酸からのプロスタグランジン産生の抑制に働いて鎮痛作用を示す．

4 痛みを伝える経路 (図5)

脳に伝えられる感覚情報の1つに，体性部分（皮膚・体壁・筋・関節など）からの情報があり，後根を通って脊髄に入力される．これらのうち，触覚や圧覚情報はそのまま延髄に送られるが，**痛覚情報（体性痛）は脊髄後角**で次のニューロンに受け渡される．受け渡された痛覚情報は脊髄の外側を上行する軸索によって視床に送られ（**脊髄視床路**），ここで再びニューロンを替えた後，大脳皮質へ伝えられることで痛みとその部位が認識される．

これとは別に，脊髄には内臓からの痛覚情報も送られてくる（**内臓痛**）．後角のニューロンが受け取った内臓からの痛覚情報は，皮膚・体壁・筋・関節などからの情報と同様，視床に向かって伝えられる．このように，体性部分と内臓の痛覚刺激が共通の経路を通って大脳に送られるため，大脳においてはどちらも同じ痛みとして感受され，これが**関連痛**を生じる理由とみなされている．すなわち，同じニューロンが内臓からの痛覚情報と皮膚からの情報を受け取ったり，体壁の痛みを受けるニューロンと内臓痛覚を受け取るニューロンが近接しているために，両者が判別されないという理屈である．

5 内臓痛の特徴 (表2)

内臓の痛覚刺激は平滑筋や粘膜にある侵害受容器で受けとられるが，受容器の数は少なく，痛覚情報

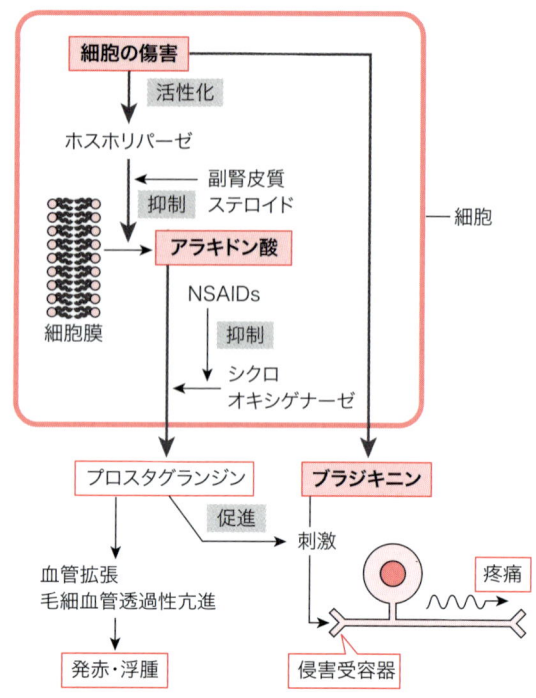

図4 ◆ 疼痛・炎症の発生機序と薬の作用

坂井建雄，岡田隆夫：「系統看護学講座 人体の構造と機能 [1] 解剖生理学 第8版」，医学書院，2009をもとに作成

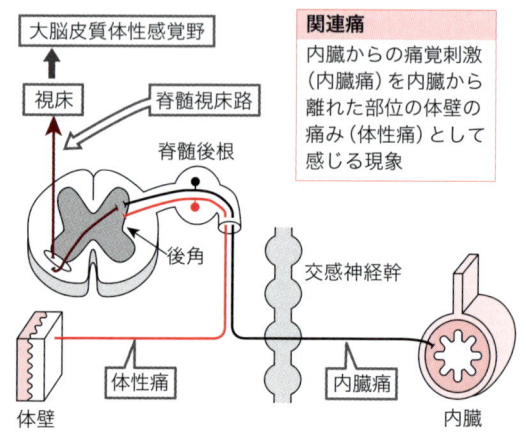

図5 ◆ 痛みを伝える神経路

は伝導速度の遅い**C線維（IV群線維）**によって中枢に送られる．**内臓痛**は主に鈍い痛みとして感じられ，一般に痛みの部位（局在性）は不明瞭である．また，内臓からの痛覚線維は自律神経に連絡するため，吐き気・発汗・血圧変動などの**自律神経反射**を引き起こすこともある．

表2 ◆ 内臓痛と体性痛の比較

	内臓痛	体性痛
神経線維	C線維	A線維
発生機序	内臓平滑筋の痙攣／伸展	体壁の炎症／機械刺激など
求心路	交感神経の無髄感覚線維	体性神経の有髄感覚線維
痛みの性状	鈍痛／疝痛 周期的／間欠的	鋭い痛み 持続的
発痛部位	対称性／局在不明瞭	非対称性／限局性
放散痛	有	無
体動の影響	疼痛の軽減傾向	疼痛の増悪傾向
自律神経症状	有	無
治療薬	鎮痙薬	鎮痛薬

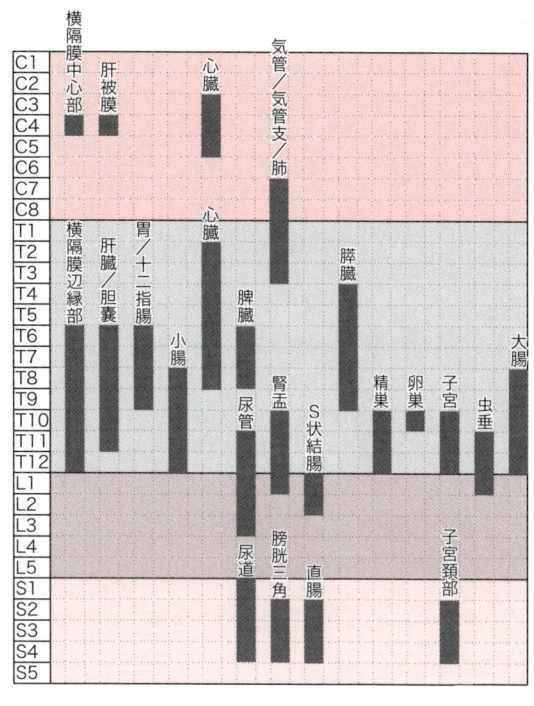

内臓の**侵害受容器**は，焼灼・切傷などの機械的刺激ではなく，壁の強い伸展・収縮で興奮する．胆石・胃十二指腸潰瘍・尿路結石などでみられる激しい疝痛は，壁内に位置するこの種の侵害受容器の興奮で生じ，一般に「身の置き所のない痛み」と表現される．

一方，炎症などにより**発痛物質**が産生されて痛みを生じることもある．腹膜炎の腹痛はこのメカニズムで生じる．また，狭心症の**狭心痛**は，代謝産物が心筋虚血によって停滞し，発痛物質として働くとともに冠状動脈を攣縮させて痛みを引き起こす．

6 内臓の関連痛（図6）

内臓に分布する神経はいわゆる自律神経系であるが，その中には感覚ニューロンも含まれている．とくに胸腹部内臓からの痛覚情報を伝えるニューロンは，主に交感神経と伴行しており，**脊髄神経の後根**を経由して脊髄に入る．

この際，内臓に分布する交感神経が出る脊髄レベルはほぼ決まっているため，その内臓からの感覚ニューロンも同じ脊髄レベルに入る．すなわち，関連痛を生じる体壁領域の部位は内臓によってほぼ決まっている．例えば，心臓に生じた痛覚情報は脊髄T1～T5レベルを中心として入るため，心臓前面の胸部（T3～T5）に加え，腋窩から腕にかけての領域（T2～T8）に痛みを感じる．また，心膜の痛みは横隔神経（C3～5）によって伝えられるため，肩の痛みを訴えることも多い．

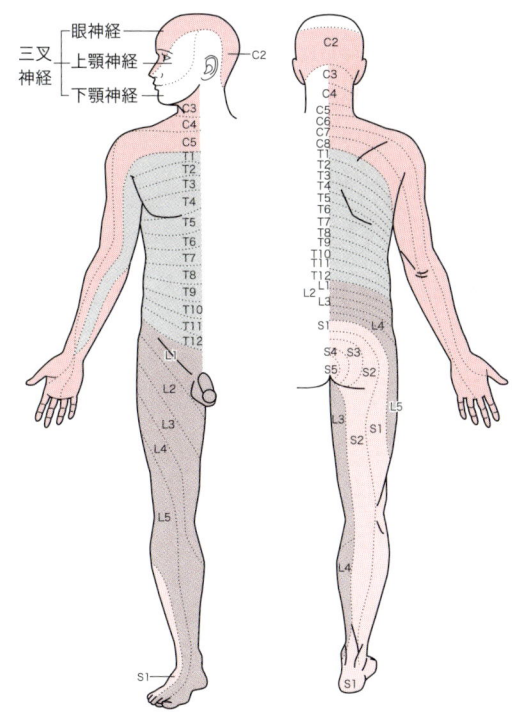

図6 ◆ 関連痛発現脊髄レベルとデルマトーム

第1章 解剖学の基礎

4 筋ジストロフィーから探る**筋**

Keyword

【臨床トピック】進行性筋ジストロフィー・Duchenne(デュシェンヌ)型・Becker(ベッカー)型・登攀性起立(Gowers(ガワーズ)徴候)・ジストロフィン

【解剖関連用語】骨格筋・平滑筋・心筋・筋線維(筋細胞)・アクチン・ミオシン・滑り説・腱

▶ 進行性筋ジストロフィーとは（図1）

筋線維の変性・壊死により，進行性の筋力低下を起こす遺伝性疾患を**進行性筋ジストロフィー**という．遺伝形式からタイプ分けされるが，もっとも頻度が高いのは**Duchenne(デュシェンヌ)型筋ジストロフィー**で，性染色体（X）上にある遺伝子の変異を原因とする**伴性遺伝性疾患**に含まれる．筋細胞膜の保持に働くタンパク質（**ジストロフィン**）をつくる遺伝子が働かないため，ジストロフィンが欠如し，細胞膜破壊による筋の変性・萎縮と筋力低下が起こる．

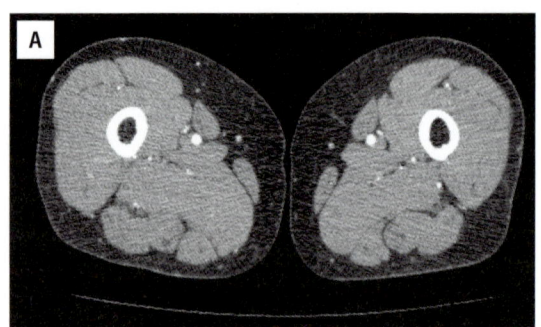
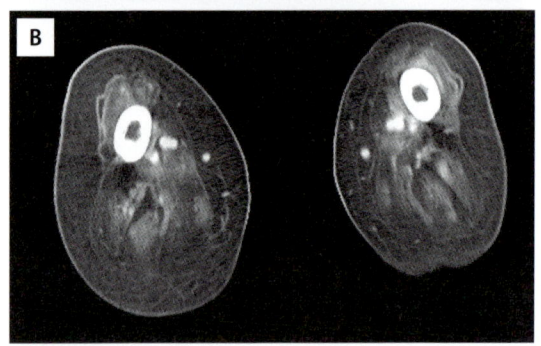

図1 ◆ 大腿部CT
A：正常（造影後）とB：筋ジストロフィー（造影前）
（Bは国立精神・神経センター病院放射線診療部　佐藤典子先生のご厚意による）

1 Duchenne型筋ジストロフィー（図2）

出生男児3,000人に1人の割合で発症するとされる（女児では稀）．2〜3歳で転びやすいなどの異常に気づき，4〜5歳頃よりガチョウのような**異常歩行**や**登攀性起立**(ガワーズ)（**Gowers徴候**；よじ登るように起立する）がみられるようになり，10歳頃には**歩行不能**に陥る．最終的には心筋や呼吸筋などの生命維持にかかわる筋が侵され，心不全や呼吸不全を起こして死に至る．なお，Duchenne型筋ジストロフィーの類似疾患に**Becker(ベッカー)型筋ジストロフィー**があるが，比較的進行が遅く，歩行不能に陥るのは14歳以降とされている．

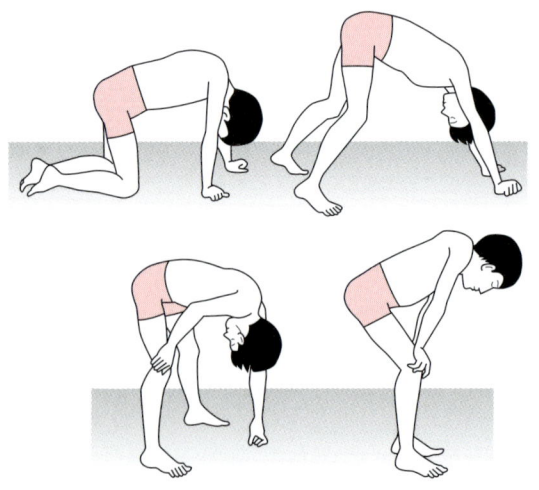

図2 ◆ 登攀性起立（Gowers徴候）
Duchenne型筋ジストロフィーでは，筋力低下により起立が困難となる．

2 男性患者が多い理由（図3）

ヒトの細胞には46本の染色体が備わっており，そのうちの2本が**性染色体**とよばれる「性を決める染色体」である．ヒトの性染色体には**X染色体**と**Y染色体**があり，その組み合わせがXYだと男性，XXだと女性になる．このうち，Y染色体はほとんどが性を決める遺伝子だけからなる小さな染色体であり，**ジストロフィン**をつくる遺伝子はX染色体上にのみ存在する．

このため，男性でX染色体の遺伝子に変異があるとジストロフィン生成が阻害され，進行性筋ジストロフィーが発症する．これに対し，X染色体を2本もつ女性では，2つある遺伝子の一方に変異があっても他方が働くので発症に至らない．これが，筋ジストロフィーが男性に多い理由であり，このように性染色体上の遺伝子によって遺伝する疾患を**伴性遺伝性疾患**という．

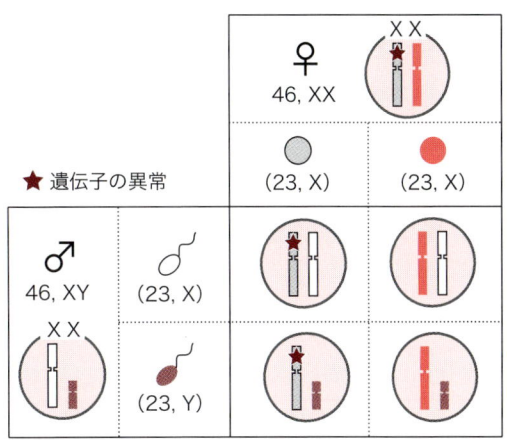

図3◆伴性遺伝

遺伝子の異常（★）がX染色体上にあるとき，女児の場合は正常なX染色体がもう1本あるので徴候は現れない（保因者）が，男児の場合は徴候が現れる．

3 筋の構造とはたらき（図4, 5）

いわゆる筋肉は細長い**筋線維（筋細胞）**が束になって集合したもの（**筋線維束**）であり，それぞれの筋線維が伸縮することでその束である骨格筋も伸縮する．筋線維は**筋原線維**とよばれる細い線維を含んでおり，筋原線維はさらに細い**筋フィラメント**が集まってできている（図4）．筋フィラメントには**アクチンフィラメント**と**ミオシンフィラメント**があり，交互に配列する．筋収縮はこれらのフィラメントが互いに滑り込むことで筋収縮を起こす（**滑り説**）．

筋組織は，一般に，**骨格筋・心筋・平滑筋**に分類される．骨格筋や心筋ではアクチンおよびミオシンがつくる筋フィラメントが規則的に配列するため，筋線維は一定間隔の縞模様（横紋）を示す（**横紋筋**）．一方，平滑筋では筋フィラメントの配列が不規則なため，縞模様はみられない．

筋フィラメントの収縮によって生じた収縮力は**筋細胞膜**から**基底板**を介して筋膜や腱などの結合組織に送られ，運動に働く．その際，アクチンフィラメントと筋細胞膜とを連結しているのが**ジストロフィン**とよばれる物質である．ジストロフィンは糖タン

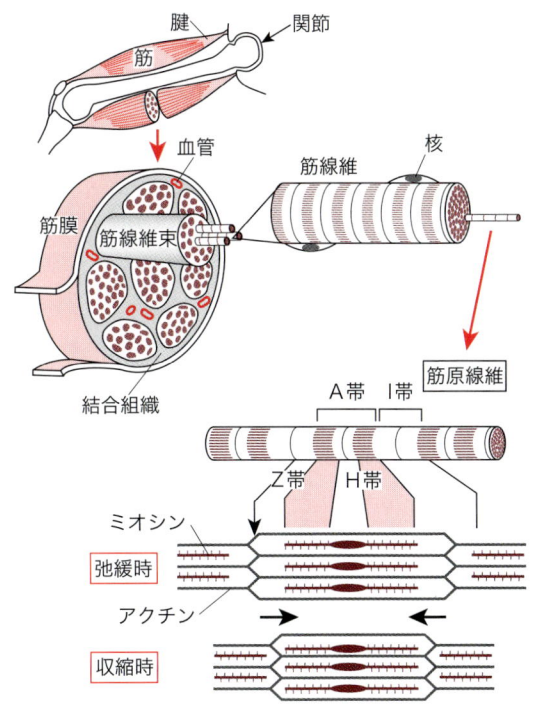

図4◆骨格筋の微細構造

骨格筋の横紋はアクチンフィラメントとミオシンフィラメントの規則的配列によって形成される．

パク質と連結して**ジストロフィン・糖タンパク質複合体**を形成し，筋フィラメントの収縮力を基底板に伝えるほか，筋細胞膜の保護にも働く（図5）．このため，ジストロフィンの欠如や糖鎖の異常があると収縮のたびに筋細胞膜が損傷し，筋線維の変性・壊死を起こす（**筋ジストロフィー**）．

4 骨格筋の収縮機構（図6）

安静時，アクチンフィラメント上にあるミオシンフィラメント**頭部**との**結合部**は隠れており，両者は結合していない．ここに神経刺激が到達し，カルシウムイオン（Ca^{2+}）が供給されると隠れていた結合部が露出し，ここにミオシン頭部が連結する．同時に，アデノシン三リン酸の加水分解〔ATP→ADP＋Pi（リン酸）〕によりエネルギーが放出され，これにより，ミオシン頭部は屈曲してアクチンフィラメントを手前に引く．この結果，筋フィラメントは互いに滑り込んで運動を起こすため，筋収縮が生じる．

5 筋収縮における腱の役割（図7）

このように，筋収縮は2種類の筋フィラメントが互いに滑り込むことで起こるが，ここで生じた力は**ジストロフィン**を介して**筋細胞膜**から**基底板**に伝えられ，さらに筋を包む結合組織である**筋膜**，そして骨格や皮膚に連結する**腱**へと伝達される．すなわち，ジストロフィンには筋フィラメントの収縮を筋細胞から基底板そして腱へと伝える役割もある．

腱は**コラーゲン線維**を主な要素として構成されており，多くの骨格筋の付着部では**Sharpey線維**となって骨に進入・連結している．このため，筋収縮などで生じた力は腱の弾力性を利用して骨に伝達され，これによって関節運動が起こる．腱そのものには筋のような収縮能力はないが，外力に反発する弾力性が備わっている．大きな足でジャンプするカンガルーは，着地時の衝撃エネルギーをアキレス腱で吸収・利用することで，筋収縮単独では得られない跳躍力を得ていると考えられている．

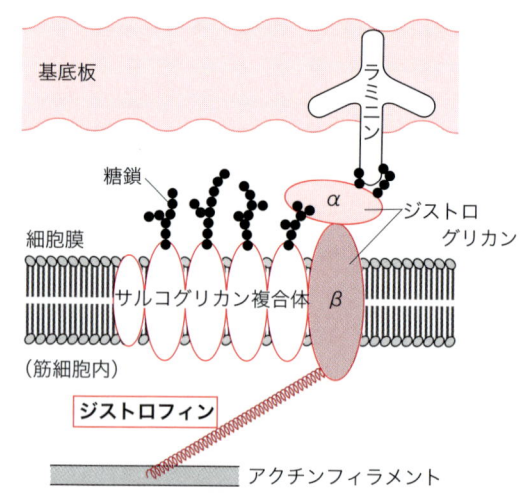

図5 ◆ ジストロフィン・糖タンパク質複合体
細胞内のアクチンフィラメントと細胞外の基底板との間を連結する構造．細胞膜の補強とともに，筋収縮を基底板に伝える役割をはたす．

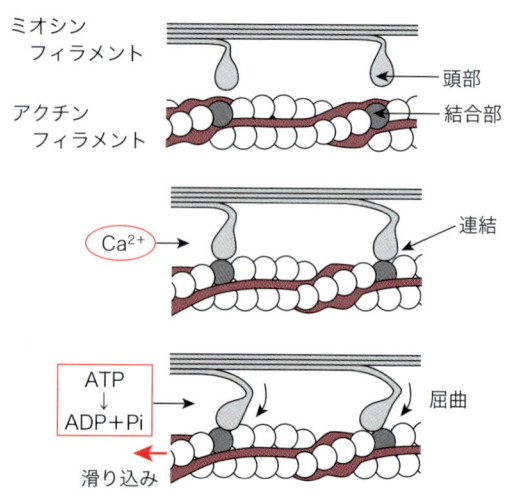

図6 ◆ 骨格筋の収縮機構
ミオシン頭部がアクチンフィラメントに連結し，屈曲することで滑り込みが起こる．

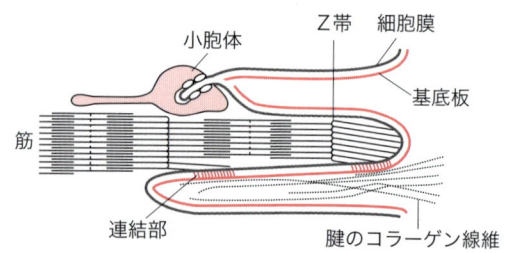

図7 ◆ 筋・腱移行部
筋の収縮力は筋細胞膜，基底板を介して筋膜および腱などの結合組織に伝えられる．

5 捻挫・脱臼から探る関節

Keyword

【臨床トピック】 脱臼・亜脱臼（不全脱臼）・捻挫・陳旧性脱臼・先天性（発達性）股関節脱臼
【解剖関連用語】 骨性連結・軟骨性連結・線維性連結・滑膜性連結・不動結合・可動結合

▶ 捻挫と脱臼（図1）

　捻挫も脱臼も「生理的可動範囲を逸脱した運動による関節の損傷」であり，患部には炎症症状（痛み・腫脹・熱感など）がみられる．いずれも関節包や靱帯の損傷を伴うが，関節面どうしが正常な位置関係に保たれているものを**捻挫**，正常な位置関係からはずれるが接触が保たれているものを**亜脱臼**，位置関係も接触も失われたものを**脱臼**として区別する．また，脱臼した関節が一時的に整復された状態にあるものも亜脱臼に含める．

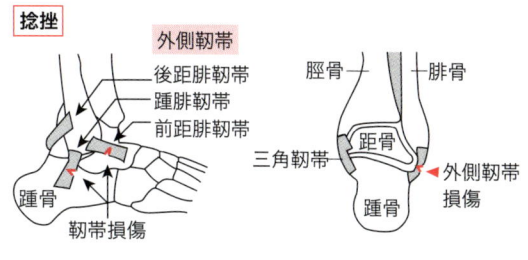
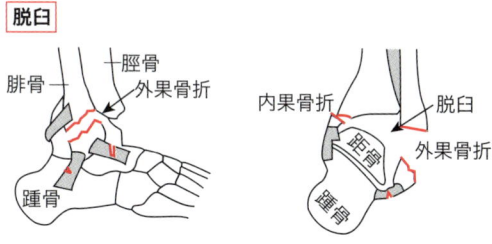

図1◆足首の捻挫と脱臼（＋骨折）
足首の脱臼は骨折を伴うことが多く，手術が必要となる．

1 骨の連結（図2）

　骨の連結様式は，介在する物質の種類によって，**骨性連結・軟骨性連結・線維性連結・滑膜性連結**の4種類に分類される．このうち，運動性に乏しい骨性連結・軟骨性連結・線維性連結の3種は**不動結合**，滑膜性連結は**可動結合**とよばれる．

　骨性連結は骨どうしが骨によって連結し，全体で一塊の骨となっているもので，成人の寛骨や仙骨が含まれる．**軟骨性連結**は骨と骨が軟骨で連結しているもので，硝子軟骨結合（頭蓋底など）と線維軟骨結合（椎間板，恥骨結合）がある．**線維性連結**は骨が線維で連結しているもので，縫合や歯の釘植，骨間膜が含まれる．そして，**滑膜性連結**はいわゆる**関節**のことで，骨どうしが**滑液**で介在され，これを滑膜などで形成される関節包が包む．

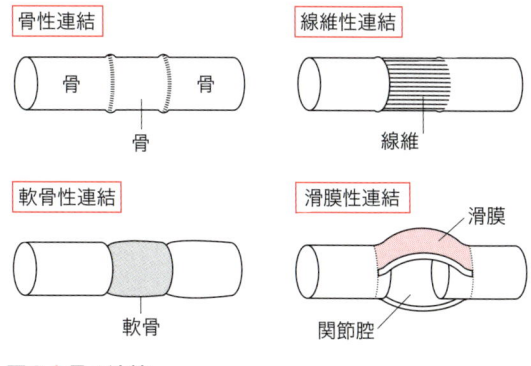

図2◆骨の連結
骨同士の連結は介在物質により4種類に大別される．いわゆる関節はこのうちの滑膜性連結に相当する．

2 関節の構造 (図3)

関節は骨の可動性連結の別称で，骨どうしが相接する表面は硝子軟骨からなる**関節軟骨**で被われている．相接する面のうち，凸側を**関節頭**，凹側を**関節窩**といい，まとめて**滑液**を満たす袋（**関節包**）で包まれる．関節包の内部は**関節腔**とよばれる陰圧の腔で，内面は滑液を分泌する滑膜でおおわれる．

関節は**靱帯**により補強されている．靱帯とは「2つ以上の骨や軟骨を連結・支持する帯状の線維性結合組織」で，多くは関節包の外にあるが，関節腔内を走るものもあり，**関節内靱帯**という．股関節の**大腿骨頭靱帯**や膝関節の**膝十字靱帯**がこれにあたる．また，関節腔内には関節面の適合に働く線維軟骨の板構造をみることがあり，その形状によって**関節円板**（顎関節，胸鎖関節にみられる）あるいは**関節半月**（膝関節にみられる）とよばれる．軟骨である関節円板や半月は，血管分布がほとんどないため，損傷すると治癒しにくい．

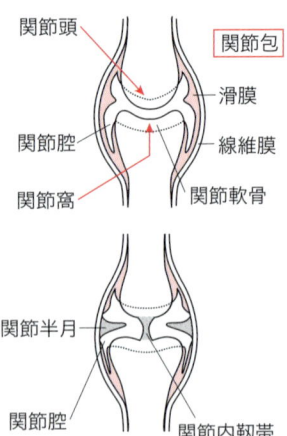

図3 ◆ 関節の構造
関節によっては関節内靱帯や，軟骨でできた関節半月あるいは関節円板を有する．

3 関節の分類 (図4)

関節分類には，以下のように，形による分類と運動軸による分類がある．

1）形による分類とその例
- **平面関節**：仙腸関節，椎間関節など
- **蝶番関節**：腕尺関節（肘関節）など
- **車軸関節**：正中環軸関節，上橈尺関節
- **楕円関節**：橈骨手根関節など
  （顆状関節は楕円関節の別称）
- **双顆関節**：顎関節，膝関節など
  （対をなす楕円関節をいう）
- **鞍関節**：母指手根中手関節など
- **球関節**：肩関節，股関節（臼状関節）
  （**臼状関節**：球関節の深いもの）

2）運動軸による分類
- **一軸性関節**：車軸関節，蝶番関節
- **二軸性関節**：鞍関節，楕円関節
- **多軸性関節**：球関節（臼状関節）

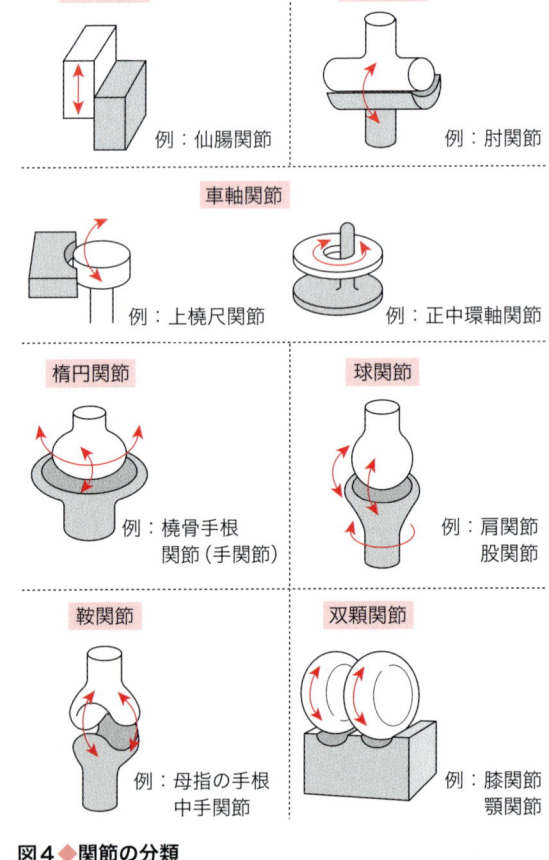

図4 ◆ 関節の分類
二方向に動かせる関節を二軸性関節，三方向以上の運動が可能な関節を多軸性関節という．

4　脱臼のはなし（図5）

脱臼は，完全脱臼と不全脱臼（亜脱臼）に大別される．

1）完全脱臼

完全脱臼とは，関節が完全にはずれた状態をいい，外傷性脱臼のように損傷部から関節包の外へ脱臼する場合（関節包外脱臼）と，関節包の損傷はなく，関節包内で脱臼する場合（関節包内脱臼）がある．関節包外脱臼では周囲の靱帯などを損傷するため，治療期間は長期に及ぶ．関節包内脱臼の例としては顎関節脱臼が代表的である．

2）亜脱臼（不全脱臼）

亜脱臼とは，関節がはずれかかった状態で，互いの関節面の一部だけが接触している場合をいう．亜脱臼は互いの関節面の適合性が低い場合に頻発する．乳幼児の手を急に引いたときなどに起こる肘内障（図5）は，橈骨頭が橈骨輪状靱帯から亜脱臼を起こしたものとされる．

3）陳旧性脱臼

脱臼や亜脱臼を生じた関節を整復せずに放置すると，脱臼位のまま新たな関節を形成してしまう．こうなると元の関節に戻らなくなり，**変形と関節運動障害**を残す．このような状態を陳旧性脱臼という．陳旧性脱臼は，肩鎖関節脱臼や足指の脱臼，脊椎などで多くみられる．

5　先天性股関節脱臼（図6）

小児整形外科の代表的疾患で，乳児検診でみつかることが多い．股関節が完全にはずれている**脱臼**，脚の動きで出入りする**亜脱臼**（不安定股）のほか，はずれてはいないが関節面の適合性の悪いものを**臼蓋形成不全**という．

先天性股関節脱臼（先股脱）とよばれるが，実際には，真に先天性（奇形性）の例は少なく，生後の発達過程で生じる脱臼（**発達性股関節脱臼**）が多い．何らかの原因で股関節がゆるい場合や，子宮内での姿勢によって脱臼が起こりやすいが，多くは乳児期までに正しく治療することで予防・治療が可能となる．

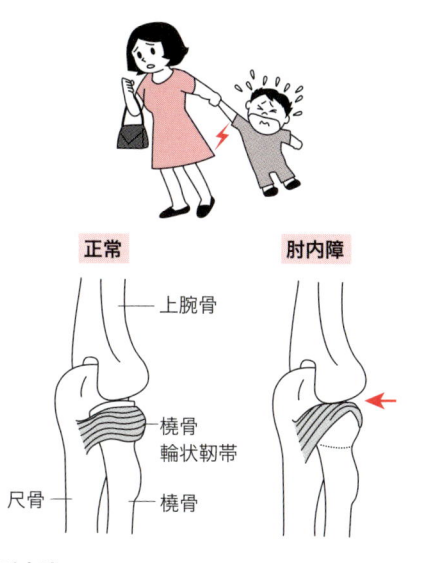

図5 ◆ 肘内障
橈骨輪状靱帯が関節腔に嵌入する（→）ため，肘を屈曲すると強い痛みが起こる．

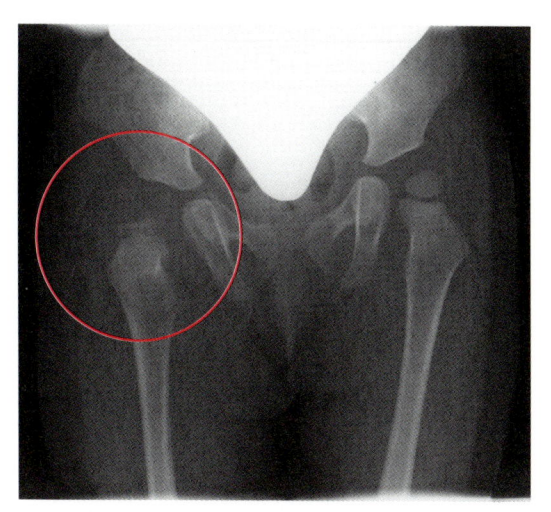

図6 ◆ 先天性股関節脱臼（単純X線写真）
右股関節に脱臼がみられる（○）．

第2章

消化器系

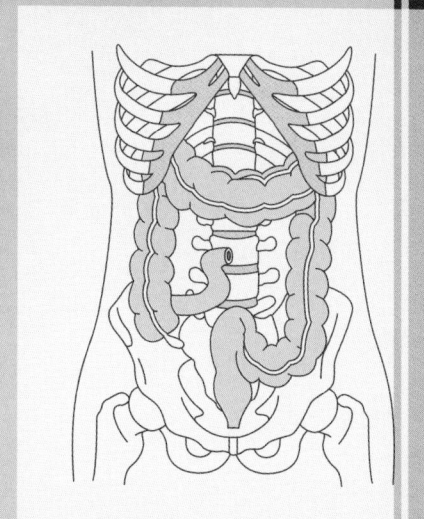

第2章 消化器系

消化器系解剖の全体像

消化器系とは

　動物は，身体部品の生成原料や活動のエネルギーを飲食物から得ている．このため，動物は「栄養物質を摂取し，体内に吸収するしくみ」を備えており，これを**消化器系**という．消化器系は，口から肛門に至る**消化管**と，歯・唾液腺・肝臓・胆嚢・膵臓などの**附属器**で構成され，栄養分を吸収した残りは糞便として排泄される．

　消化管は**口腔**に始まり，**咽頭**，**食道**，**胃**，**小腸**（十二指腸・空腸・回腸），**大腸**（盲腸・上行結腸・横行結腸・下行結腸・S状結腸・直腸）を経て**肛門**に終わる．消化管には数カ所に括約部があるが，解剖学的括約筋は**幽門括約筋**と**内肛門括約筋**の2カ所で，その他（**下食道括約筋**など）は機能的括約筋とされる．

1 消化と吸収（図1）

　消化器系の主たる役割は消化と吸収である．**消化**とは食物中の栄養分を吸収可能な状態に変化させることで，**タンパク質**はアミノ酸，デンプンなどの**炭水化物**は単糖類（糖），**脂肪**は主に脂肪酸＋モノグリセリド（グリセリンに1分子の脂肪酸がついたもの）に変えられる．

　消化によって生成されたアミノ酸・単糖類・脂肪酸・モノグリセリドは消化管壁から体内に**吸収**される．この際，アミノ酸や単糖類は血液中に吸収され，**門脈**を介して**肝臓**に送られるが，脂肪酸やモ

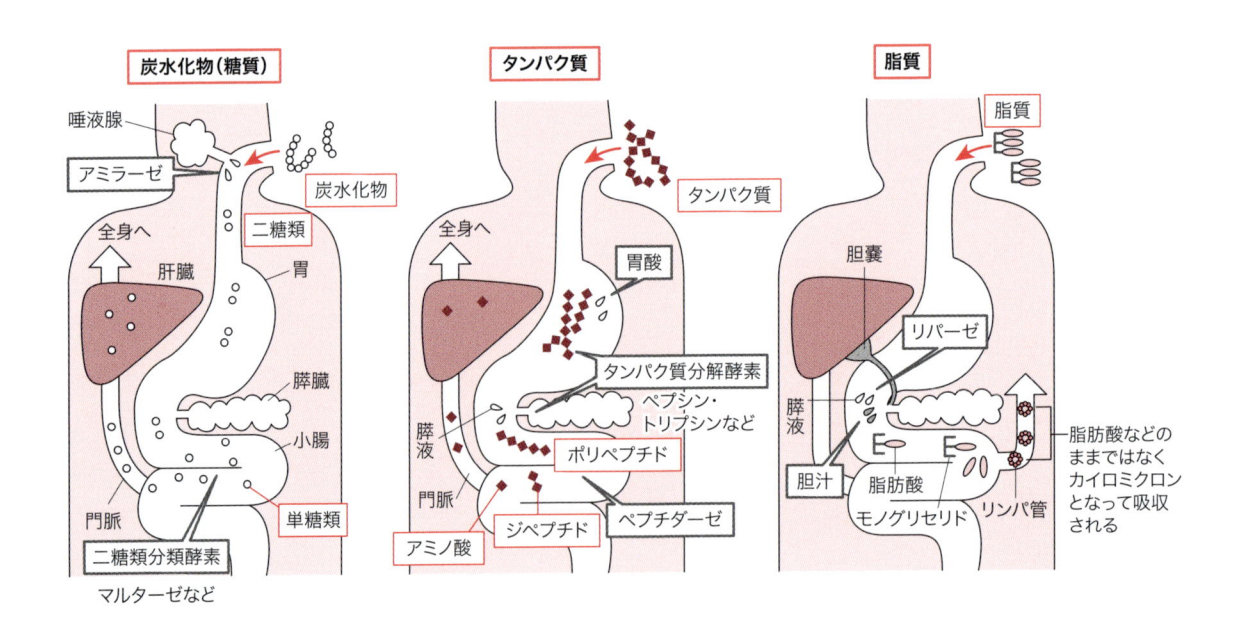

図1◆消化吸収の模式図

ノグリセリドは腸細胞内でコレステロールなどとともにカイロミクロン（乳状脂粒）に再合成され，リンパ管に吸収される．最終的にはリンパ管も静脈に合流するため，栄養分はすべて肝臓に送られ，ここで**代謝**される．

2 消化器の発生（図2）

消化器は胎生期の**原始腸管**から形成される．原始腸管は内胚葉がつくる筒状構造で，中央部は**卵黄腸管**により**卵黄嚢**と連絡する．初期の原始腸管は単純な管であるが，発生とともに長さを増し，渦状に回転する．回転は卵黄腸管の軸を中心に起こり，一時，腹腔から脱出した後に腹腔内に戻る．

原始腸管と卵黄嚢を結ぶ**卵黄腸管**は**卵黄茎**ともよばれ，通常は発生に伴って卵黄嚢とともに消退するが，ときに腸管壁に**憩室**として残ることがある．これを**Meckel憩室**（メッケル）といい，回腸末端から50〜100cm（乳児では30〜40cm）口側で腸間膜付着部の対面にみられる．大きさは1〜5cmで，男児に多く，ときに炎症（Meckel憩室炎）を起こして虫垂炎に似た症状をみる．

原始腸管は**前腸・中腸・後腸**に区分され，**前腸**からは口腔〜十二指腸上半部と肝臓・胆嚢・膵臓，**中腸**からは十二指腸下半部〜横行結腸の近位2/3部，**後腸**からは横行結腸の遠位3分の1部〜肛門上部が形成される．

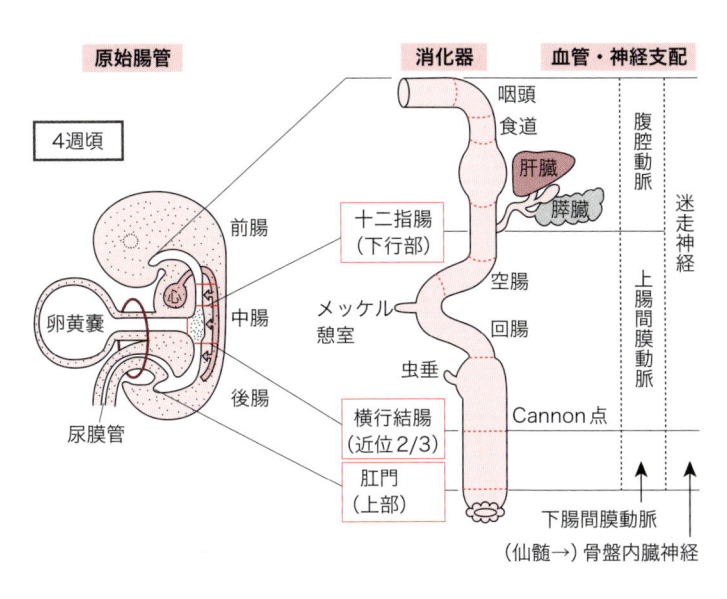

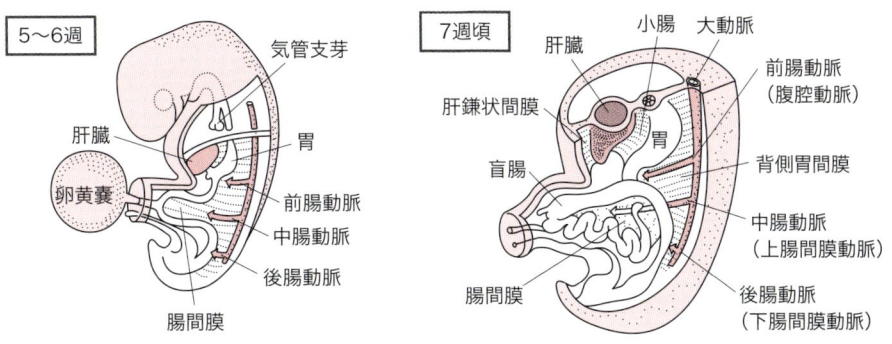

図2 ◆ 消化管の発生

各部には発生の早期から**前腸動脈・中腸動脈・後腸動脈**が分布し，発生後もそれぞれ**腹腔動脈・上腸間膜動脈・下腸間膜動脈**と名前をかえて残る．なお，中腸と後腸の境界は，発生後は横行結腸にみられ，これを**Cannon点**（キャノン）という．Cannon点は**迷走神経**が支配する領域と仙髄から出る副交感神経の領域との境界でもある．

3 消化管について （図3） ［→本章-1（p.49）］

消化管には口腔に始まり肛門に終わる管状器官で，口腔に開く**唾液腺**（耳下腺・顎下腺・舌下腺）や，**十二指腸**の第2部（下行部）に開口する肝臓・胆嚢・膵臓のほかにも多数の**消化腺**（胃腺・腸腺など）が**附属器**として備わっている．

消化腺からは7L/日におよぶ**消化液**（唾液1L，胃液2L，胆汁1L，膵液1L，腸液2L）が分泌される．これに飲食物の水分2Lが加わり，消化管内の1日水分量は9Lとなるが，小腸で8L/日，大腸で0.9L/日の水分が吸収されるため，便として排泄される水分量は約0.1L/日となる．この水分調節が阻害され，糞便中の水分が過量となった状態が**下痢**とよばれる．

消化管は自律神経の支配を受け，特に**副交感神経（迷走神経）**によって機能が活発になる．すなわち，唾液腺およびCannon点以下の大腸を除き，消化管の大部分は迷走神経によって支配される．

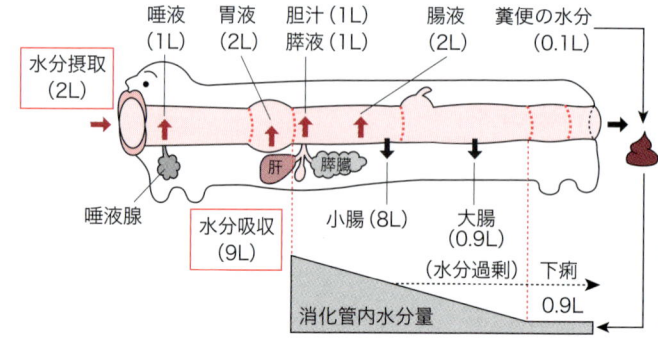

図3 ◆ 消化管の水分出納
1日量で約9Lの水分が摂取・分泌され，約8.9Lが吸収される．

4 消化管壁の基本構造 （図4）

消化管の壁は全長にわたって**粘膜・筋層・外膜**の三層構造を示す．

1）粘膜

消化管壁の最内層で，**粘膜上皮**，**粘膜固有層**，**粘膜筋板**および**粘膜下組織**からなる．粘膜上皮は，口腔〜食道および肛門管下部では**重層扁平上皮**，胃・小腸・大腸では**円柱上皮**である．すなわち，固形物の通過する場所は機械刺激に強い重層扁平上皮，消化液の分泌や栄養分の吸収にあずかる胃や腸は円柱上皮で被われる．なお，粘膜下組織には腺分泌や粘膜筋板を支配する副交感神経性の**粘膜下神経叢（Meissner神経叢）**（マイスネル）が位置する．

2）筋層

壁の主体をなす平滑筋層で，通常は**内輪層**と**外縦層**からなるが，口腔〜咽頭では一部で筋層を欠き，胃の上部では斜走筋層が加わる．筋層間には**筋間神経叢（Auerbach神経叢）**（アウエルバッハ）があり，筋収縮により消化管運動を起こす．このため，神経叢が欠如すると消化管に機能不全が生じ，異常狭窄や拡張を

生じる〔例：**食道アカラシア**，
Hirschsprung病（p.49）〕.
3）外膜
疎性結合組織からなる消化管の最外層．腹部消化管の大半は**腹膜（漿膜）**で被われるが，口腔〜食道および腹膜腔より下方に位置する直腸では漿膜を欠く．

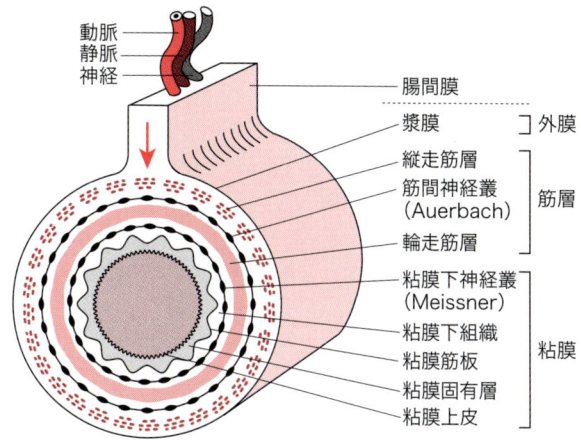

図4◆消化管の基本構造
消化管壁は内膜（粘膜）・筋層・外膜の三層構造を示す．とくに腹部消化管の大部分は腹膜（漿膜）で包まれる．

5 食道とその役割（図5）

食道の長さは約25cmで，第6頚椎の高さで咽頭から続き，心臓後面を**左心房**に接して下行した後，第11胸椎レベルの**噴門**で胃に移行する．このため，左心房の情報を得る目的で，胸部X線検査で右前斜位食道造影を行うことがある．また，噴門は**左聴診三角**（僧帽筋・広背筋・肩甲骨が囲む三角）の深部に位置するので，この部で食道通過音が聴取される．なお，食道は，**入口部，気管分岐部（大動脈交叉部），横隔膜貫通部**の3カ所に生理的狭窄をもつ．

摂取された飲食物は**嚥下**によって食道に入り，食道の**蠕動運動**によって数秒で胃に送られる．蠕動運動は「輪走筋の収縮が口側から肛門側に移動していく運動」で，飲食物の口側をしっかり閉じるため，逆立ち状態でも逆流しないしくみとなっている．

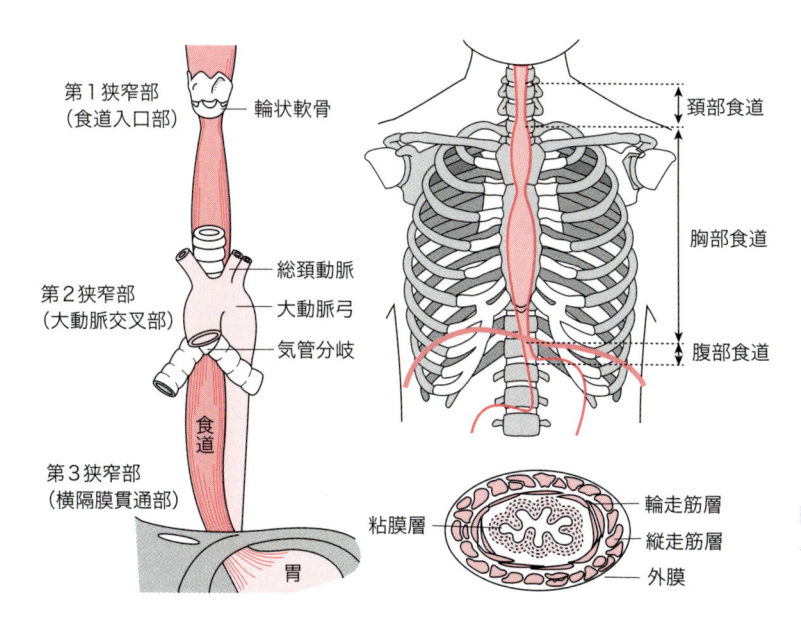

図5◆食道の位置と構造
食道は頚部・胸部・腹部の3部に区分され，3カ所の狭窄部をもつ．

6 胃について（図6） ［→本章-2(p.52)］

　胃は食道から続く容量1.5Lほどの袋状器官で，主な役割は摂取した飲食物の貯留と小腸における消化の準備である．すなわち，①食塊を胃液と混合して粥状化する，②食塊を胃酸で殺菌する，③タンパク質・脂肪をある程度消化する，④食塊を少量ずつ十二指腸に送る，などのはたらきを示す．

　胃は，入口（**噴門**）から出口（**幽門**）の間で**胃底・胃体・幽門部**の3部に区分される．胃底は噴門の左側で上方に膨れた部分で，立位バリウム造影像では**胃泡**の存在で確認される．胃体は胃底の下に位置し，小弯側の**胃角**を境に右下の幽門部に続く．幽門部は**幽門前庭（幽門洞）**と**幽門管**からなり，**幽門括約筋**の位置で十二指腸と区分される．

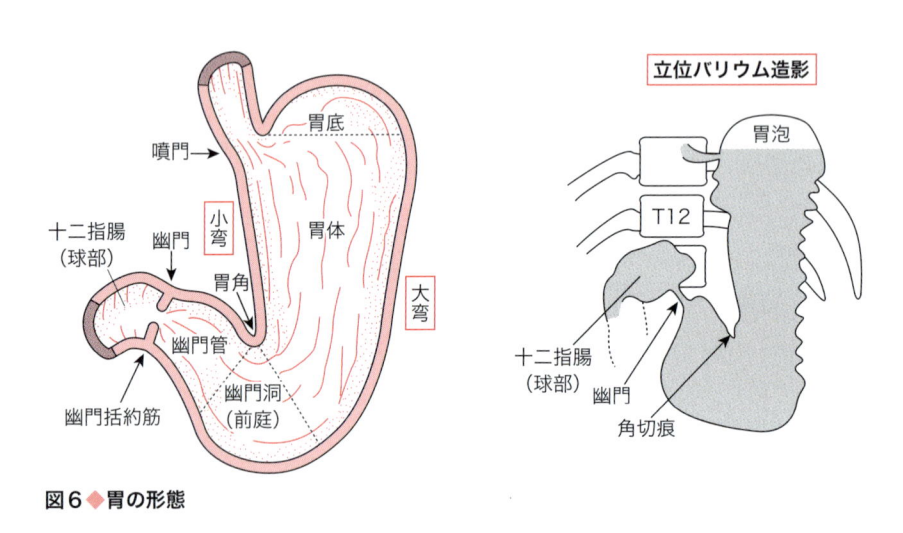

図6 ◆ 胃の形態

7 胃粘膜の構造（図7）

　胃の内面を被う**胃粘膜**は無数の指状隆起（**胃小区**）を形成し，その間に位置する深い陥凹（**胃小窩**）には**胃底腺**が開口する．粘膜上皮は単層の円柱上皮で，胃粘膜を保護する粘液様物質を分泌するため，**表層粘液細胞**ともよばれる．

　胃小窩の底部に位置する**固有胃腺（胃底腺）**は，粘液を分泌する腺上部の**副細胞**，塩酸を分泌する腺底部の**壁（傍）細胞**，そして腺底部でペプシノーゲンを分泌する**主細胞**から構成され，消化腺として働く．また，固有胃腺とは別に，噴門や幽門領域には**噴門腺**や**幽門腺**などの粘液腺があり，さらに粘膜各所には**消化管ホルモン**（ガストリン，セクレチンなど）を分泌する内分泌細胞〔**APUD**（amine precursor uptake and decarboxylation）**細胞**，**DNES**（diffuse neuroendocrine system）**細胞**〕がみられる．

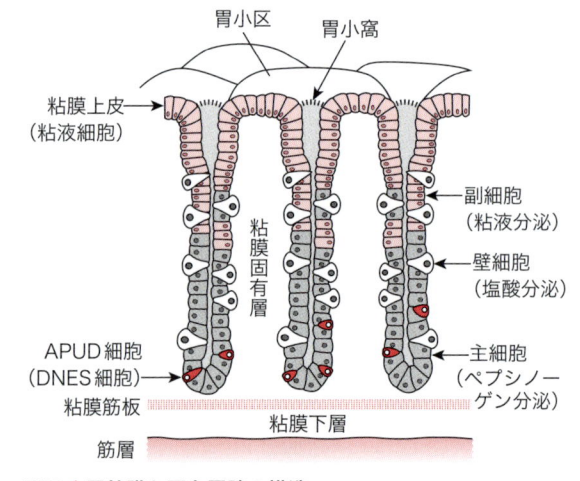

図7 ◆ 胃粘膜と固有胃腺の構造

8 胃の筋層とその特徴（図8）

　胃特に上半部の筋層は，外縦層・中輪層・内斜層の3層で構成される．**外縦層**は食道の外縦層から続く筋層で，前後壁に比べて大弯側と小弯側で厚く，十二指腸では外縦層に移行する．**中輪層**は**食道内輪層**の右半部から続き十二指腸の内輪層に至る筋層で，幽門では**幽門括約筋**を形成する．**内斜層**は胃に特徴的な筋層で，食道内輪層の左半部から続く．斜走筋線維は噴門の左側から放射状に走るため，胃底部ではほぼ輪走するが胃体部では小弯と平行に走る．このため，胃体内面には小弯と平行なヒダが形成され，その小弯側に**胃体管**がつくられる．胃体管に斜走筋はなく，粘膜下には輪走筋線維が走る．

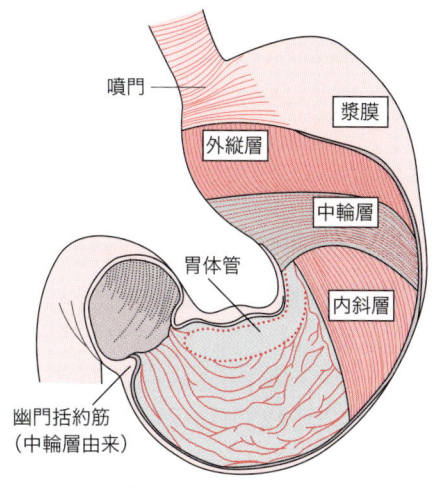

図8 ◆ 胃の筋層
胃は他の消化管と異なり，外縦層・中輪層・内斜層の3層からなる．

9 小腸の構造（図9）

　小腸は長さ約6mの消化管で，十二指腸（約25cm）・空腸（約2.5m）・回腸（約3.5m）からなる．このうち，**十二指腸**は発生過程で後腹壁に癒着するため腸間膜をもたないが，**空腸**と**回腸**は腸間膜をもつことから，あわせて**腸間膜小腸**とよばれる．

　小腸の内面には**輪状ヒダ（Kerckringヒダ）**とよばれる特徴的構造があり，その表面には微細な

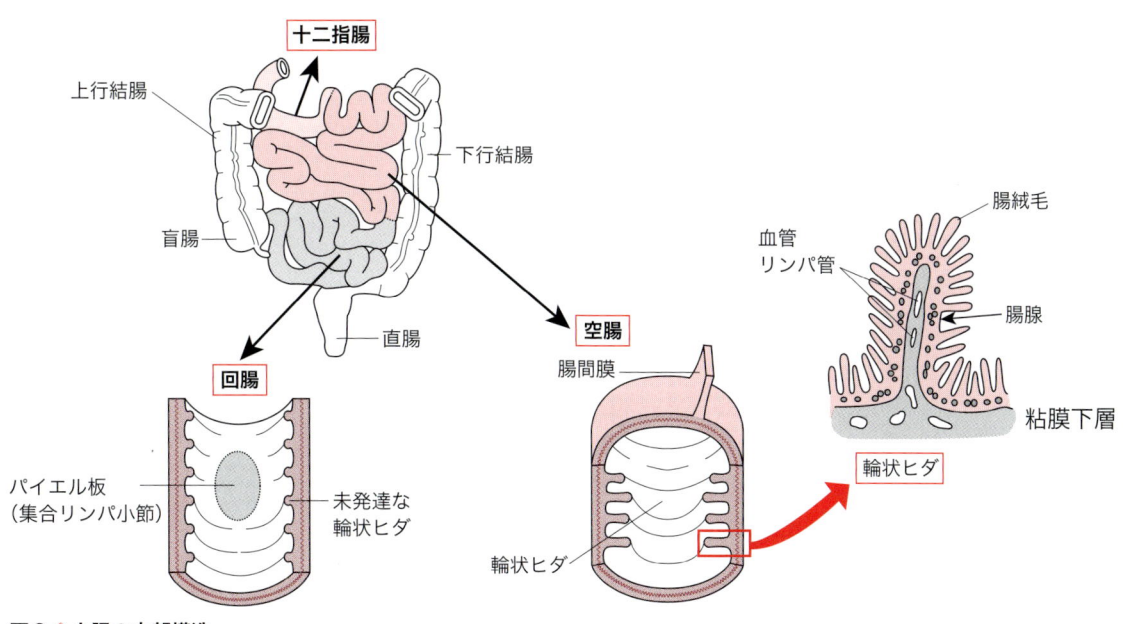

図9 ◆ 小腸の内部構造

指状突起（**腸絨毛**）が存在するうえ，上皮細胞の管腔面には**微絨毛**が密在して**刷子縁**をつくる．いずれも表面積の拡大にあずかる構造で，これにより小腸全体の吸収面積は約200m^2（体表面積の約100倍）に達する．とくに栄養吸収にはたらく**空腸**で発達し，その吸収面積は回腸の8倍に達する．なお，腸絨毛内には栄養の吸収経路である毛細血管やリンパ管（**中心乳ビ腔**）があり，粘膜直下にはリンパ組織が備わる．とくに回腸では**集合リンパ小節**（Peyer板）が特徴的である．

⑩ 大腸について （図10） ［→本章-7（p.68），8（p.72）］

回腸末端部を**回盲口**といい，ここから骨盤腔を経て肛門に開くまでの部分を**大腸**という．大腸は**盲腸・上行結腸・横行結腸・下行結腸・S状結腸・直腸**に区分され，とくに直腸下部（骨盤隔膜より下方）を**肛門管**とよぶ．回盲口では回腸が大腸内に突出し，**回盲弁**（Bauhin弁）と呼ばれるヒダをつくる．内容物の逆流を防ぐとされ，乳幼児で顕著だが，ときに大腸内腔に入り込んで**腸重積**を起こすことがある．

大腸壁も他の消化管と同様の三層構造を示す．粘膜は円柱上皮からなり，長い**腸腺**と豊富な**杯細胞**そして少量の**腸内分泌細胞**（APUD細胞，DNES細胞）に特徴づけられる．また，粘膜下層には**粘膜下神経叢**，筋層間（内輪層と外縦層の間）には**筋間神経叢**が存在し，腸腺の分泌や蠕動運動の調節にあずかる．腸内神経叢が先天的に欠如していると消化管運動が阻害され，著しい狭窄や拡張および通過障害などの症状を引き起こす（**先天性巨大結腸症**；Hirschsprung病）．

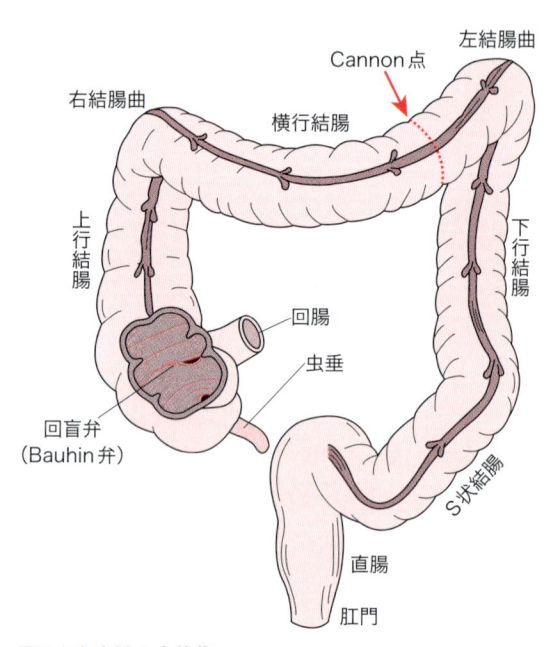

図10◆大腸の全体像
矢印の部分は，中腸と後腸の境界にあたるCannon点である．

⑪ 肝臓について （図11） ［→本章-3（p.55），4（p.58）］

肝臓は重さ1.5kgほどの人体最大の臓器で，上腹部の右で横隔膜直下に位置する．肉眼的には**肝鎌状間膜**を境に**解剖学的右葉**と**左葉**に分けられるが，機能的には肝内血管の分枝によって区分され，大まかには**Cantlie線**（胆囊〜下大静脈を結ぶ線）で**機能的右葉**と**左葉**が区別される．

肝臓の主な機能としては，① 糖質代謝によるエネルギー生成，② 脂質代謝，③ ビタミンA，B$_{12}$，Dの貯蔵，④ 血漿タンパク質（アルブミンやフィブリノーゲン）の生成，⑤ 胆汁生成，⑥ アンモニアや各種薬物の解毒，などがある．また，多くの血液凝固因子も肝臓で生成されるため，肝硬変などで肝機能が低下すると**出血傾向**を生じる．

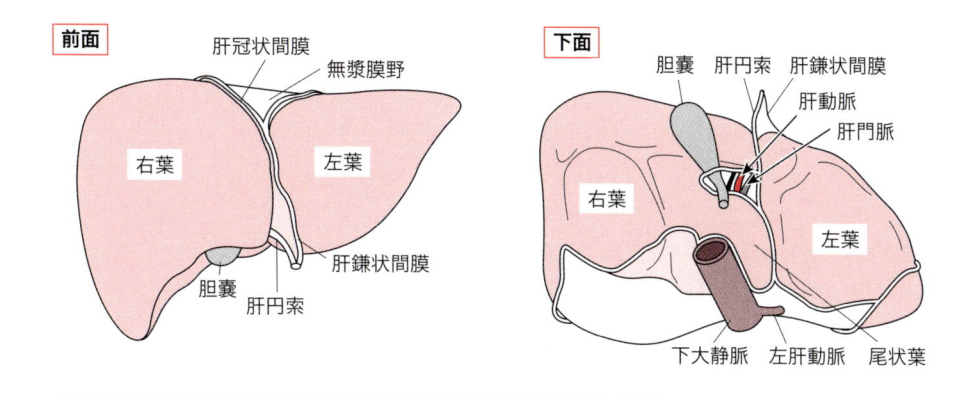

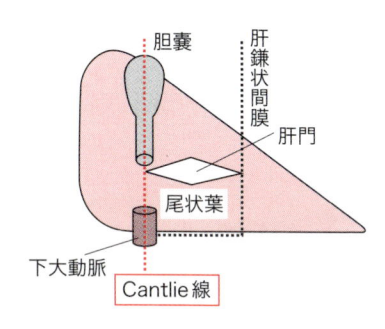

図11 ◆ 肝臓の外面

下大静脈と胆嚢を通る仮想線をCantlie線といい，肝臓を機能的右葉と左葉に分ける（p.57，図5も参照）．

12 胆嚢の特徴（図12）

　肝臓で生成された**胆汁**は**肝管**および**胆嚢管**を通って**胆嚢**に送られる．胆嚢は容量50mLほどの平滑筋の袋で，肝臓から出た黄色の胆汁はここで10～20倍に濃縮されて緑褐色となる．濃縮された胆汁は胆嚢管～**総胆管**を経て十二指腸（Vater乳頭）に分泌されるが，ここには2種類の括約筋（**Boyden括約筋**と**Oddi括約筋**）があり，開口を調節している．なお，胆嚢管・総肝管・肝臓下縁が囲む三角領域を**Calot三角**といい，通常，**胆嚢動脈**がこの深部を通るため，外科手術の目安となる．

　胆嚢～胆管は自律神経に支配されており，**副交感神経**が胆嚢収縮と括約筋の弛緩にはたらいて胆汁分泌を起こす．一方，感覚情報は交感神経の感覚線維によって第7～9胸髄に送られる．このため，胆石などの痛みは，同じ脊髄レベル支配の腹痛（胃痛）や右肩甲部痛として感じられる．

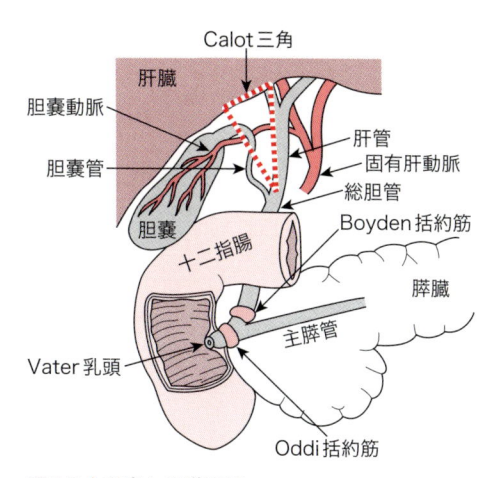

図12 ◆ 胆嚢と胆道周辺

総胆管基部にはBoyden括約筋，Vater乳頭部にはOddi括約筋が位置する．

第2章　消化器系解剖の全体像

13 膵臓の役割 (図13) [➡本章-6(p.64)]

膵臓は膵液を分泌する外分泌腺である．膵液には20種類に及ぶ**消化酵素**が含まれており，その分泌量は1L/日に達する．膵液の消化酵素は膵臓の**腺房細胞**から分泌され，デンプンを消化するアミラーゼ，タンパク質を分解するトリプシン，脂肪を分解するリパーゼ（胆汁によって活性化される）などが含まれる．

また，**腺房中心細胞**や**導管細胞**からは**重炭酸塩**が分泌される．胃から送られてくる食塊は胃液により酸性を示すが，消化酵素は酸性環境でははたらかないため，食塊を中和する必要があるからである．

なお，膵臓には内分泌細胞群が含まれ，糖代謝に働いて血糖値を調節するホルモン（**インスリン・グルカゴン**）を分泌する．この細胞群は**Langerhans島**(ランゲルハンス)とよばれ，膵臓全体で100万個に達する．体部〜尾部に多く分布するため，体尾部がんで機能不全（インスリン分泌低下）が起こりやすい．

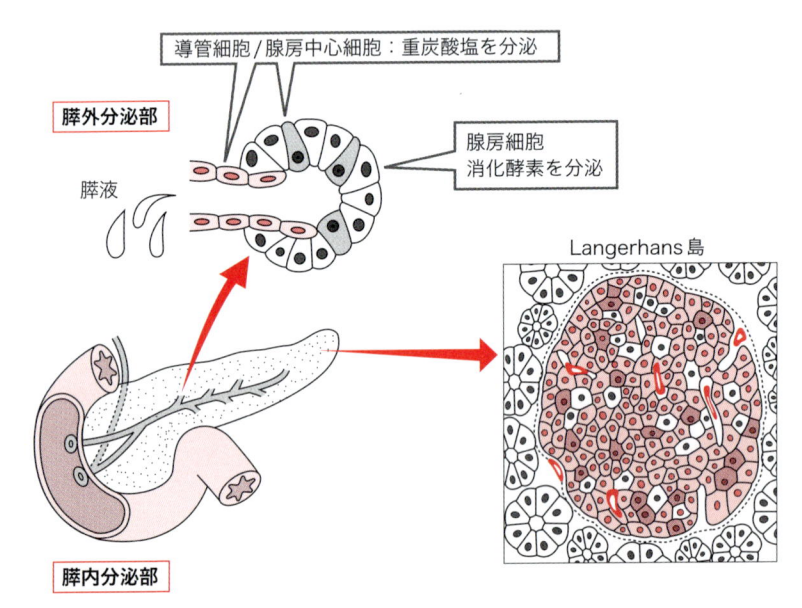

図13 ◆ 初像の構造と機能
内分泌部であるLangerhans島は約100万個存在する．

第2章 消化器系

1 アカラシアから探る消化管

Keyword

【臨床トピック】アカラシア・拡張度分類・拡張型分類・Hirschsprung病（ヒルシュスプルング）（先天性巨大結腸症）
【解剖関連用語】下部食道括約筋・筋間（Auerbach アウエルバッハ）神経叢，粘膜下（Meissner マイスナー）神経叢

▶ アカラシアとは（図1）

食道・胃接合部に位置する**下部食道括約筋**（**LES**：lower esophageal sphincter）や食道壁の筋が何らかの原因で機能不全に陥ったもので，20〜50代の成年期に発症する比較的稀（人口10万人に1人）な疾患である．下部食道括約筋の弛緩不全による通過障害のため，狭窄部の口側に食塊が滞留して食道の**異常拡張**を起こす．食道造影では食道下端で急激に細くなるため，「ネズミの尾状；rat-tail deformity」あるいは「鳥のくちばし状；tapering」とよばれる像を呈する．蠕動も障害されるため逆流や誤嚥を起こしやすく，また約半数で食道の異常収縮による痛みを訴え，心筋梗塞と間違えることもある．

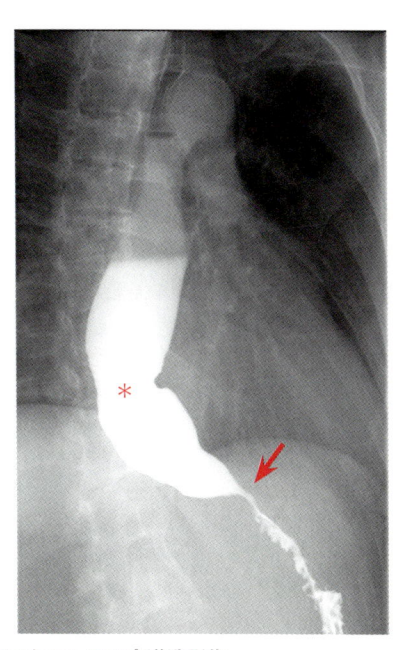

図1 ◆ アカラシアの食道造影像
食道下部の強い狭窄（→）によるrat-tail deformityとその上方の拡張がみられる（＊）．

1 アカラシアの原因（図2）

アカラシアの詳細な原因は不明だが，下部食道括約筋や食道壁の筋を支配する自律神経系の神経細胞（**Auerbach神経叢** アウエルバッハ）の変性・消失が一因とされる．診断には内圧測定などの食道機能検査が確実であるが，**バリウム造影**でも嚥下時の蠕動消失や，径6cmを超える食道拡張がみられる．

アカラシアは，バリウム造影における食道の最大横径とその形状から，**拡張度分類**と**拡張型分類**によって表記される．すなわち，拡張度分類はⅠ度（最大横径3.5cm未満），Ⅱ度（同3.5〜6.0cm未

X線拡張型分類（食道癌取扱い規約）

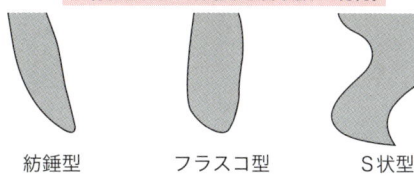

| 紡錘型 | フラスコ型 | S状型 |

X線拡張度分類（食道癌取扱い規約）

下部食道膨大部において食道縦軸に対して直角に引いた最大横径（d）を定めその拡張の程度によって分類
Ⅰ度：d＜3.5cm　Ⅱ度：3.5≦d＜6.0cm　Ⅲ度＝6.0cm≦d

図2 ◆ アカラシアの分類
いずれも立位背腹方向，100%硫酸バリウムを100〜200mL飲んで，フィルム焦点間距離を80cmで撮影したX線像で測定する．

満)，Ⅲ度（6.0cm以上）に，拡張型分類は形状から紡錘型，フラスコ型，S字型に分類される．

2 食道の構造 （図3）

　食道壁は，内腔側から**粘膜・筋層・外膜**（漿膜はない）の3層構造を示す．粘膜はさらに粘膜上皮・粘膜固有層・粘膜筋板・粘膜下層に区分され，筋層はふつう内側の輪走筋層（**内輪層**）と外側の縦走筋層（**外縦層**）によって構成される．

　粘膜上皮は固い食塊との擦過に強い重層扁平上皮からなり，分泌・吸収に働く胃・腸の粘膜が円柱上皮からなるのと対照的である．消化腺（食道腺）は粘膜固有層～粘膜下層にみられ，粘膜下層には**粘膜下神経叢（Meissner神経叢）**が存在する．この神経叢は自律神経叢で，腺分泌や粘膜筋板の緊張に働く．

　筋層の内輪層と外縦層の間には，同じ自律神経叢である**筋間神経叢（Auerbach神経叢）**が存在し，筋層に働いて蠕動などの消化管運動に関与する．すなわち，アカラシアはAuerbach神経叢の神経細胞の変性・消失によって引き起こされる病態である．

3 腸管の壁内神経叢 （図4）

　腸管に分布する**副交感神経**のニューロンは，**迷走神経**（→食道～結腸）あるいは仙髄からの**骨盤内臓神経**（→下部結腸～直腸）由来で，壁内神経叢を形成し，この中の神経節（**腸管神経節**）において節前ニューロンから節後ニューロンへとシナプス結合する．ここから出る節後ニューロンは平滑筋収縮と腺分泌に対して促進的に働く．

　腸管の運動は，外部からの神経入力が遮断されても起こる．これは，壁内神経叢が司令塔の役割を果たし，腸管平滑筋の自律的運動の調節に働くためと考えられている．このため，反対に壁内神経叢が何らかの原因で消失すると，腸管運動は機能不全に陥り，蠕動停止や狭窄を起こす．

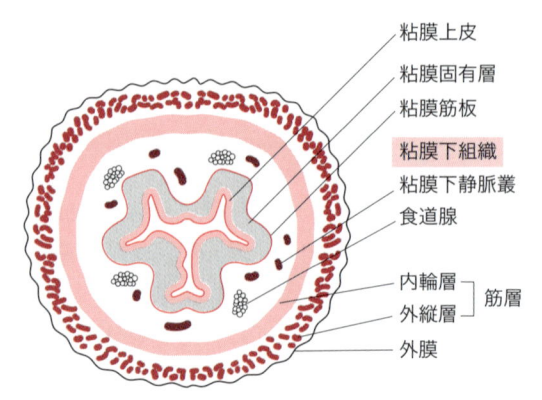

図3◆食道壁の構造
食道は通常，図のように収縮して閉じた状態にあり，食塊の通過時に拡張する．

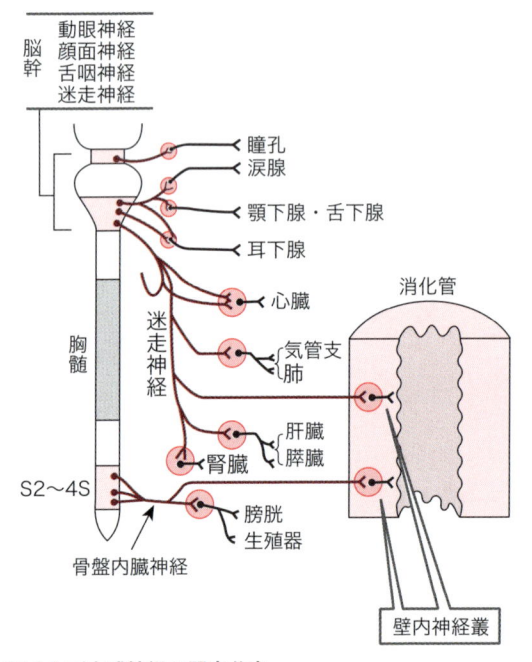

図4◆副交感神経の器官分布
副交感神経節は臓器の近傍に位置するが，とくに消化管では壁内部に位置するので，壁内神経叢とよばれる．

4　壁内神経叢の発生（図5）

Meissner神経叢やAuerbach神経叢などの壁内神経叢（**腸管神経節**）は，副交感神経節後ニューロンによって形成される神経叢で，発生初期の**神経堤**由来の細胞が遊走・分化したものである．神経堤細胞は，神経管ができる胎生4週頃から神経上皮の外縁に認められるようになり，腹側に遊走することで，脊髄後根神経節や自律神経節，副腎髄質，そして内臓壁内の神経叢（節）を形成する．神経堤細胞に由来する腸管の壁内神経細胞は，胎生6週頃に食道に出現したのち肛門側に向かって順に形成され，胎生12週には肛門に至る消化管全体で認められるようになる．

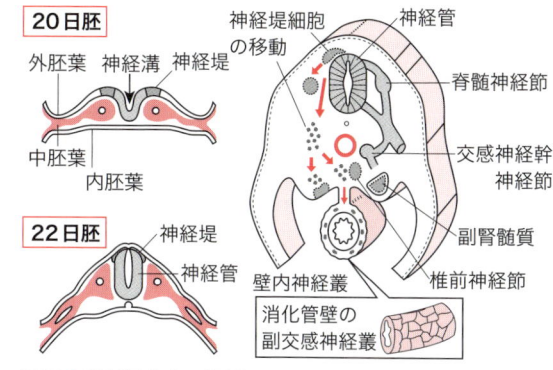

図5 ◆ 神経堤由来の組織

壁内神経叢のほか，脊髄神経節，交感神経幹神経節（椎傍神経節），椎前神経節，副腎髄質などが神経堤から形成される．

5　Hirschsprung病（図6）

アカラシアによく似た結腸の疾患にHirschsprung病がある．**先天性巨大結腸症**ともよばれ，その名のとおり「結腸内腔の異常拡大」を示す．本態は結腸遠位部の壁内神経細胞（特にS状結腸〜直腸壁の神経細胞）の先天的欠如であり，**腸管無神経節症**ともよばれる．アカラシアと同様，神経細胞の欠如に伴う弛緩不全と蠕動運動の消失によって下部結腸は異常な狭窄と通過障害を起こし，狭窄部より口側の部位は食塊の貯留によって著しく拡張する．壁内神経細胞に分化するはずの**神経堤細胞**が，発生途中に何らかの原因で消失するためとされており，出生5,000人に1人の頻度でみられ，男児で女児の3倍多い．

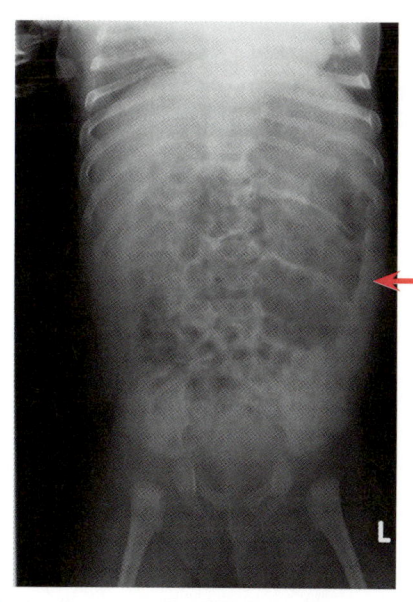

図6 ◆ Hirschsprung病の腹部単純X線像

生後7日男児．腹部全体の腸管ループの拡張がみられるが，下行結腸（←）で最も目立つ．

第2章 消化器系

2 消化性潰瘍から探る胃・十二指腸

Keyword

【臨床トピック】消化性潰瘍●胃潰瘍●Helico-bacter pylori●NSAIDs●バランス説
【解剖関連用語】胃●固有胃腺●十二指腸●腹膜後器官

▶ 消化性潰瘍とは (図1, 2)

胃や十二指腸粘膜が**胃酸**や**消化酵素（ペプシン）**によって消化され，粘膜組織に欠損（**潰瘍**）が生じたものを**消化性潰瘍**といい，通常は**胃・十二指腸潰瘍**を指すことが多い．一般に，潰瘍は粘膜欠損の深さによって分類され，UI-Ⅰ（粘膜筋板を越えない：びらん），UI-Ⅱ（粘膜下組織に達する），UI-Ⅲ（固有筋層に達する），UI-Ⅳ（漿膜に達するか穿孔する）を区別する．内視鏡では，潰瘍底の白苔や辺縁部の腫脹・発赤などから，活動期・治癒期・瘢痕期に区分される．

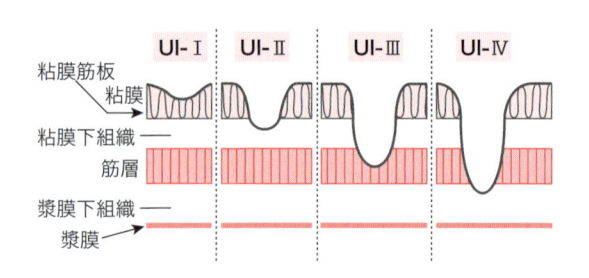

UI-Ⅰ：粘膜筋板に達しない粘膜欠損（びらん）
UI-Ⅱ：粘膜筋板を越えて粘膜下組織に達する潰瘍
UI-Ⅲ：固有筋層に達する潰瘍
UI-Ⅳ：漿膜下組織〜漿膜に達する潰瘍（穿孔も含む）

図1◆潰瘍の深達度分類
粘膜筋板を越える組織欠損を潰瘍といい，越えないものは「びらん」とよばれる．

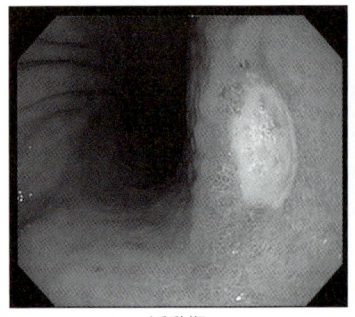

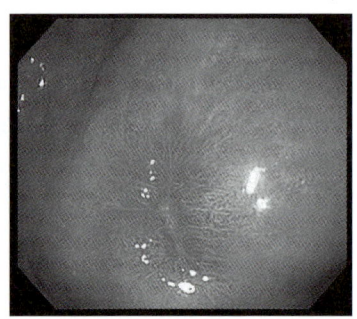

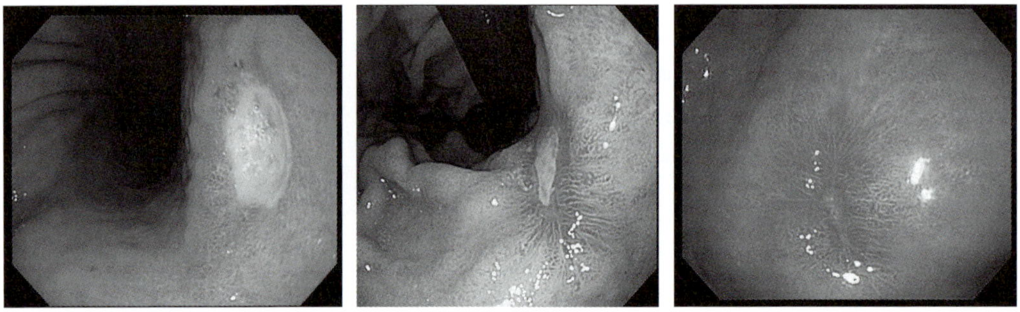

活動期　　　　治癒期　　　　瘢痕期

図2◆内視鏡による胃潰瘍の区分
活動期には潰瘍底の白苔や辺縁の腫脹（浮腫），発赤が認められる．
［巻頭Color Atlas A参照］
（望月恵子ほか：胃潰瘍，「症例で身につける消化器内視鏡シリーズ 食道・胃・十二指腸診断」（田尻久雄，小山恒男 編），pp376-377，羊土社，2009より転載）

1 消化性潰瘍の症状

胃・十二指腸潰瘍は，みぞおちの痛み（**心窩部痛**）や**悪心**を主症状とし，進行すると出血による吐血，タール便，貧血などを生じる．痛みは共通の症状であるが，胃潰瘍では食後に起こりやすいのに対し，十二指腸潰瘍では空腹時や夜間に増強し，食事

後に軽快する傾向を示す．これは空腹時や夜間に胃酸分泌が増加するためと考えられている．なお，消化性潰瘍は女性より男性に多くみられ，胃潰瘍が30歳以降（とくに40～60歳代）で好発するのに対し，十二指腸潰瘍は20～40歳代で多い．

② 胃について （図3，p.44 図6，7）

胃は**左下肋部～上胃部（心窩部）**に位置する容量1.5Lほどの袋状器官で，**噴門**（T11レベル）で食道から続き，**幽門**（L1レベル）で十二指腸に移行する．胃の主な役割は，摂取した食物の貯留（食いだめ）と消化吸収の準備で，酸性の胃液と食塊を混合して腐敗を防ぐと同時に，消化酵素によってタンパク質や脂肪を一部分解し，小腸における消化・吸収に備える．

胃内面の粘膜には無数の凹み（**胃小窩**）があり，胃小窩の底部には**固有胃腺（胃底腺）**が開口する．固有胃腺は，腺底部の**壁細胞**（胃酸を分泌）と**主細胞**（ペプシノーゲンを分泌），そして腺上部の**副細胞**（粘液を分泌）から構成される．このほか，噴門部や幽門部には**粘液腺**が，粘膜細胞からは**重炭酸塩**が分泌される．分泌された粘液は胃の内面を被い，胃酸やペプシンおよび外来の刺激物質から粘膜を護っている．

正常な胃の場合，内視鏡観察において乱れのない粘膜のヒダが認められる．

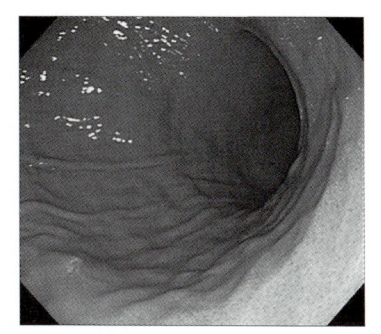

図3◆正常の胃内視鏡像：胃体部
［巻頭Color Atlas B参照］
（小山恒男：内視鏡観察・写真撮影の基本とコツ．「症例で身につける消化器内視鏡シリーズ 食道・胃・十二指腸診断」（田尻久雄，小山恒男 編），p.62，羊土社，2009より転載）

③ 十二指腸について （図4，5）

十二指腸は，**幽門**（L1の前）に始まり，**十二指腸空腸曲**（L2の左）で空腸に続くC字形の小腸で，十二横指（約24cm）の長さをもつ．十二指腸は，胃から続く上部を除き，膵臓とともに後腹壁に接して位置する（**腹膜後器官**）．このため，十二指腸潰瘍では，腰背部に放散する痛みを訴えることがある．

十二指腸は**上部（球部）・下行部・水平部・上行部**に区分される．とくに上部（球部）は胃から続く部分であり，胃酸やペプシンなどの消化液にさらされており，十二指腸潰瘍の好発部位となっている．

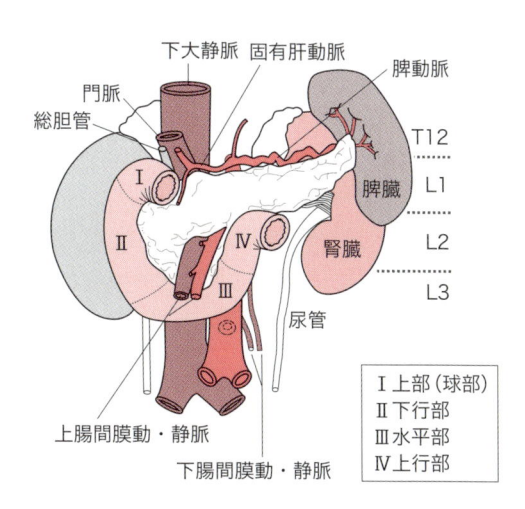

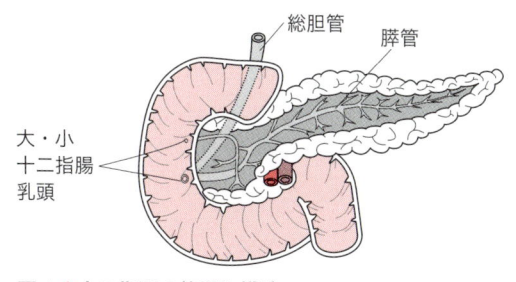

Ⅰ 上部（球部）
Ⅱ 下行部
Ⅲ 水平部
Ⅳ 上行部

図4◆十二指腸の位置と構造
十二指腸は後腹壁に位置する腹膜後器官で，上部（1部），下行部（Ⅱ部），水平部（Ⅲ部），上行部（Ⅳ部）に区分される．

4 消化性潰瘍の発生要因 (図6)

胃〜十二指腸の粘膜は常に強い胃液に触れており，潰瘍を生じる危険にさらされている．このように，粘膜を攻撃して潰瘍を起こす要因を**攻撃因子**といい，**胃酸**や**ペプシン**に加えて，直接あるいは間接的に粘膜を傷害する*Helicobacter pylori*，非ステロイド性抗炎症薬（**NSAIDs**），アルコールなどが含まれる．これに対し，粘膜を保護するはたらきをもつ要因を**防御因子**といい，胃腺が分泌する粘液や粘膜上皮の再生，粘膜修復を促す豊富な血流などが該当する．

消化性潰瘍は，攻撃因子と防御因子のバランスが崩れることで発症すると考えられている（**バランス説**）．これらの因子の中でも，とくに*Helicobacter pylori*やNASIDsなどの薬剤の常用は消化性潰瘍発症に強くかかわっている．

一般に，胃潰瘍は主に防御因子の低下によって起こり，十二指腸潰瘍は攻撃因子の増加によって起こるといわれている．すなわち，胃の粘膜が弱まると，胃酸やペプシンが通常量であっても粘膜は攻撃され，潰瘍を生じる．胃潰瘍の痛みが食後に起こりやすいのは，食物が粘液を吸ってしまうためであり，十二指腸潰瘍の痛みが空腹時に生じるのは，分泌増加した胃酸が十二指腸に直接触れるためと考えられている．

5 胃潰瘍の発生部位 (図7)

胃潰瘍は，小弯側とくに胃角〜胃体下部付近の領域に発生する．この領域は胃体と幽門部の境界領域であり，胃腺の分布でいうと**胃底腺**と**幽門腺**の境界部に相当する．この境界部は加齢に伴って口側に移動することが知られており，これとともに胃潰瘍の発生部位も口側に移動する．すなわち，胃潰瘍は30代では幽門部〜胃角部付近に発生することが多いが，好発部位は加齢とともに上昇する傾向を示し，高齢者では胃体上部（後壁）の発生が多く認められる．

胃潰瘍では胃粘膜のヒダにひきつれを生じるため，二重造影法とよばれる検査が有用である．二重造影とは陽性（X線不透過）造影剤であるバリウムと陰性造影剤である空気の2種類の造影剤を用いる方法

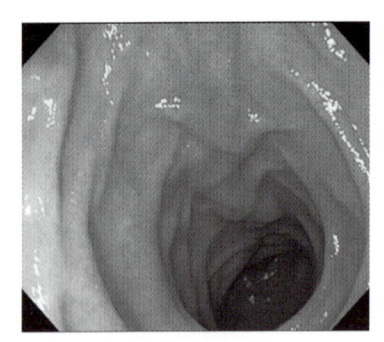

図5 ◆ 十二指腸下行部の内視鏡像
[巻頭Color Atlas C参照]
（小山恒男：内視鏡観察・写真撮影の基本とコツ「症例で身につける消化器内視鏡シリーズ食道・胃・十二指腸診断」（田尻久雄，小山恒男 編），p.60，羊土社，2009より転載）

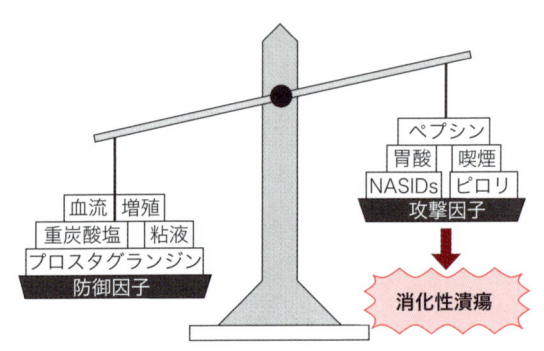

図6 ◆ 消化性潰瘍発症機転：バランス説

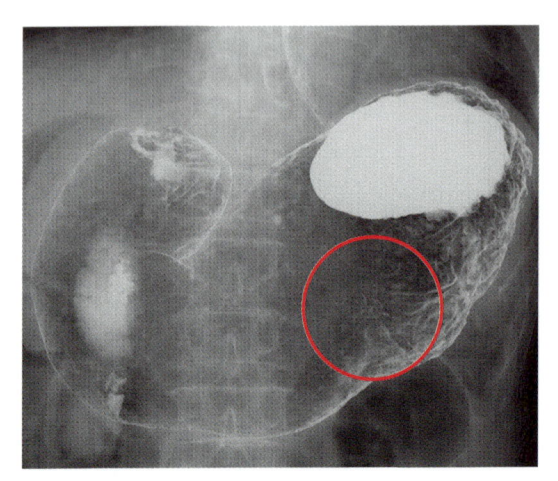

図7 ◆ 胃潰瘍のバリウム二重造影像
胃体部に粘膜ヒダ集中を伴った陥凹性病変（〇）がみられる．

の意味である．バリウムを胃内に行きわたらせた後，空気を充満させることで粘膜表面に薄くバリウムが残り，粘膜のヒダの性状が観察される．

第2章 消化器系

3 肝臓がん手術から探る肝区域

Keyword

【臨床トピック】肝臓がん・肝切除術・肝細胞癌
【解剖関連用語】機能的右葉・左葉・肝区域・Couinaud肝亜区域（クイノー）・門脈・肝動脈・肝静脈

▶ 肝臓がんとは（図1）

　肝臓に発生する悪性腫瘍を**肝臓がん（肝がん）**といい，肝臓から発生する**原発性肝がん**と，他の臓器に生じたがんが転移してできた**転移性肝がん**に大別される．原発性肝がんはその由来から**肝細胞癌，胆管細胞癌**などに分類されるが，約95％は肝細胞癌である．一方，転移性肝がんは原発性肝がんの約8倍の頻度でみられ，消化器から**門脈**を介して転移してくるものが多いが，肝転移はがんが全身に広がった症状として理解されている．

　多くの場合，基礎疾患として慢性肝障害がみられる．その70％は肝硬変，25％は慢性肝炎であり，原因としてB型およびC型肝炎が考えられている．

　一般に，肝臓がんは超音波検査，CT，MRIなどの画像診断で発見されるが，原発性肝癌ではα-フェトプロテイン（妊娠初期の胎児肝臓でつくられるタンパク質；基準値20ng/mL以下）が生成されるため，腫瘍マーカーとして用いられている．

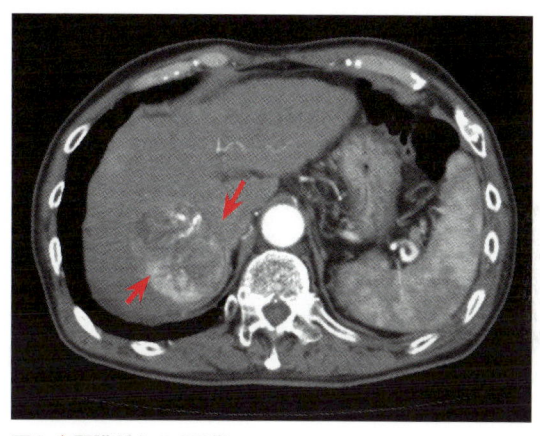

図1 ◆ 肝臓がんのCT像
肝右葉に動脈相でかなり強く増強され，血行豊富なことがわかる腫瘍がある（→）．

1 肝臓がんの治療法（図2）

　肝臓がんの治療法にはいくつかの方法があり，外科的にはがんの周辺を含めて摘出する**肝切除術**が行われるが，そのほか，腫瘍を栄養している動脈血流を遮断させる**肝動脈塞栓術**，がん組織をアルコールで破壊する**経皮的エタノール注入術**，**抗がん剤治療**，**放射線治療**なども選択される．また，肝硬変が合併する場合など，肝機能が不良で従来の治療法の効果が期待できないときには生体肝移植が行われることもある．

　一般に，抗がん剤を用いる治療法を化学療法といい，全身化学療法と局所療法に大別される．局所療法としては，肝動注（肝動脈カテーテルを留置によ

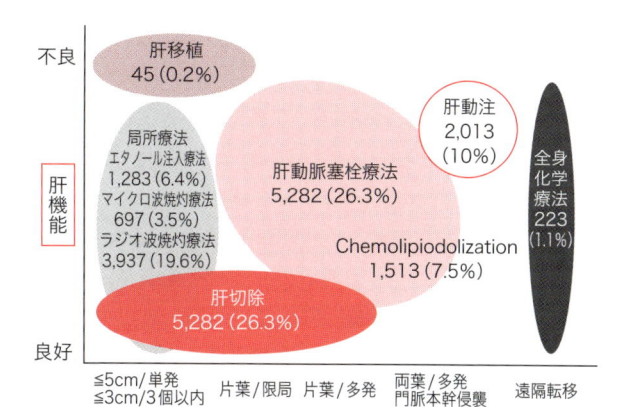

図2 ◆ 原発性肝がんの治療法
「第17回 全国原発性肝癌追跡調査報告」（2002-2003）による治療施行率（抜粋）

肝移植 45（0.2％）
局所療法 エタノール注入療法 1,283（6.4％）
マイクロ波焼灼療法 697（3.5％）
ラジオ波焼灼療法 3,937（19.6％）
肝動脈塞栓療法 5,282（26.3％）
肝動注 2,013（10％）
Chemolipiodolization 1,513（7.5％）
全身化学療法 223（1.1％）
肝切除 5,282（26.3％）

縦軸：肝機能（良好／不良）
横軸：がん進行度（≦5cm/単発，≦3cm/3個以内／片葉/限局／片葉/多発／両葉/多発，門脈本幹侵襲／遠隔転移）

る抗がん剤注入療法）や，Chemolipiodolization（抗がん剤を油性のリピオドールと混合してカテーテルから注入し，がん細胞内に浸透させる療法）などの方法がある．

2 肝切除術（図3）

　肝臓は再生能力が高く，健常者では4分の3を切除しても元の大きさに再生するといわれる．しかし，外科治療で肝切除を行う場合は，十分な再生を期待できないこともあり，できる限り小さく切除する（**肝部分切除術**）．大きく取ると**肝不全**を起こす危険があるためである．

　肝部分切除術には，**肝区域切除術**や**肝亜区域切除術**がある．この切除術は，肝内の門脈あるいは肝動脈の枝が注ぐ領域を一単位として切除するもので，切除範囲を決定する際のポイントである．

3 肝臓の血管系（図4）

　肝臓は**門脈**と**肝動脈**から血液を受け，灌流した血液は**肝静脈**を経て下大静脈に注ぐ経路をとる．門脈は消化管で吸収された栄養や薬物を肝臓に送るための血管（**機能血管**）で，肝臓に注ぐ血液の80％が門脈血である．一方，肝動脈は肝細胞に酸素を送る血管（**栄養血管**）とされるが，実際の酸素供給量は門脈も肝動脈もほぼ同じとされる．消化管は酸素消費量が少なく，門脈血にも豊富な酸素が含まれるためである．

　門脈（肝動脈）は**肝門**で**左枝**と**右枝**とに分かれ，さらに数本に分枝した後，**肝小葉**（肝細胞の集合体）を包む**Grisson鞘（小葉間結合組織）**の中を**小葉間動・静脈**として走る．小葉間動・静脈からは小葉内に進入する細い枝が分かれ，合流して**類洞**（肝細胞索の間）を灌流した後，肝小葉の中心にある中心静脈から**肝静脈**となって肝臓を出る．

4 肝区域と亜区域について（図5，6）

　肝臓は，門脈（あるいは肝動脈）から分かれる枝の分布先ごとに区分される．門脈や肝動脈は肝門で

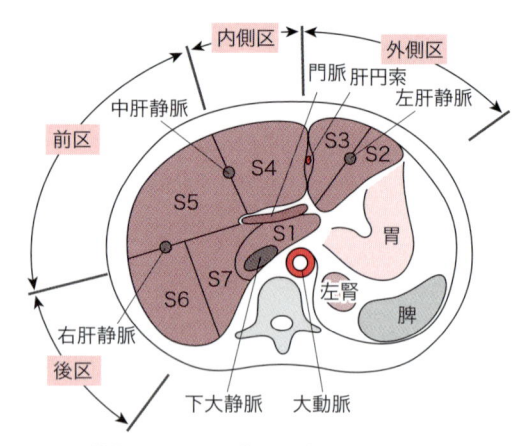

図3◆横断面でみた肝臓の区域
亜区域はS1〜S8までであり，S1は尾状葉，S2＋S3は外側区，S4は内側区，S5＋S8は前区，S6＋S7は後区にあたる（S8はこの断面ではみられない）．

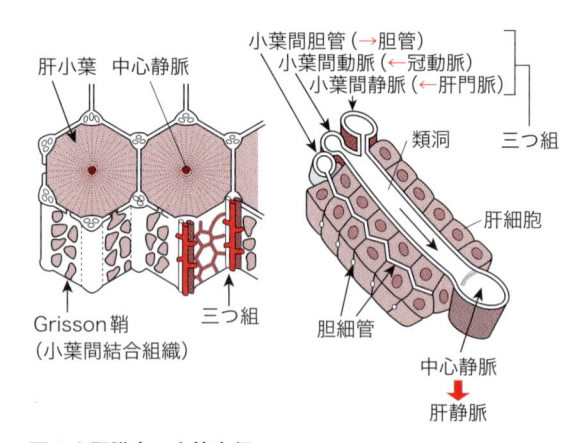

図4◆肝臓内の血管走行
門脈は小葉間静脈，肝動脈は小葉間動脈となってGrisson鞘内を走り，合流して類洞（肝内洞様毛細血管）に入った後，中心静脈を経て肝静脈に向かう．

左枝と右枝に分かれるため，肝臓は両枝が分布する2つの葉に区分される．**門脈左枝（左肝動脈）**の血液を受ける部分を**機能的左葉**，**門脈右枝（右肝動脈）**が血液を送る領域を**機能的右葉**という．機能的左葉と右葉の境界は表面からは確認できないが，おおよそ下大静脈と胆嚢底を結ぶ線（**Cantlie線**）に一致する．

　門脈や肝動脈は，肝臓内でさらに細かい領域に分布する枝に分かれるため，これにより肝臓は5つの**肝区域（Healeyの肝区分）**に区分される．すなわち，**外側区・内側区・前区・後区・尾状葉**である．

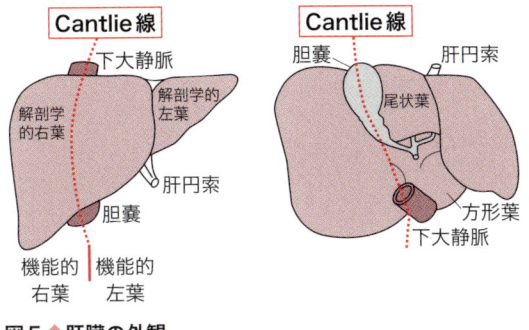

図5 ◆ 肝臓の外観

肝臓はCantlie線によって機能的右葉と機能的左葉に区分される．

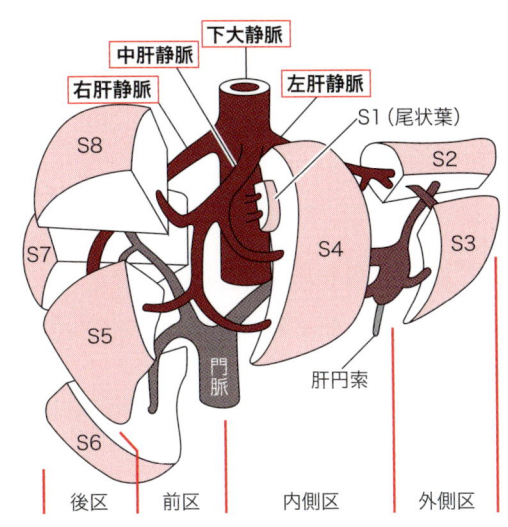

図6 ◆ 肝区域とCouinaudの肝亜区域

門脈の分枝によって肝臓は5区域に分けられ，さらに8つの亜区域に分けられる．

このうち，外側区と内側区および尾状葉の一部が機能的左葉を形成し，前区（**方形葉**を含む）と後区と尾状葉の一部は機能的右葉に含まれる．

門脈や肝動脈の肝内分枝はさらに8本に分かれ，肝臓の小さな領域に注ぐ．この領域を亜区域といい，亜区域1（S1）から亜区域8（S8）を区別する（**Couinaudの肝亜区域**）．上記の肝区域と対応すると，外側区はS2＋S3，内側区はS4＋S1，前区はS5＋S8，後区はS6＋S7，尾状葉はS1に一致する．

5 肝静脈と肝区域（図7）

肝区域や**亜区域**は，門脈（肝動脈）の分枝の先端を囲むように位置する．これに対し，各区域（亜区域）から出る肝静脈系の血管は各区域の間を走行する．これは，並んで建つ家々に正面玄関から入り，家と家の間にある裏口から出る場合を想定すると理解しやすい．

肝区域（亜区域）は肝内病変の局在を特定する際に重要であるが，肝臓がんの転移を考慮する場合には，各区域の血液がどの肝静脈に注ぐかが重要である．大まかにいうと，下大静脈に注ぐ肝静脈には左・中・右肝静脈の3本があり，**CT**などで区域を判定する手がかりとして利用される（**図7**）．

中肝静脈は，**Cantlie線**（胆嚢と下大静脈とを結ぶ線）の面にほぼ一致して走り，機能的右葉と左葉の境界を区別する際の目安となる．肝区域では，内側区（S4）と前区（S5＋S8）の間を通り，主にS4，S5から血液を受ける．

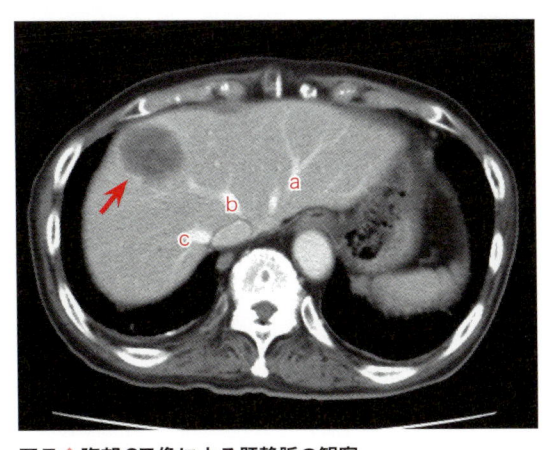

図7 ◆ 腹部CT像による肝静脈の観察
a：左肝静脈，b：中肝静脈，c：右肝静脈
→は肝細胞癌

左肝静脈は，**肝鎌状間膜**を通る面（**CT**横断面では**肝円索裂**が目印となる）に一致して走り，内側区と外側区（解剖学的右葉と左葉）の境界を示す．左肝静脈には主に外側区（S2＋S3）からの血液が注ぐ．

一方，**右肝静脈**は，前区（S5＋S8）と後区（S6＋S7）の間を走り，通常はS6，S7，S8からの血液が注ぐ．なお，**尾状葉**からの血液は直に下大静脈に注ぐことが多い．

第*2*章 消化器系

4 肝硬変から探る肝組織

Keyword

【臨床トピック】肝硬変●線維化●偽小葉●門脈圧亢進●高ビリルビン血症●黄疸
【解剖関連用語】肝小葉●肝類洞●小葉間結合組織（Grisson鞘）●直接・間接ビリルビン

▶ 肝硬変とは（図1）

　肝細胞の大部分が壊死に陥ることで肝臓の単位構造である**肝小葉**が破壊され，再生肝組織が異常な結節（**再生結節；偽小葉**）を示すに至ったものを**肝硬変**という．肝硬変では，**中心静脈**や**肝三つ組**などの血管系が破壊されて血流が停滞するため，類洞圧上昇とそれにつづく門脈圧亢進を生じる．肝硬変は慢性に進行するすべての肝疾患の終末期の状態とされ，C型肝炎（70％）やB型肝炎（20％）から移行する例が多い．また，しばしば肝がんを合併する．

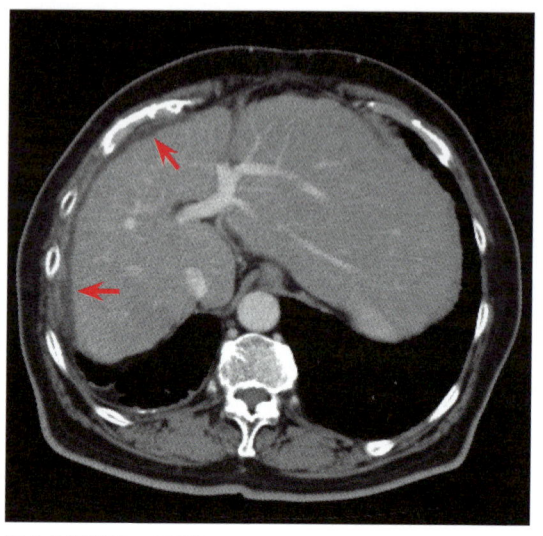

図1◆肝硬変のCT像
肝の辺縁の不整と左葉の肥大が認められ，わずかながら腹水（→）がある．

1 肝臓の組織構造（図2）

　肝臓は約2,500億の肝細胞からなるが，単なる細胞の集合体ではなく，約50万個の肝細胞がつくる単位構造（**肝小葉**）から構成される．肝小葉は直径約1mmの粒状構造で，**中心静脈**を囲む肝細胞とこれを包む**小葉間結合組織（Grisson鞘）**からなる．
　門脈や肝動脈から肝臓に入った血液は，Grisson鞘を走る**小葉間動・静脈**から肝細胞間の洞様毛細血管（**肝類洞**）を通って中心静脈に注ぎ，肝静脈を経て下大静脈に至る．血液中の栄養分は，肝類洞を通過する間に肝細胞に取り込まれ，代謝される．なお，Grisson鞘には小葉間動・静脈のほか，肝細胞が生成した胆汁を送る**小葉間導管**も走っており，あわせて肝三つ組という．

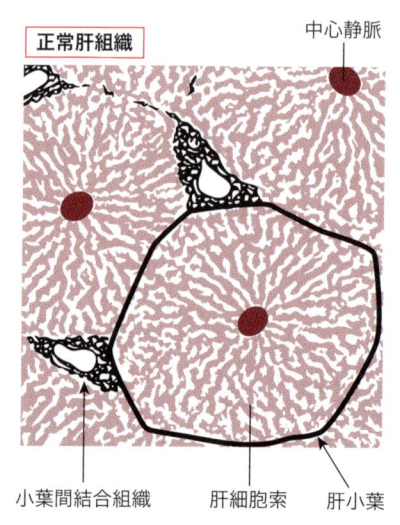

図2◆肝臓の正常組織像（模式図）
肝細胞は肝小葉と呼ばれる単位を形成，小葉間結合組織（Grisson鞘）で包まれる．

58　臨床につながる解剖学イラストレイテッド

2 肝細胞壊死と肝硬変（図3）

　肝細胞は高い再生能力をもつため，アルコールなどの薬物やウィルス感染，胆汁・毒物の貯留，肝損傷などで壊死に陥っても大部分は再生される．一般に，肝臓はその4分の3を失っても再生するといわれるが，肝細胞に持続的損傷が起こるとすべてが復元されるわけではなく，一部は線維組織によって置きかわる（**線維化**）．このため，肝細胞の損傷が慢性化すると，線維化が肝細胞の再生を上回り，復元不能な状態（**肝硬変**）を生じる．

　肝硬変では，肝細胞の異常再生や線維化による肝小葉の破壊・変性，そして異常な血管短絡路の形成が起こる．再生肝細胞も本来の配列を復元できず，線維も過度に増生するため，異常な組織構成の小葉（**偽小葉；再生結節**）が形成される．偽小葉では血流が正常に復元されないため，再生肝細胞が変性に陥るとともに，門脈血流の阻害により**門脈圧亢進**が起こる．

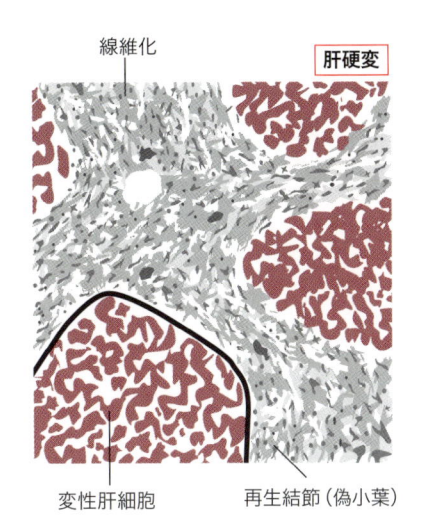

図3 ◆ 肝硬変の肝臓（模式図）
肝小葉の破壊・線維化と再生結節（偽小葉）の形成により肝臓に硬化が起こる．血管の閉塞による門脈圧亢進と，胆管の閉塞による胆汁うっ滞や黄疸が生じる．

3 肝臓の血流（図4）

　肝臓は**門脈**と**肝動脈**から栄養物や酸素を豊富に含む血液を受けており，その量は毎分1.4L（心拍出量の25％以上），一日量で2,000Lに達する．肝臓は，血液中の栄養物から細胞のエネルギー源を生成・貯蔵する役割を担っているため，血流維持はきわめて重要である．

　消化管で吸収した栄養分を送る門脈は肝臓の**機能血管**とよばれ，肝血流の4分の3をまかなっている．一方，肝血流の4分の1を分担する肝動脈は**栄養血管**とよばれ，腹大動脈から分かれる腹腔動脈の枝として酸素に富む血液の供給にあずかる．しかしながら，消化管の酸素消費量は意外に少なく，門脈血もかなりの酸素を含むため，肝臓は門脈血からも全体の半分近くの酸素供給を受けている．

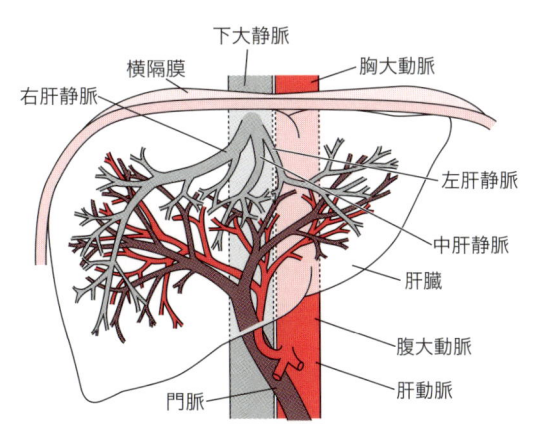

図4 ◆ 肝臓の血管分布
肝動脈と門脈から肝臓に注ぎ，肝内の類洞を灌流した血液は，肝静脈から下大静脈へ送り出される．

4 胆汁の生成（図5）

　肝臓では1日約1Lの胆汁が生成・分泌され，脂肪の消化・吸収にはたらく．胆汁にはコレステロールから作られた胆汁酸が含まれており，これが脂肪の乳化を促進することで膵液中の**リパーゼ**（脂肪分解酵素）の作用を受けやすくするのである．

　胆汁には**ビリルビン（胆汁色素）**も含まれる．ビリルビンは赤血球のヘモグロビンから再利用に回る鉄を取った残りで，脾臓で老廃赤血球の分解によって取り出され，**門脈**経由で肝臓に送られる．ビリルビンは肝臓で水溶性のグルクロンサンと結合（**グルクロン酸抱合**）した後，胆汁中に排出される．抱合は胆汁中に捨てやすい形にするための処理で，抱合されたものを**直接（抱合型）ビリルビン**，抱合され

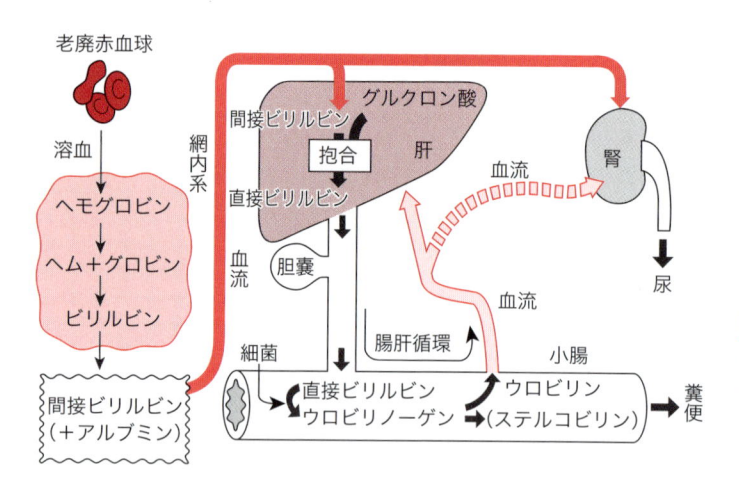

図5 ◆ 胆汁生成とビリルビン代謝

通常，赤血球に含まれる色素は肝臓で処理され，胆汁色素ビリルビンとなって糞便中に排泄される．この過程が障害されると血中のビリルビン濃度が上昇，黄疸となる．

ていないものを**間接（非抱合型）ビリルビン**という．

消化管に排出されたビリルビンは腸内細菌の作用でグルクロン酸から離され（**脱抱合**），さらに**ウロビリノーゲン**（無色）とその酸化物である**ステルコビリン**（**ウロビリン**；糞便の色の正体）へと変化する．ウロビリノーゲンの一部は腸管から吸収され，肝臓へ戻ったり（腸肝循環），腎臓に送られて尿中に排出される．これらのビリルビン代謝・排出過程が阻害されると血清ビリルビンが増加して**黄疸**が起こる．

5 黄疸について (図6)

血清ビリルビン濃度（正常値0.2〜1.0 mg/dL）が上昇した状態を**高ビリルビン血症**といい，全身組織にビリルビンが貯留して黄染した病態を**黄疸**という．黄疸は，発症原因から**溶血性黄疸**（溶血亢進で非抱合型ビリルビンが過剰になるタイプ），**肝細胞性黄疸**（肝細胞障害で抱合が低下するタイプ），**胆汁うっ滞性/閉塞性黄疸**（胆汁うっ滞や胆道の通過障害で抱合型ビリルビンが血中に逆流するタイプ）に大別される．

ビリルビンは弾性線維に親和性が高く，眼球の強膜（白目）が黄染されやすい．また，水溶性の直接ビリルビンは尿中にも排泄されるため，閉塞性黄疸などでは尿の色が濃くなる．一方，脂溶性の間接ビリルビンは細胞に入りやすく，大脳基底核に沈着すると種々の中枢神経症状を示す（**核黄疸**）．

一方，胎児の赤血球は出生後に役目を終えて破壊

	グルクロン酸抱合	性状	毒性	基準値 (mg/dL)
間接ビリルビン	無（非抱合型）	脂溶性	有	0.1〜0.8
直接ビリルビン	有（抱合型）	水溶性	無	0.0〜0.3
総ビリルビン				0.2〜1.2

図6 ◆ ビリルビンの構造式と区分

脂溶性を示す間接（非抱合型）ビリルビンは直接（抱合型）ビリルビンに比べて毒性が強い．

されるため，血中ビリルビンが増加する．通常，ビリルビンは肝臓で処理されるが，新生児の肝臓は処理機能（グルクロン酸抱合）が低いため黄疸が起こる（**新生児黄疸**）．新生児黄疸の多くは生理的なもので，生後2〜3日で始まり，1〜2週間で消退するが，先天性胆道閉鎖症や新生児肝炎症候群などがあると胆汁うっ滞から病的な黄疸を生じる．病的黄疸の多くは生後24時間以内に発症する．

第2章 消化器系

5 腹腔内膿瘍から探る腹膜腔

Keyword

【臨床トピック】腹腔内膿瘍（急性限局性腹膜炎）・横隔膜下膿瘍・右肝下面膿瘍・骨盤膿瘍
【解剖関連用語】腹腔・腹膜腔・Douglas窩（ダグラス）（直腸子宮窩）・Morison窩（モリソン）（肝腎陥凹）・臓側腹膜・壁側腹膜・腹膜腔・後腹膜臓器（腹膜後器官）

▶ 腹腔内膿瘍とは（図1）

外傷や腹部内臓の穿孔により炎症（感染）が腹膜腔内に波及したものを腹膜炎といい，局所に膿が貯まったものを**腹腔内膿瘍（急性限局性腹膜炎）**という．腹腔内膿瘍は，重力や腹腔内圧（腹圧）の影響を受けるため，横隔膜下腔や骨盤腔に発生しやすく，**横隔膜下膿瘍**，**右肝下面膿瘍**，**骨盤膿瘍**などがある．穿刺やドレナージによる外科的排膿および抗生物質治療が原則である．

なお，腹膜に炎症が波及することで現れる症状を**腹膜刺激症状**といい，筋性防御（腹壁が緊張して板状になる徴候）やBlumberg徴候（ブルンベルグ）（腹壁局所を圧迫して離す際に疼痛が強まる徴候；反跳痛）などがみられる．

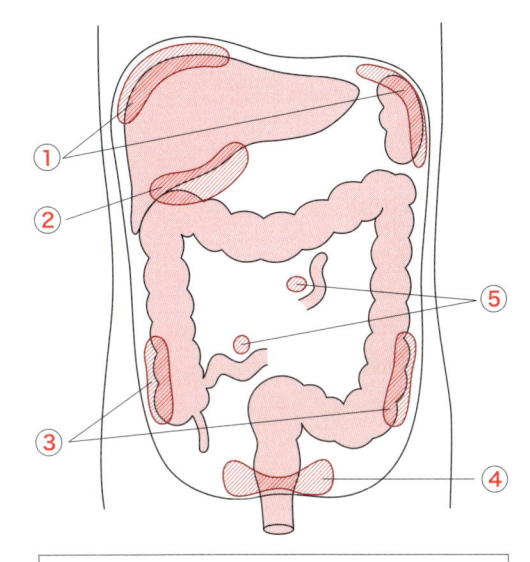

1：左右横隔膜下腔　2：肝腎陥凹（Morison窩）
3：左右腸骨窩　4：直腸子宮窩（Douglas窩）
5：腸間膜間

図1◆腹膜腔の陥凹部
腹膜腔には複雑な袋状の陥凹部がみられ，膿が貯留しやすい場所となっている．

1 腹腔と腹膜腔（図2）

腹壁で囲まれた内腔を**腹腔**といい，腹腔内面を被う腹膜で囲まれた空間を**腹膜腔**という．部屋の中で大きな風船を膨らました状態を想定すると，部屋が腹腔，家具が内臓，壁が腹壁，風船の中が腹膜腔，そして風船自体が腹膜に相当する．

腹膜は，腹壁の内面を被う**壁側腹膜**と内臓表面を包む**臓側腹膜**そして両腹膜を連絡する**間膜**に区分される．腹腔の大部分は内臓で占められているため，実際の腹膜腔は複雑な形の間隙をなし，30～40mLほどの腹膜液を含む．

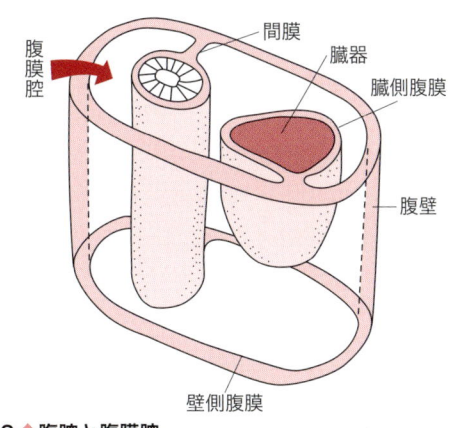

図2◆腹腔と腹膜腔
腹腔内面を被う腹膜で囲まれた空間を腹膜腔という．

第2章 消化器系

2 腹膜腔の様子 (図3～図5)

複雑な**腹膜腔**も発生初期の様子は比較的シンプルであり，その原則は生後においても変わらない．生後には，肝臓や膵臓を含む胃～十二指腸と，小腸～大腸部分とに「ねじれ」が加わっているだけである．この「ねじれ」は，胃～十二指腸では体軸を右回りに，小腸～大腸では臍を中心として反時計回りに起こる．その結果，肝臓は腹腔の右，胃は左に移動し，小腸～大腸は全体にひらがなの「の」の字形に位置するようになる．

発生初期の腹膜腔は，臍の上方では間膜で左右に分かれているが，下方は腸管の腹側で連絡している（腹側に間膜がない）．その後，臍の上方には肝臓や膵臓などが形成されるため，その表面を覆う腹膜も複雑な陥凹を形成するとともに，十二指腸の間膜は後腹壁に融合する．すなわち，間膜をもたない**後腹膜臓器（腹膜後器官）**となる．

一方，骨盤腔の腹膜は膀胱・直腸（女性では子宮）の間に深い凹みを形成する．

とくに直腸の前面の凹み（♀：**直腸子宮窩**，♂：**直腸膀胱窩**）はDouglas窩（ダグラス）ともよばれ，最も低位置にある腹膜陥凹である．

3 横隔膜下膿瘍 (図6, 7)

横隔膜の下面と肝臓上面や脾臓との間にある腹膜腔の凹みを**横隔膜下腔（陥凹）**といい（図6），肝臓上面と**横隔膜**とを結ぶ肝間膜（**肝鎌状間膜・肝冠状間膜・左右三角間膜・小網**）によって左右に区画される．右側の横隔膜下腔は大きな肝右葉により狭い間隙を形成しており，左側は**小網**から続くヒダによって盲嚢と境された腔として認められる．

肝間膜は肝臓の**無漿膜野**と下大静脈を囲んで位置し（肝冠状間膜），前方は肝鎌状間膜，後方は小網，側方は左右三角間膜とよばれるヒダをつくる．これらのヒダは，天井にボールをつけたまま壁紙を貼ったときにできるシワに相当する（図7）．

この横隔膜下腔に膿が貯留したものを**横隔膜下膿瘍**といい，呼吸に伴う横隔膜の運動により膿が流れ込みやすいために起こるといわれる．横隔膜下膿瘍の約55％は凹みの深い右側に起こり，左側（約

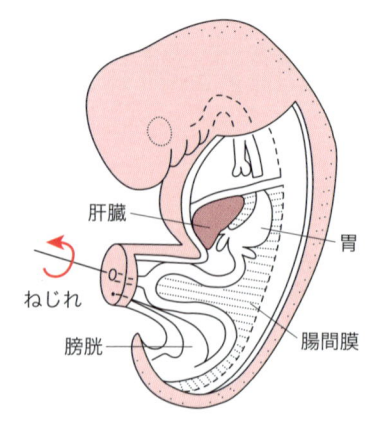

図3◆消化管のねじれ（第一段階）
中腸の卵黄腸管を軸として反時計まわりにねじれ，平仮名の「の」の字状になる．

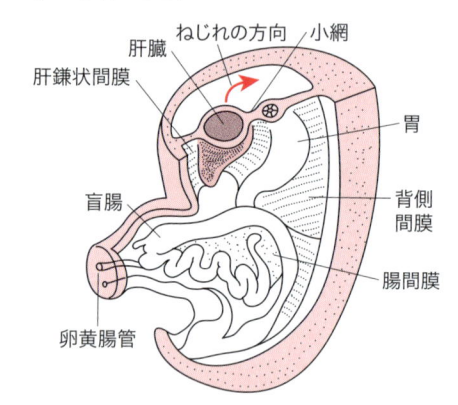

図4◆胃・十二指腸ののねじれ

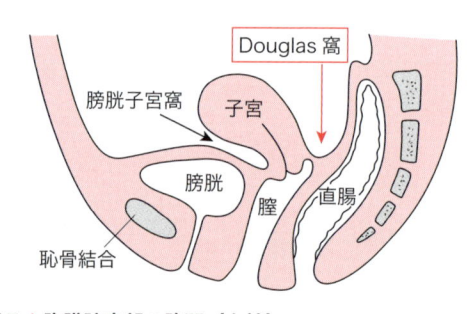

図5◆腹膜腔底部の陥凹（女性）
女性の腹膜腔底部には2つの陥凹（膀胱子宮窩・直腸子宮窩）があり，後者はDouglas窩とよばれる．

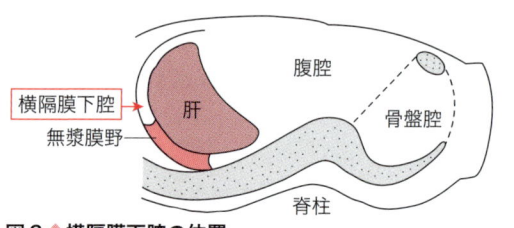

図6◆横隔膜下腔の位置

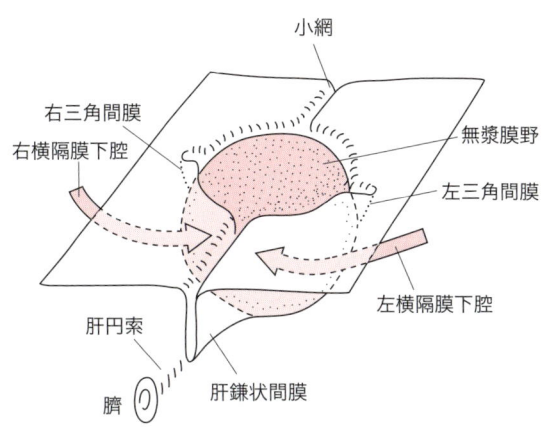

図7◆横隔膜下腔
横隔膜と肝臓との間に深く嵌入する腹膜陥凹で，肝鎌状間膜により左右に分けられる．

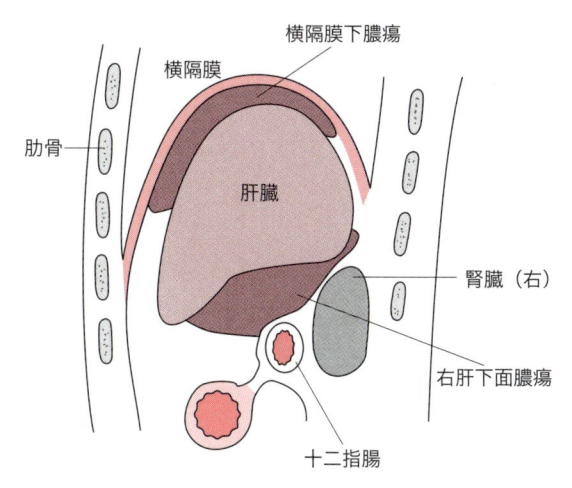

図8◆右横隔膜下膿瘍と肝下面膿瘍
肝臓周囲には複雑な腹膜陥凹があるため，腹膜炎によって膿貯留を起こしやすい．

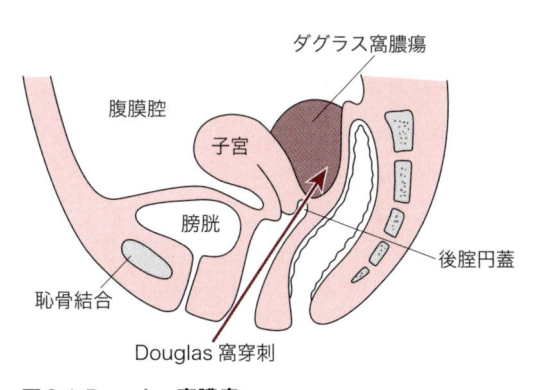

25％）は横隔膜と脾臓の間に起こる．胸腔直下に位置するため，呼吸や循環機能に影響が及ぶと命にかかわる例もある（死亡率：25％〜40％）．

横隔膜下膿瘍にみられる症状のうち，発熱と腹痛はほぼ必発であり，上腹部には限局性の圧痛がみられる．横隔膜に近いことから空咳・呼吸困難・胸痛・肩痛（横隔神経による関連痛）がみられることも多く，膿瘍が胸腔に波及すると肺炎や膿胸を引き起こす．また，膿瘍が下大静脈を圧迫すると下肢からの静脈還流低下によって浮腫を生じる．

④ 右肝下面膿瘍（図8）

肝臓の下面，とくに肝右葉の後下面（右三角間膜の下方）は，腎臓前面との間に深い凹み（**肝腎陥凹；Morison窩**）を形成する．この凹みはとくに仰臥位（あおむけ）で低く，膿や腹水が貯留しやすい．この部に生じる膿瘍を**右肝下面膿瘍**といい，隣接する十二指腸や胆道などの疾患に続発することが多い．右側の下肋部の圧痛を認める．

⑤ 骨盤膿瘍（図9）

腹膜腔下部は骨盤上口から骨盤腔に達し，骨盤臓器（膀胱・直腸・子宮）の間に複雑な凹みを形成す

図9◆Douglas窩膿瘍
排膿には，後腟円蓋から穿刺する方法や直腸や腟内面から切開する手技もある．

る．この骨盤腔内に膿が貯留したものを骨盤膿瘍といい，なかでも最も低位にあるDouglas窩に生じた膿瘍をDouglas窩膿瘍という．

骨盤膿瘍は，通常，急性虫垂炎や骨盤臓器の炎症に合併して起こり，発熱と下腹部痛が一般的な症状であるが，直腸に隣接したDouglas窩膿瘍では肛門痛や下痢を生じ，膀胱へ波及すると尿意頻数が起こる．腹部や会陰部に圧痛が認められ，膿瘍は腟診や直腸診で発見されることが多い．後腟円蓋からDouglas窩穿刺により排膿する手技がよく用いられる．

第2章 消化器系

6 膵がんから探る膵臓

Keyword

【臨床トピック】膵がん・膵頭部がん・膵体尾部がん・膵管がん・腺房細胞がん・島細胞がん・Zollinger-Ellison(ゾリンジャー エリソン)症候群

【解剖関連用語】膵臓・主膵管・大十二指腸乳頭・総胆管・Langerhans(ランゲルハンス)島・上・下膵十二指腸動脈・脾動脈・膵頭神経叢

▶ 膵がんとは（図1）

膵腫瘍には上皮性腫瘍と非上皮性腫瘍があり，上皮性腫瘍は**外分泌腫瘍**と**内分泌腫瘍**に区分される．このうち，膵がんは悪性の上皮性腫瘍を指し，その大半が膵管上皮から発生する**膵管がん**である．一方，膵内分泌腫瘍は，Langerhans島細胞類似の腫瘍細胞からなるホルモン産生腫瘍を指す．

膵がんの初発症状は，**腹痛・腰背部痛・黄疸・悪心・体重減少**などであるが，とくに膵体尾部がんで

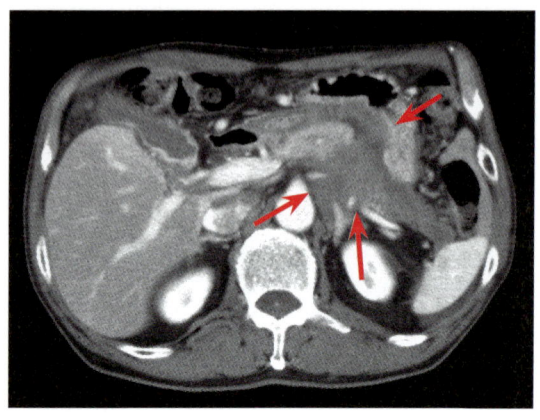

図1 ◆ 膵がんのCT画像
膵の体部は内部の吸収値や増強効果が不整になって腫大している（→）．

は早期には無症状なことが多く，出現時には進行・転移していることが多い．外科切除可能例は40％にとどまり，切除後の5年生存率も20％に満たない．

1 膵臓の解剖（図2）

膵臓は，胃の後方で後腹壁に接して位置する**腹膜後器官（後腹膜臓器）**で，十二指腸と脾臓の間（第1～2腰椎の前面）に横たわるように存在する．肉眼的には頭部・体部・尾部に区分され，とくに頭部から下方に伸びた部分を**鉤状突起**という．十二指腸に膵液を放出する膵管は，膵頭部で，**大十二指腸乳頭（Vater(ファーター)乳頭）**に開口する**主膵管（Wirsung(ウィルスング)管）**と，**小十二指腸乳頭**に開口する**副膵管（Santorini(サントリーニ)管）**の2本に分かれる．このうち，主膵管は十二指腸開口部の直前で膵頭部内を通ってきた**総胆管**と合流する．

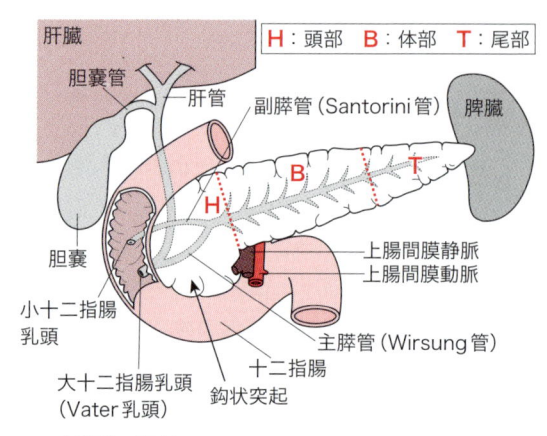

図2 ◆ 膵臓の解剖

2 膵臓の組織構造（図3）

　膵臓は，**膵液**を分泌する消化腺であると同時に内分泌腺としても働く．膵液分泌にあずかる部分を**外分泌部**といい，重炭酸塩を分泌する**導管細胞**および**腺房中心細胞**と，消化酵素を放出する**腺房細胞**からなる．膵液には20種類以上の消化酵素が含まれるが，消化酵素は酸性環境では働かないため，胃酸を含む食塊を中和する目的で重炭酸塩が同時に分泌される．

　膵臓の**内分泌部**はLangerhans島（膵島）とよばれ，体尾部を中心に100万個を数える．主な構成細胞はA（α），B（β），D（δ）細胞で，**A（α）細胞**は血糖上昇に働く**グルカゴン**を，**B（β）細胞**は血糖低下に働く**インスリン**を，**D（δ）細胞**は両者の分泌を抑えるソマトスタチンを分泌する．なお，膵島細胞の75％はB（β）細胞で占められる．

　B（β）細胞由来の**インスリノーマ**やA（α）細胞由来の**グルカゴノーマ**は内分泌腫瘍に属する．インスリノーマはインスリンの過剰分泌により低血糖症状を呈するが，多くは良性である．これに対し，グルカゴンを産生するグルカゴノーマは悪性腫瘍のことが多い．このほか，膵臓に**ガストリン産生腫瘍**が生じることがあり，これによる胃酸分泌亢進，難治性潰瘍を主徴とする病態を**Zollinger-Ellison症候群**という．

3 膵臓の血管（図4）

　膵臓には腹大動脈から分かれる**腹腔動脈**と**上腸間膜動脈**の枝が分布する．膵頭部には**前・後上膵十二指腸動脈**（←胃十二指腸動脈←総肝動脈）と**前・後下膵十二指腸動脈**（←下腸間膜動脈）が，体尾部には**脾動脈**（←腹腔動脈）の枝が分布する．

　一方，膵臓の静脈血は，膵頭部からは**後上膵十二指腸静脈**（→門脈）と**膵十二指腸静脈**（→上腸間膜静脈），体尾部からは**膵静脈**（→脾静脈）を介して**門脈**に注ぐ．

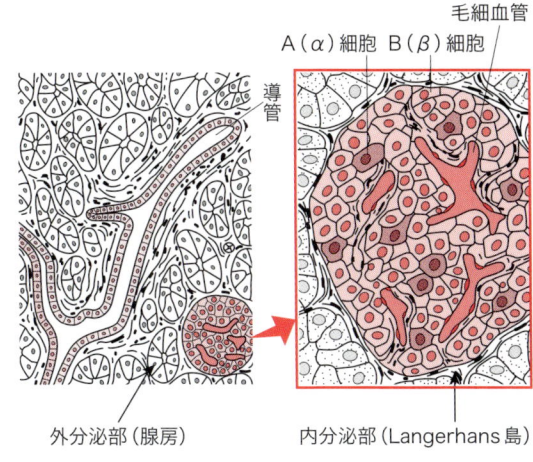

図3 ◆ 膵臓の組織構造
膵液を分泌する外分泌部に加え，散在する内分泌部（Langerhans島）を含む．

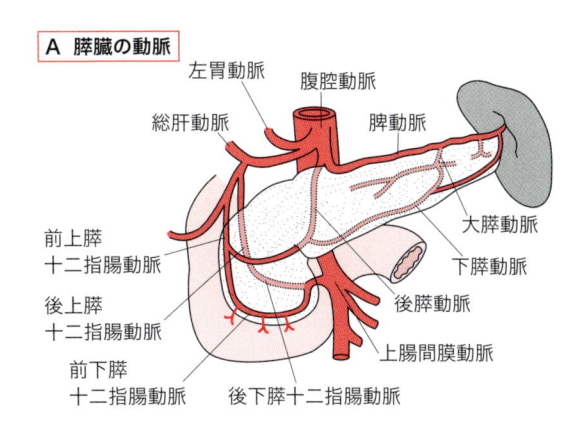

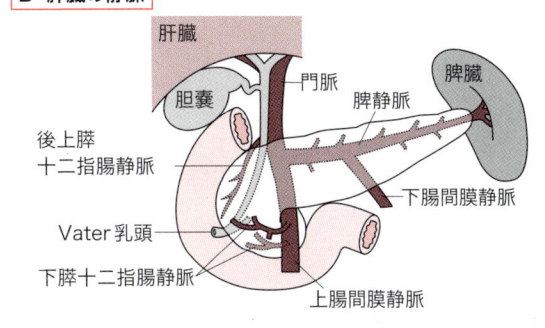

図4 ◆ 膵臓の血管

4 膵臓の神経 (図5)

膵臓の背側には腹腔動脈および上腸間膜動脈の起始部があり，ここに**腹腔神経叢**と**上腸間膜神経叢**が存在する．両神経叢は交感神経と副交感神経から構成され，交感神経はここに**椎前神経節**（腹腔神経節・上腸間膜神経節）を形成する．

両神経叢から膵頭部に向かう神経線維群は**膵頭神経叢**とよばれ，腹腔神経叢の右側部（**肝神経叢**）に発する**Ⅰ部（上部）**と，上腸間膜神経叢から起こる**Ⅱ部（下部）**とに細分される．一方，膵体部〜尾部には，腹腔神経叢の左側部から起こる線維群が脾動脈に沿って分布する．

ここには内臓痛を伝える感覚線維も含まれるため，膵癌の浸潤により強い**がん性疼痛**（上胃部痛・腰背部痛）を生じる．

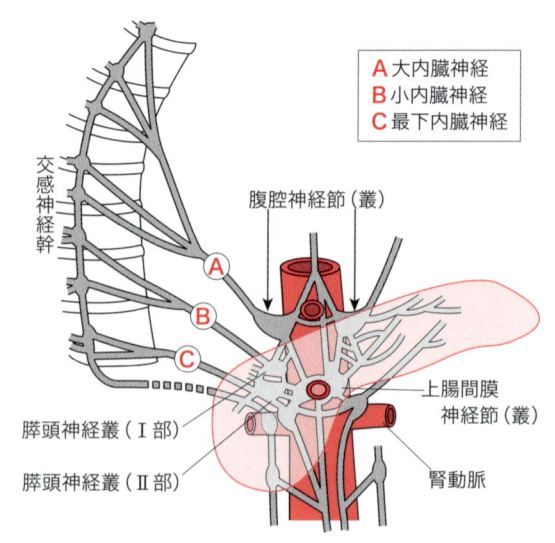

```
A 大内臓神経
B 小内臓神経
C 最下内臓神経
```

図5◆膵臓の神経分布
膵頭神経叢はさらに右腹腔神経叢から起こる上部（Ⅰ部）と上腸間膜神経叢から起こる下部（Ⅱ部）とに区分される．

5 膵がんについて (図6)

膵がんは，その発生母地から**膵管がん**，**腺房細胞がん**，**島細胞がん**などに区分されるが，その90％は膵管癌である．

膵がんの3分の2は**膵頭部**に，3分の1は**体尾部**に発生する．初発症状は80％が**疼痛**で，膵炎やがん細胞が隣接する**自律神経叢**に浸潤することで生じるが，内臓痛の局在は不明瞭なため，他の腹部臓器との鑑別が難しいこともある．また，**膵頭部がん**では中を走る**総胆管**が閉塞され，早期に**黄疸**を生じる．このため，本人が黄疸や褐色尿で気づくことが多く，**膵体尾部がん**に比べて発見が早い．一方，体尾部にはLangerhans島が多く，膵がんによって機能不全に陥ると**B（β）細胞**からの**インスリン**分泌が低下し，**耐糖能**（体内のブドウ糖代謝能力）障害が起こる．

膵臓は腹膜後器官で後面には腹膜がないため膵が

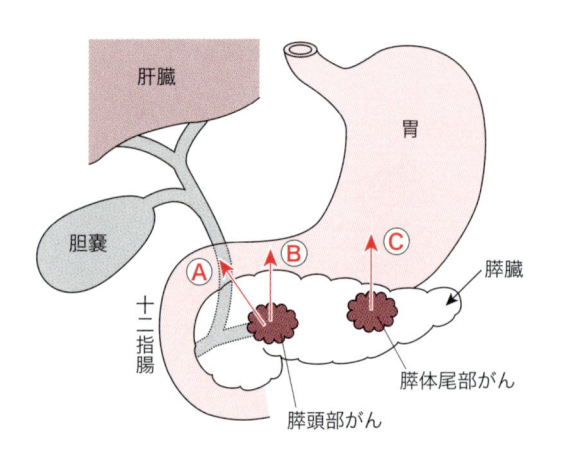

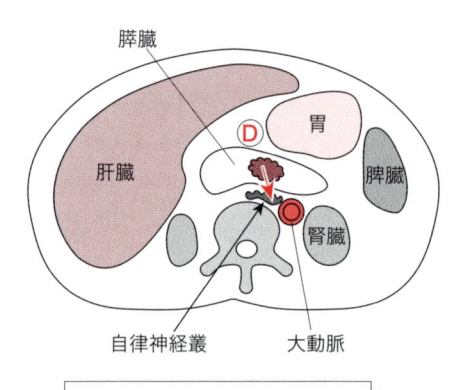

```
A 総胆管への浸潤
B 胃・十二指腸への浸潤
C 胃への浸潤
D 自律神経叢への浸潤
```

図6◆膵がんの好発部位と浸潤の様式
膵頭部がんは総胆管（A）や胃・十二指腸（B）に浸潤しやすく，胃体尾部がんは胃（C）や自律神経叢（D）に浸潤しやすい．

んは，隣接する大血管，リンパ管，胆管，十二指腸，自律神経叢などに浸潤・転移することが多い．

6 膵がんの外科的切除 (図7, 8)

膵頭部がんでは，一般には膵頭部～体部（一部）・十二指腸・胃（一部）・胆嚢・胆管が切除される（**膵頭十二指腸切除術**）が，幽門輪を温存する場合もある．切除後は胃と空腸の吻合術が行われる．一方，体尾部がんでは膵尾部～脾臓が切除される（**膵体尾部切除術**）．また，**膵全摘術**が行われることもあるが，この場合，膵臓の機能は完全に欠落するため，生涯にわたって消化酵素およびインスリン投与が必要となる．

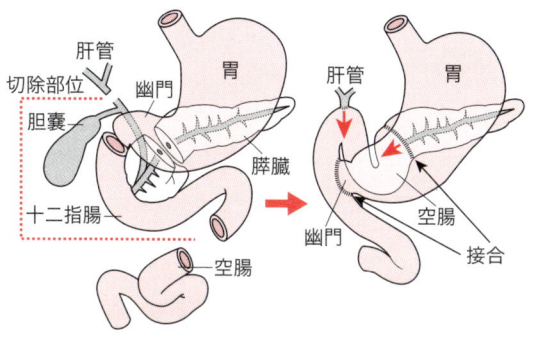

図7◆膵頭十二指腸切除術
膵頭部切除と十二指腸全摘に加え，総胆管切除・胆嚢摘出が行われる．最近は胃の幽門を残す幽門輪温存膵頭十二指腸切除術（PPPD：pylorus-preserving pancreaticoduodenectomy）が行われることが多い．

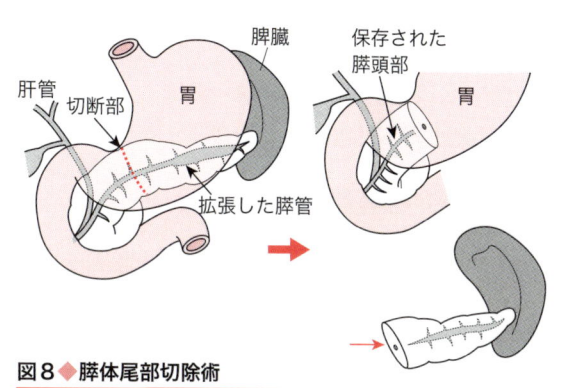

図8◆膵体尾部切除術
膵体尾部のがんに対して行われ，脾臓も併せて切除されることが多い．

Column

Langerhans島

Langerhans島は膵島とも呼ばれる内分泌細胞群で，膵臓に約100万個散在するとされる．その発見者であるドイツの病理・解剖学者，Paul Langerhans（1847～1888）の名前を冠するが，この用語を最初に用いたのはフランスの病理・組織学者Gustave-Edouard Laguesse（1864～1927）で，Langerhans没後の1893年のことである．Langerhans島の機能は当時は不明であり，ここから分泌されるインスリンInsulin（島insulaに由来）の分離・確認がなされたのは，それから52年を経た1921年のことである（カナダのFrederick BantingとCharles Bestによる）．

Paul Langerhansは，1847年，ベルリンの内科医の家に生まれ，イェーナ大学とベルリン大学で医学を修めた．Langerhans島の存在については，1869年に提出された学位論文 "Beitrage zur mikroscopischen Anatomie der Bauchspeicheldrüse（膵臓の顕微解剖学的研究）" において報告されている．また，Langerhansは21歳の時（1868年）の研究 "Ueber die Nerven der menschlichen Haut（皮膚の神経分布）" において，Langerhans細胞を発見している．

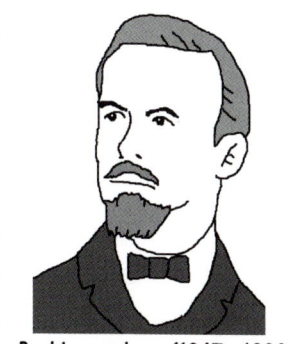

Paul Langerhans (1847～1888)

第2章 消化器系

7 過敏性腸症候群から探る大腸

Keyword

【臨床トピック】過敏性腸症候群・浸透圧性下痢・分泌性下痢・滲出性下痢・乳糖不耐症
【解剖関連用語】大腸（盲腸・上行結腸・横行結腸・下行結腸・S状結腸・直腸）・結腸ヒモ（自由ヒモ・間膜ヒモ・大網ヒモ）

▶過敏性腸症候群とは （表1）

下部消化管の運動障害によって起こる腹痛を伴う発作性の便通異常を**過敏性腸症候群**（irritable bowel syndrome：IBS）といい，**下痢型・便秘型・交替型・分類不能型**の4タイプに大別される．わずかな刺激にも敏感に反応して異常収縮を起こすため，通常は下痢を生じることが多い．これは，発作時の消化管収縮が強く頻回になり，糞便が大腸を急速に通過するためである．思春期の女性や40代の男性に多く，睡眠中の発作は稀なことから，心的要因と関連して起こると考えられている．一般には，食事後に下痢を起こすため，摂食刺激による胃・大腸反射も関与する．

表1◆過敏性腸症候群の分類

過敏性腸症候群のRome Ⅲ基準
6カ月以上前から症状があり，過去3カ月間は月に3日以上にわたって腹痛や腹部不快感が繰り返し起こり，以下の項目の2つ以上がある．
1. 排便によって症状が軽減する
2. 発症時に排便頻度の変化がある
3. 発症時に便形状（外観）の変化がある

排便状況による過敏性腸症候群の分類
1. 便秘型 硬便または兎糞状便が25％以上あり，軟便（泥状便）または水様便が25％未満のもの
2. 下痢型 軟便（泥状便）または水様便が25％以上あり，硬便または兎糞状便が25％未満のもの
3. 混合型 硬便または兎糞状便が25％以上あり，軟便（泥状便）または水様便も25％以上のもの
4. 分類不能型 便性状が1〜3のいずれも満たさないもの

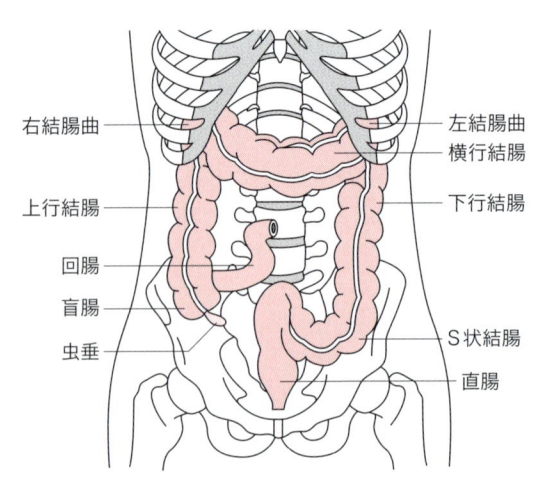

1 大腸の位置 （図1）

大腸は右腸骨窩で**回腸**から続き，腹腔の周辺を取り巻くようにΠ状に走る長さ1.5mほどの腸管で，口側から順に**盲腸・上行結腸・横行結腸・下行結腸・S状結腸・直腸**に分けられる．上行結腸〜横行結腸移行部は**右結腸曲**（肝弯曲），横行結腸〜下行結腸移行部は**左結腸曲**（脾弯曲）とよばれる屈曲をなす．大腸では小腸で消化・吸収を受けた残りの食塊から水分を吸収して**糞便**をつくる．大腸の粘膜は**腸絨毛**をもたない**単層円柱上皮**からなり，**腸腺**は少ないが粘液を分泌する**杯細胞**に富む．

図1◆大腸の位置
上行〜横行結腸および横行〜下行結腸移行部は，それぞれ肝臓下と脾臓下において右結腸曲と左結腸曲とよばれる屈曲をなす．

2 大腸各部の構造 (図2, 3)

大腸には3種類の動脈が分布する．盲腸から横行結腸右半部に分布する**上腸間膜動脈**，横行結腸左半部から直腸上部に分布する**下腸間膜動脈**，そして直腸下部から肛門管に分布する**内腸骨動脈**である．

1) 盲腸

右の腸骨窩にある長さ5〜6 cmの袋状部で，その先端から後方へ**虫垂**が伸びる．虫垂は盲腸の先端部が退縮したもので，粘膜下には扁桃と同様のリンパ性器官であるリンパ小節が多数認められる．

2) 結腸

4部に細分される．そのうち，**横行結腸**と**S状結腸**は**結腸間膜**をもち，他は腹膜に被われて後腹壁に固定されている．盲腸および結腸の外面では，外縦筋層の線維が3カ所に紐状に集まって**結腸ヒモ**（**間膜ヒモ・大網ヒモ・自由ヒモ**）をなし，腸壁にヒダを寄せるよう溝（**結腸溝**）と膨らみ（**結腸膨起**）を形成する．大腸の内面には結腸溝に一致して半月ヒダがみられる．なお，ヒモの部分には腹膜に脂肪の入った袋状の小突起（**腹膜垂**）が付着する．

3) 直腸

仙骨の前面と**膀胱**との間（男性の場合）または**子宮・膣**との間（女性の場合）を下行して肛門に開く長さ約20cmの腸管で，内腔の広い**直腸膨大部**とその末端の**肛門管**からなる．直腸の上部は表面を**漿膜（腹膜）**で被われるが，下部は腹膜腔の下方に位置するため，結合組織性の**外膜**のみで被われる．なお，直腸には結腸ヒモはみられない．

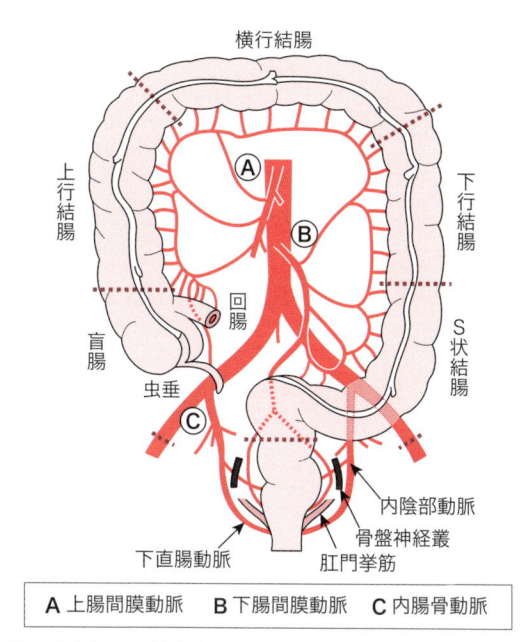

図2 ◆ 大腸と血管分布

大腸は上腸間膜動脈（A），下腸間膜動脈（B），内腸骨動脈（C）の枝から血流を受ける．

肛門管は肛門の直上部をなす4 cmほどの部分で，粘膜下に発達した**直腸静脈叢（痔静脈叢）**をもつ**肛門クッション**がみられる．肛門クッションは静脈叢に血液を含むことで肛門を密閉するが，老化などで**うっ血**が起こりやすく，静脈瘤を生じたり排便時に切れて出血したりする（**痔核**）．

（大腸の組織学的構造については次項8（p.72）を参照）

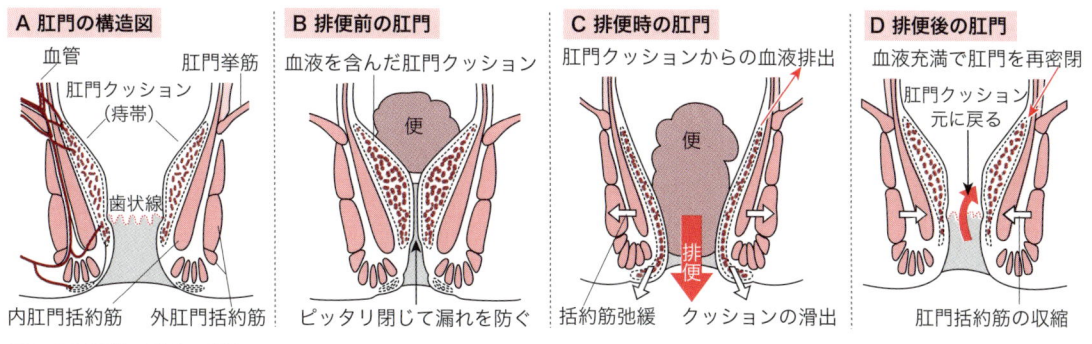

図3 ◆ 肛門管の構造と排便

肛門管には外肛門括約筋とともに，肛門の閉鎖に働く肛門クッションとよばれる構造がみられる．排便が近づくと肛門クッションは内部の静脈叢に血液を含み，直腸内からの便の漏れを防ぐほか，排便時に便を送り出す潤滑装置として働く．

3 下痢について (p.42, 図3)

　水分量の多い便の排泄を**下痢**といい，糞便中の水分（通常60〜70％）が80％を超えると**泥状便**，90％以上に達すると**水様便**となる．一般に，便が大腸を急速に通過したり，便中の物質によって大腸の水分吸収が妨げられたり，あるいは消化管や付属腺からの分泌が過剰になると便の水分量が増加して下痢が起こる．

　なかでも下痢を生じる最大の原因は便の通過速度にある．便が正常な硬さになるには，一定時間，大腸にとどまって水分を除く必要があるが，便が大腸を速く通過すると水分量が増加して下痢となる．**過敏性腸症候群**の下痢は，この機構によって起こる．

　なお，糞便の水分量増加はそれ自体が直腸粘膜を刺激するため，**排便反射**の頻度を増加させる（便意増強）．

4 下痢の分類

1）浸透圧性下痢

　血液中に吸収されない物質が腸内に残り，便中に多量の水分を保持することで起こる下痢を**浸透圧性下痢**という．甘味料として使われる糖アルコール（ソルビトール，マンニトールなど）の過剰摂取やラクターゼ（乳糖分解酵素）欠乏症も浸透圧性の下痢を起こす．**ラクターゼ**は小腸にみられる酵素で，乳糖を吸収可能なブドウ糖とガラクトースに分解する役割をもつが，**乳糖不耐症**の人はこれを欠くため，牛乳の乳糖を消化できず，小腸に蓄積して下痢を生じる．また，**消化管出血**では血液が浸透圧性物質としてはたらき，**黒色便（メレナ）**を起こす．このほか，腸内細菌や外来細菌の繁殖，抗生物質の常用による正常腸内細菌叢の破壊も浸透圧性下痢を起こす．

2）分泌性下痢

　これと逆に腸管からの水分分泌増加で起こる下痢を**分泌性下痢**といい，小腸と大腸が塩類（特に塩化ナトリウム）や水分を分泌することで生じる．コレラ菌やある種のウィルス感染では，産生される毒素により水分分泌が異常亢進する．大量の下痢が特徴で，コレラでは1時間に1L以上の便を排泄する．

3）滲出性下痢

　大腸粘膜の炎症や潰瘍で，タンパク質・血液・粘液が分泌されて起こる下痢を**滲出性下痢**といい，潰

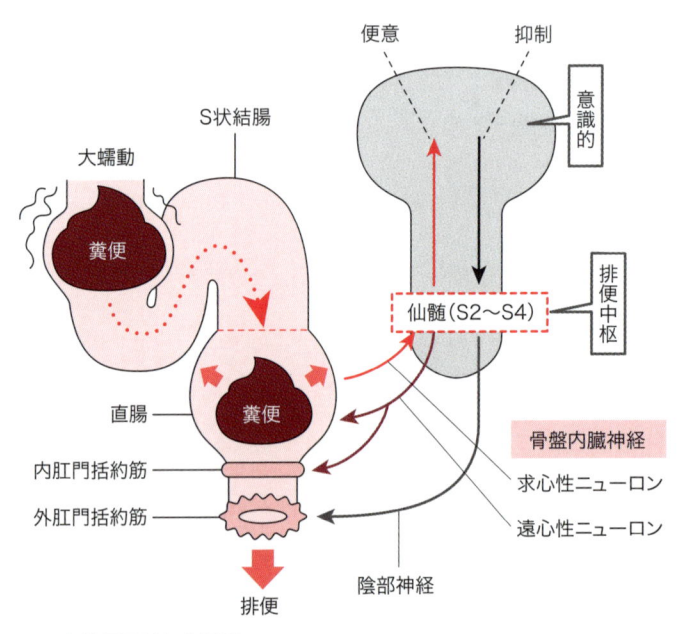

図4 ◆ 排便反射と大蠕動

瘍性大腸炎，Crohn病，結核などを原因として起こる．直腸粘膜は炎症によって拡張しやすくなるため，強い便意を感じるとともに排便も頻回となる．

4) そのほか

下痢は腸管運動異常によっても起こる．運動亢進で内容物の輸送が速まったり（過敏性腸症候群），運動低下による腸内細菌の異常増殖などが原因とされる．

5 排便反射と大蠕動 (図4)

1) 排便反射

糞便形成は消化管の内容物がS状結腸に至るまでにほぼ完了し，しばらくの間S状結腸に滞留する．S状結腸内の糞便が直腸へと送られると直腸壁は伸展し，その刺激は**骨盤内臓神経**の求心性ニューロンによって**仙髄（S4〜S2）**に送られる．刺激はここで2つに分かれ，一方は脊髄後索を上行する経路で，視床から大脳皮質に至り，**便意**として意識にのぼる．もう一方は**排便反射**の経路で，反射中枢である仙髄の側角から起こる骨盤内臓神経の遠心性ニューロンに連絡し，直腸平滑筋や内肛門括約筋に指令を送ることで排便を起こす．しかし，排便中枢は大脳皮質からの調節も受けており，**陰部神経**を介した外肛門括約筋の収縮などによって排便の意識的抑制（我慢）に働く．

2) 大蠕動

なお，S状結腸から直腸への糞便の輸送には，**大蠕動**とよばれる結腸に特徴的な消化管運動が働いている．大蠕動は結腸の隣接部位に生じる収縮運動が重なることで起こる強い蠕動で，これがS状結腸に生じると糞便は一斉に直腸内へと送られ，直腸壁が伸展することによって排便反射が発現する．

第2章 消化器系

8 潰瘍性大腸炎とCrohn病から探る大腸の組織

Keyword

【臨床トピック】潰瘍性大腸炎・Crohn病(クローン)・偽ポリポージス・スキップ・リージョン・非乾酪性類上皮肉芽腫

【解剖関連用語】結腸・Cannon点・腸陰窩・結腸切痕・結腸膨起・上腸間膜動脈・下腸間膜動脈

▶ 潰瘍性大腸炎とCrohn病（図1, 2）

潰瘍性大腸炎およびCrohn病(クローン)は，ともに特定疾患治療研究対象疾患に指定されている難病である．いずれも原因不明で20～30歳代に多いが，潰瘍性大腸炎が主に大腸の粘膜～粘膜下層をおかす炎症性疾患であるのに対し，Crohn病は全消化管に全層性に起こる肉芽腫性炎症性疾患である．

潰瘍性大腸炎では多発性の小潰瘍や炎症性ポリープ，結腸膨起（Haustra(ハウストゥラ)）の消失などを特徴とし，血便やがん化傾向を示す．これに対し，Crohn病では縦横に走る潰瘍に囲まれた粘膜膨隆による**敷石状変化**を特徴とするが，血便もがん化傾向も少ない．

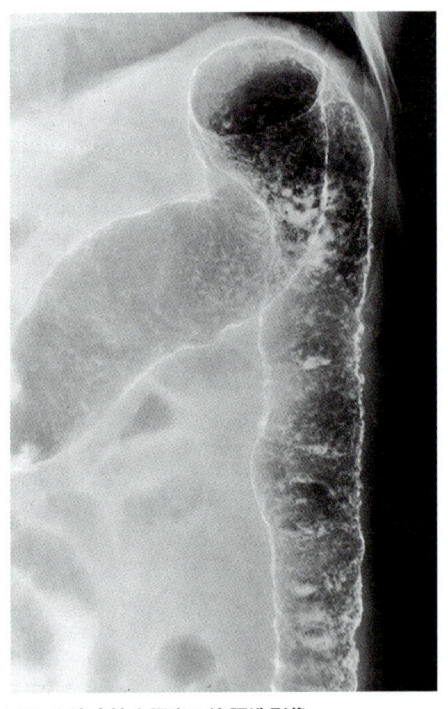

図1 ◆ 潰瘍性大腸炎の注腸造影像
萎縮によるハウストゥラ消失と多数のポリープ形成がみられる．

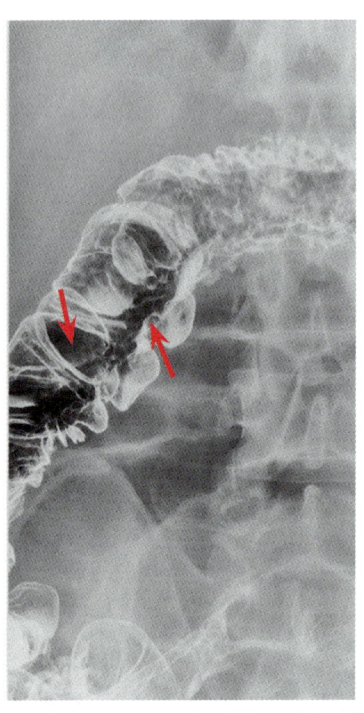

図2 ◆ 大腸クローン病の注腸二重造影像
多数の縦走潰瘍（→）がみられる．

1 大腸の血管分布 (図3)

大腸は，横行結腸のおよそ左3分の2の点（**Cannon点**）ならびに直腸の中部で血管分布が切り替わり，口側は**上腸間膜動脈**，結腸肛門側は**下腸間膜動脈**，直腸下部は**内陰部動脈**（←内腸骨動脈）からの血流を受ける．各動脈は相互の吻合が少なく，それぞれ分布域は他の動脈からの血流を受けにくい**終動脈**様の血管分布を示す．

このため，血栓がこれらの動脈に入り込んで閉塞を起こすとその分布領域の大腸が虚血に陥ることがある（**虚血性大腸炎**）．とくに下腸間膜動脈が好発部位とされ，その分布域（下行結腸）に虚血を起こすことが多い．不整脈（心房細動）などがあると血栓を生じやすいため，危険要因とされる．

2 大腸の構造 (図4)

大腸の壁も他の腹部消化管と同様，基本的には**粘膜・粘膜下層・筋層・漿膜（腹膜）**から構成される．粘膜には小腸のような輪状ヒダや腸絨毛はみられないため，その表面は平滑であるが，**腸陰窩**（粘液を分泌する**杯細胞**を主体とする深い腺構造）は密在して認められる．

大腸の筋層は内輪層と外縦層の2層の平滑筋層からなるが，結腸では外縦層が壁の3カ所に集合する傾向を示し，3本の平滑筋束（**結腸ヒモ**）を形成する．結腸ヒモは結腸じたいに比べて短いため，結腸は全体にシワがよった状態を示す．このシワの部分は外表面では溝（**結腸切痕**），内腔側ではヒダ状突出（**結腸半月ヒダ**）を形成し，シワの間にできる膨らみは**結腸膨起（Haustra）**とよばれる．潰瘍性大腸炎では反復性の炎症によって瘢痕化が起こり，結腸全体が短縮するためこれらのシワがみられなくなる（Haustraの消失）．

大腸のうち，盲腸・横行結腸・S状結腸は全周を腹膜で包まれて間膜をもつが，上行結腸と下行結腸は後腹壁に密着するため，前面のみが**腹膜（漿膜）**で被われる．なお，骨盤底貫通後の直腸は腹膜で被われない．

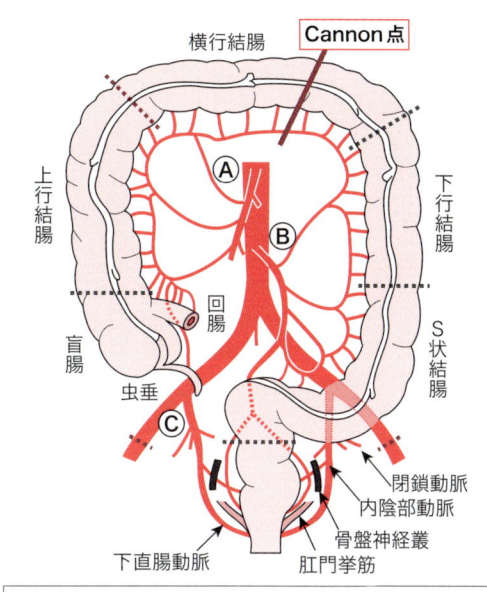

図3 ◆ 大腸の走向と血管分布

A 上腸間膜動脈　B 下腸間膜動脈　C 内腸骨動脈

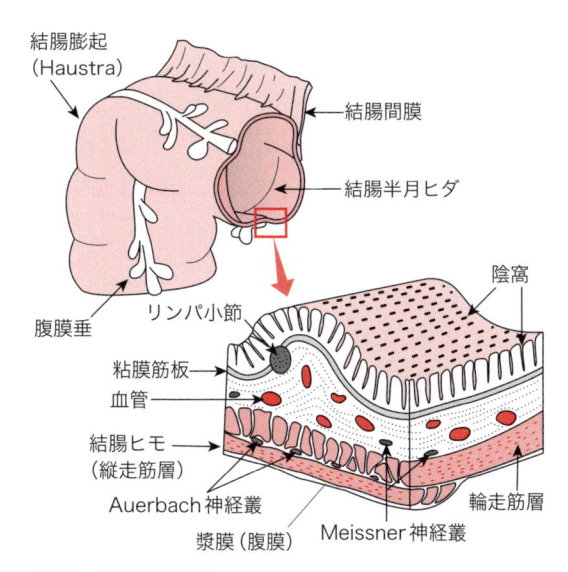

図4 ◆ 結腸壁の構造

結腸壁では縦走筋層が3カ所に集まり，結腸ヒモをつくる．そのため外壁が短縮され，粘膜面では半月ヒダ，漿膜面では結腸膨起（Haustra）が形成される．

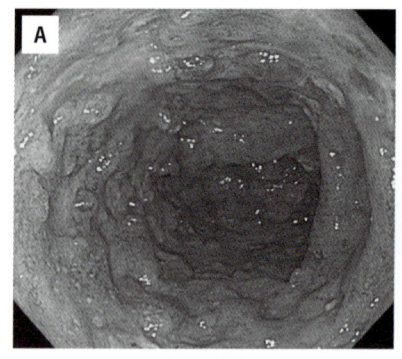

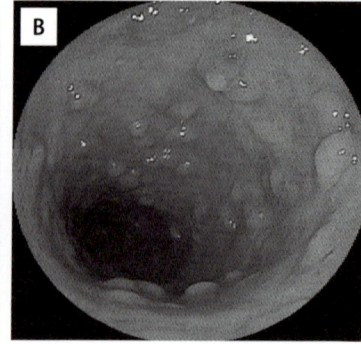

図5◆潰瘍性大腸炎の内視鏡像
A：浮腫および潰瘍形成
B：炎症性ポリープ
［巻頭Color Atlas D参照］
(上野義隆ほか大腸内視鏡．「消化器BooK2」(日比紀文，久松理一 企画)，p.58, 59，羊土社，2010より転載)

③ 潰瘍性大腸炎の病変 (図5)

　原因不明の慢性炎症性疾患で，主として大腸粘膜が侵され破壊されるため，**びらん**や**潰瘍**を生じる．20〜30歳代の若年成人に好発するが，50〜70歳でも発生するといわれ，反復性に発症する．

　通常，炎症は肛門側から口側に向かって連続的に進行する．炎症は粘膜を中心に起こり，陰窩の粘液分泌細胞（**杯細胞**）の減少〜消失や，好中球の集合によって形成される**陰窩膿瘍**が認められる．また，びらんや潰瘍に対する修復機構が働いて肉芽形成が起こるため，多数の炎症性ポリープが形成されるが（**偽ポリポージス**），ときにがん化することもある．

④ Crohn病の病変 (図6)

　限局性回腸炎などともよばれるように，最初は回腸末端に好発する原因不明の慢性肉芽腫性炎症として報告されたが，実際には消化管全体で起こり，飛び地のように数カ所に病変が形成される傾向を示す（**スキップ・リージョン**）．炎症は消化管壁全層に及ぶため，病変部局所の消化管壁には肥厚が認められるが，特徴的所見として**縦走潰瘍**，**敷石像**，および**非乾酪性類上皮肉芽腫**があげられている．

　クローン病の潰瘍は腸間膜の付着部内面に沿って「縦走」することから**縦走潰瘍**とよばれ，深いものでは固有筋層に達する．このほかに縦走潰瘍どうし

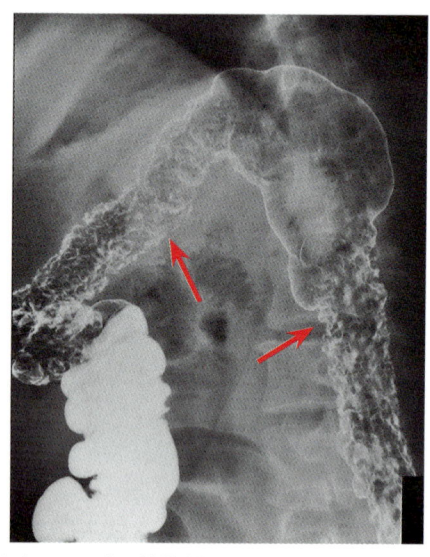

図6◆クローン病の特徴所見
限局性腸炎とも呼ばれるが，正常部分をはさんで病変が形成される（スキップ・リージョン➡）．

を連絡する浅い線状潰瘍もみられ，これらの線状潰瘍に囲まれた領域が肥厚して玉石を敷き詰めたような外観を呈する（**敷石像**）．

　また，Crohn病では炎症反応の結果，上皮細胞に似た多核マクロファージの集合からなる肉芽腫が形成される．この肉芽腫は，結核などでみられるチーズ様の乾酪壊死巣を示さないため，**非乾酪性類上皮肉芽腫**とよばれている．

第3章

呼吸器系

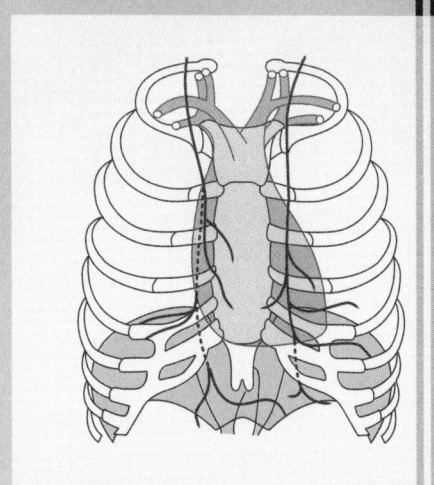

第3章 呼吸器系

呼吸器系解剖の全体像

呼吸について

　生存に不可欠な酸素を外界から取込み，体内で生じた二酸化炭素を排出する機能を**呼吸**といい，このための器官を**呼吸器**という．呼吸の様式は動物種で異なり，以下のように大別されるが，昆虫などの気管呼吸以外では，酸素は血液に取り込まれる．

①**気管呼吸**：昆虫にみられる呼吸で，呼吸器は**気管**と呼ばれる．気管は体表の孔（**気門**）から続く管構造で，細かく分枝する．空気は気管を通って全身に送られ，組織との間で直にガス交換を行う．すなわち，酸素運搬に血液が関与しない呼吸である．

②**皮膚呼吸**：ミミズやカエルなどにみられる呼吸で，空気中の酸素は皮膚を通して皮下の毛細血管に移行する．

③**鰓呼吸**（図1）：魚類などでみられる呼吸．鰓には多数の隙間があり，その間を水が通り抜ける際に水中の酸素を取り込む．酸素は鰓の隔壁を透通して血液に移行する．

④**肺呼吸**：哺乳類の呼吸様式である．**肺胞**の内面は上皮から分泌された液体層で覆われ，その直下に毛細血管が位置する．肺胞に達した吸気中の酸素は肺胞内面の液体層に拡散し，肺胞壁を通って血液に入る．ヒトの肺胞数は成人で3億個ともいわれ，その表面積は200m^{2}に達する．

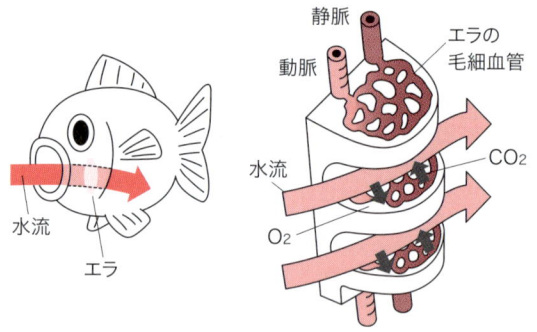

図1 ◆ 鰓の構造
鰓の毛細血管内血液と水流との間でガス交換が行われる．

1 呼吸と換気量（図2）

　人体は常に酸素を必要としており，**肺胞**と**毛細血管**の間で持続的な**ガス交換**が行われている．体内の酸素が不足するとエネルギー産生が阻害され，脳や心臓が機能停止して死に至るためである．ガス交換は，呼吸運動（**換気**）によって行われる．

　肺における呼吸運動（換気）は，成人（安静時）で12〜20回/分（新生児で40回/分以上，幼児で20〜40回/分）である．1回の呼吸で出入りする空気量を**一回換気量**といい，成人で約500 mL

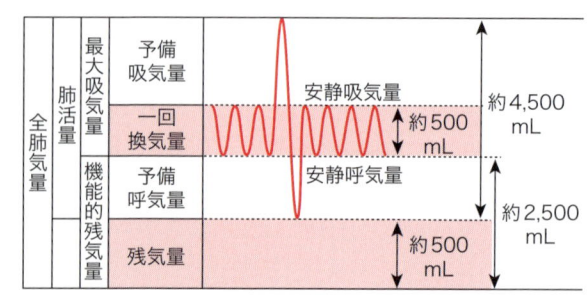

図2 ◆ スパイロメトリー
安静時呼吸ならびに最大呼吸における空気量をグラフ化したもの．

である．また，安静吸気位から最大吸気までの追加吸気量を**予備吸気量**，安静呼気位より最大呼気まで追加呼出量を**予備呼気量**といい，最大呼気位で肺に残る空気量を**残気量**という．一方，一回換気量，予備吸気量，予備呼気量の合計を**肺活量**といい，成人男性で平均3,000〜4,000 mL，女性で2,000〜3,000 mLである．なお，1回の吸気全てがガス交換されるわけではなく，約3分の1（150 mL）は肺胞に達せず気道に留まる（**死腔**という）．

2 呼吸器系の発生 (図3, 4)

　呼吸器系において，喉頭以下の部分は**前腸**から形成される．すなわち，胎生4週頃，将来の食道の上端部前壁から腹側に向かって突出（**肺芽**）が生じ，その後2つに分かれて**気管支芽**となる．胎生5週頃には左右の気管支芽から**葉気管支**（二次気管支芽）が分岐し，8〜9週で**区域気管支**が形成される．このようにして，胎生9週頃にはミニチュアのような肺が形成されるが，**肺胞上皮**を含め気道内面の上皮および腺はすべて前腸の**内胚葉**に由来する部分である．

　一方，気管や肺の結合組織・軟骨・平滑筋などは気管支芽周囲の間葉組織から生じる．これらの構造は胎生5週頃から形成が認められるが，組織レベルでの形成は胎生後期になってからで，細気管支や毛細血管の出現は胎生16週以後（**細管期**），原始的な肺胞形成やサーファクタント生成は24週頃（**終末嚢期**）とされ，これ以後にようやく自発呼吸が可能となる．なお，肺胞の大半は生後に形成されるため，新生児においても肺胞数は2,400万個ほどに過ぎず，その数は8歳頃まで増加する．

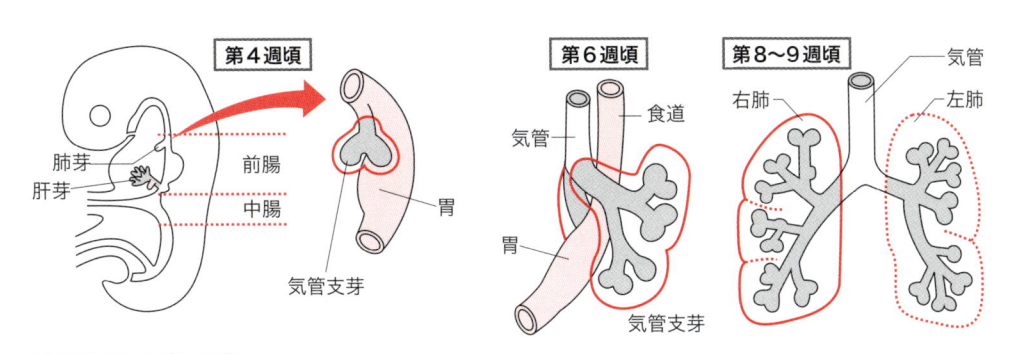

図3 ◆ 呼吸器系の発生
喉頭より末梢の気道と肺は，胎生期の原始腸管である前腸の腹側壁から形成される．

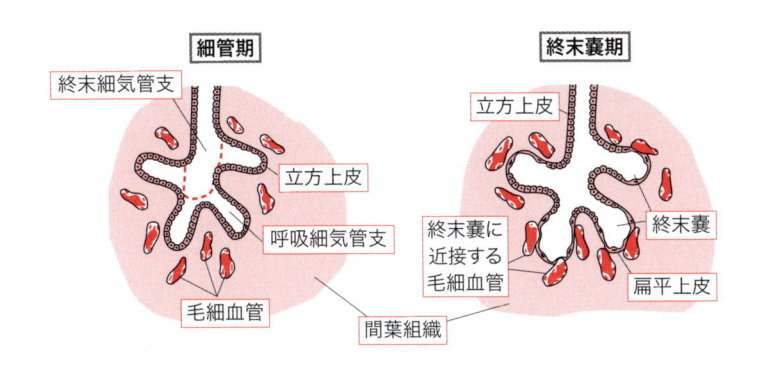

図4 ◆ 肺の組織発生
肺胞は胎生24週ころから出現するが，その大部分は生後に形成され，その数は8歳頃まで増加する．

第3章　呼吸器系解剖の全体像

3 呼吸器系の区分 (図5)

呼吸器系において，肺胞（呼吸部）に空気を送る通路を**気道**といい，**上気道（鼻腔・咽頭・喉頭）**と**下気道（気管・気管支）**に大別される．気管支は肺に進入した後，肺内における分枝によって**葉気管支，区域気管支，細気管支，終末細気管支，呼吸細気管支**となり，ガス交換にあずかる肺胞に続く〔上気道についてはp.84参照〕．

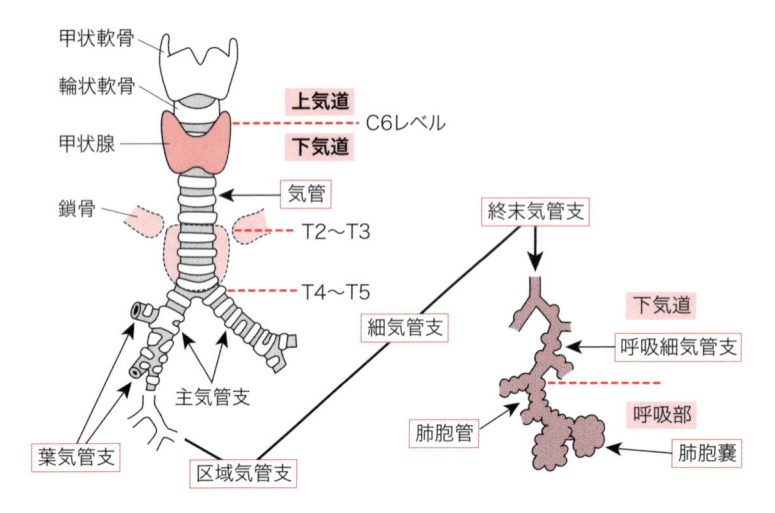

図5◆呼吸器系の区分
上気道は鼻腔〜喉頭，下気道は気管〜呼吸細気管支，そして呼吸部は肺胞管〜肺胞嚢を指す．

4 下気道の構造 (図6, 7)

1) 気管

輪状軟骨下縁から始まる直径約2cm，長さ10cmほどの管で，馬蹄形の**硝子軟骨（気管軟骨）**とこれをつなぐ結合組織（**輪状靱帯**）で構成される．気管軟骨は16〜20個あり，気管の閉塞防止に働くが，気管後壁には軟骨がなく（**膜性壁**），弾性線維からなる靱帯と平滑筋（**気管筋**）からなる．弾性線維が気管の過剰な拡張を防ぐとともに，平滑筋は気管内腔の大きさの調節にあずかる．

2) 気管支

気管は，**胸骨角（Louis角）**の高さ（T4〜T5）で左右の**(主)気管支**に分岐する．一般に，主気管支は左より右で太く，正中軸に対する傾きも右で縦に近い．これは，心臓の存在により左肺門が高位に位置するためだが，誤嚥した異物が右肺に進入しやすい理由ともなっている．なお，気管分岐部において左右気管支を隔てる部を**気管竜骨（気管カリナ）**といい，きわめて敏感な粘膜をもつため，刺激されると激しい咳を生じる．

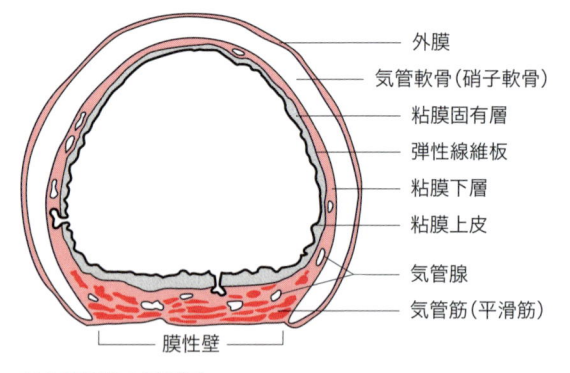

図6◆気管の横断面
気管後壁をなす膜性壁は弾性線維と平滑筋からなり，軟骨を欠く．

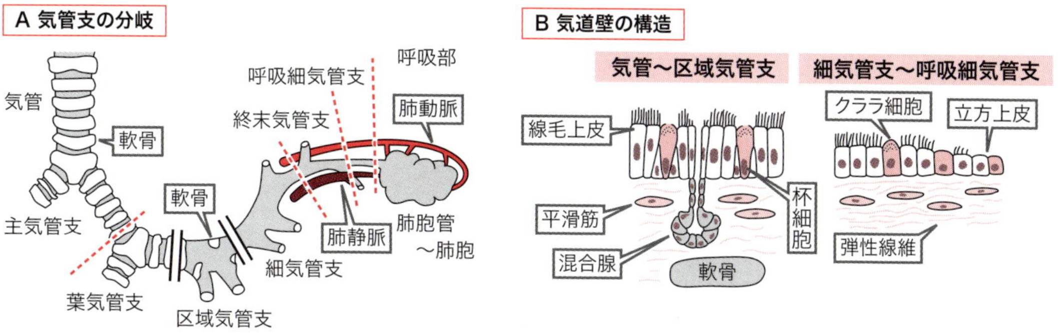

図7 ◆ 気道の構造
A：気管支の分岐．気道は肺胞に至るまでに約20回の分岐をくり返す．
B：気道壁は区域気管支までは軟骨を有するが，細気管支以後は軟骨を欠く．

3）肺内気管支

主気管支は肺門（T5〜T7）で葉気管支に分岐し，肺内で分岐をくり返しながら細くなる．基本的な構造は気管と同じだが，細くなるにつれて**気管支軟骨**が減少・小型化する．内面は粘液分泌する**杯細胞**を含む**多列線毛円柱上皮**で被われ，粘膜下組織には**気管支腺**が備わる．分泌液は気道の内面に拡がり，吸気を湿潤化して肺を乾燥から保護するとともに，肺胞におけるガス交換を促進する．

一方，杯細胞や気管支腺からの分泌液（**気道分泌液**）には，異物吸入防止や感染防御の役割もある．粘液で包まれた上皮細胞片や侵入異物は，線毛運動によって咽頭へと運ばれ，**痰**として排出される．また，気管支腺は**混合腺**であり，粘液腺からの粘液に加え，漿液腺からは殺菌力の強い**ペルオキシダーゼ**や**リソゾーム酵素**（グリコシダーゼ・カテプシン・リパーゼなど），そして**IgA抗体**などが分泌される．分泌量は1日約120mLで，粘液に包まれた細菌は分泌液中の殺菌物質によって処理される．これにより，肺胞内は無菌状態に保たれる．

4）細気管支

気管軟骨や粘液腺はなく，粘膜は単層の**立方線毛上皮**と**クララ細胞**からなる．クララ細胞は表面が膨らんだ円柱形細胞で，分泌物は**サーファクタント**として細気管支内腔を広げるほか，抗炎症作用や解毒作用により粘膜保護に働く．なお，**呼吸細気管支**（内径0.5mm未満）になると線毛細胞も認められなくなる．このため，末梢の細気管支〜肺胞には異物排出機構がなく，主に**マクロファージ**が吸気中のホコリや細菌を貪食する（**塵埃細胞**）．

5 肺とその周辺 (図8, 9)

肺は胸郭内で縦隔を挟んで位置する1対の臓器である．立位では鎖骨の2cm上から第6肋骨の高さにあり，重量（容量）は左450g（900mL），右500g（1,000mL）で，心臓がやや左寄りにあるため左肺が小さい．肺は潰れた砲弾形を示し，頂上の**肺尖**，横隔膜に接する**肺底**（横隔面），肋骨に面する**肋骨面**，内側の**縦隔面**を区別する．

左右の肺は，心臓・大動脈・上大静脈などを挟んで位置するため，縦隔面にはこれらの器官による凹み（心圧痕・大動脈圧痕・上大静脈圧痕など）がみられる．また，交感神経幹・迷走神経・腕神経叢なども肺に近接して走るため，肺の悪性腫瘍などによりこれらの血管や神経に障害を生じることがある（**上大静脈症候群**（p.90），**Pancoast症候群**（p.289），**声帯麻痺**（p.226）など）．

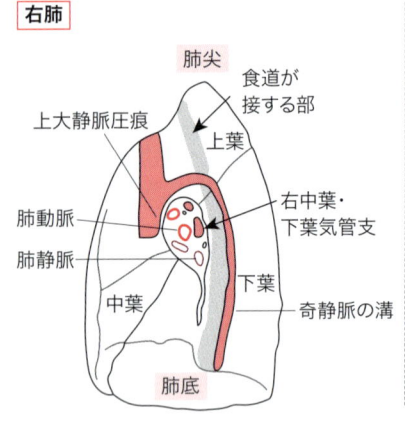

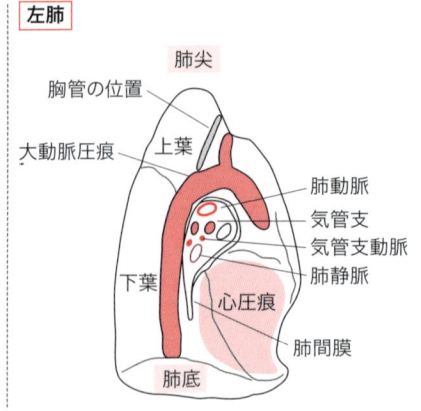

図8 ◆ 肺の縦隔面

肺の内側面（縦隔面）には隣接する大血管や心臓による溝や圧痕が認められる．肺病変はこれらの器官にも影響を及ぼす．

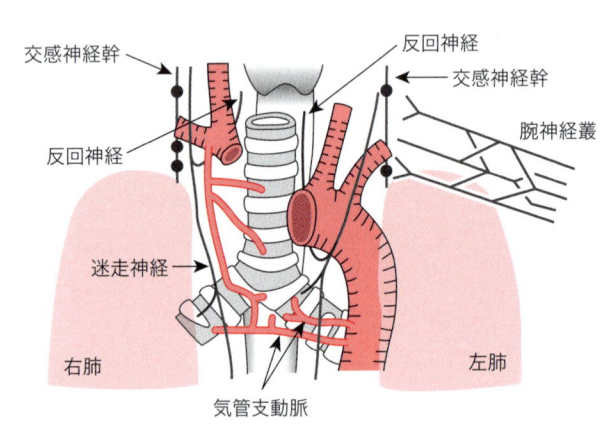

図9 ◆ 肺周辺の神経

肺の内側面および肺尖部付近には，血管のみならず神経も走るため，肺尖部腫瘍などにより影響を受けやすい．

6 肺の構造と肺区域（図10, 11） ［➡本章-2（p.87）参照］

　肺の区分は肺内気管支の分岐に対応する．右肺は3葉（**上葉・中葉・下葉**），左肺は2葉（**上葉・下葉**）からなるが，これも主気管支が右3本，左2本の**葉気管支**に分岐することに対応している．さらに，各葉気管支は数本の**区域気管支**に分岐し，右肺が10区域，左肺が8区域に分けられる．すなわち，右肺では上葉が3区域（$S_1・S_2・S_3$），中葉が2区域（$S_4・S_5$），下葉が5区域（$S_6 \sim S_{10}$）に分かれ，左肺では上葉が4区域（$S_{1+2}・S_3・S_4・S_5$），下葉が4区域（$S_6・S_8・S_9・S_{10}$）に分かれる．
※［右肺区域の記憶法：中2の（中葉2区域）お嬢さんが（上葉3区域）碁をした（下葉5区域）］
　1本の**細気管支**とそれに連絡する肺胞の集合を（二次）**肺小葉**といい，1 cm³ほどの多面体をなす．各肺小葉は**小葉間結合組織**に囲まれており，ここに炭粉が沈着すると表面からも境界を認める．なお，1本の**呼吸細気管支**につづく肺胞の集合を（一次）肺小葉または**肺細葉**という．

7 呼吸器系の血管分布（図11） ［➡本章-3（p.90）参照］

　肺には2種類の血液が送られており，大部分が，**肺動脈**を介して送られる**機能血**（ガス交換にあずかる血液）であるのに対し，気管や気管支は**気管支動脈**（←胸大動脈）から血液供給を受ける．気管支動脈は肺の**栄養血管**とよばれ，気管支細胞に酸素を供給するほか，肺の非呼吸部にも血流を送っており，その後は小葉間を走る**肺静脈**を通って心臓に還る．すなわち，肺に分布する動脈（気管支動脈

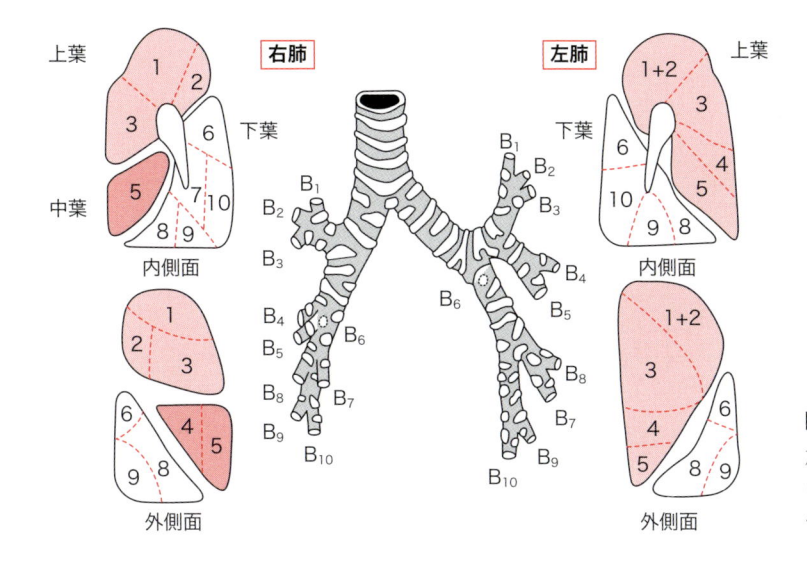

図10 ◆ 気管支分岐と肺区域

左肺では区域1と2が合し，区域7が欠けるが，基本的には両肺ともに区域1～10によって構成される．

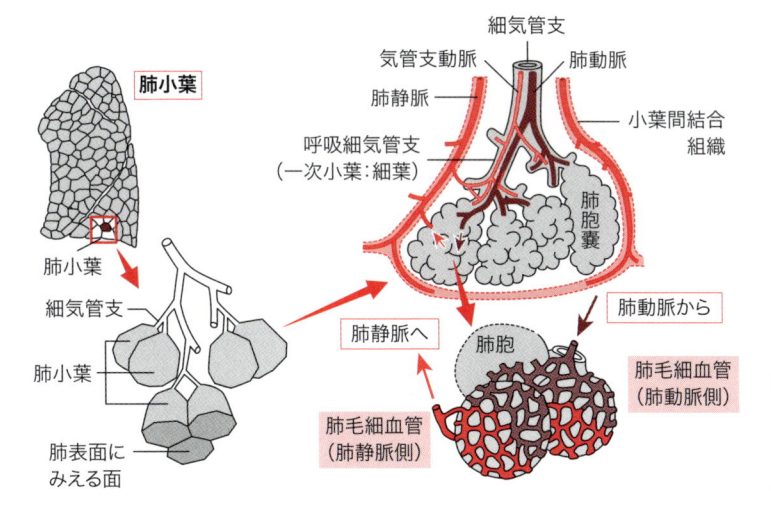

図11 ◆ 肺小葉と血管分布

肺動脈および気管支動脈は気管支に沿って肺小葉に向かい，肺静脈は小葉間結合組織を通って心臓に還る．

や肺動脈）は気管支と並んで肺小葉に向かい，合流して**肺胞毛細血管**となった後，小葉間結合組織内の細静脈から**肺静脈**を通って心臓に還流する．

8 呼吸器系の神経支配（図12）

気管・気管支・肺には**交感神経**と**副交感神経（迷走神経）**が分布し，気道の平滑筋収縮や粘液分泌の調節にあずかるとともに，咳反射の求心路を形成する．

1）交感神経

胸部交感神経幹から肺神経叢を通る**アドレナリン作動性ニューロン**（ノルアドレナリンを神経伝達物質とする）．呼吸器系の**β_2受容体**に作用し，気管支を拡張する．このため，交感神経優位にある日中の活動時には喘息発作は比較的少ない．また，高血圧や不整脈治療に用いられる**βブロッカー（β受容体遮断薬）**は気管支収縮を起こすため，気管支喘息患者では禁忌である．

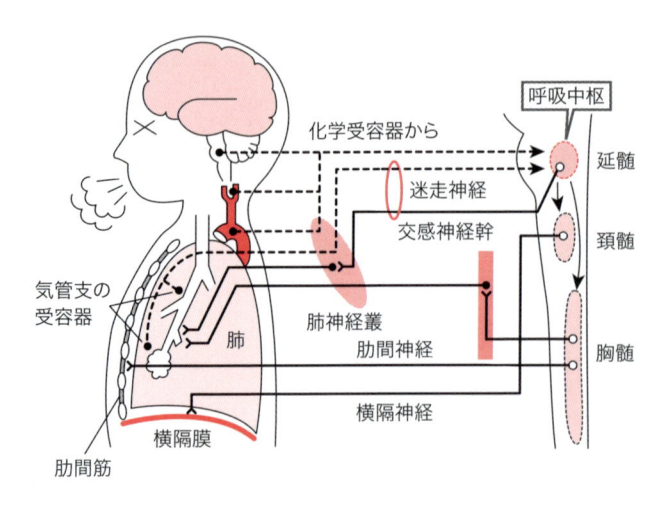

図12 ◆ 呼吸の神経支配

気管支には交感神経と副交感神経（迷走神経）が分布し、その太さを調節する。迷走神経には求心性線維も含まれ、刺激は呼吸中枢に至った後、呼吸筋を支配する運動線維によって咳が出る。

2）副交感神経

迷走神経から**肺神経叢**を経由する**コリン作動性ニューロン**（アセチルコリンを神経伝達物質とする）。**ムスカリン型受容体**に作用し、気管支平滑筋を収縮して内腔を狭めるとともに気道分泌を促進する。喘息発作が副交感神経優位となる夜間に多いのはこのためであり、治療に抗コリン薬が選択される理由ともなっている。

3）咳反射

気道内の異物や痰を排出するための反射。異物・炎症・温度変化などの刺激は気道粘膜を中心に感受され、**迷走神経**の求心性ニューロンによって延髄の**咳中枢**に送られる。咳中枢からの遠心性ニューロンは、**迷走神経・舌咽神経・横隔神経・肋間神経**などを介して咽頭筋・喉頭筋・呼吸筋などにはたらいて咳を起こす。なお、咳は求心路となる迷走神経のどこが刺激されても生じる（心臓・縦隔・外耳道など）。すなわち「咳＝呼吸器疾患」とは限らない。

⑨ 呼吸の調節（図12）

呼吸運動のリズムは脳幹の呼吸中枢（孤束核・疑核など）で調節される。すなわち、気道や肺の伸展度、血液の酸素濃度PaO_2、pHなどは各部の受容器で感知され、**呼吸中枢**に送られる。すなわち、外肋間筋の筋紡錘や気管支平滑筋の伸展受容器は呼吸器の物理的状態を、**頸動脈小体**は血液の酸素濃度を感知するセンサーとして働く。

頸動脈小体は、内・外頸動脈の分岐部にある米粒大の化学受容器で、PaO_2の低下を感知し、**舌咽神経**の**頸動脈洞枝**を介して呼吸中枢に伝える。情報を得た呼吸中枢は、**横隔神経**や**肋間神経**を介して**横隔膜**や**外肋間筋**に指令を送り、呼吸を促進する。

10 呼吸運動と呼吸筋 (図13)

空気を肺胞に取り込むには，胸腔内圧を陰圧化して肺を拡張する必要がある．このための胸郭拡大を呼吸運動といい，**呼吸筋**によって起こる．代表的な呼吸筋としては，吸気に働く**横隔膜**と**外肋間筋**があり，いずれも脳幹の呼吸中枢による調節を受ける．一方，通常の呼気はこれらの筋の弛緩と肺胞の弾性で起こる復元運動であり，**内肋間筋**などは主に努力呼気の際に働く．

- **外肋間筋**：上位肋骨から内側前下方に走り，下位肋骨に停止する．**肋間神経**の支配を受け，肋骨を引上げることで胸郭の前後径を拡大する．
- **横隔膜**：ドーム状をなす膜状の骨格筋で，胸腔と腹腔を分ける．胸骨剣状突起，第7～12肋骨および腰椎から起こり，中央の**腱中心**に停止する．**横隔神経**（←頚神経叢）に支配され，収縮により腱中心が低下することで胸腔容量を増大する．

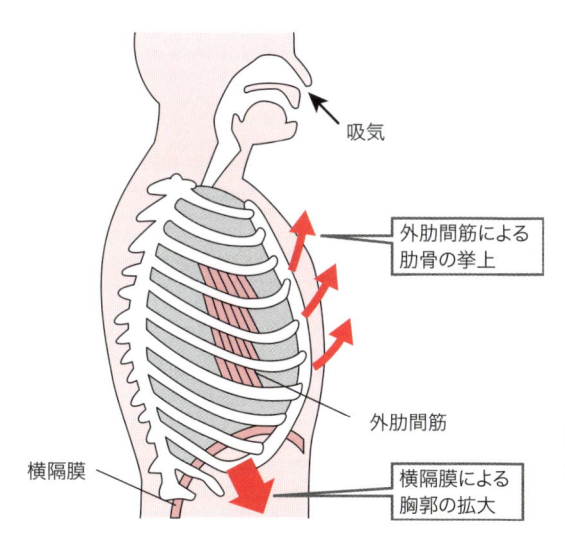

図13 ◆ 呼吸運動と呼吸筋
吸気は主に横隔膜と外肋間筋が働いて起こる運動であるが，呼気は肺の弾性による復元運動である．

第3章 呼吸器系

1 気道確保から探る上気道

Keyword

【臨床トピック】舌根沈下・いびき・睡眠時無呼吸症候群・脳卒中・気道確保・気管切開
【解剖関連用語】気道・舌根・鼻腔・咽頭・気管・気管支・誤嚥・脳冷却機構・鼻呼吸・口呼吸

▶ 気道確保について（図1）

　気道の物理的閉塞を除去することで換気を保持する処置を**気道確保**という．例えば，**意識障害（昏睡）**で筋緊張が失われると口蓋帆や舌根が下がって上気道を閉塞する危険があり，このようなときには気道確保が必須となる．**舌根**とは舌の後3分の1部をいい，通常は舌筋によって引き上げられているが，昏睡に陥ると軟口蓋や舌根が咽頭に押しつけられる（**舌根沈下**）．**睡眠時無呼吸症候群**や，**脳卒中**で意識を失った人などが「**いびき**」をかくのはこのためである．このような状態では，頭部の後屈と顎の挙上で気道を開放することができる．

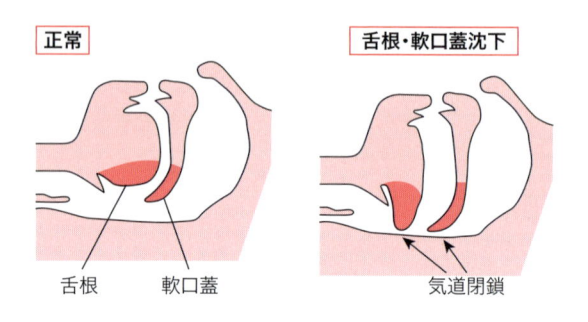

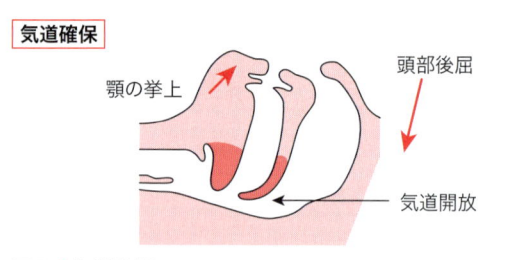

図1 ◆ 気道確保
昏睡時の舌根沈下には，頭部後屈と顎の挙上によって気道を開放することができる．

1 気道の構造（図2）

　呼吸器系において，肺胞に空気を送る通路部分を**気道**といい，**上気道（鼻腔・咽頭・喉頭）**と**下気道（気管・気管支）**からなる．気管支は肺に進入したあと，**葉気管支，区域気管支，細気管支，終末細気管支，呼吸細気管支**となり，ガス交換にあずかる肺胞につづく〔p.79参照〕．

　鼻腔は前方の**外鼻孔**に始まり，**後鼻孔**で**咽頭鼻部（鼻咽頭）**につづく空間で，**鼻中隔**によって左右に分けられ，それぞれの外側壁には3つの棚状突起（**上・中・下鼻甲介**）をもつ．内面を被う粘膜は線毛上皮からなり，粘膜下を豊富な血管が走る．吸気はこの粘膜に触れることで塵が除かれると同時に加温・加湿され，乾燥した冷気が肺咽頭に流入するのを防ぐ．これにより，吸気は肺胞に達するまでの間に温度37℃，湿度100％に調節される．

　喉頭は**咽頭**を介して鼻腔からつづく部分で，気道であると同時に**発声器官**としても働く〔第7章-5 p.226参照〕．喉頭以下の気道は軟骨性の支柱をもち，圧閉による気道閉塞を防いでいる．その粘膜は線毛上皮からなり，分泌腺（**気管腺・気管支腺**など）に富むが，鼻腔に比べて血管分布は少ない．喉頭〜気管上部は頚部前面の浅層を走るため，**気管切開**の場所として用いられる．

2 気道のはたらき

　気道は，名前の通り「**空気の通路**」であるが，そ

図2 ◆ 気道の構造

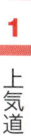

図3 ◆ 気道確保の手順
通常，①頭部後屈により咽頭を広げ，②下顎挙上によって沈下した舌根を移動する．

のほかにも重要なはたらきがある．特に鼻腔は血管に富み，**熱交換器**としての役割を担う．すなわち，鼻粘膜で熱を放出した血液は静脈によって深部に向かい，脳動脈と接することで脳に向かう動脈血の温度を下げる．これは，脳が高温に曝されることを防ぐしくみである．眠気などで起こる**あくび**も，鼻粘膜などの血流を促すことで脳に向かう動脈血の温度を下げ，**脳冷却機構**としてはたらくと考えられる．

また，**鼻粘膜**の血管では**一酸化窒素（NO）**が生成され，吸気に加わって肺胞に送られるといわれている．NOは血管拡張や神経伝達調節などの作用のほか，肺胞における酸素吸収を高める役割を示す物質であり，**鼻呼吸**の重要性を物語っている．ちなみに口呼吸ではこの効果はみられず，酸素吸収量も低いと考えられている．

❸ 気道確保の手順（図3）

気道確保は，頭部後屈・下顎（おとがい）挙上・開口の3手技から始められる．

このうち，**頭部後屈**は頸部を後方に反らすことで咽頭を広げる方法で，**頸椎損傷**がある場合は行わない．一方，**下顎挙上**は下顎を持ち上げることで沈下した舌根を前方に移動させる手技をいい，最も基本的な気道確保法である．このため，頭部後屈と下顎挙上を合わせて「**頭部後屈顎先挙上法**」ともいう．なお，このときに身体をを**側臥位（回復体位）**にすると，吐物を口腔内から排除して**誤嚥**を予防できるうえ，重力による舌根沈下を防ぐことができる．

❹ 気道チューブ（図4）

気道確保の手法はいくつかある．チューブを気道に挿入する手法では，①プラスチックチューブを気管に直接挿入して換気路を確保する方法（**気管内挿管**），②**ラリンジアルマスク**とよばれるチューブをのどの奥まで挿入し，先端を喉頭蓋に吸着させて気道確保する方法，③食道と咽頭の2カ所でチューブのバルーンを拡張することで食道を閉鎖して気道を確保する方法（**コンビチューブ**）がある．なかでも「**気管内挿管**」は最も迅速かつ確実な手段とされ，救急医療における第一選択となっている．

⑤ 気管切開 (図5, 6)

頚部正中の皮膚を切開し，気管に孔をあけてカニューレを挿入する気道確保法を**気管切開**という．声門より口側に閉塞がある場合や気管内挿管が困難な場合，もしくは長期間の人工呼吸が必要な場合に有効で，生命維持のための人工呼吸や，定期的な喀痰吸引を要する場合に行われる．**気管内挿管**は声門を痛め，意識のある患者では苦痛が大きいのに対し，気管切開では発声も可能である．

救急医療において，開口不能な場合や，外傷や熱傷などで喉頭の損傷や変形が著しく，気管内挿管ができない場合には**輪状甲状靱帯切開**が行われる．ただ，これはあくまで一時的な呼吸管理方法である．

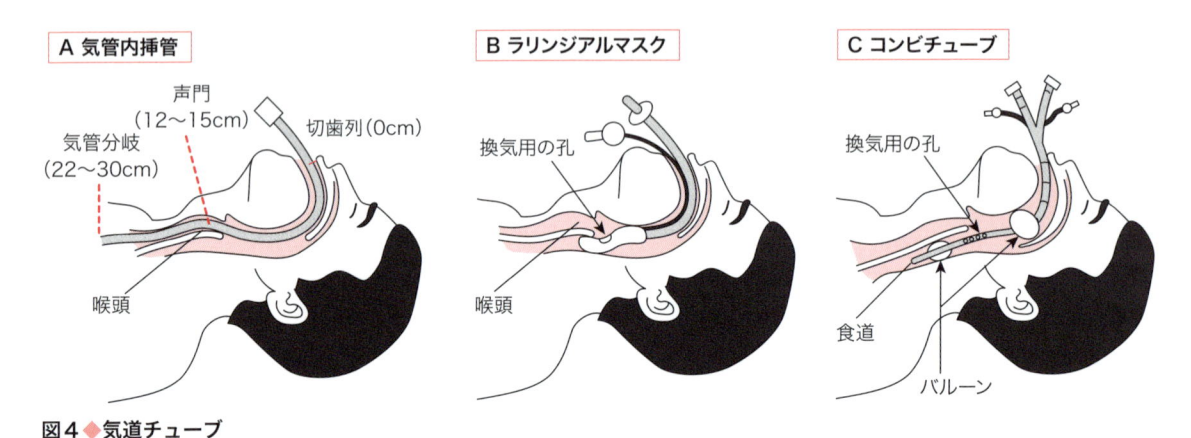

図4◆気道チューブ
気管内挿管（A），ラリンジアルマスク（B），コンビチューブ（C）を示す．ラリンジアルマスクでは喉頭を塞ぐように被うことで気道を確保する．

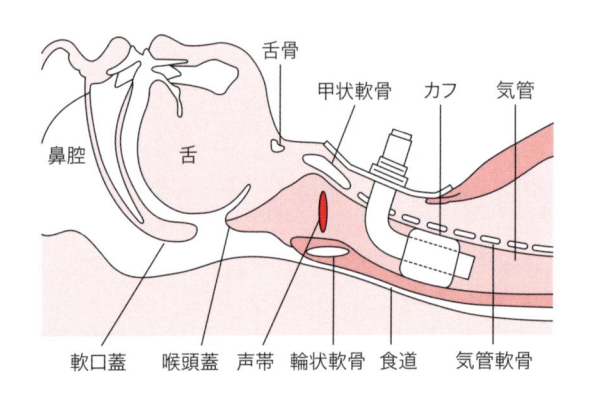

図5◆気管切開
頚部で気管に孔をあけてカニューレを挿入した状態．

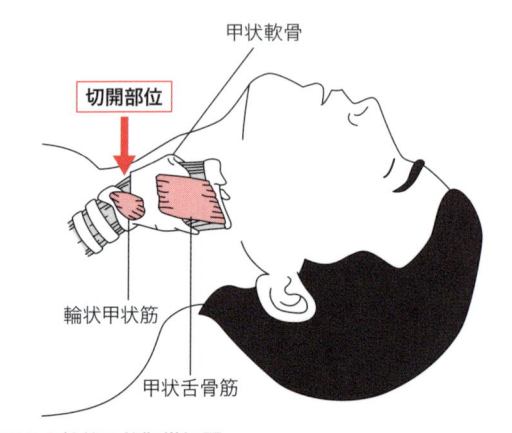

図6◆輪状甲状靱帯切開
緊急時の気道確保法として用いられる．

第3章 呼吸器系

2 肺疾患から探る肺

Keyword

【臨床トピック】肺炎・間質性肺疾患・肉芽腫形成性肺疾患・気管支肺炎・間質性肺炎

【解剖関連用語】気道・呼吸部・肺実質・肺間質（肺中隔）・葉気管支・区域気管支・終末際気管支・呼吸細気管支

▶ 肺疾患の分類（図1）

肺疾患は，**肺胞（肺実質）** を中心に生じるものと，**細気管支〜肺胞**を囲む隔壁部分（**肺間質；肺中隔**）を中心に生じるものとに大別される．肺実質を侵す疾患としては，慢性閉塞性肺疾患，肺胞性肺炎（いわゆる**肺炎**）および肺がんなどがあり，肺疾患の大半を占める．これに対し，肺間質を侵す疾患は**間質性肺疾患**とよばれ，塵肺症（石綿肺・珪肺ほか），**肉芽腫形成性肺疾患**（サルコイドーシス・過敏性肺臓炎ほか）および間質性肺炎などが含まれる．

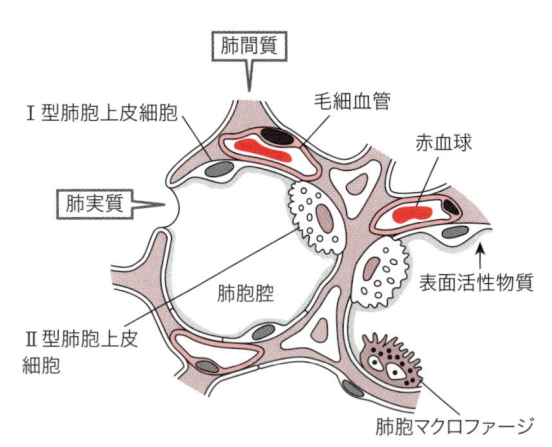

図1 ◆ 肺実質と肺間質
ガス交換に与る領域（肺胞上皮＋肺胞腔）を肺実質，肺胞間の隔壁部分を肺間質という．

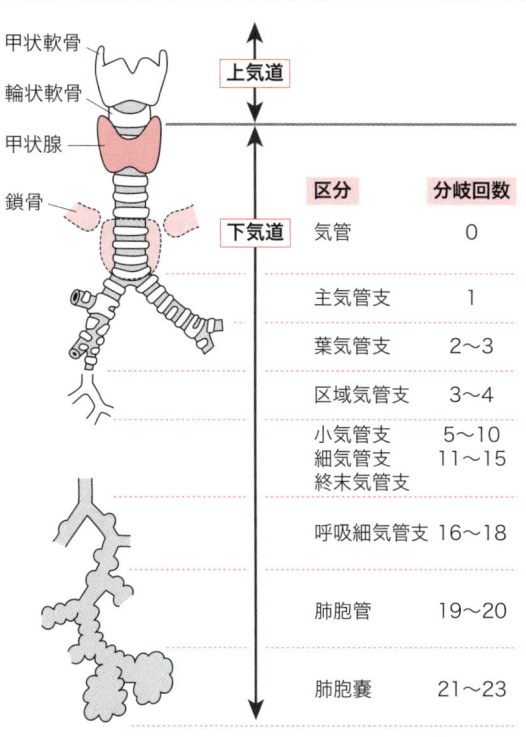

1 呼吸器系の全体像（図2）

呼吸器系は，鼻腔・喉頭・気管・気管支からなる**気道**と，肺胞を主体とする**呼吸部**によって構成される．通常，気道は**上気道**（鼻腔〜喉頭）と**下気道**（気管・気管支）に区別され，気管支はさらに肺内における分枝によって，**葉気管支・区域気管支・小気管支・細気管支・終末細気管支・呼吸細気管支**に区別される．このうち，気道壁に**軟骨**をもつのは気管〜区域気管支，**平滑筋**を有するのは気管〜呼吸細気管支であり，**分泌腺**や**線毛上皮**は細気管支より末梢では欠くことが多い．すなわち，気道壁が平滑筋を備えるが，呼吸部（肺胞管・肺胞嚢）は平滑筋をもたない．なお，呼吸部は厳密には肺胞を指すが，呼吸細気管支には少数の肺胞がみられるため，呼吸細気管支以下の部分を呼吸部に含めることもある．

区分	分岐回数
気管	0
主気管支	1
葉気管支	2〜3
区域気管支	3〜4
小気管支 細気管支 終末気管支	5〜10 11〜15
呼吸細気管支	16〜18
肺胞管	19〜20
肺胞嚢	21〜23

図2 ◆ 気道の分岐
肺内気管支は，20回ほど分岐をくり返した後，呼吸部（肺胞管・肺胞嚢）に達する．

2 肺の構造（図3）

　肺は，肺門から進入する気管支の枝がつくる**気管支樹**と，その先に集合する肺胞，そして気管支および肺胞を取り囲む血管系から構成される．すなわち，肺は気道や肺胞腔の空気に加えて多量の血液を含む．

　1本の**細気管支**につづく肺胞の集合を（二次）**肺小葉**，呼吸細気管支に連絡する肺胞嚢を**一次肺小葉（肺細葉）**という．各小葉を取り囲む小葉間結合組織に炭粉が沈着したりすると肺表面からも境界を認めることができる．個々の肺小葉は1 cm³ほどの多面体で，中心には細気管支と併走する肺動脈や気管支動脈が，小葉間結合組織には肺静脈に血流を送る細静脈が認められる．すなわち，肺胞におけるガス交換で酸素を受け取った血液は，小葉間結合組織内の静脈を経て心臓へと還流する．

3 肺の組織学的構造（図4）

　肺組織のうちガス交換に働く領域を**呼吸部（肺実質）**といい，厳密には**肺胞上皮細胞**と**肺胞腔**を指すが，呼吸細気管支～肺胞の気腔部分を含めて肺実質とよぶ．本来，呼吸細気管支は気道の末梢部であるが，ここには少数の肺胞も備わっていてガス交換が行われるためである．なお，呼吸細気管支内面は単層立方上皮からなり，しばしば線毛を欠くため感染を起こしやすい．

　一方，肺胞を囲む隔壁部分を**肺間質（肺中隔）**といい，狭い意味では基底膜と毛細血管内皮細胞で囲まれた領域を指すが，一般には肺胞壁に挟まれた部分をまとめて肺間質とすることが多い．

4 肺胞性肺炎と間質性肺炎（図5, 6）

　通常の場合，肺炎とは広い意味の**呼吸部（呼吸細気管支～肺胞）**を中心として生じた炎症（**肺胞性肺炎**）を指し，特に炎症が肺葉単位あるいはそれを超えて広がったものを**大葉性肺炎**，気管支の分枝に沿った肺区域単位で起こったものを**気管支肺炎（小葉性肺炎）**として区別する．

　これに対し，**肺間質（肺中隔）**を中心に炎症が生

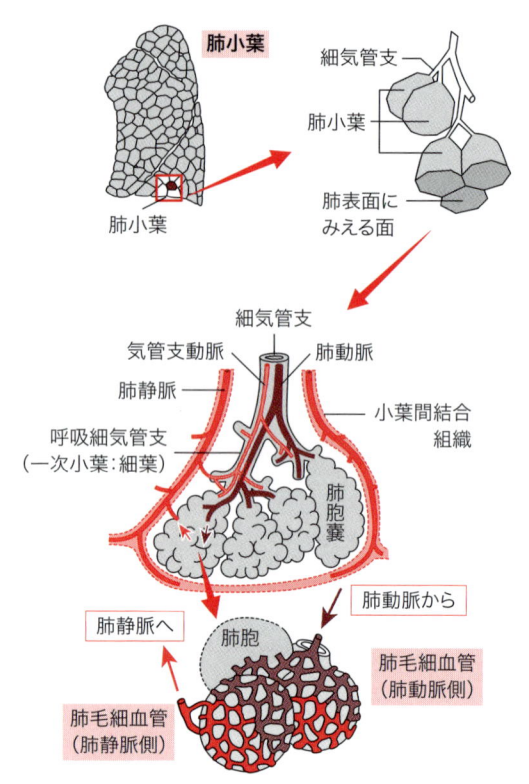

図3◆肺小葉とその構成
1本の細気管支につづく肺胞の集合を（二次）肺小葉といい，結合組織で包まれる．

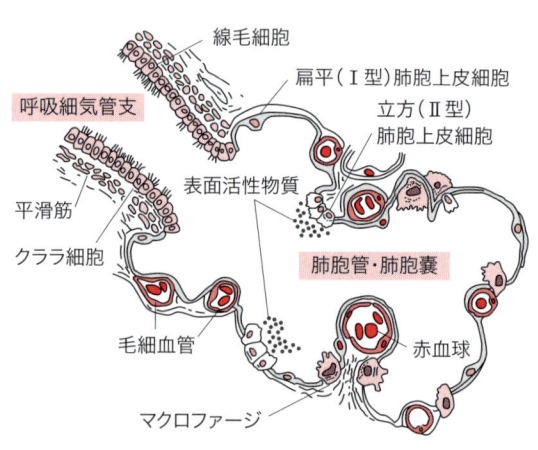

図4◆末梢気道と肺胞壁の組織構造
呼吸細気管支壁は平滑筋を含むが，肺胞の壁には存在しない．

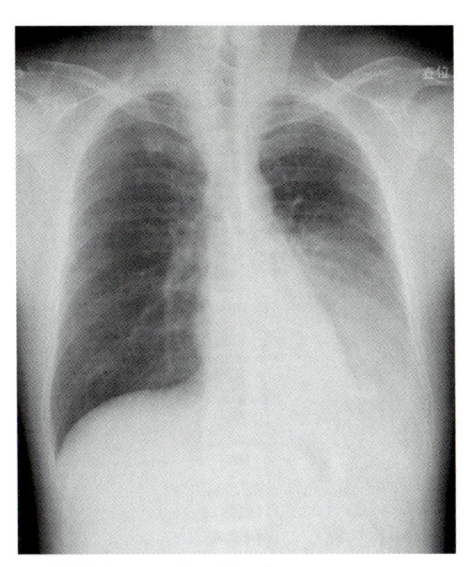

図5 ◆ 肺胞性肺炎の単純X線写真
肺の感染症の多くは呼吸細気管支に炎症を起こし，滲出液が肺胞腔に貯留する．

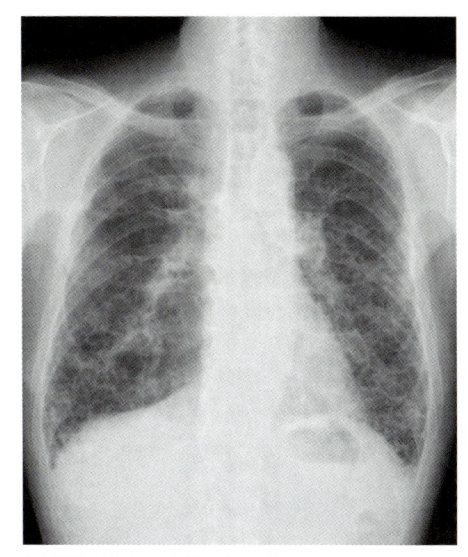

図6 ◆ 間質性肺炎の単純X線写真
肺胞隔壁（肺間質）に炎症が起こると線維化を生じる．肺胞に空気が入らず肺胞壁が肥厚するため，スリガラス様陰影を呈する．

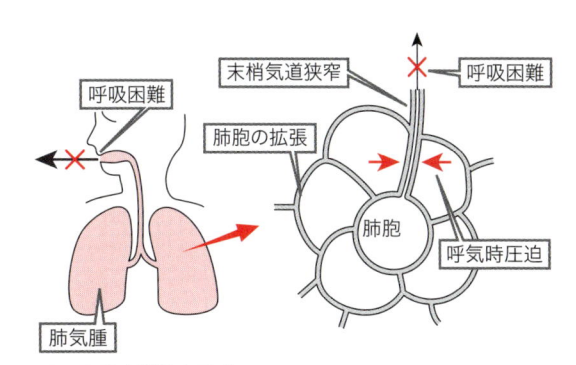

じたものは**間質性肺炎**とよばれ，いわゆる肺炎とは区別して扱われる．間質の炎症が進んで線維化を生じると，肺胞は固い殻に包まれた状態になり，肺胞壁の弾力性（肺コンプライアンス）が低下するため，肺胞の拡張が阻害される．この病態は**肺線維症**とよばれ，換気とくに吸気が困難な**拘束性換気障害**の1つである．

5 閉塞性換気障害（図7）

気道特に肺内部の気管支に狭窄〜閉塞が生じ，換気特に呼気が困難になった病態を**閉塞性換気障害**という．閉塞性換気障害をきたす疾患としては，気管支喘息・慢性気管支炎・肺気腫が代表的であるが，それぞれ気道閉塞の機序が異なる．

気管支喘息では，気管支平滑筋の収縮により気道閉塞が起こる．気管支平滑筋は比較的太い気管支に発達するため，喘息症状の主体となる閉塞は太い気管支で起こる．

これに対し，**慢性気管支炎**の閉塞は，粘液分泌過多によって起こる．分泌腺や杯細胞は比較的太い気

図7 ◆ 閉塞性換気障害
気道分泌物や平滑筋収縮による末梢気道の閉塞は呼吸困難を起こす．残気の増大で肺胞は拡張し，末梢気道を圧迫するためさらに呼気が困難になる．

管支に存在するため，これより末梢の細気管支レベルで閉塞することが多い．

なお，**肺気腫**における閉塞は肺胞構造の破壊によって起こる．正常な肺胞はシャボン玉のように表面張力により縮まろうとしており，これが隣接する呼吸細気管支の内腔を広げる力となっている．肺胞が破壊されると表面張力が効かなくなり，呼吸細気管支が圧閉される．

第3章 呼吸器系

3 上大静脈症候群から探る縦隔

Keyword

【臨床トピック】上大静脈症候群・肺がん・縦隔腫瘍・大動脈瘤・Horner（ホルネル）症候群
【解剖関連用語】上大静脈・縦隔・側副血行路・内胸静脈・奇静脈系

▶ 上大静脈症候群とは（図1）

種々の原因で**上大静脈**に狭窄・閉塞が起こり，上半身の血液還流が阻害されて頭頸部や上肢に著しいうっ血と浮腫を生じる病態を**上大静脈（SVC：superior vena cava）症候群**という．原因の90％は胸部の悪性腫瘍で，中でも**肺がん**によるものが多いが（80％），**縦隔腫瘍（胸腺腫・悪性リンパ腫など）や上行大動脈瘤**，縦隔リンパ節の腫大，Behçet（ベーチェット）病による血栓静脈炎などでも起こる．肺がんが上大静脈症候群の発症まで進行したものはほとんど手術不可能とされる．

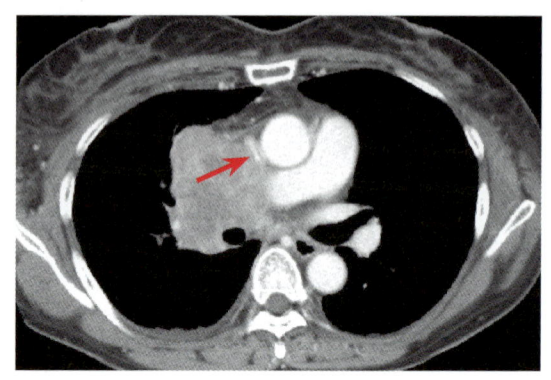

図1◆上大静脈（SVC）症候群のCT像
上大静脈の著明な狭小化がある（→）．

1 縦隔について（図2，3）

左右の**胸膜腔（肺）**に挟まれ，上は**胸郭上口**と**横隔膜**によって境される領域を**縦隔**という．縦隔には，心臓・大血管，食道，気管に加え，リンパ系器官（胸腺・リンパ節・リンパ管）や神経（横隔神経・迷走神経・交感神経幹）などが含まれる．

縦隔は，胸骨角平面（T4/T5間）より上方の縦隔上部（**上縦隔**）と，下方の縦隔下部（**下縦隔**）に大別され，縦隔下部はさらに前部（**前縦隔**）・中部（**中縦隔**）・後部（**後縦隔**）に区分される（解剖学的区分）．

一方，放射線科領域では「気管前縁〜心臓後縁」および「椎体前縁の1cm後方」の2本のラインにより**前縦隔・中縦隔・後縦隔**の3部に区分することも多い（Felson（フェルソン）の区分）．縦隔には上下に走向する器官が多いため，病巣の同定に便利なためである．

解剖学的区分
上部：胸腺/気管/食道/大動脈弓/上大静脈
前部：胸腺下部
中部：心臓/大血管/横隔神経
後部：気管支/食道/奇静脈系/下行大動脈/迷走神経/胸管/交感神経幹

Felsonの区分
前：胸腺/上行大動脈/心臓/上大静脈/横隔神経
中：気管/食道/大動脈弓/迷走神経/胸管
後：下行大動脈/椎体/脊髄/奇静脈系/交感神経幹

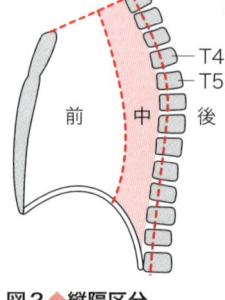

図2◆縦隔区分
解剖学的区分とFelsonの区分を示す．

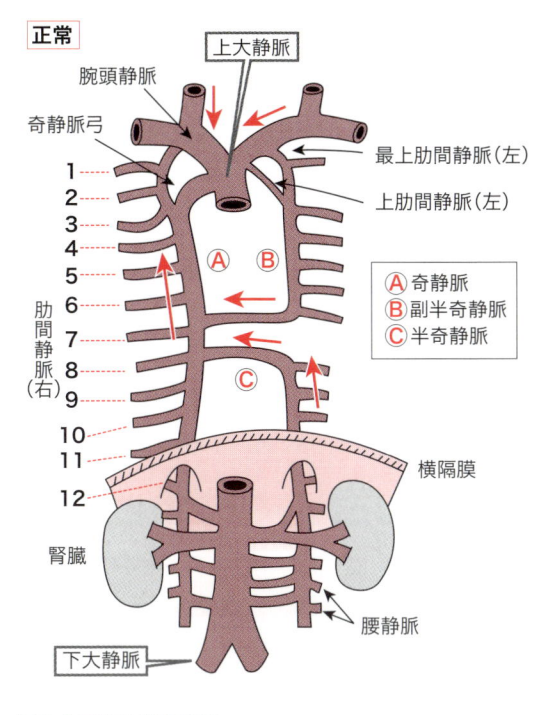

図3 ◆ 正常の胸部静脈
後腹壁〜肋間部の血液は奇静脈を介して上大静脈に注ぐ．

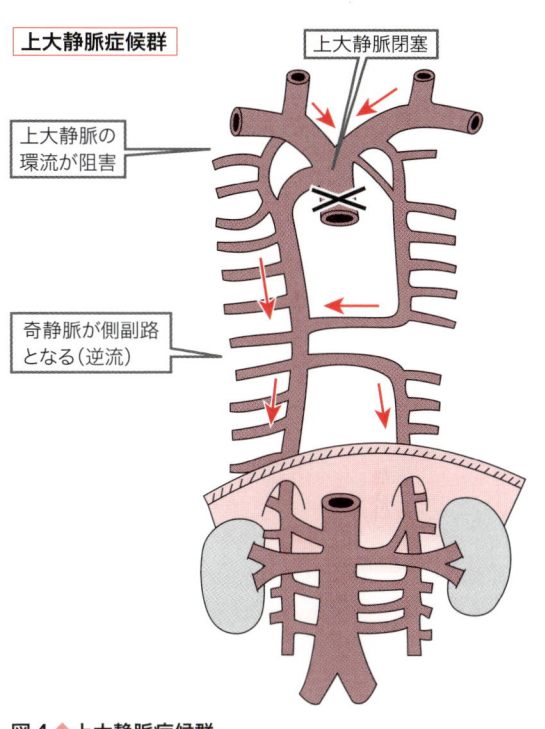

図4 ◆ 上大静脈症候群
上大静脈閉塞により頭頚部のうっ血を生じる．奇静脈はその側副路となるが，還流を代償するには至らない．

2　上大静脈と周囲の構造（図3，4）

上大静脈は，頭頚部〜胸部および上肢からの血液を集めて右心房に還す静脈で，**上縦隔**（Felsonの区分では**前縦隔**の上部）に位置する．上大静脈は胸郭上口部に位置するため，その周辺には，**奇静脈弓，上行大動脈〜大動脈弓，右肺動脈，気管〜（右）気管支，リンパ節，肺**（右上葉），**胸腺，食道，横隔神経，反回神経，交感神経幹**など，多くの器官が隣接する．

このように，上大静脈は周辺に多くの器官が隣接すると同時に薄い壁をもつため，隣接器官の拡大（**大動脈瘤**など）やがん浸潤（**肺がん・縦隔腫瘍**など）によって容易に圧迫を受ける．その結果，上大静脈には狭窄や閉塞による静脈圧の亢進が起こり，上半身（頭頚部・上肢など）からの**静脈還流**が阻害されて**うっ血**や**浮腫**を生じる．

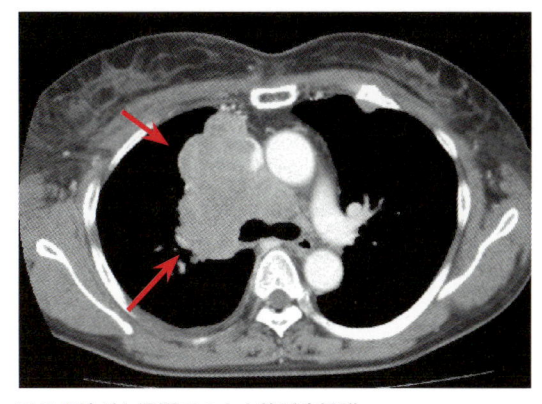

図5 ◆ 肺がん浸潤での上大静脈症候群
肺がん（→）の浸潤により上大静脈症候群を来した症例．

3　上大静脈症候群の原因と症状（図5）

上大静脈症候群の原因の大部分は悪性腫瘍で，とくに気管支原性**肺がん**が最も多く，**悪性リンパ腫**や**胸腺腫**などの**縦隔腫瘍**がこれに続く．上大静脈は，これら隣接臓器に生じた腫瘍の直接浸潤や拡大のほ

か，近接するリンパ節への転移などによっても圧迫を受ける．また，Behçet病などによる**血栓性静脈炎**から閉塞を生じたり，大動脈瘤による圧迫で上大静脈症候群が引き起こされるケースもある．

上大静脈症候群の症状は，頭頸部や上肢の**静脈圧亢進**による**うっ血**および**浮腫**と，これに伴う**静脈環流**の低下によって起こる．すなわち，うっ血による顔面の腫脹，心拍量低下による**呼吸困難（起坐呼吸・咳嗽**など）がみられ，しかも横臥位で増悪する特徴がある．また，うっ血による脳脊髄液圧上昇で**脳浮腫**を生じると，**頭痛・めまい・意識障害**などが出現することもある．

これらの症状とは別に，上大静脈症候群の原因である肺がんや縦隔腫瘍は，直接浸潤などによる症状を引き起こすことがある．気管圧迫による**呼吸困難**や反回神経障害による**嗄声**，交感神経幹障害による**Horner症候群**（ホルネル）（片側の**縮瞳・顔面の無汗症・眼瞼下垂**）などで，とくに呼吸困難は生命に関わるため最優先の処置を必要とする．

4 上大静脈の側副血行路（図6）

上大静脈には，**腕頭静脈**を介して頭頸部（←**内頸静脈**）や上肢（←**鎖骨下静脈**）からの静脈血が注ぐほか，**奇静脈系**からは後胸壁や内臓の静脈血，**内胸静脈**や**胸腹壁静脈**からは鎖骨下静脈経由で前胸壁の静脈血を受け，心臓へと還流する．このため，上大静脈が閉塞すると頭頸部や上肢からの**静脈還流**が阻害され，顔面のうっ血や腫脹などの症状を起こす．これが上大静脈症候群の本態である．

このとき，静脈血は奇静脈系や内胸静脈・胸腹壁静脈を逆流し，下大静脈経由で心臓に向かう．これは上大静脈経由の還流に対する**側副血行路**で，以下の3つがある．
①奇静脈→腰静脈→下大静脈
②内胸静脈→上・下腹壁静脈→外腸骨静脈→下大静脈
③胸腹壁静脈→浅腹壁静脈→大腿静脈→外腸骨静脈→下大静脈

とくに**奇静脈系**は著しく拡張するため，上大静脈の閉塞とともに，上大静脈症候群の画像診断に重要である．

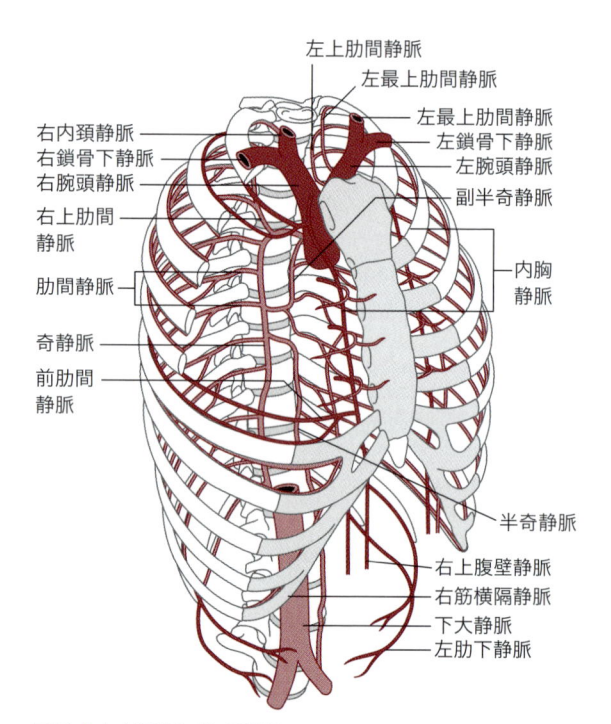

図6◆上大静脈に注ぐ静脈

腕頭静脈，奇静脈，内胸静脈などは上大静脈閉塞の際，下大静脈経由での静脈還流のための側副路となる．
〔Gray's Atlas of Anatomy（Drake, et al.），Churchill Livingstore, philadelphia, 2007を参考に作成〕

第3章 呼吸器系

4 自然気胸から探る胸膜腔

Keyword

【臨床トピック】特発性自然気胸・肺虚脱・気囊胞
・ブラ・ブレブ

【解剖関連用語】胸腔・胸膜腔・臓側胸膜（肺胸膜）・壁側胸膜・縦隔胸膜・横隔胸膜・胸膜液

▶ 自然気胸とは（図1）

何らかの原因で**胸膜腔**に空気が流入して陰圧状態がくずれ，肺がしぼんで**肺虚脱**に陥った病態を**気胸**という．気胸には，胸壁の損傷（**壁側胸膜**の破綻）による外傷性気胸や，**臓側胸膜（肺胸膜）**の破綻によって肺胞の空気が胸膜腔に漏れて起こる**自然気胸**などがある．

自然気胸は，肺結核，塵肺症，肺線維症，気管支拡張症などの肺疾患から二次的に起こるもののほか，肺表面に生じた**気囊胞**が胸膜腔側に破れて起こる例もあり，**特発性自然気胸**とよばれる．

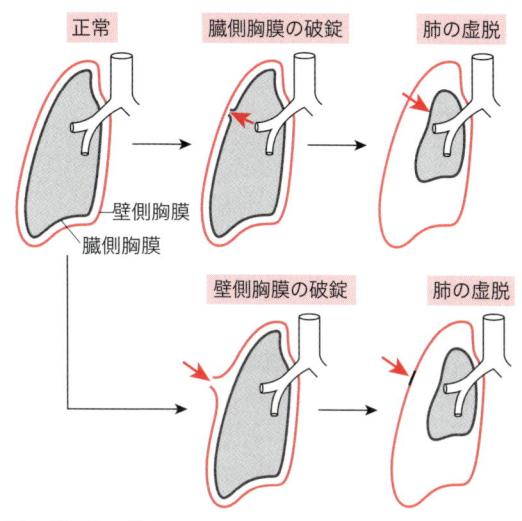

図1 ◆ 気胸の発症
正常では陰圧に保たれている胸膜腔に空気が入ると，胸膜腔の圧が肺内圧より高くなり，肺が虚脱を起こす．

1 胸郭と胸腔（図2）

肺には筋性壁が備わっていないので，肺自体が自力で拡大することはできない．このため，肺内に空気を出し入れするには肺の容積を増減するしくみが必要であり，この役割を担うのが**胸郭**である．胸郭は，胸椎・肋骨・胸骨で形成されるカゴ状骨格と，その間隙を埋める肋間筋や底部をふさぐ横隔膜によって構成される．横隔膜や肋間筋の収縮によって胸郭が運動することで，肺は受動的に拡大・縮小して容量を変化させ，空気の出し入れ（**呼吸運動**）が起こる．

このように，胸郭や横隔膜によって囲まれ空間は**胸腔**とよばれ，その中に心臓・大血管・気管・肺，食道などの臓器（**胸腔内臓器**）や，心臓を囲む心膜腔，肺を囲む胸膜腔などの閉鎖腔が位置する．胸腔

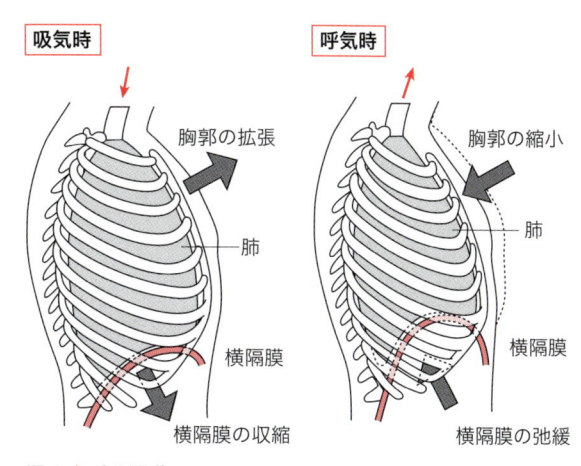

図2 ◆ 呼吸運動
横隔膜の運動と，肋間筋による胸郭の拡張・縮小で呼吸運動が起こる．

第3章 呼吸器系

と胸膜腔はしばしば同義に用いられるが，次に示すように，厳密には別々のものである．

2 胸膜腔（図3）

　肺は胸腔内に左右一対あり，それぞれ連続する2葉の**胸膜**によって包まれている．このうち，肺表面に密着する内葉を**臓側胸膜（肺胸膜）**，胸郭の壁内面を被う外葉を**壁側胸膜**といい，両葉の間の閉鎖腔を**胸膜腔**という．胸膜腔には少量の**胸膜液**が含まれ，肺の呼吸運動に際してその摩擦を軽減する潤滑液の役割をもつ．また，胸膜腔は肺胞腔に対して常に陰圧を保つことで肺を膨らませ，吸気時の肺拡張を助ける．このため，胸膜腔を開放する胸部外科手術では，術後に胸膜腔の脱気を行い，陰圧に戻す必要がある．

　胸膜腔は，口をふさいだビニール袋で首の長いビンを包んだ形を想像すると理解しやすい．ビン本体を包むビニールは，首のつけ根で内葉（臓側胸膜）から外葉（壁側胸膜）に移行するが，ビンの首を囲む部分が**肺門**，ビンの首じたいが**肺根**（気管支，肺動・静脈など）に相当する．

図3 ◆ 胸膜腔
臓側胸膜（肺胸膜）と壁側胸膜との間に胸膜腔が形成される．

3 ブレブとブラ（図4）

　肺胞が何らかの原因で融合・拡大したものを**気嚢胞**といい，臓側胸膜を内側から圧排・突出する．臓側胸膜は，組織学的には肺実質に接する**肺弾性板**と胸膜腔に面する**胸膜弾性板**とからなり，気嚢胞のうち肺弾性板を浸食していないものを**ブラ**，肺弾性板が破壊されたものを**ブレブ**という．すなわち，ブラは肺内に形成された気嚢であり，ブレブは胸膜内（2葉の弾性板の間）に入り込んだ気嚢である．両者は肉眼的には区別できないが，いずれの場合も胸膜弾性板が破壊されると気嚢胞内の空気が胸膜腔内に漏れ，気胸を生じる．

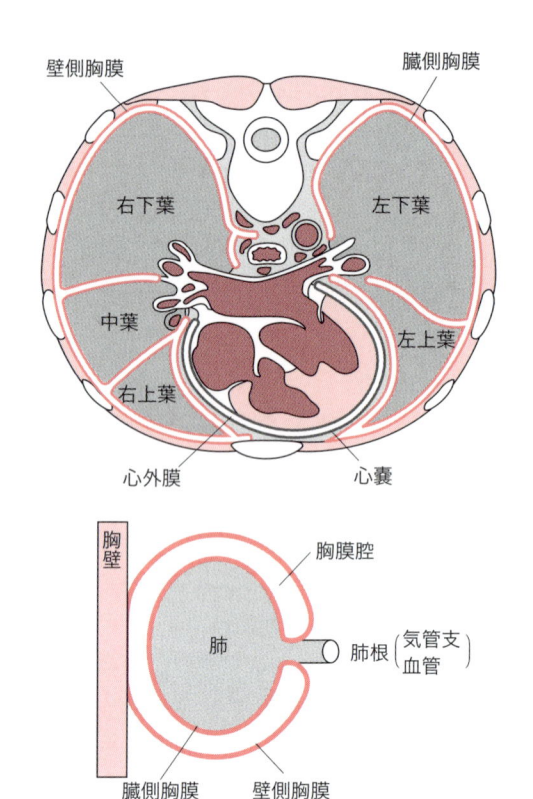

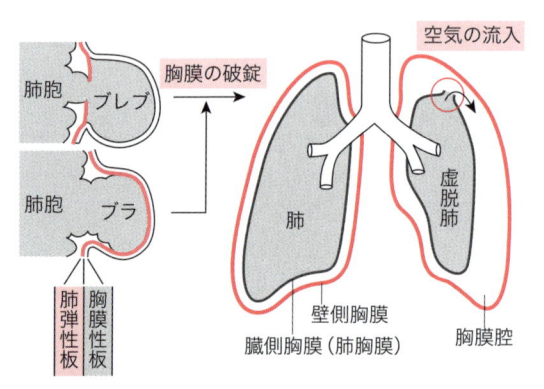

図4 ◆ ブレブとブラ
臓側胸膜の肺弾性板が破壊されていない気嚢胞をブラ，肺弾性板を破壊している気嚢胞をブレブという．

4 胸膜の支配神経（図5）

　胸膜のうち，肺表面に密着する臓側胸膜（肺胸膜）には感覚ニューロンの分布がほとんどないのに対し，胸腔壁の内面を被う壁側胸膜には**肋間神経**から感覚ニューロンが分布する．このため，胸膜炎や気胸などの疾患で生じる痛みは，主に壁側胸膜刺激によって起こる．一方，胸膜腔内側の壁側胸膜（**縦隔胸膜**）や，底面（**横隔胸膜**）の中心部は第3～5頸神経に由来する横隔神経によって支配される．このため，横隔膜中央部の刺激はC3～5レベルの脊髄に送られ，このレベルに支配される頸部～肩の領域に関連痛を引き起こす．

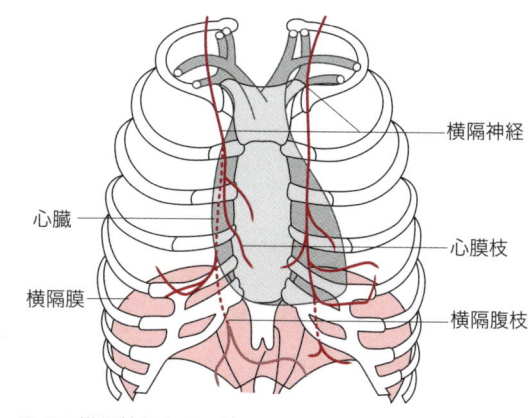

図5◆横隔神経とその枝
胸膜には横隔神経に加えて肋間神経が分布する．

5 気胸の症状と診察所見（図6）

　自然気胸の発症率は10万人に50人ほどで，圧倒的に男性に多い（男：女＝8：1）．いずれの年齢でもみられるが，細身の若年男性と慢性肺疾患をもつ中・高年の男性に好発傾向がある．

　多くの場合，気胸は突然発症し，深く吸気することができないために息苦しさや**呼吸困難**を伴う．**胸痛**は壁側胸膜への刺激の程度によるため，全く自覚しない例から激痛を訴える例までさまざまであるが，**肺虚脱**に陥ると胸痛が消失する．自然気胸が両側の肺に同時発症することは少ないが，片側に気胸が発症すると他側の肺に負荷がかかり，ガス交換の低下から頻脈や動悸が生じる．

　気胸では胸膜腔内に空気が貯留するため，胸部単純X線写真では透過像として（図6A）CT像では肺虚脱がみられる（図6B）．とくに呼気時には，肺が胸膜腔の空気におされて縮むため，空気をはき出した状態で撮影すると肺虚脱像が認められる（**呼気時撮影**）．打診では太鼓を叩いたときのような音（鼓音）が聴かれる．また，聴診しながら声を出してもらう音声聴診では，正常より聴き取りにくい．これは，気管支に沿って肺胞に伝わった音声が，空気で満たされた胸膜腔で遮音されるために起こる．

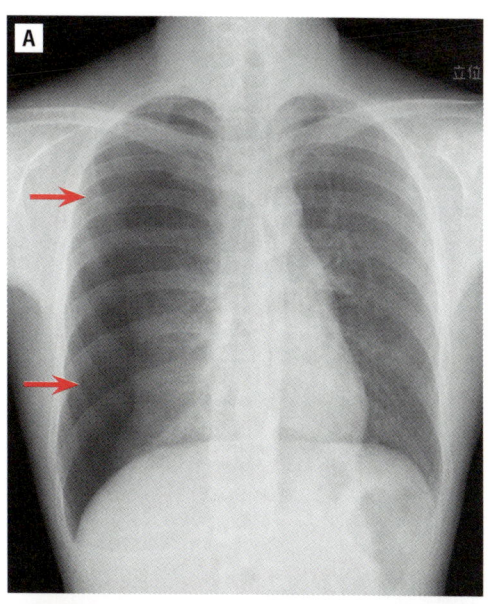

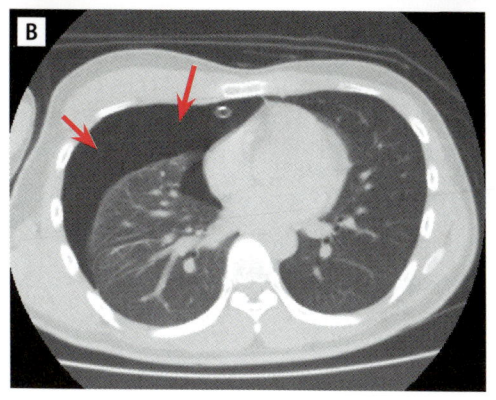

図6◆医療画像でみる気胸
胸部単純X線写真（A）およびCT像（B）において，右側に気胸（→）が認められる．

第3章 呼吸器系

5 横隔膜ヘルニアから探る横隔膜

Keyword

【臨床トピック】横隔膜ヘルニア・食道裂孔ヘルニア・先天性横隔膜ヘルニア・Bochdalek孔ヘルニア（胸腹裂孔ヘルニア）

【解剖関連用語】横隔膜・腱中心・横隔神経・大静脈孔・食道裂孔・大動脈裂孔・胸肋三角・腰肋三角（Bochdalek孔）・横中隔・胸腹膜ヒダ・食道間膜

▶ 横隔膜ヘルニアとは（図1）

腹腔臓器が横隔膜の孔や裂隙から胸腔に脱出する病態を**横隔膜ヘルニア**という．交通事故などで起こる**外傷性ヘルニア**に対し，**非外傷性ヘルニア**は先天性または後天性に形成された孔を通って脱出する．

横隔膜ヘルニアの大半は非外傷性で，その80％が**食道裂孔ヘルニア**である．食道裂孔ヘルニアは，食道の先天的短縮や食道裂孔の異常，加齢による食道裂孔の緩みなどで起こる．一方，**先天性横隔膜ヘ**

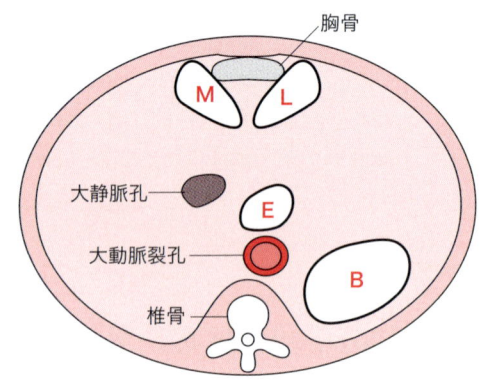

図1 ◆ 横隔膜に生じるヘルニア

右胸肋三角に生じるMorgani孔ヘルニア（M），左胸肋三角に起こるLarrey孔ヘルニア（L），食道裂孔に起こる食道裂孔ヘルニア（E），そして腰肋三角に生じるBachdalek孔ヘルニア（B）などがある．

ルニアでは，大半が**腰肋三角（Bochdalek孔）**に生じるが（約90％），**胸肋三角**（左：**Larrey孔**，右：**Morgani孔**）に起こることもある．

1 横隔膜のかたち（図2, 3）

横隔膜は胸郭下口をドーム状にふさぐ膜状の骨格筋で，胸腔と腹腔との境をなす．胸郭下口の周縁（胸骨・肋骨弓・腰椎前面）に起始し，ドームの天井部にあたる**腱中心**に停止する．横隔膜が収縮すると全体が短縮して腱中心が下降し，これによって胸腔が拡がることで肺への吸気が起こる．なお，横隔膜は頚神経叢から起こる**横隔神経（C3〜C5）**に支配され，ここには運動ニューロンも感覚ニューロンも含まれる．

横隔膜には，胸腔と腹腔をつなぐ器官の通る孔が開いている．中でも**大静脈孔**（下大静脈が通る），**食道裂孔**（食道・迷走神経が通る），**大動脈裂孔**（大動脈・胸管が通る）は代表的で，それぞれT8,

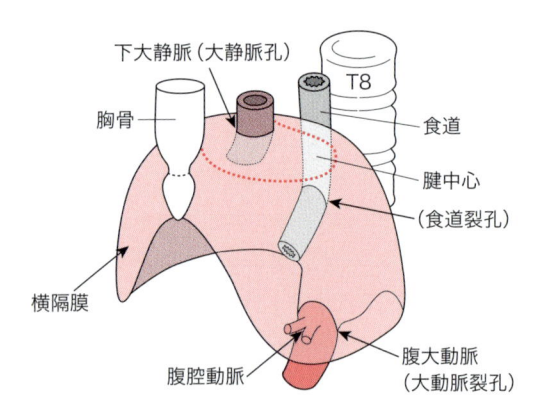

図2 ◆ 横隔膜の位置関係

横隔膜はドーム状に張る膜状の骨格筋で，横隔神経（C3〜C5）に支配される．

T10，T12の高さに位置する．このほか，横隔膜胸骨部と肋骨部の境には**胸肋三角**（**Larrey孔・Morgani孔**；上腹壁動・静脈が通る），腰椎部と肋骨部の間には**腰肋三角**（**Bochdalek孔**）とよばれる間隙がある．

2 横隔膜の役割（図4）

横隔膜は肺を囲む胸膜腔の気圧を調節することで呼吸に働いている．すなわち横隔膜が下降すると胸腔は拡大し，胸膜腔が引っ張られて吸気が起こり，横隔膜が上昇すると胸腔が縮小して肺の空気は押し出される（呼気）．このため，胸を強打されると，膨らんだ風船を急に叩いたときのように，肺からの排気が間に合わずに横隔膜が裂けることがある．横隔膜が裂けると，横隔膜で区切られていた臓器が裂け目から脱出したりする（**外傷性横隔膜ヘルニア**）．

3 横隔膜の発生（図5）

横隔膜は，胎生期に出現する4つの部分（**横中隔・胸腹膜ヒダ・食道間膜・外側体壁**）から作られる．もともと**心膜腔・胸膜腔**（**心膜腹膜管**）・**腹膜腔**は連続した1つの空間で，胎児の屈曲とともに心膜腔と胸膜腔の下に腹膜腔が位置するようになる．心膜腔と腹膜腔（心臓と肝臓の間）は**横中隔**とよばれる板状組織で隔てられ，その背側には左右1対の心膜腹膜管（将来の胸膜腔）を囲むように**胸腹膜ヒダ**と**食道間膜**が形成される．その後，外側体壁から伸びるヒダが横隔膜の辺縁部をつくる．

こうして，横中隔から腱中心や**横隔膜前部**が，胸腹膜ヒダから**背側部**が，食道間膜から**右脚**や**左脚**が，そして外側体壁から横隔膜辺縁部（**肋骨部**）が作られる．その際，心膜腹膜管は一部（腰肋三角）をのぞいて胸腹膜ヒダでふさがれるが，閉鎖せずに残ると**Bochdalek孔ヘルニア**を起こす．

発生初期，横中隔は第3～5頸髄の前方に形成されるため，横中隔に向かう神経もC3～C5レベルから起こる．このため，横隔膜は形成後もこの神経（**横隔神経**）の支配を受けることになる．

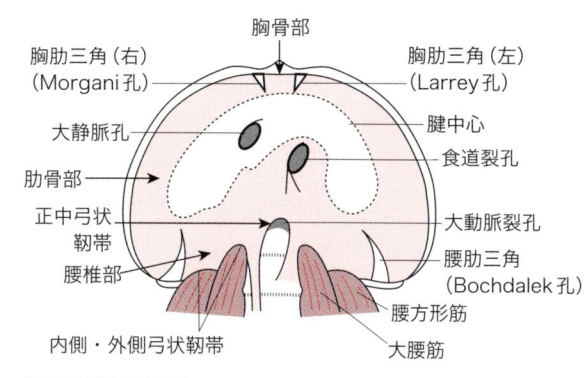

図3 ◆ 横隔膜下面
横隔膜は胸郭下口の辺縁に起始し，腱中心を停止とする骨格筋で，起始部により胸骨部・肋骨部・腰椎部に区分される．

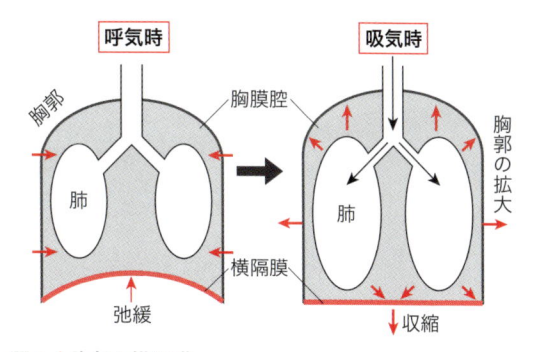

図4 ◆ 胸郭と横隔膜
胸郭と横隔膜の運動により肺を囲む胸膜腔が拡大し，これによって肺が拡張されて吸気が起こる．

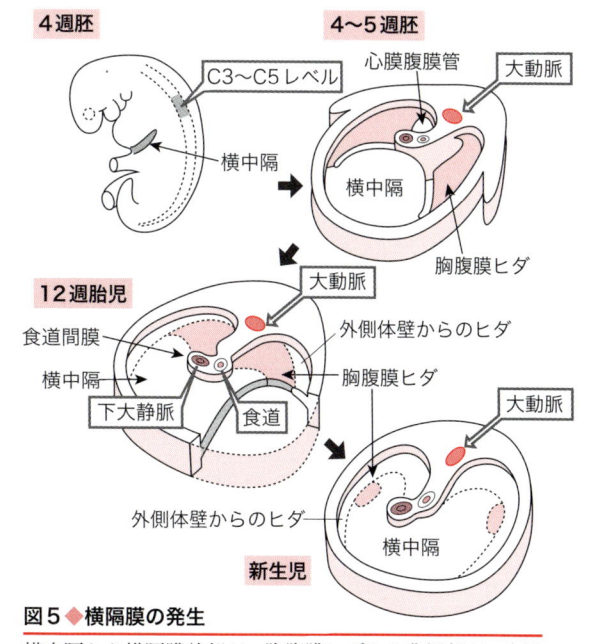

図5 ◆ 横隔膜の発生
横中隔から横隔膜前部が，胸腹膜ヒダから背側部が，食道間膜から右脚および左脚が，そして外側体壁から肋骨部が形成される．

4 先天性横隔膜ヘルニア

　先天性横隔膜ヘルニアの代表例といえば **Bochdalek 孔ヘルニア（胸腹裂孔ヘルニア）** で，新生児で最も多く（2,000人に1人），心膜腹膜管の閉鎖不十分（胸腹膜ヒダの形成不全）が最大の原因である．未閉鎖部分（**Bochdalek 孔**）は腹膜で被われていないため，腹部臓器は腹膜の袋（**ヘルニア嚢**）に包まれずに胸膜腔内に進入する（**仮性ヘルニア**）．肺の低形成を合併することが多いため，呼吸障害や肺高血圧とチアノーゼがみられ，予後も悪い．なお，右には肝臓があるため，左で多く発生する．

　これに対し，**胸肋三角**（左：**Larrey 孔**，右：**Morgani 孔**）は腹膜で被われているため，この部に起こるヘルニアはヘルニア嚢をもつ（**真性ヘルニア**）．その位置から**胸骨後ヘルニア（傍胸骨裂孔ヘルニア）** とよばれ嘔吐，腹痛などの腹部症状でみつかることが多いが，無症状のこともある．

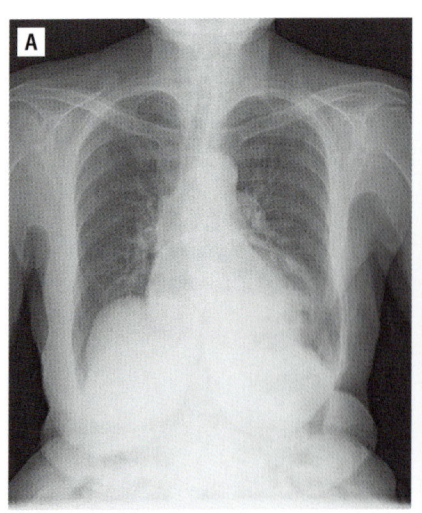

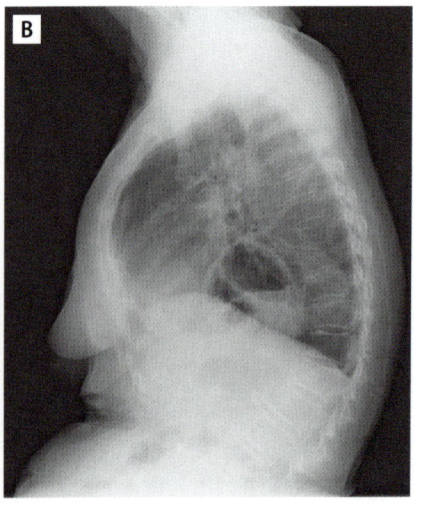

5 食道裂孔ヘルニア（図6, 7）

　胃が食道裂孔から縦隔内に脱出するもので，滑脱型と傍食道型および両者の混合型がある．このうち**滑脱型**は，緩んだ食道裂孔から胃がまっすぐ脱出するタイプで，食道裂孔ヘルニアの大半を占める．逆流防止機構がはたらかないため**逆流性食道炎**を合併しやすい．一方，**傍食道型**は胃の一部が食道の傍を通って脱出するタイプで，食道裂孔による絞扼で出血・阻血・通過障害が起こるため外科処置が必要となる．

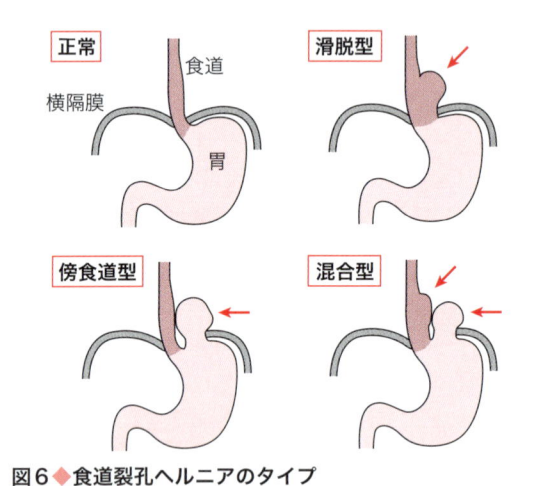

図6 ◆ 食道裂孔ヘルニアのタイプ
食道裂孔ヘルニアは，滑脱型，傍食道型，混合型などに大別される．

図7 ◆ 食道裂孔ヘルニア
A：正面像，B：側面像

第3章 呼吸器系

6 医療画像から探る胸部解剖

Keyword

【臨床トピック】胸部単純X線写真・背腹像（PA像）・腹背像（AP像）・CT，MRI，Felson区分
【解剖関連用語】Louis角平面，肺尖野・上肺野・中肺野・下肺野・縦隔

医療画像と解剖学的構造

　近年の医療画像は著しい進歩をとげ，とくにCTおよびMRIの精確さには目をみはるものがある．しかし，医療画像の解像度が増すにつれ，これを読影する側にも正確な解剖学的知識が要求されることになる．画像読影の基本となるのは，読影者の頭の中にある解剖学的構造のイメージだからである．

1 胸部単純X線写真の解剖

　胸部単純X線写真はレントゲン写真の代表的存在であるが，放射線診断の基本としても重要で，いくつかのポイントがある．

1）背腹像と腹背像の区別（図1，2）

　胸部単純X線写真には，胸側にフィルムを置いて背側からX線照射して撮影する**背腹像（PA像）**と，背中にフィルムを置いて腹側からのX線照射で撮影する**腹背像（AP像）**がある．通常，腹背像は仰臥位で約120cmの距離から，背腹像は立位で約200cmの距離から照射する．このため，AP像とPA像では次のような違いがみられる．

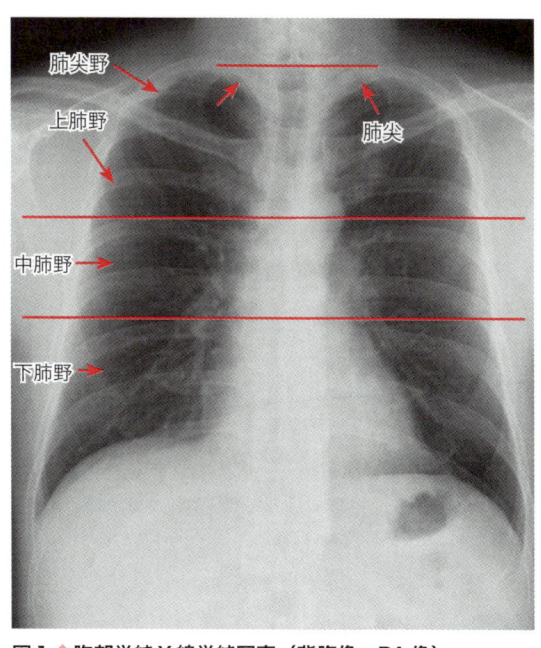

図1 ◆ 胸部単純X線単純写真（背腹像；PA像）

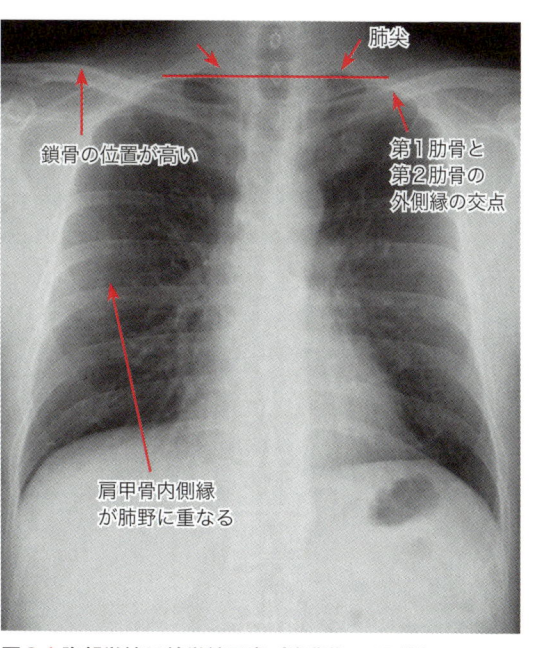

図2 ◆ 胸部単純X線単純写真（腹背像；AP像）

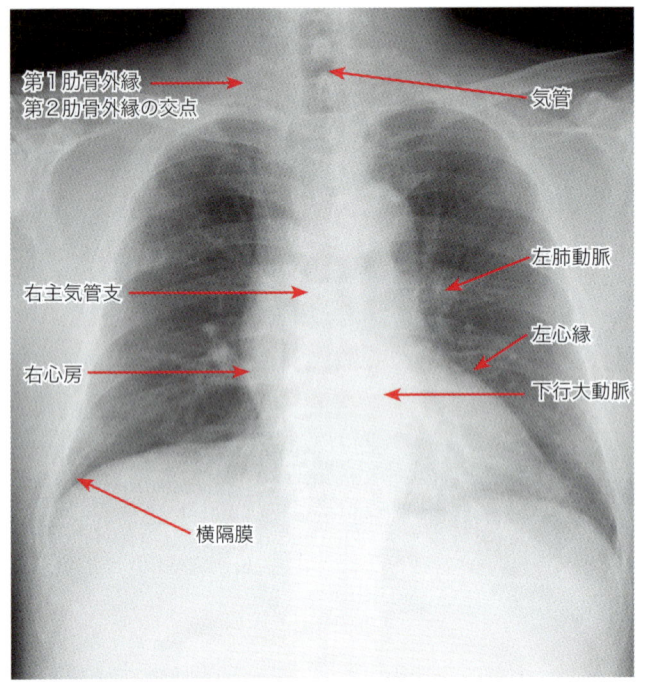

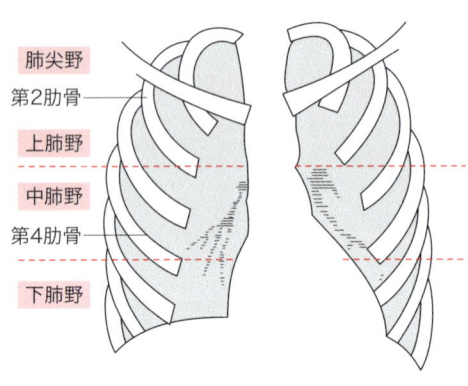

図3 ◆ 胸部単純 X 線写真で見えるはずの構造

すなわち，AP像ではPA像に比べて
- 鎖骨の位置が高く写る．
- 肩甲骨内側縁が肺野の中央に写る．
- 心陰影が大きく写る（線源が近いため）．
- 鮮明度が低い（線源が近いため）．
- 横隔膜の位置が高い（仰臥位の場合）．

左右の第1，第2肋骨外縁の交叉点を結ぶ線より，肺尖が上にある場合は**仰臥位AP像**，下にある場合は**PA像**（とくに立位で顕著）である．

2）見えるはずの構造（図3）

胸部単純X線写真正面像（**PA像**）で見えるはずの構造（実際には見えないこともある）は，読影の目安として重要である．

【胸郭・上肢帯】
肋骨：背側～前外側3分の1が見える．
　　　　（軟骨は写らない）
脊椎：下部頚椎～第三胸椎は明瞭
　　　　（縦隔と重なる部は見えにくい）
鎖骨：PA像では肺尖は鎖骨に隠れる
肩甲骨：肺野への重なりが大きい

【気道・気管支】
気管：正中に位置する縦長の透亮像
気管分岐：第4-5胸椎付近で左右に分岐
右主気管支：垂直に近い走向（2 cm）
左主気管支：水平に近い走向（5 cm）
右上葉気管支：分岐の直上に奇静脈弓
中間気管支幹：上葉気管支分岐～中葉気管支分岐
　　　　　　　　の間（右肺動脈下行枝と同じ太さ）

【肺野】
肺尖野：鎖骨より上の肺野
上肺野：鎖骨と第2肋骨前縁の間
中肺野：第2～第4肋骨前縁の間
下肺野：第4肋骨より下の肺野
肺門陰影：主体は肺動脈（左は右よりやや高い）
横隔膜：90％は左より右が高い
　　　　　（深吸気時で第10肋骨後縁の高さ）

【縦隔陰影】
右心縁：上大静脈・右心房
左心縁：大動脈弓・肺動脈幹・左心房～左心室
胸大動脈：左縁（正中のやや左側）

2 胸部横断画像の解剖（図4〜7）

　胸部臓器の立体的位置関係，とくに縦の拡がりを理解しておくことは，CTやMRIの横断像を読影する際に必須である．多くの臓器は呼吸によって移動するため，厳密に位置が決まるわけではないが，およその位置を知っておくことは画像読影に役立つ．

- 胸骨上縁（**頚切痕**）は第2胸椎の高さ，胸骨下縁（**剣状突起**）は第9-10胸椎の高さにほぼ一致する．
- 解剖学的正位において，**肩甲骨**は第2〜7胸椎の高さにある．
- 胸骨角を通る水平面（**胸骨角平面；Louis角平面**）は第4-5胸椎レベルにあり，気管分岐の高さであるとともに，上行および下行大動脈と大動脈弓と境界に一致する．
- **横隔膜**の腱中心には**大静脈孔**（第8胸椎の高さ）・**食道裂孔**（第10胸椎の高さ）・**大動脈裂孔**（第12胸椎の高さ）があり，それぞれ下大静脈・食道・胸大動脈が通る．

1）T3の高さの横断像（図5）

　第3胸椎の高さは頚切痕と胸骨角の間に相当し，以下の構造が位置する．

骨：肩甲骨（中部）・胸骨柄
肺：肺上葉（胸骨角；T4〜5より上）
上縦隔の臓器：気管・食道・腕頭動脈・左総頚動脈・左右腕頭静脈など
腋窩上部：腋窩動-静脈・腕神経叢

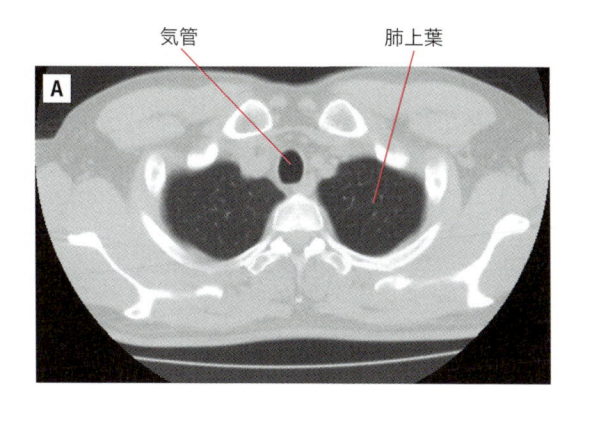

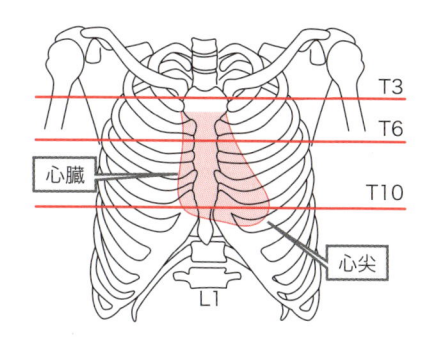

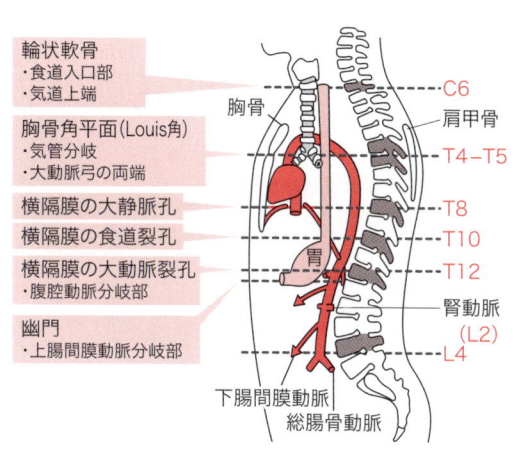

図4◆脊椎の高さと臓器の位置

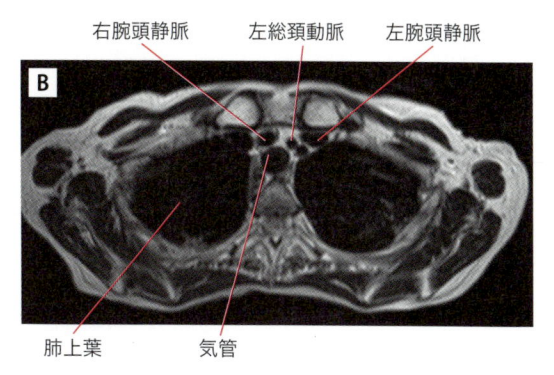

図5◆胸部横断像（T3レベル）
A：CT像，B：MRI像（T2強調像）

2）T6の高さの横断像（図6）

第6胸椎の高さは胸骨体（中部）に相当し，肺門の高さにほぼ一致する．

骨：肩甲骨（下部）・胸骨体

下縦隔（上部）の臓器：心基部（または上大静脈/上行大動脈/胸大動脈）・食道・奇静脈

肺：右肺（上葉/中葉）・左肺（上葉/下葉）・肺門（肺動-静脈/左右主気管支）

3）T10の高さの横断像（図7）

呼吸によって横隔膜が移動するため，横断像では，胸部臓器に加えて腹部臓器も観察される．

骨：剣状突起

肺：下葉

下縦隔（下部）の臓器：下大静脈・心臓下部・胸大動脈・食道・横隔膜（一部）

腹部の臓器：肝臓（肝静脈）・食道-胃接合部・胃底・脾臓・腹大動脈

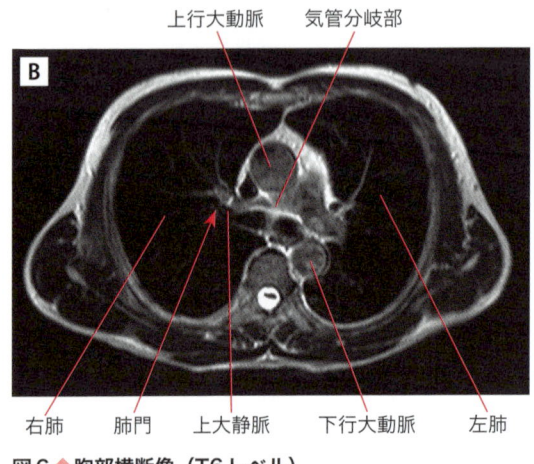

図6◆胸部横断像（T6レベル）
A：CT像，B：MRI像（T2強調像）

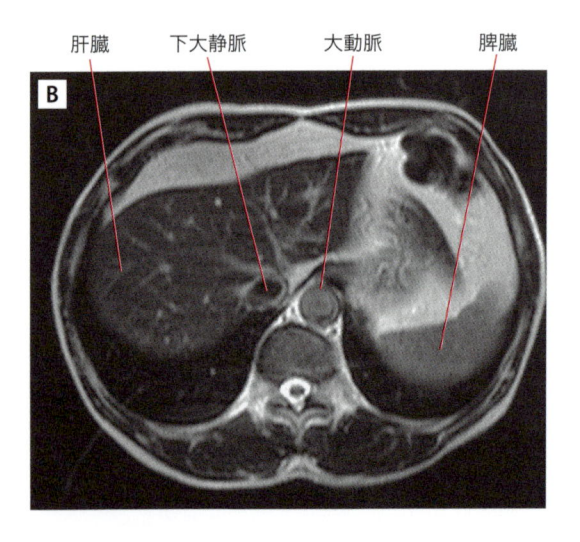

図7◆胸部横断像（T10レベル）
A：CT像，B：MRI像（T2強調像）

第4章

循環器系

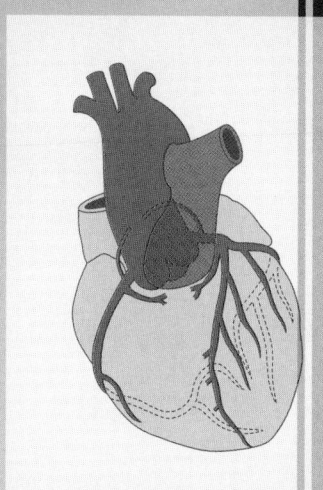

第4章 循環器系

循環器系解剖の全体像

循環器系の出現

細胞自体が個体である**単細胞生物**は「海」の中に生息し，栄養分を「海」から取込み，代謝産物を「海」に排出している．これに対し，ヒトなどの**多細胞生物**では，細胞は「海」から離れていて直接のやりとりはできない．このため，多細胞生物は，身体を**体液**で満たすことで体内に「海」を実現した．**循環器系**はこの「海」の流入・流出路であり，その環境維持にはたらいている．

1 体液とは（図1）

身体に含まれる液体成分を**体液**といい，成人では体重の60％を占める．体液の3分の2は細胞に含まれ，残りの3分の1は細胞外にある（**細胞外液**）．さらに細胞外液は，血管やリンパ管内を循環する**管内体液**と，**細胞間質（細胞外マトリックス）**に含まれる**間質液（組織液）**に区分される．

細胞外液の4分の3（体液全体の25％）は間質液であり，残りが血液（血漿）・リンパ・脳脊髄液などの管内体液である．すなわち，成人の間質液は全体液の25％（体重60kgでは約9L）を占め，細胞を取り巻く環境としてその活動の維持に働いている．

細胞内液，管内体液および間質液は，細胞膜で互いに隔てられているが，相互に連絡・移動している．全身組織には**毛細血管**が分布しており，血液と細胞の間には細胞間質を介した物質交換系が成り立っているためである．すなわち，血液（血漿）・間質液・細胞内液の間には栄養や代謝産物の受け渡しがあり，これにより，細胞・細胞間質・血管における物質輸送が行われている．

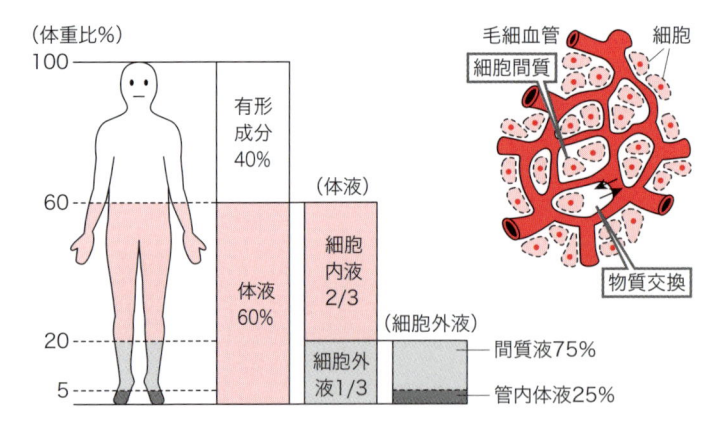

図1 ◆ 体液の分布
体重の60％を占める体液の3分の1は細胞外にあり，細胞外液の75％は細胞間質に存在して血液との間の物質交換に関与している．

2 心臓血管系とリンパ管系

循環器系には，血液循環に働く**心臓血管系**と，リンパの循環にあずかる**リンパ管系**とがある．心臓血管系には循環の動力ポンプである**心臓**が備わっているのに対し，リンパ管系は独自の動力系をもたない．

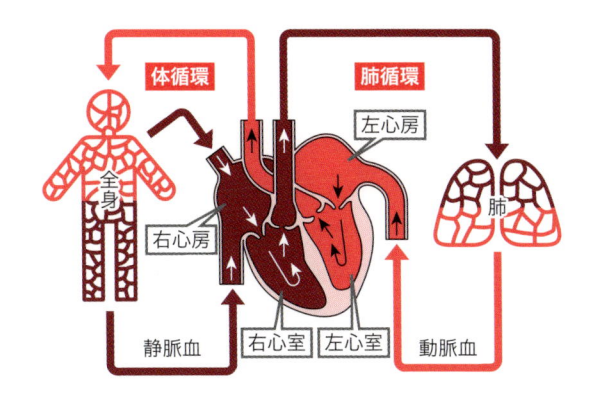

図2 ◆ 血液循環系
血液循環系は肺を巡って呼吸にあずかる肺循環と，全身に酸素や栄養を分配する体循環とに大別される．

1）心臓血管系（図2）

　心臓を動力とする血液循環路を心臓血管系といい，心臓から全身に血液を送る**動脈**と，末梢の血液を心臓に還流する**静脈**から構成される閉鎖経路をなす．動脈と静脈は毛細血管によるネットワーク（**毛細血管床**）で連絡され，この領域の血液（血漿）と間質液との間で物質交換が行われる．心臓血管系は閉鎖された経路（**閉鎖循環系**）であり，心臓から拍出される血液量と心臓に還る血液量は等しい．

　ヒトの心臓血管系は，**体循環（大循環）**と**肺循環（小循環）**の2系統に区分される．体循環は酸素に富む血液（動脈血）を送る経路で，左心室から肺を除く全身に向かうため，**左心系**ともよばれる．一方，右心室から始まる肺循環（**右心系**）は，酸素消費されて全身から戻ってきた血液（静脈血）を肺に送り，新たに酸素を取り込むための経路をなす．

2）リンパ管系（図3, 4）

　心臓から末梢に送られた血液は，**毛細血管**で物質交換にあずかる．その際，液体成分も物質とともに間質へと出るが，その大部分が血管内に戻るのに対し，一部はリンパ管系（**毛細リンパ管**）に回収される．

　毛細リンパ管は盲端あるいは網目を構成する細管で，細胞間質の毛細血管を取り囲むように位置する．毛細リンパ管の内皮細胞は薄く，細胞間には隙間があるため，組織液中のタンパク質・リンパ球・異物などが吸収されやすい．このため，リンパ管の途中にはリンパ節があり，ここを通過する際にリンパ内の異物は除去される．なお，小腸で吸収される脂肪の大半もリンパ管に入る．リンパを**乳ビ**とよぶのはこのためである．

　毛細リンパ管は合流して集合リンパ管となったのち**リンパ本幹**に集まり，最後は左右の**静脈角**（**内頸静脈**と**鎖骨下静脈**の合流部）に注ぐ．すなわち，リンパ管系は回収した間質液（リンパ）を血液循環系に戻す役割を担っている．

　リンパ本幹には，**右リンパ本幹**と**胸管**（左リンパ本幹）とがある．右リンパ本幹は右上半身のリンパ管が合してつくられるリンパ管（長さ1〜2 cm）で，頭頸部・上肢・胸部の右側半部，右肺，心臓右半そして肝臓の大部分からリンパを受ける．これに対し，胸管（左リンパ本幹）は，第2腰椎の前に位置する**乳ビ槽**から上行する長さ約40cmの管で，下肢，骨盤部，腹部臓器などからのリンパを集める．

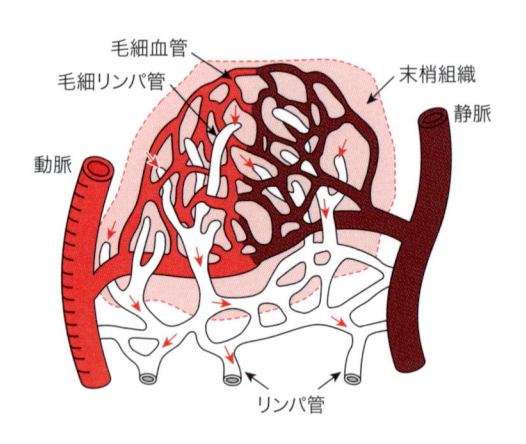

図3 ◆ 毛細リンパ管
末梢組織には盲端をなす毛細リンパ管が分布し，間質液の吸収にあずかる．

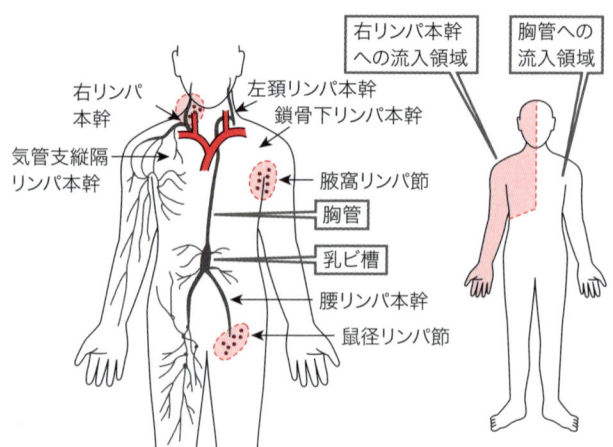

図4 ◆ リンパの流れ

3 血管の構造

　心臓から駆出される血液の通路を**動脈**，心臓へ還る血液の通路を**静脈**という．消化管と同様，基本的には**外膜・中膜・内膜**の3層構造をもつが，血管は明らかな蠕動運動を示さないため，血液の輸送動力としてのはたらきは小さい．血管壁の主な役割は，その弾力による**血圧調節**と血管収縮による**血流分配**にあると考えられている．

1）動脈の構造（図5）

　動脈の特徴は厚い**中膜**にある．中膜は，輪状～らせん状に走る**平滑筋**と**弾性線維**および**コラーゲン線維**からなり，その組成の違いが動脈の特性を生み出している．すなわち，コラーゲン線維は伸縮性には乏しいが，その圧抵抗性は血管壁の保持に有用である．また，平滑筋は筋フィラメント配列が不規則なため，特定方向への収縮力は弱いが全方向への収縮が可能で，血圧や血流変化への対応性に優れている．通常，動脈は弾性線維に富む弾性型動脈と，平滑筋に富む筋型動脈とに大別される．

a. 弾性型動脈

　大動脈などの心臓に近い動脈は，平滑筋よりも弾性線維が豊富なことから**弾性型動脈**とよばれ，弾力性に富む．このため，大動脈は駆出された血液を一時的に貯留し，その復元力によって血液を末梢に送り出す機構を備えている．

　この機構は血圧の維持・調節にも重要な役割を果たす．心臓は毎分約70回収縮するため，血圧も**収縮期**と**拡張期**で120mmHg～0mmHgの間を上下するが，これを平均80mmHgに維持しているのが大動脈の弾力性である．すなわち，大動脈は収縮期に拡張することで駆出圧を吸収し，拡張期に動脈内腔を狭めることで動脈血圧を保持している．断続的な心拍出は，この機構によって持続的な血流に変換される．

b. 筋型動脈

　中膜の平滑筋が発達している動脈を**筋型動脈**という．内径数mm～数十μmの動脈あるいは細動脈の多くがこれに含まれる．これらの動脈は，平滑筋の収縮による内径変化で血圧調節や血流分配に働くため，**分配動脈**とも呼ばれる．平滑筋は自律神経系や一部ホルモンの支配下にあるため，血圧や血流量も自律神経やホルモンによる影響を受ける．

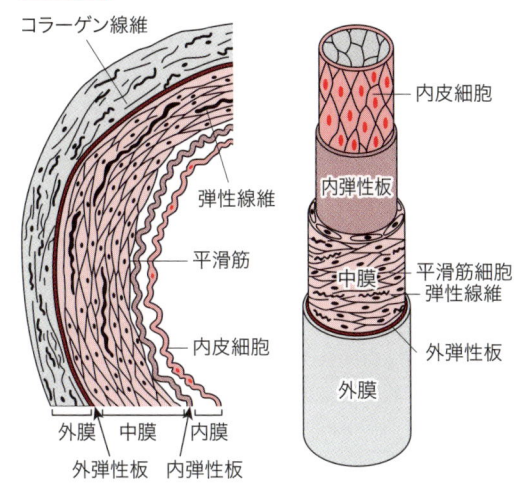

図5 ◆ 動脈の構造
大動脈（図左）も含め，動脈壁は内膜・中膜・外膜の3層からなり，各層は内・外弾性板で隔てられる．

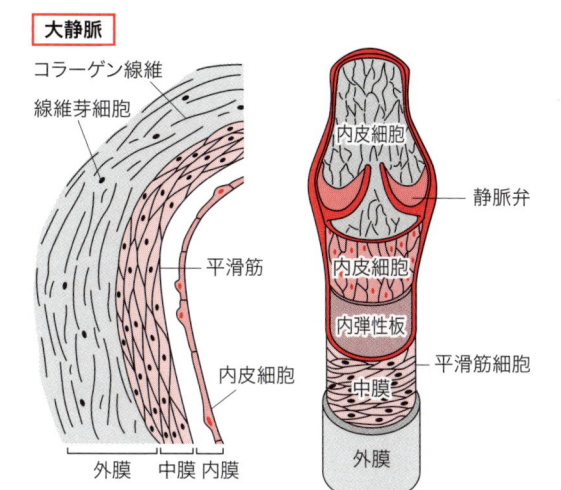

図6 ◆ 静脈の構造
大静脈（図左）も含め，静脈壁は動脈に比べて薄く平滑筋も少ないが，コラーゲン線維には富む．

2）静脈の構造（図6）

静脈壁は動脈壁よりも薄く，平滑筋も弾性線維も少ないが，**コラーゲン線維**は比較的多く含まれる．静脈は**容量血管**ともよばれ，血液全体の3分の2以上を貯留しているが，コラーゲン線維は血液貯留による静脈の拡張防止に重要な役割を果たしている．

静脈の特徴的構造の1つに，内膜の折り返りからなる**静脈弁**がある．静脈弁は血液の逆流防止機構であり，凹面を心臓側に向けて位置する．四足姿勢で心臓より低い位置の静脈に備わっており，特に四肢で発達する．このため，四足姿勢で心臓より高位にある脊柱周辺および肛門部の静脈，あるいは頭部の静脈や大静脈には静脈弁はみられない．

3）毛細血管（図7）

一層の**内皮細胞**からなる径7〜9μmの血管を**毛細血管**といい，血管の基本型とされる．毛細血管の表面には，ところどころに収縮性をもつ**周皮細胞**（中膜に相当）が付着し，収縮によって毛細血管の血流調節にあずかる．毛細血管は動脈系と静脈系を網状に連絡し，内皮細胞の形態からいくつかにタイプ分けされる．

a. 連続性毛細血管

孔のない**無窓内皮細胞**からなる毛細血管で，周囲の基底板も連続性である．筋・皮膚・中枢神経系など，物質透過の少ない部位にみられ，特に脳の毛細血管では物質から脳を守る**血液脳関門**の構成にあずかる．

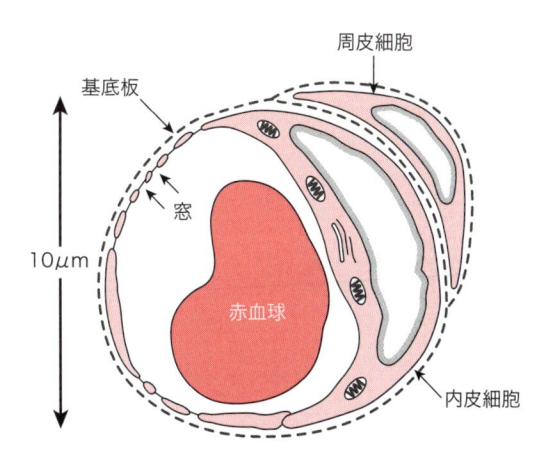

図7 ◆ 毛細血管の基本構造（有窓性）
毛細血管内皮の構造は器官によって異なり，有窓性と無窓性とに大別される．この窓は物質移動と密接に関連している．

b. 有窓性毛細血管

多数の小孔をもつ薄い**有窓内皮細胞**からなる毛細血管である．内分泌腺，腎臓（糸球体・尿細管周囲），腸絨毛，脈絡叢，眼球（毛様体）など，物質透過部位で認められる．

c. 洞様毛細血管（類洞）

直径30～40μmに達する太い毛細血管で，ところどころで内皮細胞間が開いているため**非連続性毛細血管**ともよばれる．肝臓・脾臓・骨髄など，血液細胞やマクロファージなどが通過する部位にみられる．

4 血管の連絡様式（図8）

血液循環の経路は「心室→動脈→毛細血管（床）→静脈→心房」を基本とするが，部位によっては，その領域の機能を反映した独特の連絡様式がみられる．

1) 側副循環

同じ**毛細血管床**に分布する動脈あるいは静脈どうしに**吻合**（連絡）がある場合，主要経路に対する別経路を**側副循環（側副路）**という．動脈が側副路をもつ場合，一方の動脈が閉塞しても他方からの血流が毛細血管床の**循環障害**を防ぐ．また，静脈が側副路をもつ場合，片方が閉塞しても他方からの還流で**うっ血**が回避される．

2) 終動脈

一領域に1本の動脈が分布し，他の動脈との吻合（側副路）が未発達な状態を**終動脈**という．終動脈が閉塞すると血流は遮断され，分布領域に**梗塞（虚血壊死）**が起こる．脳・心・腎など，梗塞を生じやすい部分には終動脈がみられる．

3) 門脈と怪網

「動脈→毛細血管→静脈→毛細血管→静脈」のように，静脈の後に再び毛細血管を通る形式の血管系を**門脈**という．**肝門脈**は「消化管の毛細血管と肝臓の毛細血管に挟まれた静脈」を指す．一方「動脈→毛細血管→動脈→毛細血管→静脈」のように，毛細血管に動脈が挟まれて位置する血管系を**怪網**という．「動脈→糸球体→動脈→糸球体周囲毛細血管網→静脈」が代表例である．

4) 動静脈吻合

毛細血管床を通らず，細動脈と細静脈を直接結ぶ血管吻合を**動静脈吻合**という．細動脈末端は平滑筋で囲まれ，これが収縮すると血流は毛細血管床へ，弛緩すると吻合血管を介して細静脈へと流れる．皮膚では吻合が閉じると毛細血管の血流が増加して体温放出を促し，吻合が開くと毛細血管の血流が減少して体温が保たれる．

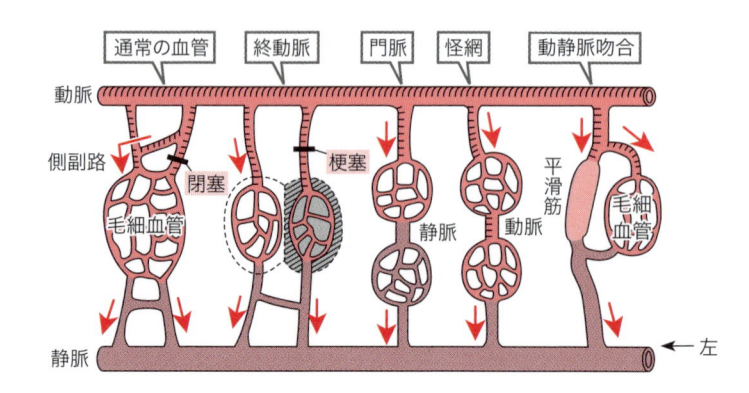

図8◆血管の連絡様式
体内局所における血管の分布様式は，上記5種類に大別される．

5 心臓血管系の機能 (図9)

　安静状態において，心臓から拍出される血液（**心拍出量**）は毎分約5Lとされ，消化器25％・腎臓20％・骨格筋20％・脳15％・心臓5％・その他15％の割合で配分される．運動時には最大80％の血流が骨格筋に送られるため，脳や腎臓などへの血流配分は4％に減少するが，心拍出量も毎分約25Lに増加するため，必要血流量は確保される．これらの血流分配変化には，心拍出量に加えて血圧変化が関与している．

1) 心拍出量

　1分間に各心室から拍出される血液量を**心拍出量（CO）**といい，およそ5L/分である．通常，**心拍数（HR：心臓が1分間に収縮する回数）**は約70であるから，1回の収縮で拍出される血液量（**一回拍出量SV**）は平均70mLとなる．

　大動脈に拍出された血液は，失血がない限りすべて右心房に還る．すなわち，心臓から駆出される血液量（**心拍出量**）＝心臓に還る血液量（**静脈還流量**）である．

2) 血圧 (図10)

　血液が血管壁内面に及ぼす圧力を**血圧**といい，通常は**動脈血圧**を指す．血圧は血液を送る原動力として働くため，低すぎてもその役割を果たせないが，高すぎると末梢血管への過剰な負荷となる．特に腎臓における糸球体濾過や，重力に逆らって脳に血液を送るためには一定の血圧が保持される必要がある．

　血圧は，**血液量（心拍出量）**が多く**血管容量**が少ないほど高値を示すため「**血圧＝心拍出量×末梢血管抵抗**」で表現される．すなわち，血圧は心拍出量と血管抵抗の変動によって上下しており，これを一定範囲に維持するために以下のような調節機構が働いている．

- **局所的調節**：血管収縮物質（セロトニンなど）や拡張物質（ヒスタミンなど）に加え，平滑筋自体も血流増加に反応する．このため，末梢血管抵抗の変動が血圧に影響する．
- **神経性調節**：頚動脈洞などの圧受容器からの情報は延髄の循環中枢に伝えられ，反射的に心臓や血管平滑筋に指令を送ることで血圧を調節する．数秒〜数分で起こる反射性調節である．

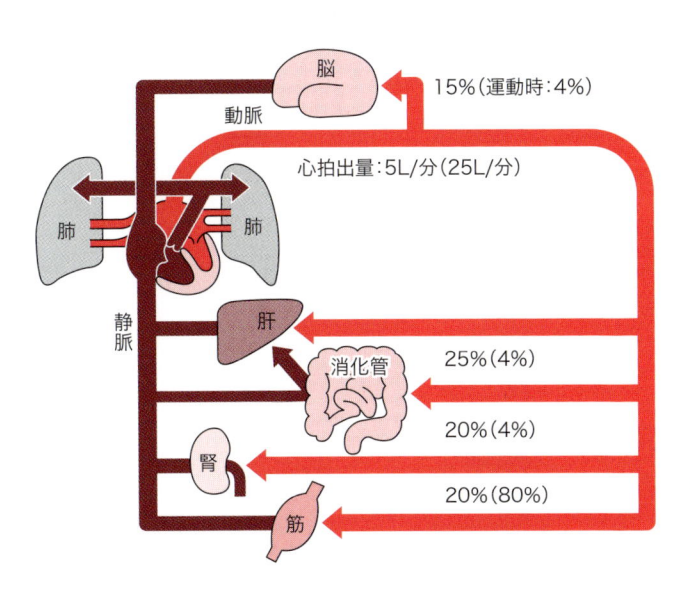

図9 ◆ 血液分配
安静時心拍出量に対し，運動時は約5倍に増加する．図の数値は安静時，（ ）内は運動時を示す．

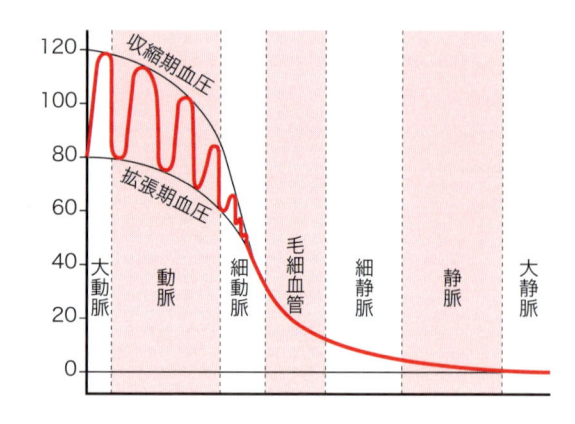

図10 ◆ 血圧の変化
動脈血圧は収縮期と拡張期で変動を示すが，細動脈では変動が消失するとともに急速に低下する．しかしながら，毛細血管においても血圧が0となることはなく，末梢組織での物質交換の原動力となっている．

- **内分泌調節**：圧調節に関わるホルモンとして，血管収縮作用をもつ**バゾプレシン**や，**レニン－アンジオテンシン系**，血管拡張作用を示す**心房性ナトリウム利尿ペプチド**などがある．内分泌による反応は数分〜数時間で起こる．
- **体液性調節**：なお，アンジオテンシンはアルドステロンを介して腎臓のNa再吸収を促進，体液増加により血圧上昇に働く．この反応は数時間〜数日かかって起こる．

血液は血圧の高い動脈から低い静脈へと流れる．各部の血圧は，大動脈で平均100mmHg，動脈で95mmHg，細動脈50mmHg，毛細血管20mmHg，静脈15mmHgで，右心房でほぼ0となる．通常，血圧は大動脈〜動脈ではほとんど低下しないため，上腕動脈の血圧は大動脈血圧にほぼ等しい．これに対し，血圧は細動脈で急激に下降する．細動脈は収縮・拡張によって血管抵抗や血流を変動され，末梢血圧の調節部位となっているためである．

第4章 循環器系

1 心不全から探る血液循環

Keyword

【臨床トピック】心不全・うっ血性心不全・肺水腫・心タンポナーデ・心筋梗塞

【解剖関連用語】心室・心房・肺循環・体循環・拡張期・収縮期・心拍出量・静脈還流

▶ 心不全とは（図1）

心臓のポンプ機能障害により十分な**心拍出量**（拍出される血液量）が確保されず，身体が必要とする血液量を供給できなくなった状態を**心不全**という．

心拍不全において，心臓から血液を送り出せない状態を**前方障害**といい，血液が心室に流入できずにうっ滞する状態を**後方障害**という．すなわち，後方障害は肺や末梢組織に血液のうっ滞を生じ（**うっ血性心不全**），前方障害は血液供給低下（**循環不全**）を引き起こす．なお，心不全は左心室・右心室のどちらの機能低下が発症の要因となるかで**左心不全**と**右心不全**に分けられる．

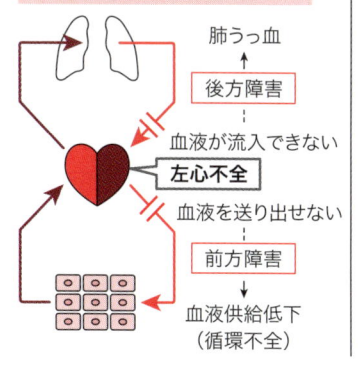

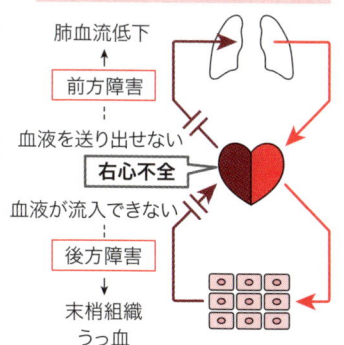

図1 ◆ 心不全の概略
心不全は心拍出量の低下がもたらす循環不全で，心臓に血液を還す側および心臓から血液を送る側の双方に生じる．

1 心臓について（図2）

心臓は，左右の肺に挟まれた領域（**縦隔**）の下部にあり，全体が**心嚢**とよばれる袋によって包まれている．心嚢はその内部（**心膜腔**）には10〜40 mLの**心嚢液**が含まれるが，炎症などによって心嚢液が貯留したり心臓表面の血管から出血が起こると心嚢の内圧が上昇し，心臓の拍動とくに心拡張を妨げることがある（**心タンポナーデ**）．

心臓は並列する左右2系統の血管が合した構造を示し，それぞれ，血液を送り出すポンプとして働く**心室**と，還ってくる血液を受ける**心房**とから構成される．ポンプ本体をなす心室の壁は厚い心筋からな

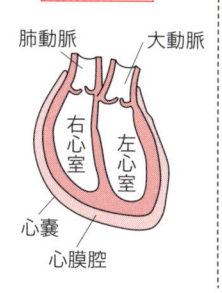

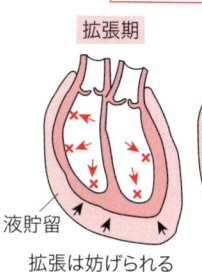

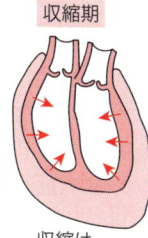

図2 ◆ 心タンポナーデ
心タンポナーデでは，心臓の拡張が妨げられるため，心拍出量が確保されない．

り，とくに左心室は全身組織に血液を送る必要があるため，右心室より厚い壁をもつ．

2 血液循環の全体像

心臓を起点とする血液循環路を**心臓血管系**といい，心臓から末梢に血液を送る**動脈**と末梢の血液を心臓に還す**静脈**からなる．動脈と静脈の間には網目状の**毛細血管（床）**が形成され，この部の血液と**組織間質液**の間で物質交換が行われる．

心臓血管系は**体循環**と**肺循環**とに区分される．体循環は左心室から全身に高酸素の血液（**動脈血**）を送る経路で**左心系**ともよばれる．一方，右心室から始まる**肺循環（右心系）**は，全身組織で酸素を消費された血液（**静脈血**）を肺に送り，ガス交換によって酸素を取り入れる経路である（p.105を参照）．

3 心臓のポンプ機能

血液循環系は，血流によって全身に酸素や栄養を送るとともに，二酸化炭素や老廃物を排泄器官に運ぶ輸送路である．心臓はその原動力として働いており，毎分60〜70回の頻度で収縮と拡張をくり返している．1回の収縮で駆出される血液量は約70mLであり，心臓が1分間に70回収縮すると**心拍出量**（1分間に拍出される血液量）は約5Lに達する．これは全血液量に相当する量であり，計算上は1分ごとに全身の血液が入れ替わっていることになる．

拡張期に心室に溜めた血液は**収縮期**に駆出される．このとき心臓にかかる負担は，心室に注ぐ**血液量（心室の容積）**と動脈の**血圧（抵抗）**で決まる．流入する血液量が増大するほど心室は拡張し，その反動によって大量の血液が駆出される．心室に注ぐ血液量は静脈から心臓に戻ってくる**還流血液量**（これを**前負荷**または**容量負荷**という）に影響されるため，還流血液量が減少すると心拍出量も低下する．

一方，収縮時には，心室は動脈の血圧（左心室は大動脈圧，右心室は肺動脈圧）にうち勝って血液を駆出しなければならない．このため，血圧上昇（これを**後負荷**または**圧負荷**という）の因子である血管抵抗などにより心臓への負担が加わる．心不全が起

左心不全	右心不全
左心房圧上昇→肺うっ血	中心静脈圧上昇→静脈うっ血
→急性肺水腫 →呼吸困難（息切れ） →起坐呼吸	→下腿浮腫 →頚静脈怒張 →肝腫大（うっ血） →食欲減退（消化管うっ血）
心拍出量低下→血圧低下	肺血流減少→心拍出量低下
→頻脈（動悸）・心拡大 →全身倦怠感 →尿量減少（腎血流低下） →手足の冷感	

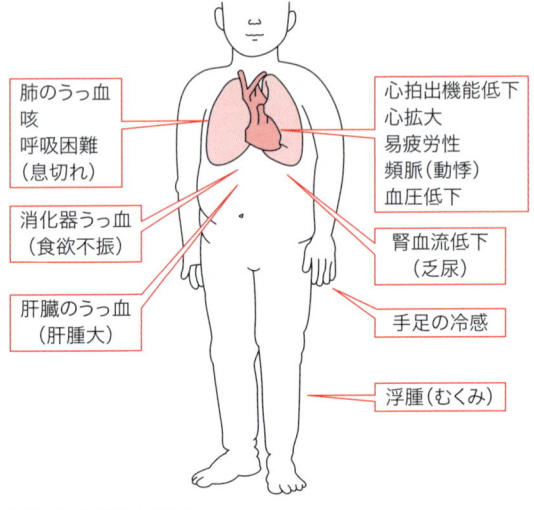

図3 ◆ 心不全の症状

全身の臓器にうっ血を生じる循環不全の病態を心不全という．肺うっ血による呼吸症状，腎血流低下による乏尿などを生じる．

こると，循環系の機能低下を補うために**交感神経系**や**レニン-アンジオテンシン系**が活性化し，血液量の増加や血管収縮が起こって心臓の負担が増加する．つまり「弱った心機能を活性化する仕組みが心臓の状態をさらに悪化させる」という悪循環に陥ってしまう．

4 心不全になると（図3）

心不全になると，静脈〜心臓に血液のうっ滞が起こり（**うっ血性心不全**），血圧低下・意識低下・乏尿・手足の冷感などの循環障害症状が現れる．とくに肺にうっ血が起こると肺が水浸し状態（**肺水腫**）になり，呼吸困難に陥る．心臓にはかなりの予備能

A 左心不全

大動脈 / 下大静脈 / 右(心)室 / 左室の機能低下

左(心)室の機能低下
① 左室の心拍出量 ↓
② 左室内残血量 ↑
③ 左室への血液流入 ↓
④ 左(心)房圧/肺静脈圧 ↑
⑤ 肺毛細血管圧 ↑
⑥ 肺うっ血
⑦ 肺水腫

B 右心不全

肺動脈 / 左(心)房 / 左(心)室 / 右室の機能低下

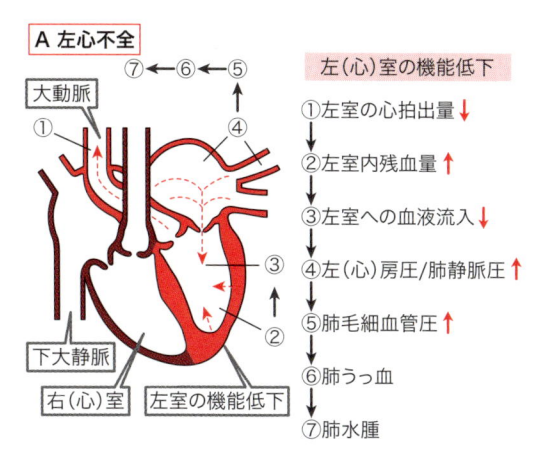

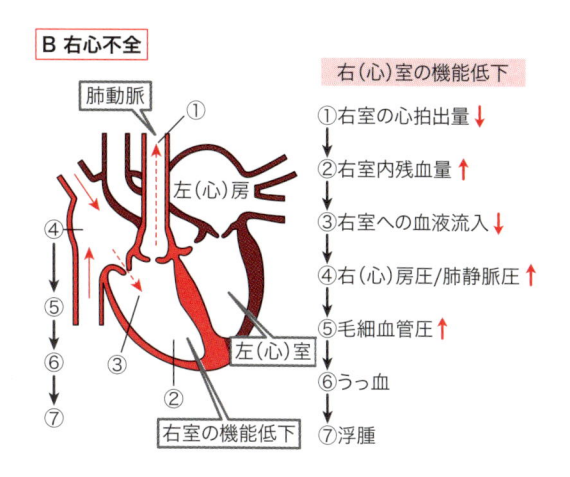

右(心)室の機能低下
① 右室の心拍出量 ↓
② 右室内残血量 ↑
③ 右室への血液流入 ↓
④ 右(心)房圧/肺静脈圧 ↑
⑤ 毛細血管圧 ↑
⑥ うっ血
⑦ 浮腫

図4 ◆ 左心不全と右心不全の症状
左心不全（A）および右心不全（B）における症状発現機序．

力があり，ある程度までは代償機能が働くが，限度を超えると心停止から死に至る．

なお，**心筋梗塞**や**心タンポナーデ**により急激にポンプ障害を生じた場合（**急性心不全**）は，心臓の予備能力を発揮できず，ショックを起こすことが多い．

5 左心不全と右心不全（図4, 5）

左右どちらの心室の機能低下が主な原因かで**左心不全**と**右心不全**を区別する．

左心室の拍出能力が低下した病態を**左心不全**といい，左心に還れなくなった血液が肺静脈系にうっ滞することで起こる（**肺うっ血**）．肺がうっ血すると肺水腫によってガス交換が障害されて咳・痰・呼吸困難が現れるほか，左心室が空回り収縮することで左室肥大が起こる．X線写真では，心陰影拡大・肺うっ血（肺血管陰影の増大）・Kerley's B line（肺水腫による肺胞隔壁浮腫で生じる下肺野の水平線状陰影）が認められる．また，骨格筋への酸素供給量が不足するため疲労感が強まる．肺うっ血は上体を起こしていると緩和されるので，呼吸困難も座っている方が楽である（**起坐呼吸**）．なお，肺うっ血は右心系にも負荷を与えるため，放置すると右心不全を合併する．

右心不全は右心室が十分な拍出量を保てない病態で，右心に還流されなかった血液が体循環に滞る．

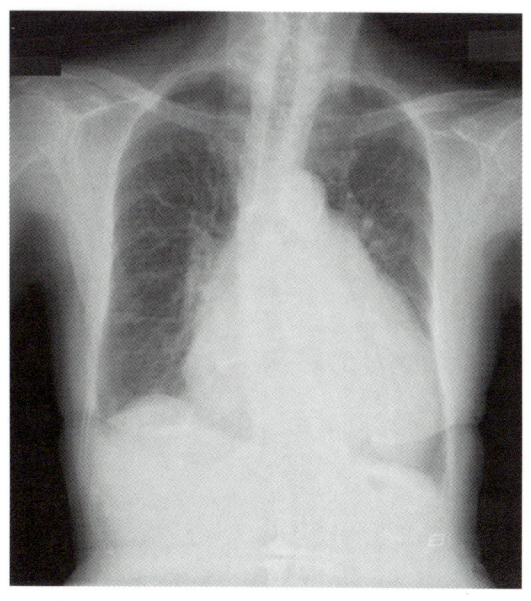

図5 ◆ 左心不全の胸部単純X線写真
心陰影拡大，肺血管陰影増強．

このため，末梢の静脈や毛細血管にうっ血が起こり，全身性の**浮腫**（とくに下肢）や外頸静脈の怒張が出現する．大静脈に直接連絡している肝臓やこれに連絡する脾臓，そして消化器系にうっ血が生じると，**肝脾腫大**や消化器症状が現れる．

第4章 循環器系

2 大動脈瘤から探る大動脈

Keyword

【臨床トピック】胸大動脈瘤・腹大動脈瘤・急性大動脈解離（解離性大動脈瘤）・アテローム動脈硬化

【解剖関連用語】大動脈・大動脈壁（内膜・中膜・外膜）・弾性型動脈・大前根動脈（Adamkiewicz動脈）

▶ 動脈瘤とは（図1）

動脈壁の弱い部分が血流で伸展され，内腔が拡張した状態を**動脈瘤**という．形状から**嚢状動脈瘤**と**紡錘状動脈瘤**に区分されるが，とくに大動脈に生じたものを**大動脈瘤**といい，多くは腹大動脈に発生する．

これとは別に，動脈壁の内膜に生じた亀裂から血液が大動脈壁内に進入し，壁を裂くように拡がるものを**急性大動脈解離**という．解離部分にはしばしば血液が流入して瘤状に膨らむため，**解離性大動脈瘤**ともよばれる．

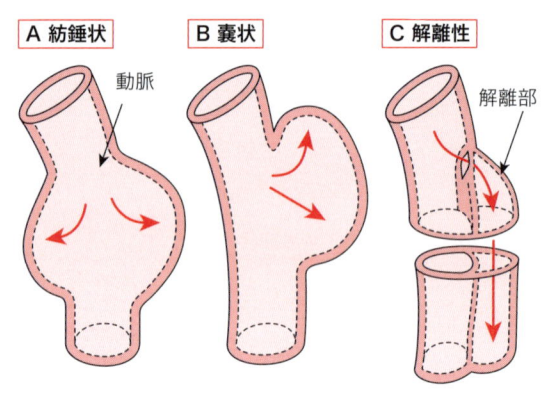

図1 ◆ 動脈瘤の分類
A：紡錘状動脈瘤　B：嚢状動脈瘤　C：動脈解離（解離性動脈瘤）

1 大動脈の構造（図2）

左心室に始まる直径約2.5 cmのステッキ様の動脈を**大動脈**といい，胸骨角平面（T4〜T5）と横隔膜（T12）で，上行大動脈・大動脈弓・下行大動脈（胸大動脈・腹大動脈）に区分される．大動脈壁の厚さは約2 mmで，3層構造（内膜・中膜・外膜）を示す．

内膜は比較的厚く，内腔面は1層の扁平な内皮細胞で被われる．内皮細胞には血小板凝集を防ぐ作用があり，正常では血液凝固や血栓形成は起こらない．

中膜は主に**弾性線維**からなるスポンジ状の層で，同心円状に配列する50〜70層の弾性線維網とこれをつないでらせん状に走る平滑筋から構成される．すなわち，大動脈は**弾性型動脈**に分類され，心臓から断続的に拍出される血液を貯め込み，これを持続的な血流に変換するはたらきを担っている．

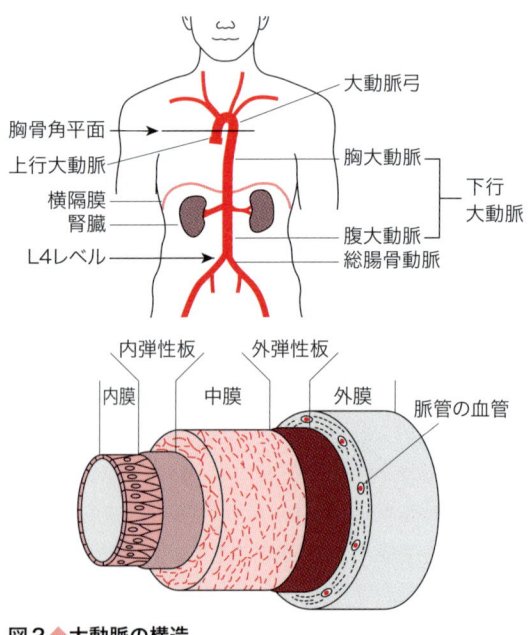

図2 ◆ 大動脈の構造
大動脈壁は厚さ2 mm程で，弾性線維に富む中膜と，脈管の血管が特徴的である．

［※注：小動脈壁は平滑筋に富み，筋型動脈とか分配動脈とよばれる．小動脈は自律神経の支配を受けて血流の分配に働く］

外膜は比較的薄い結合組織からなり，その中を大動脈壁の栄養血管である**脈管の血管**や神経が走る．動脈壁の栄養は，内側3分の1は内腔の血液からの浸透によって供給されるが，外側3分の2は脈管の血管で賄われる．また，血管の運動や感覚も外膜から進入する神経によって伝えられる．

2 大動脈瘤（図3）

大動脈壁の3層構造が保たれている**真性大動脈瘤**と，動脈壁が破綻し周囲組織が壁をなす**仮性大動脈瘤**がある．発生部位から**胸大動脈瘤**と**腹大動脈瘤**に区分されるが，全体の4分の3は腹大動脈瘤である．

腹大動脈瘤は，腹部の拍動感以外ほとんど無症状だが，直径5.5cm以上になると破裂の危険が大きく，破裂すると致命的である．

これに対し，胸大動脈瘤は近接する胸部臓器を圧迫するため，喘鳴（呼吸器の圧迫）や反回神経麻痺，嚥下障害（食道の圧迫）などの症状を伴う．直径が6.0cmに達すると破裂の危険があるので手術が必要となる．

大動脈瘤の原因としては**アテローム（粥状）動脈硬化**がもっとも多く，高齢者では大半がアテローム動脈硬化による．とくに腹大動脈瘤は家族性に発生する傾向があり，高血圧や喫煙でリスクが増大する．

3 急性大動脈解離（図4, 5）

大動脈の内膜に生じた亀裂（**エントリー**）から血液が動脈壁内に進入し，中膜を裂き分けるように拡大・伸展したものを**急性大動脈解離**という．解離は急速に進行するため，症状（解離による胸痛や出血によるショック）も突然出現する．動脈内腔（**真腔**）に対して解離部分を**偽腔**といい，外膜だけで被われる部位では瘤状に膨れ（**解離性大動脈瘤**），反対に内膜側が薄い場合は真腔を閉鎖するように膨れる．原因は大半が動脈硬化で，急激に血圧が上昇した場合などに内膜が裂けて発症する．

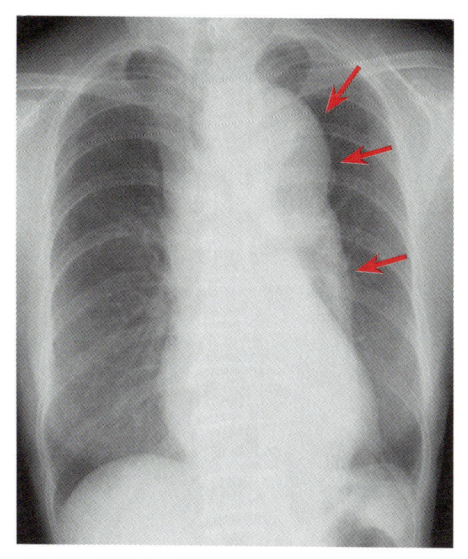

図3 ◆ 胸部大動脈瘤（単純X線撮影）
大動脈瘤による膨隆（←）がみられる．

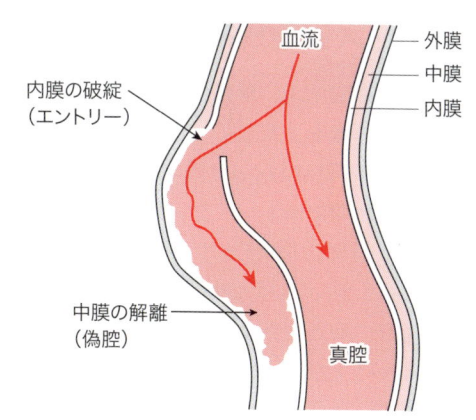

図4 ◆ 大動脈解離の機序
内膜の亀裂（エントリー）から進入した血液によって中膜が解離して偽腔を形成する．

4 大動脈に分布する神経

大動脈解離の痛みは外膜から進入する交感神経の感覚線維によって伝えられ，同じ脊髄レベルに支配される体壁の痛みとして感じられる（**関連痛**）．

解離は急速に進行するため，内膜の亀裂に相当する体壁に痛みが出現し，進行とともに痛みの領域が拡大する．たとえば内膜破綻が上行大動脈に生じると突然の強い持続性胸痛が起こるが，大動脈に沿って解離が進むにつれ，痛みは**咽頭痛**や**背部痛**となって広がる．大動脈各部からの感覚線維が脊髄の異なる高さに入るためである．

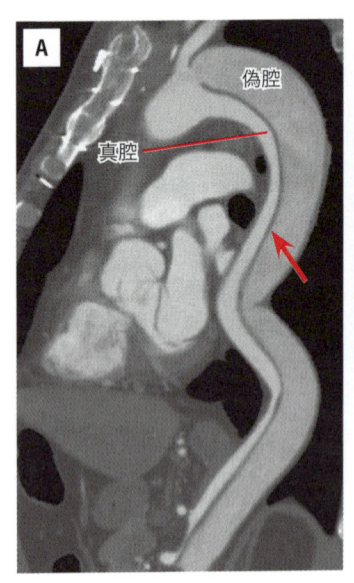

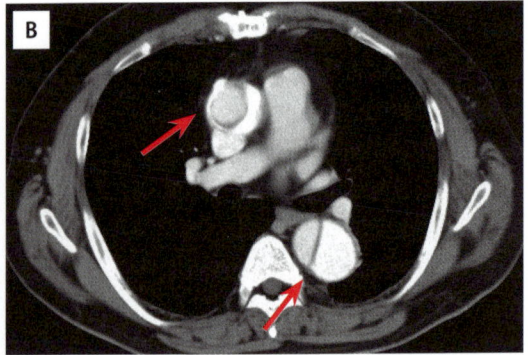

図5 ◆ 大動脈解離のCT
A：矢状断像真腔と偽腔（解離；→）が認められる．
B：水平断像．

5 急性大動脈解離の分類（図6）

　解離性大動脈瘤には，解離部位による**DeBakey分類**と，病変が上行大動脈に及ぶか否か（臨床的予後）で区分した**Stanford分類**がある．

　DeBakey分類ではⅠ～Ⅲ型があり，上行大動脈の亀裂から腹部大動脈まで解離が及ぶタイプ（**DeBakey Ⅰ型**），上行大動脈のみ解離しているタイプ（**Ⅱ型**），胸大動脈は解離するが腹大動脈には達していないタイプ（**Ⅲa型**），胸大動脈から腹大動脈まで解離したタイプ（**Ⅲb型**）に分けられる．

　一方，Stanford分類では，解離が上行大動脈に及んだもの（**Stanford A**）と及んでいないもの（**Stanford B**）に区分される．Stanford Bでは，脳に分布する**腕頭動脈**や**左総頸動脈**は影響されないので内科的に治療されるが，**腹腔動脈**や**腎動脈**に解離が及ぶ場合は手術適応となる．また，下部胸髄以下に解離が及ぶと同部の肋間動脈が閉塞，脊髄に分布する**大前根動脈（Adamkiewicz動脈）**の血流が阻害されて**対麻痺**（両下肢の麻痺）を起こす．一方，Stanford Aでは，脳循環が阻害されやすく手術適応となる．また，解離腔が冠動脈口，大動脈弁，心膜腔などに及ぶと，心筋梗塞・大動脈弁閉鎖不全・心タンポナーデなどが起こり，予後不良となる．

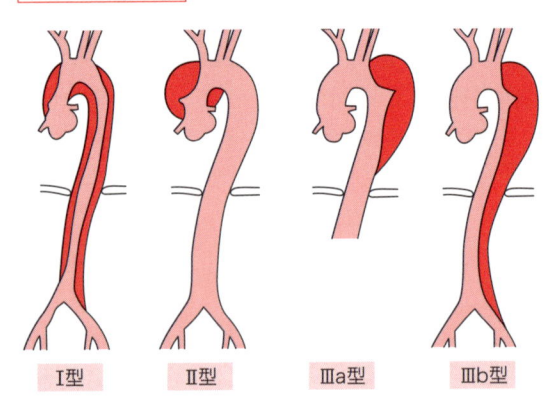

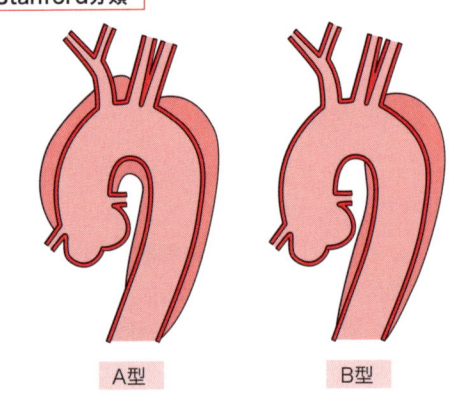

図6 ◆ 急性大動脈解離の分類
病変の部位に基づくDeBakey分類と，解離が上行大動脈に及ぶか否かで分けるStanford分類がある．

De Bakey分類：Ⅰ型　Ⅱ型　Ⅲa型　Ⅲb型
Stanford分類：A型　B型

第4章 循環器系

3 不整脈から探る刺激伝導系

Keyword

【臨床トピック】不整脈●Adams-Stokes症候群●洞性不整脈●異所性刺激●ブロック●副伝導路

【解剖関連用語】刺激伝導系●洞(房)結節（Keith-Flack結節）●房室結節（田原結節）●房室束（His束）●Purkinje線維●線維輪

▶ 不整脈とは（図1）

刺激伝導系の異常により，心臓が本来のリズム（洞調律：約70/分）からはずれた拍動を呈するようになった病態を**不整脈**という．すなわち，不整脈とは「不規則な心拍動」ではなく「正常な洞房結節リズム以外の拍動」を意味している．不整脈はこの定義により，徐脈性不整脈（心拍数50/分以下），頻脈性不整脈（心拍数100/分以上），期外収縮（脈飛び）に大別される．

不整脈のために有効な血液拍出が阻害されると，脳循環不全を起こして失神したり（Adams-Stokes症候群），心臓の機能破綻によって血液循環が停止し，突然死することもある．

正常洞調律

頻脈性不整脈
　心房細動
　上室性頻拍
　心室細動

徐脈性不整脈
　房室ブロック

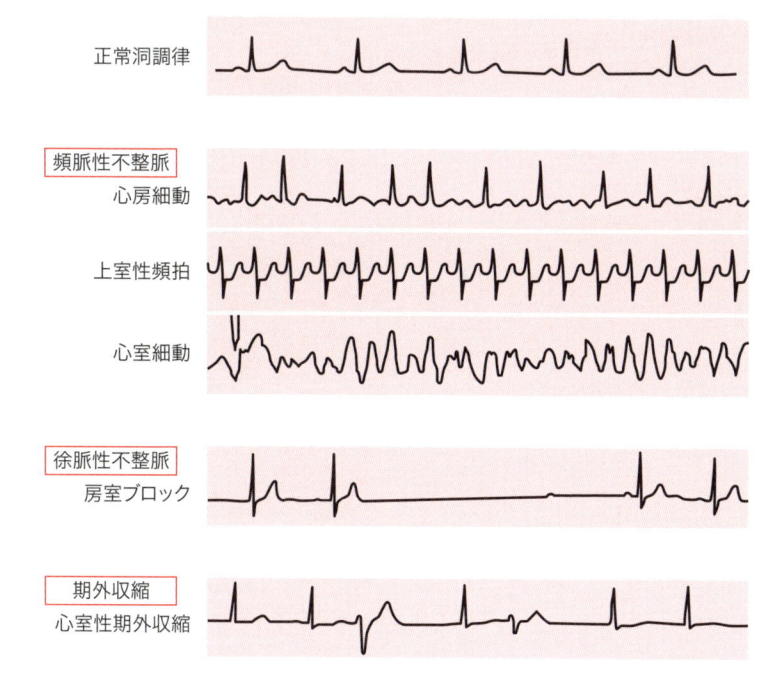

期外収縮
　心室性期外収縮

図1◆不整脈の心電図

1 刺激伝導系の全体像（図2）

心臓の規則的な拍動は，一部の心筋が特定のリズムで自律的に興奮し，その刺激を心臓全体に伝えているために起こる．この機構を**刺激伝導系**といい，刺激を伝えやすい**特殊心筋**から構成されている．

最初の刺激を発生する部位は**洞房結節（洞結節；Keith-Flack結節）**で，右心房の静脈洞付近（**上大静脈口**）の心内膜下に位置し，**ペースメーカー**とし

て心拍動のリズムを決定している．

　洞房結節で生じた刺激は，**心房内伝導路から左右の心房**に伝わって収縮させると同時に**房室結節（田原結節）**に伝わる．房室結節は**冠状静脈口**の心房中隔側にあり，自ら刺激を発生するがその頻度は遅く（約40/分），通常は洞調律に隠れている．

　房室結節からの刺激は**房室束（His束）**を通って**心室中隔**に入り，**右脚**と**左脚**に分かれて左右の心室に分布する．この際，左脚は3本，右脚は2本に分かれて乳頭筋に向かう．特に右脚の本幹は**中隔縁柱**とよばれる筋束を通って**前乳頭筋**に至る．

2 洞房結節と房室結節（図3）

　刺激伝導系のペースメーカーである**洞房結節（洞結節）**は，右心房の**上大静脈口**と右心耳との間に位置する．洞房結節には左右冠動脈の枝である**洞結節枝**が分布しており，その割合は右冠動脈（60％），左冠動脈（40％）とされる．一方，**房室結節**は，右心房の**冠状静脈口**直前部で心房中隔側（**Kochの三角**：冠状静脈洞口・中隔尖基底部・心内膜下の膠原線維束であるTodaro腱で境される三角領域）に位置しており，分布する血流の約90％を**右冠動脈**の**房室結節枝**から受けている．

　このことは心筋梗塞の診療の際に重要となる．例えば，右冠動脈が基部で閉塞すると，洞結節枝（右）の血流は途絶するが，左冠動脈からの血流が保たれる．このため，**洞房ブロック**を起こすことは少ないが，**洞性徐脈**などを生じることは多い．これに対し，右冠動脈の閉塞によって房室結節枝の血流が障害された場合は，その程度に応じて**房室ブロック**を生じる危険が高くなる（4章-4, p.120参照）．

3 刺激伝導系の仕組み（図4）

　洞房結節で生じた刺激は，房室結節〜His束を介して心室に送られる．心房と心室の間には**線維輪**とよばれる隔壁があり，His束が貫通する部を除いて電気的に絶縁されているためである．すなわち，線維輪は，不規則な刺激から心室を隔離することで心拍動のリズムをコントロールしている．

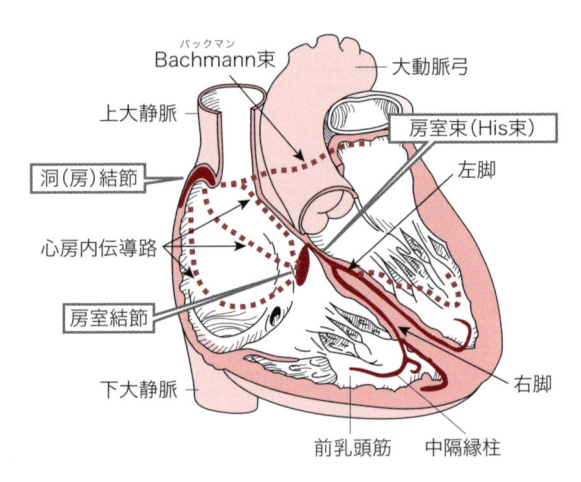

図2 ◆ 刺激伝導系

洞（房）結節の興奮は心房内伝導路によって房室結節に送られ，房室束から右脚・左脚を介して心室に伝えられる．

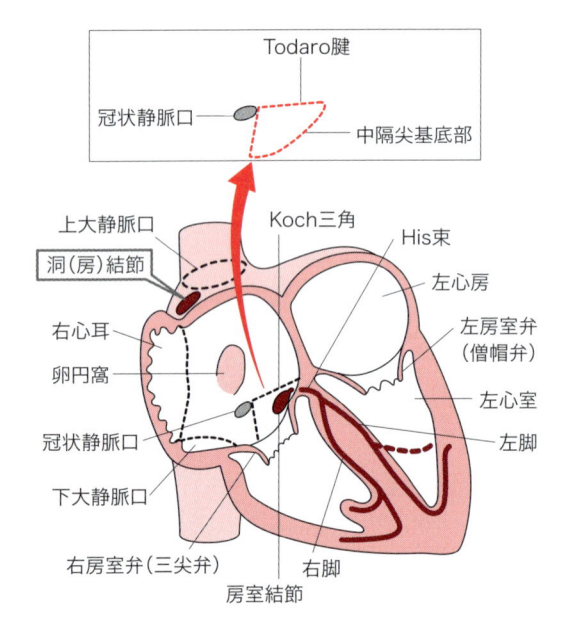

図3 ◆ 洞（房）結節と房室結節

房室結節は，冠状静脈洞口内側縁・中隔尖・Todaro腱（右線維三角から下大静脈弁へと向かう心内膜下の結合組織線維）で構成されるKoch三角に位置する．

また，房室結節内では刺激はゆっくり伝わる．これは心房の収縮が終了してから心室収縮を開始するための「待ち時間」であり，これにより心房と心室の収縮が交互に起こることになる．この時間は，心電図上では**PQ**部分にほぼ一致する．

心室に送られた刺激は右脚と左脚を通って心室壁に広がる．両脚とも心室壁内では**Purkinje線維**となり，心尖から心房側にUターンするように分布する．これは，心収縮が心尖や乳頭筋から始まることを示しており，心室の収縮が始まると同時に房室弁を心尖側に引き，収縮期を通じて閉鎖状態に保つ仕組みとなっている．

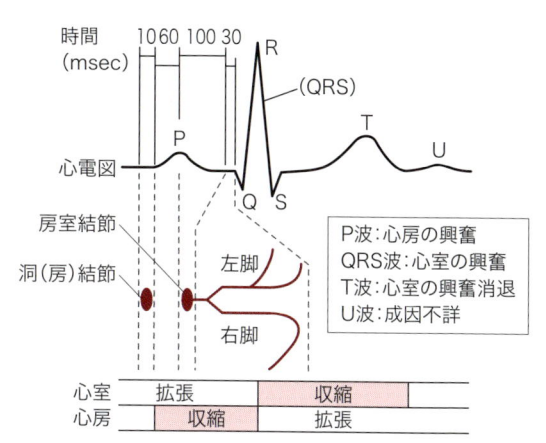

図4◆刺激伝導系と心電図

心室の収縮は刺激伝導系によって興奮が心室に送られてから始まる．心電図上のQRS波は興奮を受けた心室の収縮によって形成される波である．

4　不整脈の分類（図5）

不整脈は，刺激発生部の異常によるものと，刺激伝導系の異常によるものに大別される．すなわち，前者には洞房結節の異常（**洞性不整脈**）や他所における余分な刺激発生（**異所性刺激**）があり，後者には刺激伝導系の遮断（**ブロック**）や余分な伝導路（**副伝導路**），リエントリー（興奮の回帰）などがある．

1）洞性不整脈
洞房結節の刺激発生リズムが乱れることで生じる不整脈で，**洞性頻脈**（＞100/分）や**洞性徐脈**（＜50/分）などがある．

2）異所性刺激
洞房結節以外の部における刺激発生で生じる不整脈で，心室内の刺激発生で起こる**心室性頻拍**が含まれる．心電図では先行**P波**（心房収縮）を欠く変形した**QRS波**（心室収縮）がみられる．

3）ブロック
刺激伝導系がいずれかの部で遮断されて生じる不整脈で，**洞房ブロック**，**房室ブロック**，**脚ブロック**などに大別される．

4）副伝導路
刺激伝導系以外の異常伝導路によって起こる不整脈で，正規の刺激に先行して余計な刺激が心室に送られることで生じる．また，刺激が心房内や房室結節などで逆流し，再び心室に送られる**リエントリー**が起こることもある．

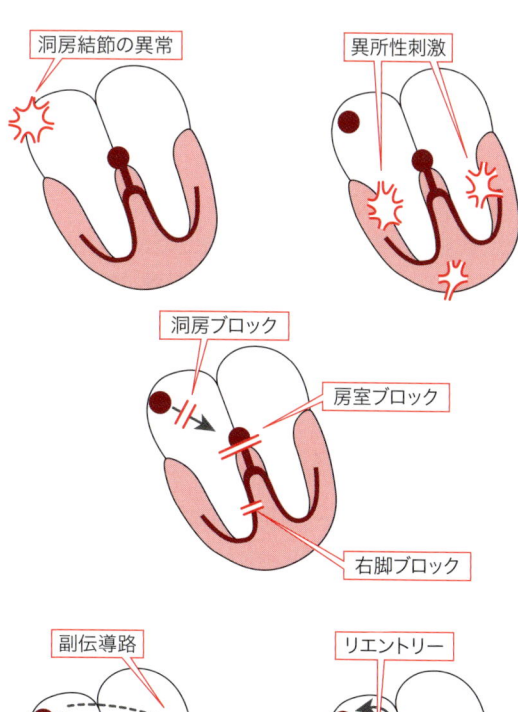

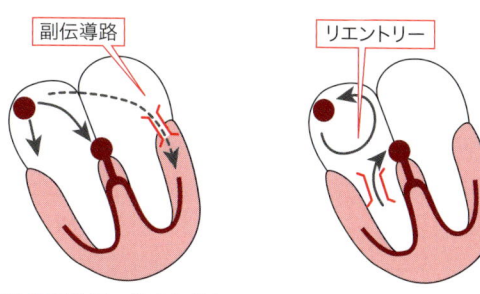

図5◆不整脈の機序と分類

不整脈は，洞房結節の異常，異所性刺激，ブロック，副伝導路，リエントリーなどで生じる．

第*4*章 循環器系

4 虚血性心疾患から探る冠動脈

Keyword

【臨床トピック】虚血性心疾患・狭心症・心筋梗塞・動脈硬化・異型狭心症
【解剖関連用語】冠状動脈（冠動脈）・終動脈・大動脈洞（Valsalva洞）・冠動脈造影・刺激伝導系・洞房結節・房室結節・冠状静脈洞

▶ 虚血性心疾患とは（図1）

心筋を栄養する**冠動脈（冠状動脈）**に狭窄ないし閉塞が起こり，心筋が酸素欠乏に陥った病態を**心筋虚血**といい，これを原因とする心臓疾患を**虚血性心疾患**という．

心筋細胞は安静時でも酸素の取り込みが多いため，心筋への酸素供給は冠状動脈から供給される血液量（**冠血流量**）に大きく依存している．このため，冠状動脈に狭窄や閉塞が起こると冠血流が減少〜途絶し，心筋は酸素不足による機能障害（**狭心症**）や壊死（**心筋梗塞**）に陥る．

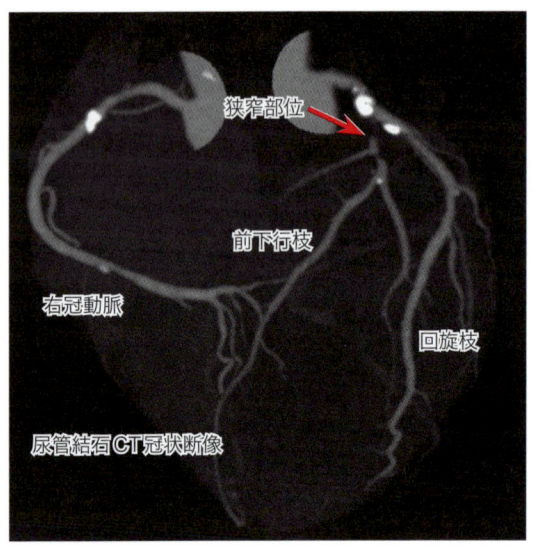

図1 ◆ 左冠動脈狭窄のCTA
冠動脈の攣縮（スパスム）による狭心症や狭窄による心筋梗塞をまとめて虚血性心疾患という．

1 冠動脈とは（図2）

冠動脈（冠状動脈） は心筋に酸素を供給するための栄養動脈で，大動脈起始部の**大動脈洞（Valsalva洞）**から分枝する左右1対の動脈である．大まかにいうと，**左冠動脈**は心室中隔前半・左質前壁〜側壁を，**右冠動脈**は心室中隔後半・右室・左室後壁を栄養する枝を出す．そして，後でも述べるが，刺激伝導系は主に右冠動脈によって養われている．

冠動脈は多数の分枝を出すが，枝どうしには相互の連絡（**吻合**）はほとんどみられず，各枝の分布領域は重なりをもたない〔この分枝様式を**終動脈**という（図2）〕．このため，冠動脈の一枝が閉塞すると，その枝の分布領域は酸素供給が途絶されて壊死に陥る．終動脈が分布する臓器でみられるこのような壊

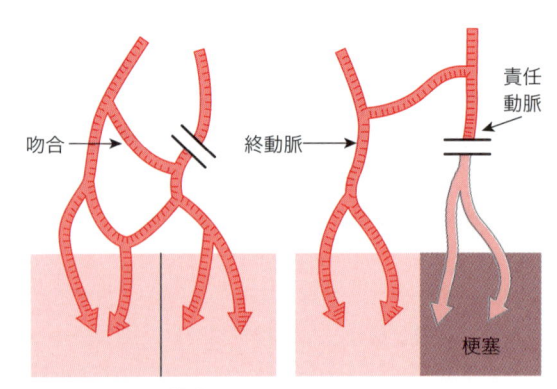

図2 ◆ 終動脈の構造
動脈ごとの分布領域に重なりがない場合を終動脈という．

死は**（貧血性）梗塞**とよばれ，閉塞した動脈（**責任動脈**）と梗塞部位との間には明らかな対応が認められる．

2 左右冠動脈の枝（図3〜6）

　左右冠動脈は，それぞれ左右の大動脈洞から起こり，心外膜下を走向しながら図3のような枝を心臓壁内に送る．臨床では**冠動脈造影**などの医療画像検査が行われ，冠動脈はこれに基づいて区分される．

　冠動脈造影写真では，まず冠動脈の左右を識別する必要がある．**左冠動脈**（LCA）は大動脈から起こってすぐに**左回旋枝**（LCX）を分枝した後，**前下行枝**（LAD：前室間枝）となって下行する．左回旋枝からは図3（PL）や**鈍縁枝**（OM）が，前下行枝からは左室壁に分布する**円錐枝**（CB）や数本の**対角枝**（D）および**中隔穿通枝**（SEP）が分かれる．

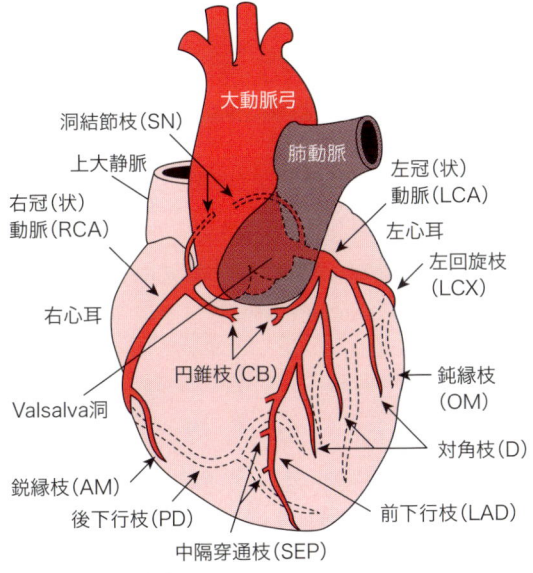

図3◆左右冠動脈
心臓の栄養血管は左右の冠動脈で，それぞれ左右の大動脈洞（Valsalva洞）から出る．

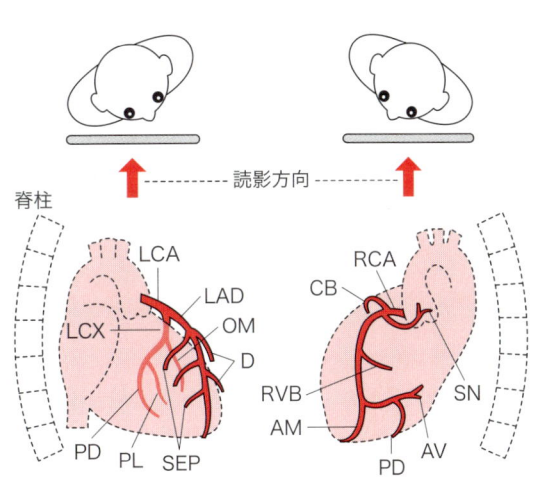

図4◆冠動脈造影
左冠動脈造影は右前斜位，右冠動脈造影は左前斜位で撮影される．

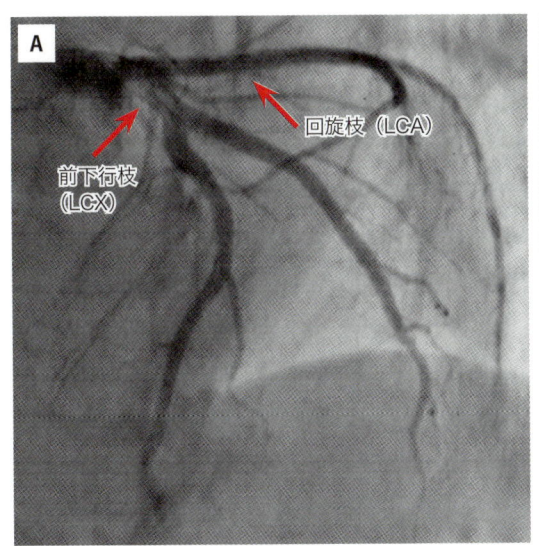

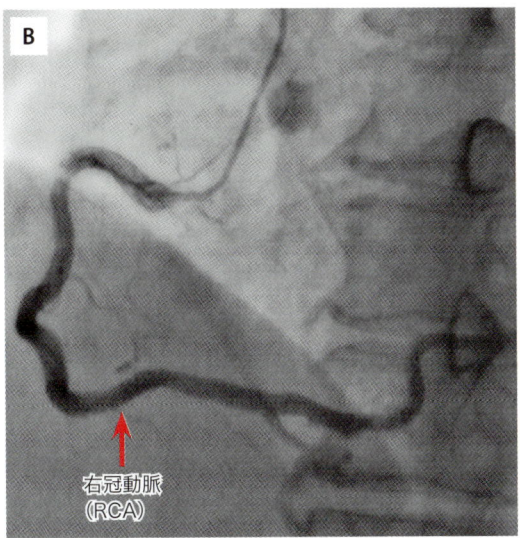

図5◆正常左冠動脈造影像（A），正常右冠動脈造影像（B）

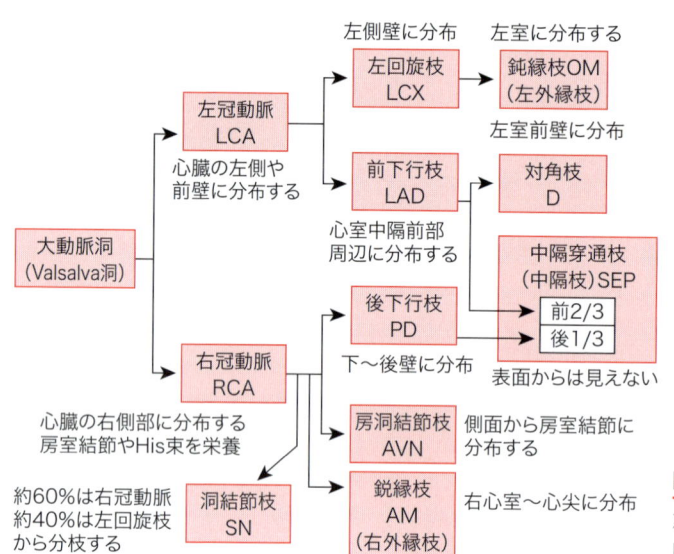

図6 ◆ 冠動脈の分枝

左冠動脈は左心室および心室中隔前部に，右冠動脈は右心室および心室中隔後部に分布する．

一方，右冠動脈は**洞結節枝**（SN），**円錐枝**（CB），**鋭縁枝**（AM），**後下行枝**（PD）および**房室結節枝**（AVN）を出す．すなわち，**刺激伝導系**は主に右冠動脈で養われる．なお，右冠動脈の枝は左冠動脈の枝に比べて短いので，冠動脈造影像でも比較的区別しやすいが，冠動脈造影が斜位（身体を斜めにした姿勢）で行われる点に注意する必要がある（図4，5）．

❸ 冠動脈の血流量 （図7）

安静時，冠動脈には毎分約250 mL（心拍出量の約5％）の血液が流れるが，運動時には最大1.25 L（約5倍）に増加する．冠動脈の血流量はその太さ（内腔）と密接に関連しており，動脈硬化などで内径が減少すると血流量の低下が生じる．

ほとんどの末梢動脈では**（心）収縮期**に血流が増加するが，冠動脈ではむしろ減少傾向を示す．収縮期には心筋の収縮により心室壁内の血管が圧迫され，血管抵抗が増大するためである．この傾向は壁の厚い左心室に分布する**左冠動脈**で顕著であり，血流量は**（心）拡張期**よりも低下する．これに対し，右室壁は薄く血管抵抗の上昇は軽度であるため，収縮期の右冠動脈血流が拡張期以下に低下することはない．また，拡張期には心室壁の血管は圧迫を受けないため，左右冠動脈とも血流は増加する．なお，収縮期には心室筋が収縮するため，心室壁の静脈血は**冠状静脈洞経由**で還流する．

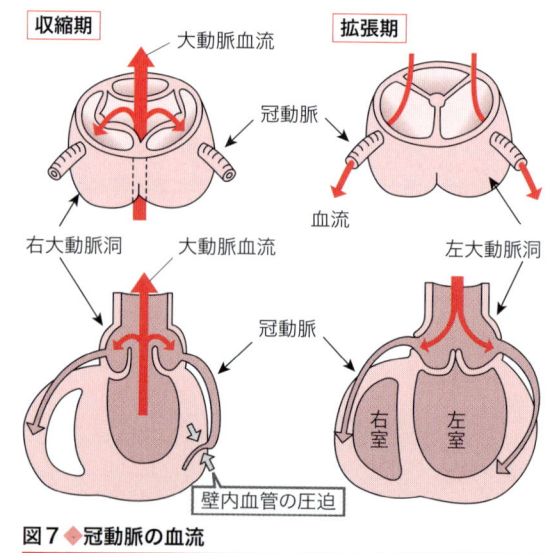

図7 ◆ 冠動脈の血流

冠動脈の血流は拡張期に比べて収縮期に減少傾向を示し，とくに左冠動脈でその傾向が強い．

4 狭心症と心筋梗塞（図8）

虚血性心疾患のうち，一過性の心筋虚血によるものを**狭心症**といい，胸骨後方に**絞扼感**や**狭心痛**を生じる．大まかにいうと，狭心症は冠動脈の**スパスム**（攣縮）によって起こるタイプ，冠動脈内の**血栓**が原因となるタイプ，**動脈硬化**による内腔の狭小化で起こるタイプに大別される．典型的な狭心症は，運動時における心筋の酸素需要量増加に対して血液供給が不足するために起こる（**労作性狭心症**）が，冠動脈のスパスムによって起こるタイプでは安静時にも発作が起こることがあり，**異型狭心症**ともよばれる．発作時には，血管拡張に働く**ニトログリセリン**が用いられる．

一方，冠動脈の閉塞によりその分布領域の心筋が壊死に陥ったものを**心筋梗塞**という．心筋梗塞では70％に強い胸痛発作が認められ，長時間（最低15分以上）続くことが多い．狭心症と違って動脈が閉塞しているため，血管拡張に働くニトログリセリンは効果が期待できない．

狭心症や心筋梗塞の狭窄部位や閉塞部位を特定したり，治療後の再開通を確認する際には**冠動脈造影**が用いられるが，最近では複数の検出器を備えたマルチスライス**CT**や，放射線被曝のない**MRA**による検査が用いられるようになった．冠動脈造影のようにカテーテルを用いないため合併症も少なく，今後さらに増加すると考えられる．

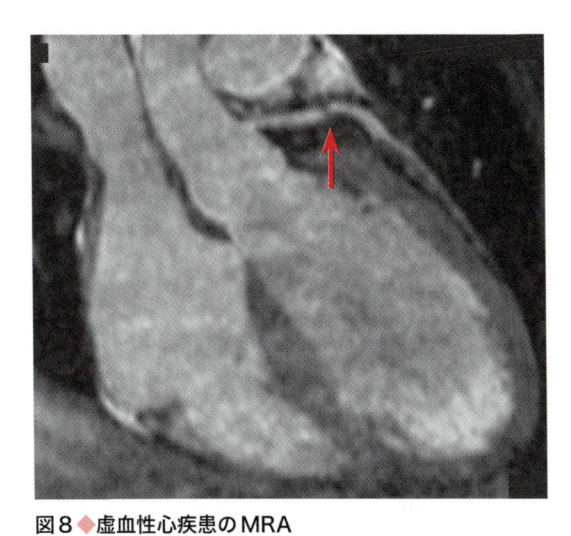

図8◆虚血性心疾患のMRA
左冠動脈の起始部に軽度の狭窄がある（→）．

第4章 循環器系

5 心雑音から探る心臓弁

Keyword

【臨床トピック】心雑音・収縮期雑音・拡張期雑音・連続性雑音・駆出性雑音・逆流性雑音・Erb(エルブ)の領域

【解剖関連用語】心臓弁（三尖弁・僧帽弁・大動脈弁・肺動脈弁）・腱索・半月弁・等容性収縮期・駆出期・等容性弛緩期・駆出期・充満期・心周期・心基部

▶ 心音と心雑音 （図1）

主に心臓弁の閉鎖によって生じる瞬間的な音を**心音**とよぶのに対し，心臓内に生じた血液の乱流によって発生する振動音を**心雑音**という．心雑音は，弁の狭窄や閉鎖不全，欠損孔を通しての逆流や乱流，腱索や弁の振動などで発生し，乱流がやむまで続くため，比較的長く持続する傾向がある．心雑音は，心拍動周期（心周期）のどの時期に生じるかで，**収縮期雑音**，**拡張期雑音**，**連続性雑音**などに分類される．

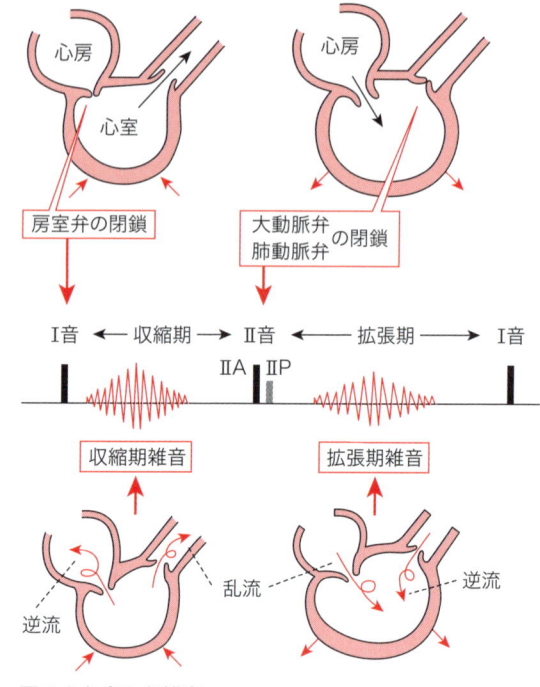

図1 ◆ 心音と心雑音
心音は主として心臓弁（房室弁・動脈弁）の閉鎖による音で，心雑音は心腔内の乱流・逆流によって生じる．

1 心臓弁について （図2）

心臓には心室の入口（房室口）と出口（動脈口）に4つの弁が備わっている．すなわち，右房室弁（**三尖弁**）・左房室弁（**僧帽弁**）・**肺動脈弁**・**大動脈弁**である．これらの弁口は，全体をひとつながりの結合組織構造で囲まれており，これを**線維輪**という．この線維輪に付着する心内膜のヒダを**心臓弁**といい，心筋組織を含まないため弁じたいに自動能は備わっていない．すなわち，心臓弁の開閉は心房圧・心室圧・動脈圧の差によって起こる受動的運動である．

心臓弁のうち，房室口にあるものを**房室弁**といい，3葉の弁尖で構成される右房室弁（三尖弁）と2葉の弁尖からなる左房室弁（僧帽弁）がある．房室弁の各弁尖には，心室の乳頭筋から伸びた**腱索**が連結しており，弁開閉時の反転を防止している．これに対し，大動脈弁および肺動脈弁は腱索をもたず，ポケット状をなす3枚の**半月弁**で構成される．各弁の尖端には**半月弁結節**があり，閉鎖時の密閉を助ける．

2 心音と聴診部位 （図1, 3, 4）

大まかにいえば，**心音**とは心臓弁の閉鎖によって生じる音をいい，通常はⅠ音とⅡ音とを指す（図1）．Ⅰ音は心室収縮期の開始期に発生する心音で，心房への逆流を防ぐために**房室弁（僧帽弁と三尖弁）**が閉鎖する音にからなる．このため，心室収縮力が大きいほど弁が強く閉鎖してⅠ音は大きくなる．一方，

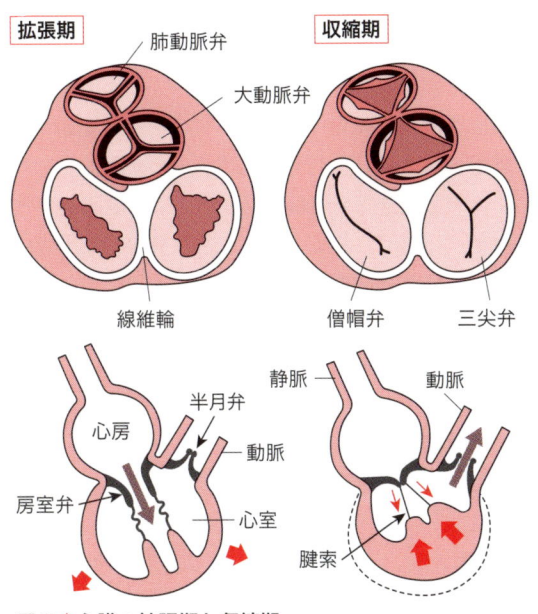

図2 ◆ 心臓：拡張期と収縮期

拡張期は動脈弁（半月弁）の閉鎖とともに心室内に血液が流入する時期，収縮期は房室弁の閉鎖とともに心室から血液が駆出される時期を指す．

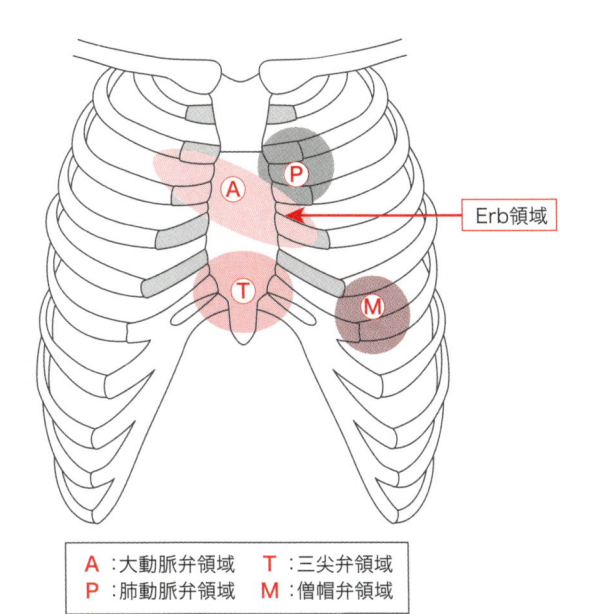

図3 ◆ 心音の聴診部位

聴診部位は，大動脈弁：2RSB（第2肋間右胸骨縁），肺動脈弁：2LSB（第2肋間左胸骨縁），三尖弁：4LSB（第4肋間左胸骨縁）などと表記される．

A：大動脈弁領域　T：三尖弁領域
P：肺動脈弁領域　M：僧帽弁領域

Ⅱ音は心室拡張期の直前に生じる心音で，拡張期に動脈からの逆流を防ぐために**動脈弁（大動脈弁と肺動脈弁）**が閉鎖する音である．通常，大動脈弁の閉鎖音（ⅡA）が肺動脈弁の閉鎖音（ⅡP）に先行する連続音として聴こえるが，静脈還流が増加して右室の駆出時間が延長すると肺動脈の閉鎖が遅れ，Ⅱ音の分裂が起こる．

このほか，心室への急速流入による振動音（Ⅲ音），心室への流入増加による心室筋の伸展音（Ⅳ音）があるが，通常はほとんど聞こえないため，**過剰心音**とよばれる．

このように，心音は複数の弁の閉鎖音が合わさってできる音であるため，部位によって聴取しやすい音は異なる（**図3**）．通常は，**心基部**（第3肋間より上の領域）では**動脈弁の音**（Ⅱ音）が，心尖部付近では**房室弁の音**（Ⅰ音）が聴取しやすい．例えば，大動脈弁の音は第2肋間胸骨右縁～第3肋間胸骨左縁（**Erbの領域**）にかけての領域，肺動脈弁の音は第2肋間胸骨左縁周辺で聴取しやすい．また，第4～5肋間胸骨下部では三尖弁，心尖部（第5肋間鎖骨中線上）では僧帽弁の音がよく聞こえる．

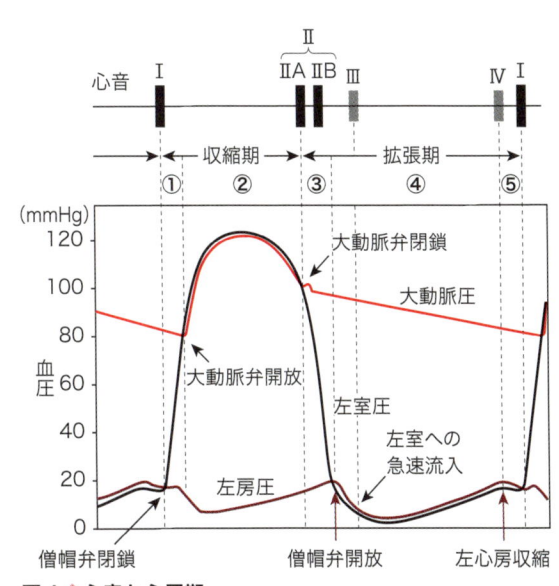

図4 ◆ 心音と心周期

左心の心周期と心音の関係を示す．
①等容量収縮期，②駆出期，③等容量弛緩期，④充満期，⑤心房収縮期．
Ⅰ音～Ⅱ音間を収縮期，Ⅱ音～Ⅰ音間を拡張期という．

3 心音と心周期（図4）

心臓から血液が拍出されるごとに，心臓は周期的な変化（心周期）を示す．大まかにいうと，Ⅰ音～Ⅱ音の間を収縮期，Ⅱ音～Ⅰ音の間を拡張期という．

①**等容性収縮期**（房室弁閉鎖～動脈弁開放）：心室が収縮し始め，心室圧が心房圧を超えると房室弁が閉じ（Ⅰ音），さらに心室圧が動脈圧を上回ると動脈弁が開く．この時期はすべての弁が閉じているので心房・心室とも容積は変化しない．

②**駆出期**（動脈弁開放～閉鎖）：心室から血液が駆出される時期．心室の弛緩とともに内圧が低下して動脈弁が閉鎖する（Ⅱ音）．

③**等容性弛緩期**（動脈弁閉鎖～房室弁開放）：心室が拡張し始めて心室圧は低下，静脈血の還流により心房圧は上昇する．

④**充満期**（房室弁開放～心房収縮）：心室圧が心房圧より下がると房室弁が開き，心室に血液が流れ込む．流入速度は房室弁が開いた瞬間が最速である．

⑤**心房収縮期**（心房の収縮～心室の収縮）：心房の収縮により心房から心室へ血液が注ぎ，その後，心室が収縮し始める．

4 心雑音（図5）

心・大血管内で生じた血液の乱渦流により，心・大血管が振動して起こる音を**心雑音**という．心雑音は心周期における時相や発生機序などにより区別される．

- **駆出性収縮期雑音**：心室から狭い動脈口を通って駆出される時の乱渦流で起こる．大動脈弁狭窄症では第2肋間胸骨右縁に最強点をもつ**漸増漸減性雑音**，肺動脈狭窄症では第2肋間胸骨左縁で強い**駆出性雑音（収縮中期雑音）**が聴取される．
- **逆流性収縮期雑音**：心室から心房への逆流で起こる．三尖弁閉鎖不全症では胸骨左縁下部に，僧帽弁閉鎖不全症では心尖部に最強点をもつ高調な**全収縮期雑音**が聴取される．
- **逆流性拡張期雑音**：大動脈や肺動脈から心室への逆流で生じる．大動脈弁閉鎖不全症では，第3肋間胸骨左縁（Erbの領域）～心尖部に拡張期**灌水様雑音（急速注水のような高調の漸減性雑音）**が聴取される（**Austin-Flint雑音**；オースチンフリント）．この雑音は大動脈からの逆流により，僧帽弁が押されて相対的狭窄を起こすことで生じる．
- **心室充満性雑音**：心房から心室に血液が流れ込む際の乱渦流で起こる．三尖弁狭窄症では胸骨左縁下部に，僧帽弁狭窄症では心尖部に拡張期**輪転様雑音（拡張期ランブル；雷鳴様のゴロゴロという低調の心雑音）**が聴取される．
- **連続性雑音**：動脈管などの連続的な乱渦流で生じる．動脈管開存症では第2肋間胸骨左縁よりやや外側に最強点をもつ明瞭な連続性雑音が聴取される．

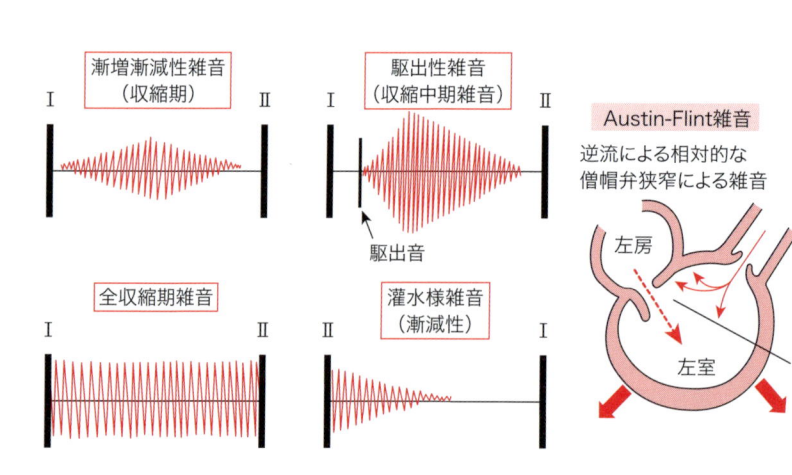

図5◆心雑音

心雑音は，音の性状（高調・低調）や発生時期（拡張期・収縮期）・類似音などで命名・分類される．

第4章 循環器系

6 心房中隔欠損から探る胎児循環

Keyword

【臨床トピック】心房中隔欠損症・一次孔欠損・二次孔欠損・卵円孔開存

【解剖関連用語】肺循環・体循環・動脈管（Botallo ボタロ 管）・心房中隔・卵円孔・臍静脈・静脈管（Arantius アランチウス 管）

▶ 心房中隔欠損症とは （図1）

心臓の4つの部屋のうち，右（心）房と左（心）房の間の壁を心房中隔といい，ここに生まれつき欠損があるものを**心房中隔欠損症（ASD：atrial septal defect）**という．先天性心疾患の約10％を占めるが，小児期は無症状のことが多いため，成長期以後にみつかることが多い．

生後，心房中隔欠損があると，血液は圧の高い左房から右房に流れ込む（**左右shunt シャント**）．この結果，右心拍出量の増加によって右心に負荷がかかり，右室肥大が起こるとともに肺動脈拡張を生じる．また，肺血流量の増加で**肺高血圧**となると，右心系の圧が上昇し，**肺動脈拡張**や**右左shunt**を引き起こす．

一方，もともと胎児の心房中隔には**卵円孔**とよばれる孔があり，胎盤からの血液を右心から左心に送る短絡路となっている．卵円孔は出生後すぐに閉鎖するが，ときに開いたまま残ることもある（**卵円孔開存**）．

図1◆心房中隔欠損
肺血管影の増強［特に右肺門の肺動脈の拡張（⇒）と左第2弓の突出（→）］がある．大動脈弓は小さい．

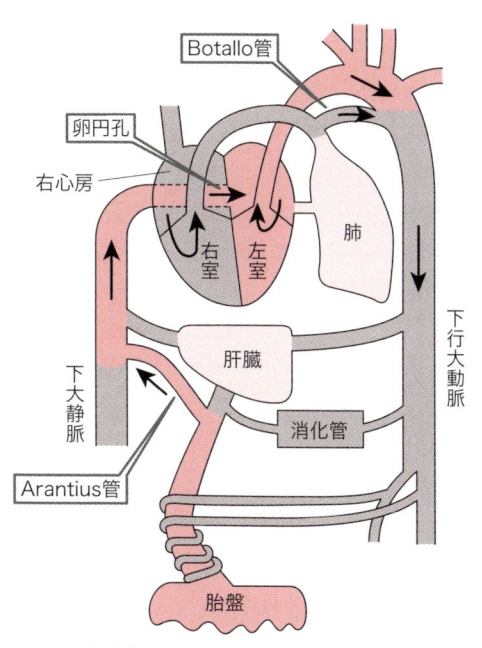

1 肺循環と体循環 （図2）

心臓は肺と全身に血液を送るポンプであり，全身から還ってきた静脈血は右心房・右心室を経て肺動脈へ拍出され（**肺循環**），肺で酸素供給された動脈血は左心房・左心室を経て大動脈へ拍出される（**体循環**）．一般に，体循環に比べて肺循環の方が**血管抵抗**も**血圧**も低い．これは，肺はガス交換のために

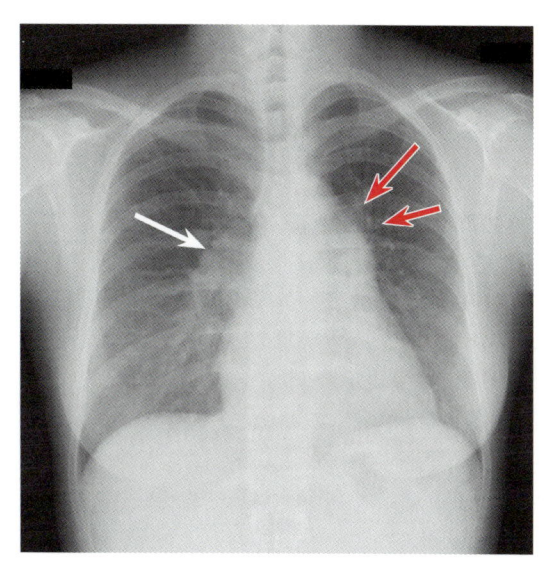

図2◆胎児循環
胎児の肺は呼吸していないため，肺動脈圧は大動脈圧に比べて高く，肺循環はほとんどない．

第4章 循環器系 127

豊富な毛細血管をもち，多量の血液を貯めることができるためである．

これに対し，胎児では肺呼吸が行われていないため，肺の血管は閉じた状態にあり，体循環よりも肺循環で血管抵抗や血圧が高い．このため，胎児では肺循環に入った血液が体循環に戻るように，両者の間に連絡路（**卵円孔**・**動脈管**）が形成されている．

2 心房中隔の形成（図3）

胎生期の心房中隔は二重の壁（**一次中隔**と**二次中隔**）でできている．はじめ，左右の心房は通じており（**一次孔**），これをふさぐように一次中隔が形成されるが，一次中隔が完成間近になると上部に別の孔（**二次孔**）が出現する．その後，一次中隔の右側に2次中隔がつくられるが，これにも左右を連絡するあな（**卵円孔**）が開いている．この結果，一次中隔には二次孔，二次中隔には卵円孔が残るが，2つの孔は上下にずれて位置するため，生後に両中隔が融合するとふさがれる．

このように，胎生期の心房中隔には孔が開いており，胎盤から右心房に送られてきた血液はこの孔を通って左心房に直接注ぐ．これは，胎盤から来る高酸素血液を，左心室から全身に拍出するためであるが，ときにこれらの中隔や孔が設計図通りつくらないことがあり，**心房中隔欠損症**となる．

心房中隔欠損症で最も多いのは，二次中隔が一次中隔の二次孔を覆いきれずに起こる**二次孔欠損**（約70％）であるが，一次孔が閉鎖せずに残るタイプ（**一次孔欠損**）などもある．

3 卵円孔開存（図4）

心房中隔の発生過程において，二次中隔は一次中隔の二次孔を覆うように形成される．二次中隔には**卵円孔**とよばれる孔が残るが，卵円孔と二次孔は互いにずれて位置するため，両中隔が融合することでふさがれ，卵円孔の部は**卵円窩**として残る．

ところが，一次中隔と二次中隔の融合が起こらないことがあり，**卵円孔開存**とよばれる．卵円孔開存では二次孔は二次中隔によって覆われており，一次

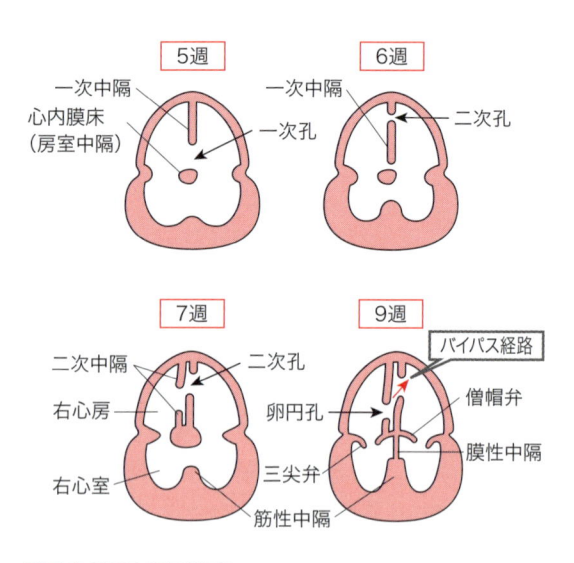

図3 ◆ 心房中隔の形成

心房中隔は，心内膜床（房室中隔）を目安に一次中隔と二次中隔によって胎生9週頃に形成され，そこに開いている孔は生後に中隔が融合するまでの間，胎児循環の経路となっている．

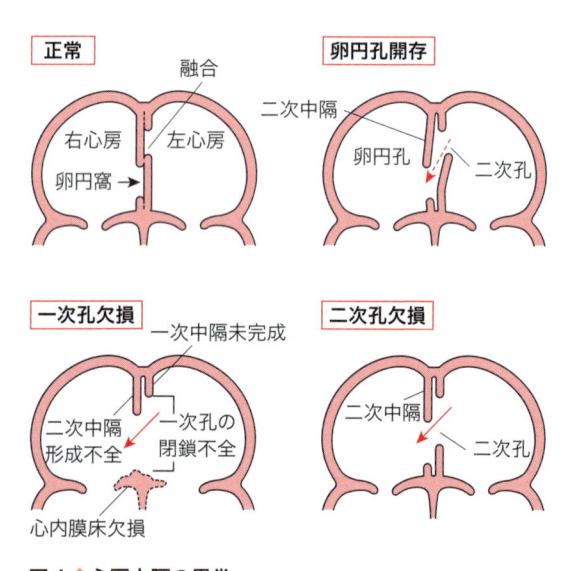

図4 ◆ 心房中隔の異常

心房中隔の異常としては，心房中隔欠損に含まれる一次孔欠損と二次孔欠損に加え，一次中隔と二次中隔の融合不全による卵円孔開存がある．

孔と二次孔が重なって開いている**二次孔欠損**とは異なる．

4 胎児循環の全体像（図5）

　胎児において，胎盤で酸素や栄養を供給された血液は**臍静脈**を通って体内に送られる．臍静脈は**肝門脈**に連絡するが，血液は肝臓内には入らず，**静脈管（Arantius管）**を通って直に**下大静脈**に注ぎ，さらに**右心房**に送られる．

　右心房に入った血液は，そのまま**卵円孔**を通過して左心房に注ぎ，左心室から大動脈へと拍出される．胎児では肺循環（右心室・肺動脈）の血管抵抗の方が，体循環（左心室・大動脈）に比べて高いためである．

　ところで，右心房には**上大静脈**からも血液が注ぐ．上大静脈からの血液は上半身（頭頸部や上肢）で使われた静脈血であり，右心房に入るとまっすぐ右心室に向かう．上大静脈口と右房室口は向かい合って位置しており，その血液が下大静脈から卵円孔に向かう血液と混じることはほとんどない．すなわち，肺動脈には上半身からの静脈血が注ぐことになる．

　しかし，肺動脈の血流はほとんど肺に届かない．胎児の肺循環は体循環よりも血管抵抗が高いためである．また，胎児の肺動脈と大動脈弓の間には**動脈管（Botallo管）**とよばれる連絡路が備わっているため，肺動脈の血液の大部分は動脈管から大動脈へと注ぐことになる．興味深いことに，動脈管は大動脈から頭頸部や上肢に向かう枝が分かれた後に合流

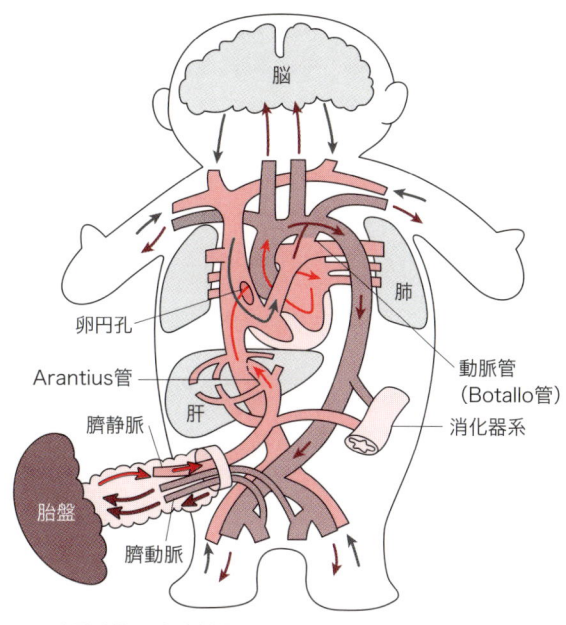

図5 ◆ 胎生期の血液循環

胎児血液循環のにおける特徴的構造として，臍静脈，臍動脈，Arantius管，卵円孔，Botallo管があげられる．

する．すなわち，左心室から拍出された酸素に富む血液は上半身に送られ，下半身には動脈管から合流する静脈血の混じった血液が送られることになる．胎児の上半身に比べて下半身が小さい理由がここにある．

第4章 循環器系

7 痔から探る肛門

Keyword

【臨床トピック】痔（核）・内痔核・外痔核・静脈瘤・血栓性静脈炎

【解剖関連用語】肛門管・櫛状線（歯状線）・肛門クッション・直腸肛門境界線（Herrmann線）・後腸・肛門窩・内・外肛門括約筋・骨盤内臓神経

▶ 痔（核）とは（図1）

肛門の軟膜下に存在する静脈叢（**肛門クッション**）にうっ血が起こり，静脈炎や静脈瘤を形成したものを**痔（核）**という．肛門は発生学的に腸管（**後腸**）由来の臓性部分と皮膚・体壁由来の体性部分とからなり，腸管由来の部にできる痔核を**内痔核**，皮膚・体壁由来の部にできる痔核を**外痔核**という．

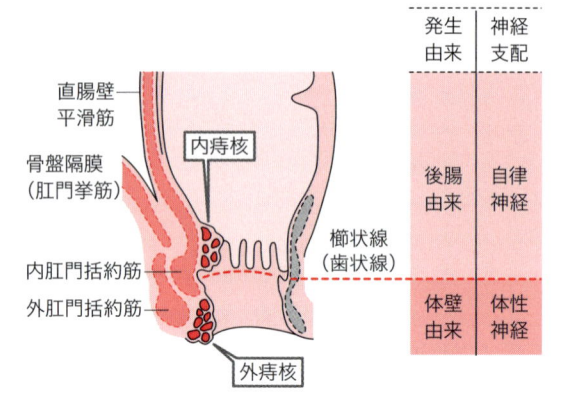

図1 ◆ 痔核の形成部位
歯状線（櫛状線）を境として，後腸由来部分にできる内痔核と，体壁由来部分にできる外痔核に分類される．

一般に内痔核より外痔核では痛みが強い．臓性部分は**自律神経**に支配され，切り傷などの痛みを伝える感覚ニューロンに乏しいためである．

1 肛門について（図2, 3）

直腸が**肛門挙筋（骨盤隔膜）**を貫いたところから下方の約4cmの部分を**肛門管**という．肛門管の内面には**肛門柱**と呼ばれる粘膜の縦ヒダがあり，肛門管は肛門柱下縁を結ぶ**歯状線（櫛状線）**を境に歯状線上部（腸管由来）と歯状線下部（体壁由来）とに区分される．なお，肛門管の上縁は**直腸肛門境界線（Herrmann線）**と呼ばれ，歯状線の約2cm上方に位置する．

歯状線は**肛門管**における動脈分布の境界でもあり，これより上には**上直腸動脈**（←下腸間膜動脈），下には**下直腸動脈**（←内陰部動脈←内腸骨動脈），両部の境界付近に**中直腸動脈**（←内腸骨動脈）が分布する．

［※注：中直腸動脈は半数近くで欠如する］

静脈分布も歯状線を境に異なり，これより上には主に**上直腸静脈**（→下腸間膜静脈），下には**下直腸**

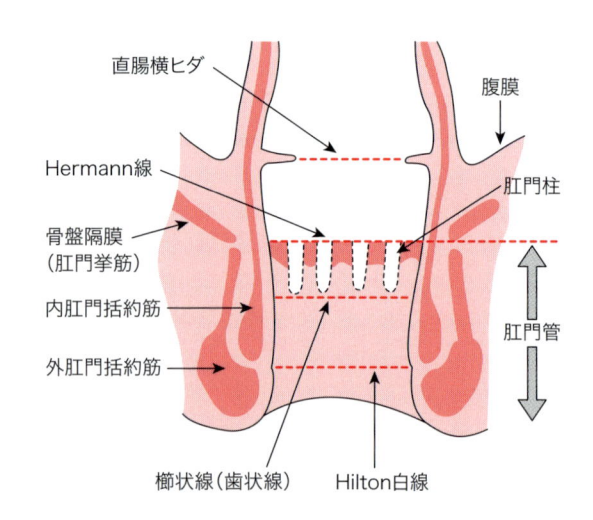

図2 ◆ 肛門の構造
肛門管は歯状線（櫛状線）で，原始腸管由来の上部と体表由来の下部に区分される．

静脈（→内陰部静脈→内腸骨静脈）が分布する．肛門の静脈は弁を欠き，静脈叢に**うっ血**を起こしやすいが，これも痔を起こしやすい原因の1つと考えられている．

[※注：肛門の静脈は四足動物では心臓より高い位置にあるため，静脈弁が不要であった名残とされている]

2 肛門クッションと痔帯（図4）

肛門管にはその密閉に働く帯状部分があり，**痔帯**とよばれる．痔帯の粘膜下には発達した**静脈叢・動脈静脈吻合・平滑筋（Treitz筋）・弾性線維**を含む**肛門クッション**という構造があり，静脈叢に血液を含むことでクッションを膨張させて肛門を開閉する．老化などで肛門クッションの弾力性や復元性が低下すると静脈にうっ血を生じ，**静脈瘤**や**血栓性静脈炎**が起こって**痔**を発症する．

肛門クッションは，ヒトでは**前方（11時の位置）・右後方（同7時）・左側（同3時）**の3カ所にあり，ここがそのまま痔核の好発部位（できやすい場所）となる．

3 肛門の発生と構造（図5）

肛門管は消化管が体壁を貫いて皮膚と合する部分であり，発生学的にも**櫛状線（歯状線）**を境に区分される．すなわち，歯状線上部は後腸（原始腸管の尾側部分），歯状線下部は皮膚・体壁の凹み（**肛門窩**）に由来する．

このため，内面の粘膜上皮も歯状線上部は**単層円柱上皮**，下部は**重層扁平上皮**からなる．重曹扁平上皮の部分は皮膚と同様の痛覚（**体性感覚**）があるが，単層円柱上皮の部分は自律神経支配であり，切り傷などに対する痛覚線維はない

[※注：平滑筋の痙攣等の痛み（**内臓感覚**）は感じる]

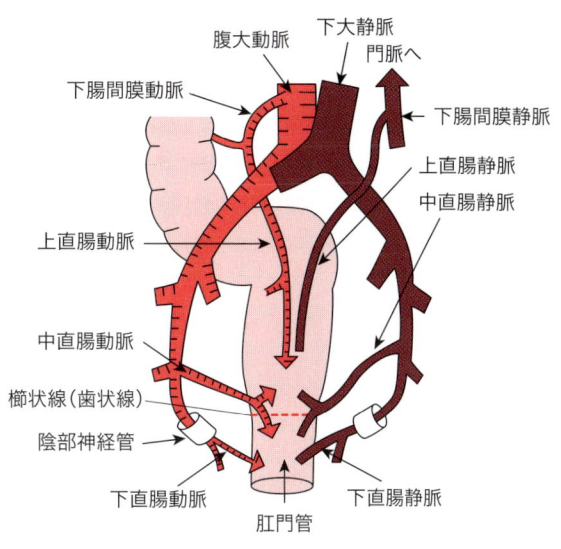

図3◆肛門の血管分布
歯状線より上部には下腸間膜動・静脈，下部には内腸骨動・静脈の枝が分布する．

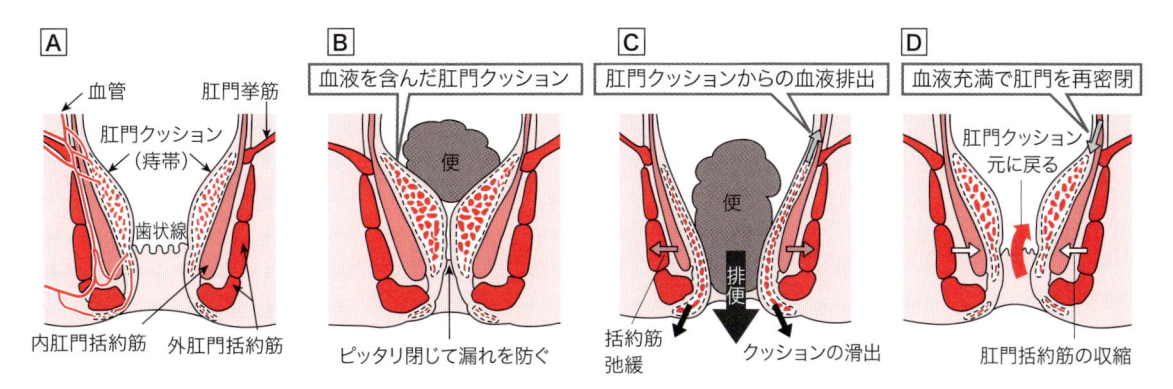

図4◆肛門クッション（痔帯）の役割
A：肛門の構造　B：排便前の肛門　C：排便時の肛門　D：排便後の肛門

4 肛門括約筋 (図6)

　肛門壁の筋層は直腸から続く平滑筋層（**内輪層**と**外輪層**）からなるが，内輪層は肛門管で厚さを増して**内肛門括約筋**を形成する．内肛門括約筋は**平滑筋**であり，**自律神経（骨盤内臓神経）**に支配されるため，その運動も**排便反射**によって起こる不随意運動である．

　内肛門括約筋とは別に，肛門管周囲には**横紋筋**からなる**外肛門括約筋**が存在する．外肛門括約筋は**肛門挙筋（骨盤隔膜）**の下に位置し，上方から深部・浅部・皮下部に区分される．外肛門括約筋は，排便をがまんする際に肛門を意識的に閉鎖するための筋で，他の骨格筋と同じく体性運動神経（**下直腸神経←陰部神経**）の支配を受ける．内面では内・外肛門括約筋の境はHilton白線として認められる．

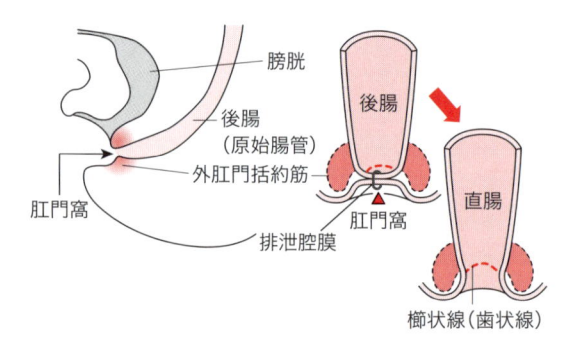

図5◆肛門管の発生
肛門管は後腸（原始腸管）と肛門窩（体表の凹み）から形成され，その境界は生後の櫛状線（歯状線）に相当する．

5 排便のしくみ (図7)

　肛門は，内・外肛門括約筋の収縮によって普段は閉じた状態にある．糞便もふだんはS状結腸に留まっているが，直腸に入ると内圧が上昇し，直腸壁が伸展する．内圧が50mmHg（糞便量150mL）に達すると，その情報は**骨盤内臓神経**の求心路を伝わって仙髄の**排便中枢（S2〜S4）**に送られるが，一部は脊髄を上行して視床から**大脳皮質**に至り，ここで**便意**として意識される．

　排便の抑制調節が未完成な乳児では，排便は仙髄の排便中枢を介して反射的に起こる（**排便反射**）．すなわち，骨盤内臓神経（求心路）によって送られた情報は仙髄の**側角**で遠心路に伝達され，内肛門括約筋の弛緩と直腸壁の蠕動亢進が指令される．

　これに対し，成人の場合は上位中枢から排便抑制をかけることができる．排便をガマンする場合は，**陰部神経**を介して随意筋である**外肛門括約筋**を収縮させる．排便可能な場合は，呼吸を止めて腹圧を上昇させると同時に，排便指令が**陰部神経**を介して外肛門括約筋に送られ，筋の収縮が解除される（**随意性排便**）．

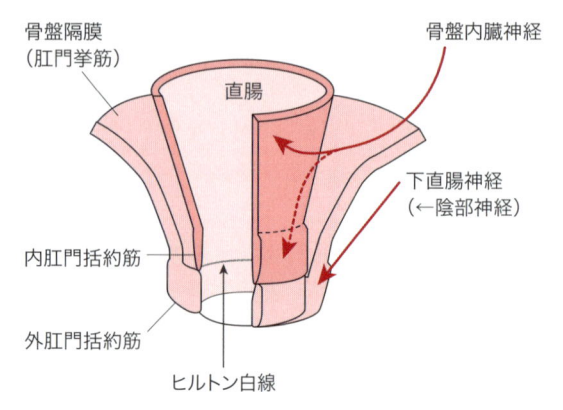

図6◆肛門括約筋と支配神経
内肛門括約筋は直腸壁平滑筋，外肛門括約筋は骨盤隔膜の骨格筋により形成される．

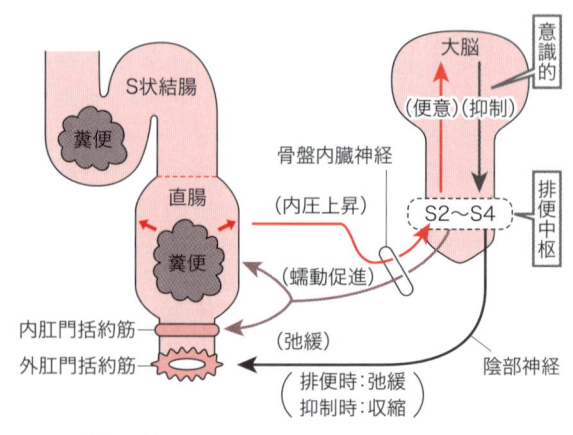

図7◆排便反射
排便反射は仙髄の排便中枢によるが，通常は大脳から抑制がかかっている．

第4章 循環器系

8 薬の吸収経路から探る静脈系

Keyword

【臨床トピック】静脈内注射・初回通過効果・舌下錠・バッカル錠・坐剤・エコノミークラス症候群

【解剖関連用語】血液循環・毛細血管・門脈・深在性静脈（深部静脈）・皮静脈・内腸骨静脈・上直腸静脈・下大静脈

▶ 薬の投与方法（図1）

薬の体内への導入を**投与**（与薬）といい，薬が循環血中に入った時点で「吸収」とみなされる．このため，通常は吸収部位である毛細血管周囲に達するように投与されるが，血管内に直接投与する方法（**静脈内注射**）も用いられる．

一般に，薬の投与方法は①**経口投与**，②避腸投与，③その他に大別される．経口投与は**内服**ともよばれ，主に小腸から吸収される．一方，避腸投与は**注射投与**ともいわれ，**静脈内注射**，**筋肉内注射**，**皮下注射**，**腹腔内注射**などに分類される．これ以外の投与方法としては，吸入・ガス（肺胞毛細血管での吸収），直腸内投与（坐剤），局所投与（動脈内投与，皮膚投与，粘膜投与）などがある．

[※注：動脈内投与は抗がん剤の局所的導入などで用いられる]

1 薬の体内循環（図2）

体内に吸収された薬は**血液循環**によって全身の組織に送られる．このため，薬の量を表す際に血中濃度で示されることが多い．薬は**毛細血管**の発達した領域で吸収されるので，毛細血管に取り込まれた薬成分は静脈へと送られることになる．例えば，内服薬なら小腸，舌下錠なら口腔粘膜，吸引薬なら肺の毛細血管で吸収されて静脈に入る．これに対し，**静脈内注射**は毛細血管における吸収過程を跳びこし，直に静脈内に薬を投与する方法である．

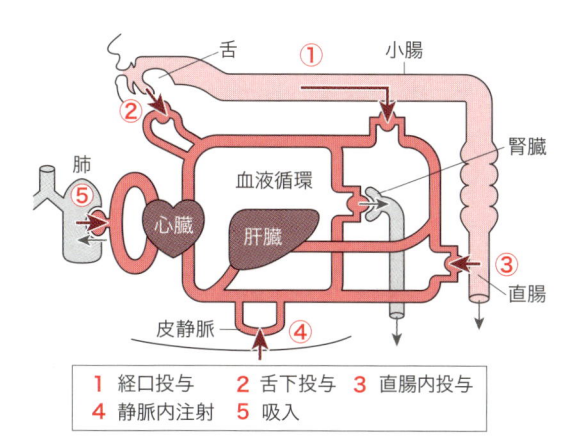

図1◆薬剤投与部位

1 経口投与　2 舌下投与　3 直腸内投与　4 静脈内注射　5 吸入

薬剤投与の代表的な部位として，①経口投与，②舌下錠，③直腸内投与（坐剤），④静脈内注射（皮静脈），⑤吸入（肺毛細血管）などがあげられる．

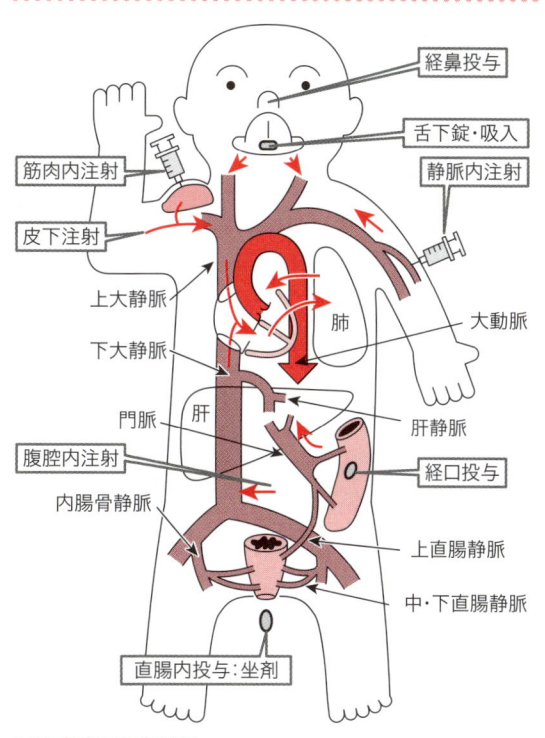

図2◆薬の体内循環

投与法により吸収される血管が異なるため，その後の薬の移動経路（体内循環動態）も異なる．

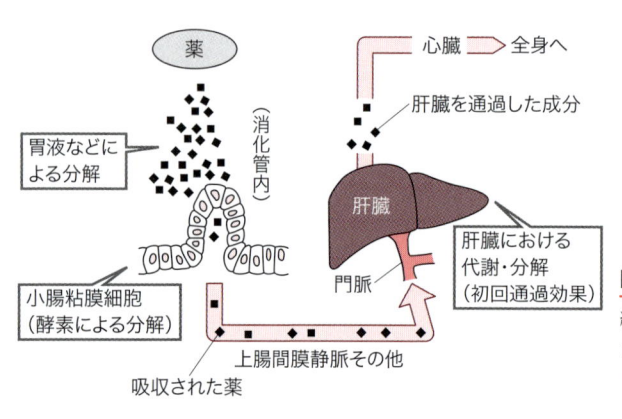

図3 ◆ 体循環到達前消失

経口投与された薬は胃酸や小腸粘膜の酵素で分解され，さらに肝臓に取り込まれて代謝されるため，体循環により全身に送られる前にその多くが消失する．

2 経口投与の体内循環（図3）

ふつう薬は「飲む」ことが多く，この場合は消化管とくに小腸からの吸収を考えて投与される．飲んだ薬は最初に胃酸などに曝され，さらに小腸粘膜の酵素によって分解される．このバリアを通過した薬は小腸の**毛細血管**に吸収され，**門脈**を経て**肝臓**へと送られる．肝臓は門脈から送られてきたさまざまな物質を代謝する場所であり，吸収された薬もここで代謝（分解）されることになる．代謝されなかった薬や代謝によってできた物質は肝静脈から下大静脈を通って心臓に送られ，肺を通って心臓に戻った後，動脈から全身に送られる．

このように，吸収された薬が全身に送られる前に分解される過程を**体循環到達前消失**とよび，とくに肝臓で受ける代謝を（肝）**初回通過効果**という．経口投与された薬は必ずこの作用を受けるため，肝臓で分解されやすい薬は経口投与における効果が期待できないことになる．

図4 ◆ 静脈内注射の循環経路

橈側皮静脈における静脈内注射では，上大静脈から右心に入り，肺循環を経た後，左心から全身に送り出される．

3 静脈内注射の体内循環（図4）

薬液を静脈内に直接注入する方法で，投与された薬剤は「静脈→心臓→肺→心臓→動脈」の順に循環する．心臓から全身に送られる前には肝臓を通らないため，**初回通過効果**の影響を受けない．速効性を期待する薬剤のほか，経口的に栄養や水分を補給できない場合に実施される．

通常，**静脈内注射**は上肢の肘窩領域で行われる．上肢の**皮静脈**（**橈側皮静脈**など）に投与された薬剤は，腋窩静脈，鎖骨下静脈，腕頭静脈を経て上大静脈から心臓（右心）に入り，肺を通過して心臓（左心）に還った後，体循環へと拍出される．

静脈内注射がこの経路で循環する証拠として，アリナミンの静脈内注射では注射中から独特のニンニク臭を感じるという事例がある．これは，静脈内に投与されたアリナミンが肺に送られ，呼気中に出ることで匂いを感じるものである．嗅覚のテスト（静脈性嗅覚検査）として用いられる．

4 舌下錠の吸収経路（図5）

舌下部に挿入し，口腔粘膜から迅速に吸収させることを目的とした錠剤を**舌下錠**という．口腔粘膜の毛細血管に吸収された薬効成分は舌静脈，内頚静脈，上大静脈を経て心臓に至り，肺を通って心臓に還った後，全身に送られる．静脈内注射と同様，直接体循環に移行するため，初回通過効果は受けない．

同様に，頬と歯茎の間に挿入し，頬粘膜からの吸収を目的とする錠剤を**バッカル錠**という．吸収後は頬静脈から翼突筋静脈叢あるいは顔面静脈から外頚静脈，内頚静脈を経て還流する．

[※注：頬粘膜ではリンパ管からの吸収もある]

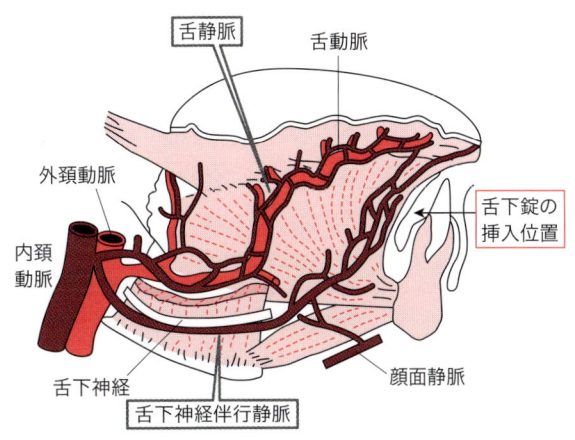

図5◆舌下錠の吸収経路

舌下部粘膜の毛細血管は主に舌静脈に注ぐ．舌静脈は内頚静脈を介して心臓へと還流する．

5 坐剤の吸収と直腸がんの転移（図6）

肛門や膣に挿入し，粘膜からの吸収を目的とした錠剤を**坐剤**といい，肛門や膣内で体温によって溶けるように基剤が選択されている．肛門や膣粘膜の毛細血管に吸収された薬効成分は，主に**内腸骨静脈**を経由して下大静脈に入り，直接心臓に送られる．このため，坐剤の成分も初回通過効果を受けずに全身に移行する．しかし，直腸上部粘膜からの静脈は下腸間膜静脈を通るため，門脈から肝臓に送られる．すなわち，直腸上部から吸収された成分は初回通過効果を受けることになる．

直腸上部と下部（肛門）の違いは，**直腸がん**の転移経路においても明らかな差異として示される．直腸上部に生じた直腸がんは，直腸上部に分布する**上直腸静脈**経由で**下腸間膜静脈**に入る．下腸間膜静脈は**脾静脈**とともに門脈の形成に与るため，直腸上部から遊離したがん細胞は静脈系に入って肝臓に向かう．すなわち直腸上部のがんは肝臓に転移しやすいことになる．

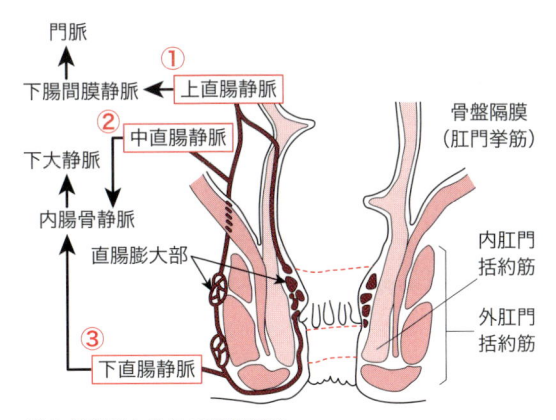

図6◆直腸内投与の吸収経路

肛門部で吸収された薬は，①上直腸静脈から上腸間膜静脈を経て門脈へ向かう経路，②中直腸静脈から内腸骨樹脈を経て下大静脈に注ぐ経路，そして③下直腸静脈から内腸骨動脈経由で下大静脈に向かう経路に大別される．①の経路は肝臓を通るため，初回通過効果を受けることになる．

6 エコノミークラス症候群（図7）

静脈系が関連するのは「薬の循環」だけではない．俗に**エコノミークラス症候群（ロングフライト症候群）**とよばれる病態も静脈系と密接な関係がある．エコノミークラス症候群は，長時間にわたる坐位や臥床で静脈血がうっ滞し，下肢の**深在性静脈（深部静脈）**に血栓を生じ（深部静脈血栓症），その血栓が肺にとんで**急性肺動脈血栓塞栓症**を起こすものである．飛行機旅行のように数時間動かずにいることで，血液のうっ滞や粘度の上昇が起こり，下肢の静脈に血栓が生成される．運動が再開されると静脈内

に生成された血栓がはがれ，**大腿静脈**，**外腸骨静脈**，**下大静脈**から心臓経由で肺に送られ，肺塞栓症を起こすと考えられている．心臓は血流が早いため塞栓症は起こしにくいが，肺血管は血流が遅く細い枝が多いため塞栓を起こしやすい．このような血栓は長時間にわたる手術後にも起こるため，現在は手術中にも下肢を動かすような予防策がとられている．

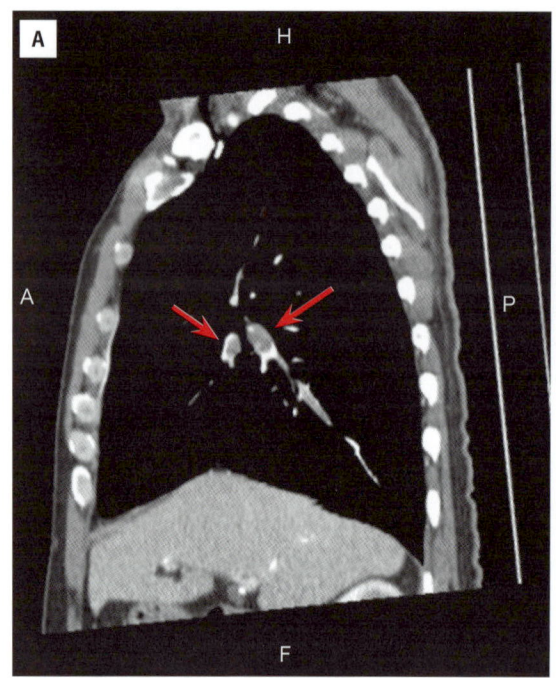

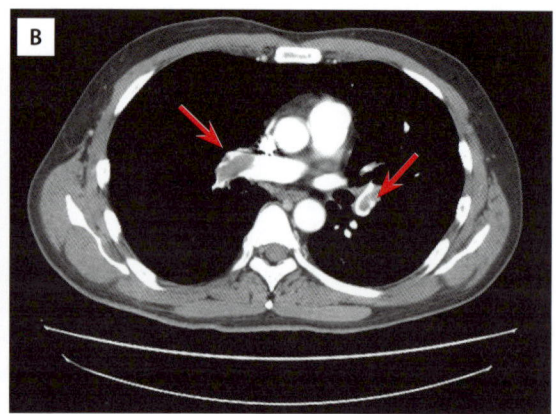

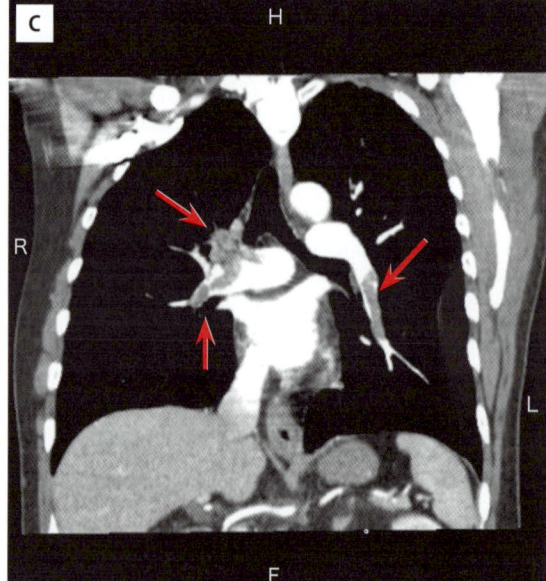

図7 ◆ 肺塞栓症のCT像

A：矢状断像，B：水平断像，C：冠状断像
左右の肺動脈の主幹部が造影剤で強く増強されているが血栓は造影欠損として描出されている．

第5章

脊柱と体肢

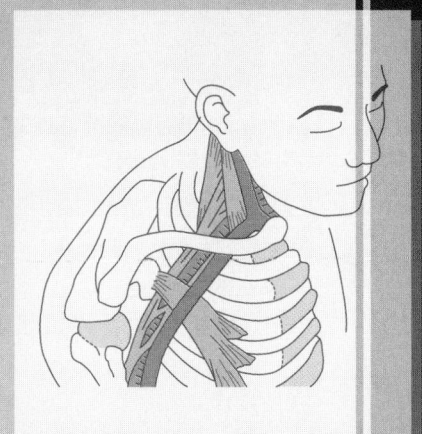

第5章 脊柱と体肢

脊柱と体肢の全体像

体肢とは（図1）

四足動物の体は，**頭・頚・体幹（胸＋腹）・体肢・尾**に区分される．このうち，体肢は体幹とつながる「あし」を指し，その役割は身体の支持と移動である．直立二足歩行をとるヒトでは，身体の支持や移動はもっぱら下肢が担うため，体重支持や移動から解放された上肢は，その可動域を広げると同時に物をつかんだり操作したりする能力を獲得した．すなわち，上肢と下肢とで役割を分担することとなったのである．

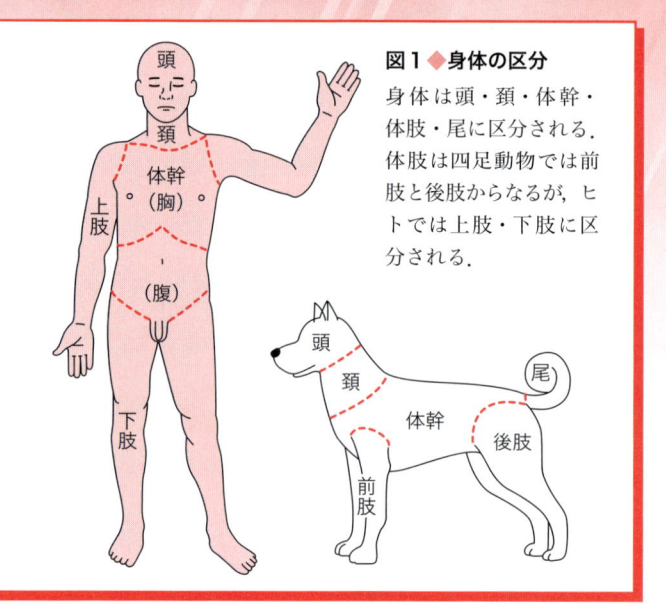

図1 ◆ 身体の区分
身体は頭・頚・体幹・体肢・尾に区分される．体肢は四足動物では前肢と後肢からなるが，ヒトでは上肢・下肢に区分される．

1 上肢の骨格と関節（図2）

上肢の骨格は，**上肢帯（鎖骨・肩甲骨）と自由上肢骨（上腕骨・尺骨・橈骨・手根骨・中手骨・指骨）**から構成される．上肢骨と体幹の骨格は，鎖骨と胸骨がなす**胸鎖関節**1カ所で連結しており，ここを中心とする運動で肩関節の位置を変えることにより，上肢全体の運動範囲を確保している．上肢の代表的な関節として以下の1〜8の関節がある（第1章-5, p.35参照）．

1）肩関節複合体（図3, 4） ［➡本章-2（p.153）］

肩関節は，解剖学的には肩甲骨と上腕骨との関節（**肩甲上腕関節**）を指すが，機能的にはいくつかの関節からなる複合機構としてとらえられている．すなわち「肩」という場合，形態学的関節（**胸鎖関節・肩鎖関節・肩甲上腕関節**）と，機能的関節（**肩峰下関節・肩甲胸郭関節**）を併せた名称である．

a. 胸鎖関節

胸骨の鎖骨切痕（および第1肋軟骨の内側端）と鎖骨の胸骨端がなす球関節．鎖骨は，この関節を中心に肩峰端（外側端）が円を描くように動く．

b. 肩鎖関節

肩峰と鎖骨肩峰端がなす平面関節．肩甲骨の向きを変えることで上肢の運動範囲を広げる．関節を補強する肩鎖靱帯や烏口鎖骨靱帯は，肩を強く打つと断裂し，脱臼を起こす．

c. 肩甲上腕関節（狭義の肩関節）

肩甲骨関節窩と上腕骨頭がなす球関節．関節窩は前外側30°の方向を向いており，上腕骨の運動範囲もこの状態でもっとも広い．浅い関節窩により，広い可動域をもつ反面，脱臼しやすい．関節包や靱帯（**関節上腕靱帯・烏口上腕靱帯・烏口肩峰靱帯**）で補強されるほか，**回旋筋腱板**（小円筋・棘上筋・棘下筋・肩甲下筋の腱）で囲まれる．しかしながら，前下方部は補強が弱く，脱臼の大部分が前方脱臼である．

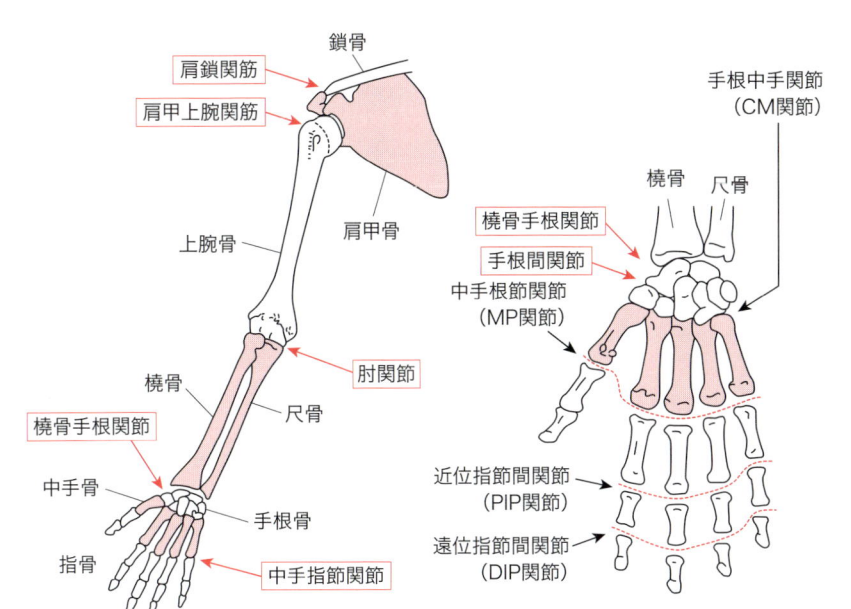

図2 ◆ 上肢の骨と関節

上肢の骨格は片側32個の骨からなり，各骨は20以上の関節によって連結されるが，体幹とは胸鎖関節のみで連結する．

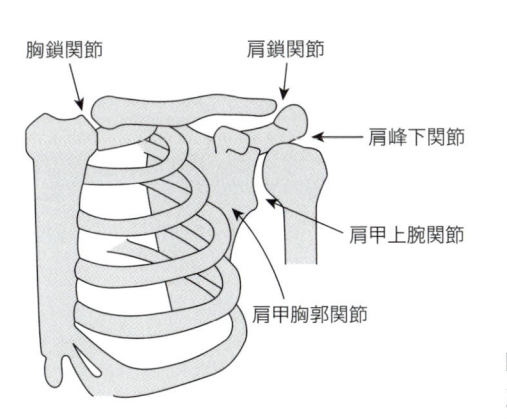

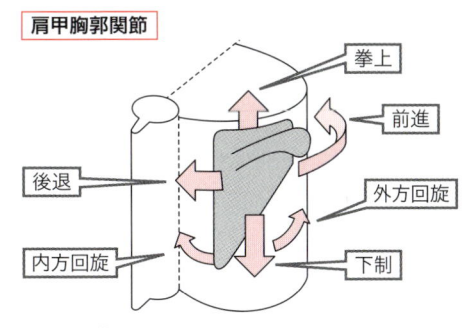

図3 ◆ 肩関節

肩関節は解剖学的には肩甲上腕関節を指すが，機能的には胸鎖関節・肩鎖関節・肩甲上腕関節・肩峰下関節・肩甲胸郭関節を併せた名称である．

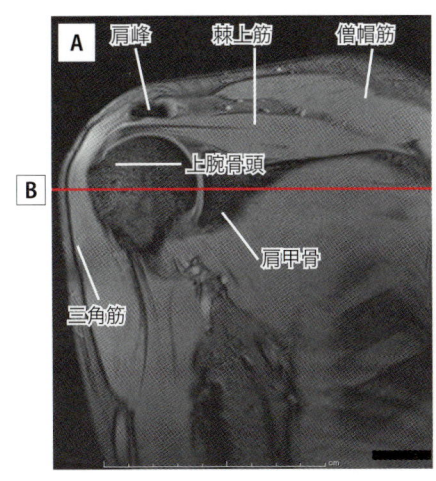

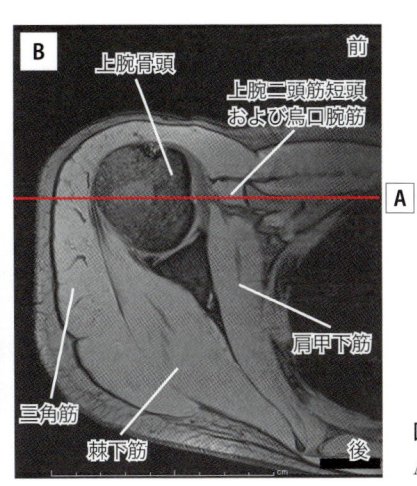

図4 ◆ 肩関節MRI（右）
A：冠状断像，B：横断像

第5章　脊柱と体肢の全体像

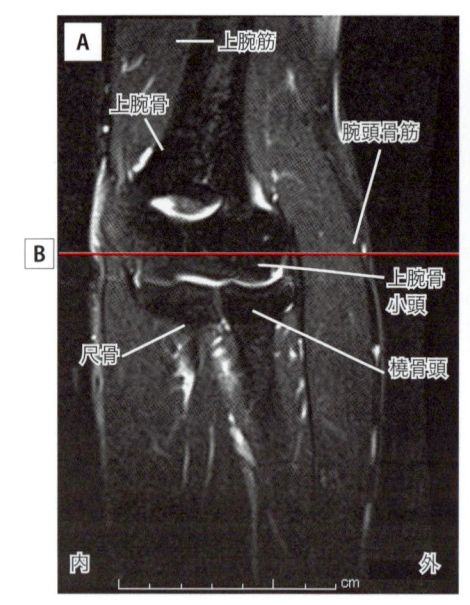

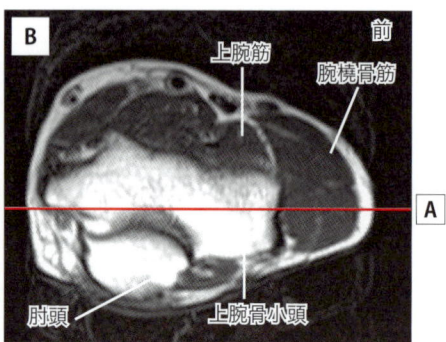

図5 ◆ 肘関節MRI（左）
A：冠状断像，B：横断像

d. 肩峰下関節
肩峰・烏口突起・烏口肩峰靱帯と上腕骨頭・大結節とがなす機能的関節．**肩峰下滑液包**の存在により，上腕骨の運動を円滑化する．

e. 肩甲胸郭関節
肩甲骨と胸郭との間の機能的関節．肩甲骨を胸郭に沿って動かし（①挙上・②下制・③内方回旋・④外方回旋・⑤前進・⑥後退），関節窩の位置を変える．

2）肘関節（図5）
主に肘の屈伸を行うため，蝶番関節とみなされるが，実際には上腕骨・尺骨・橈骨が形成する複合関節である．肘関節は**腕尺関節**（蝶番関節）・**腕橈関節**（球関節）・**上橈尺関節**（車軸関節）からなるが，上橈尺関節は前腕の回内・回外に働くため，**下橈尺関節**とともに別に扱われる．

補強靱帯としては，**内側・外側側副靱帯**に加え，橈骨頭を輪状に囲む**橈骨輪状靱帯**がある．橈骨頭が未発達な乳幼児ではこの靱帯がゆるいため，急に手を引いたりすると**亜脱臼**を起こすとされる（**肘内障**，p.37）．

3）上下橈尺関節と前腕の運動（図6）
橈骨と尺骨は，上・下橈尺関節と前腕骨間膜によって連結している．解剖学的正位では，上肢は手掌を前に向けた回外位にあり，橈骨と尺骨は平行だが，前腕を回内すると両骨は交叉する．回内に際し，橈骨頭が**橈骨輪状靱帯**の中で回旋すると同時に，橈骨遠位端が尺骨遠位端の周囲を回るように動くためである．

上・下橈尺関節とともに，橈骨と尺骨は**前腕骨間膜**で連結されており，両骨が共同して運動するために働いている．

4）橈骨手根関節（手関節）（図7）　　　　　　　　　　　　　　　　　　　　　[➡本章-3(p.156)]
いわゆる手首の関節で，**楕円関節**に分類され，**橈骨**と**関節円板**がなす関節窩と，**舟状骨・月状骨・三角骨**がつくる関節頭により構成される．尺骨の遠位端は関節円板で隔てられているため，直接この関節の形成にはあずからない．また，手根骨のうち，**豆状骨**（とうじょうこつ or ずじょうこつ）は関節面の構成に加わらない．

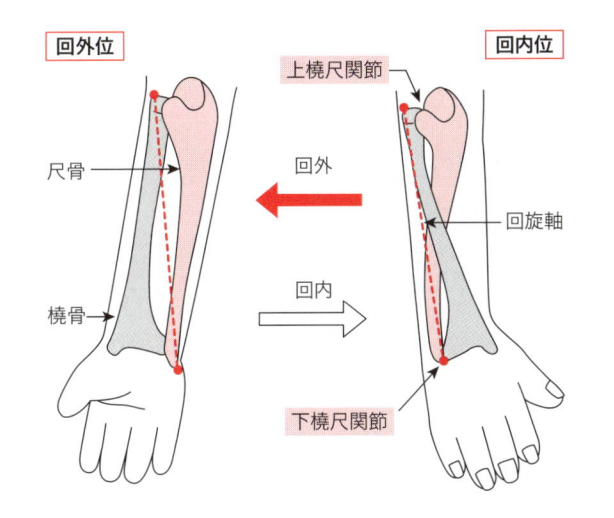

図6◆前腕の運動
2本の長骨（橈骨と尺骨）からなる前腕は，両骨が平行な場合（回外位）と交叉している場合（回内位）の間で運動を行う．

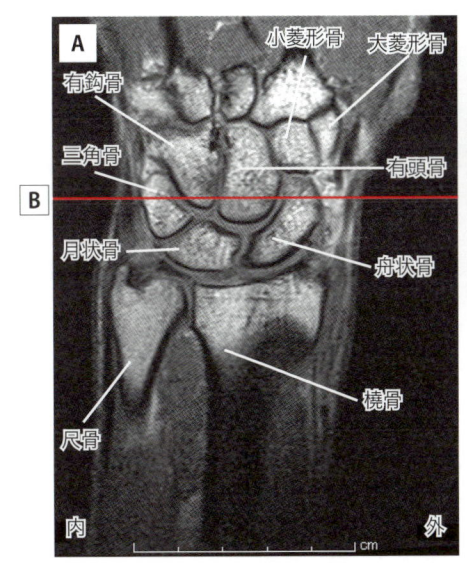

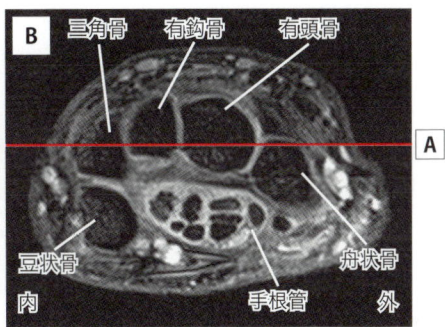

図7◆橈骨手根関節（手関節）MRI（左）
A：プロトン密度冠状断像，B：T2＊横断像

　橈骨手根関節の関節包はゆるいため，多くの靱帯（**背側橈骨手根靱帯・掌側橈骨手根靱帯・掌側尺骨手根靱帯・外側手根側副靱帯・内側手根側副靱帯**など）によって補強されている．なお，大菱形骨・舟状骨と有鈎骨・豆状骨との間には**横手根靱帯（屈筋支帯）**が張っており，その深層のトンネル構造を**手根管**という．

5）手根間関節

　手根骨の近位列（**舟状骨・月状骨・三角骨**）および遠位列（**大菱形骨・小菱形骨・有頭骨・有鈎骨**）の間に形成される関節の総称．いずれも**平面関節**で，運動性は低いが全体に弾力性を示す．特に近位列と遠位列との間の関節をまとめて**手根中央関節（遠位手根関節）**という．なお，豆状骨は他の手根骨との間に関節を形成しない．

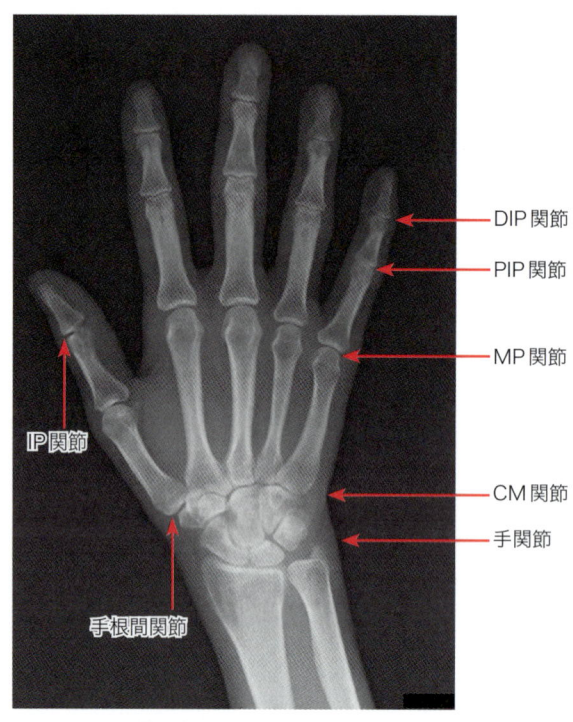

図8 ◆ 手のX線写真

6) 手根中手関節 (CM関節)

手根骨の遠位列と第2〜5中手骨の間の関節で，隣り合う中手骨どうしの関節（**中手間関節**）とも連続する関節腔をもつが，運動性は低い．**大菱形骨**と**第1中手骨**がなす**母指CM関節**だけが独立した関節包をもち，**鞍関節**に分類される．母指は他の4指に対して90°ずれた方向を向いており，これが「母指と他の指で物をつまむ運動」を可能にしている．

7) 中手指節関節 (MP関節)

第1〜5中手骨と基節骨がなす関節で，**球関節**あるいは**楕円関節**に分類される．

8) 指節間関節 (IP関節)

基節骨と中節骨の間の**近位指節間関節 (PIP関節)** と，中節骨と末節骨の間の**遠位指節間関節 (DIP関節)** があるが，母指は中節骨を欠くため，IP関節は1つである．いずれも蝶番関節に分類される．

2 下肢の骨格と関節 (図9)

下肢の骨格は**下肢帯（寛骨）**と**自由下肢骨（大腿骨・膝蓋骨・脛骨・腓骨・足根骨・中足骨・趾骨）**によって構成される．下肢は体重支持と移動に働くため，その関節は，必要最小限の運動性とともに上肢よりも高い安定性が要求される．

1) 股関節 (図10) [➡本章-4 (p.159)]

寛骨臼と大腿骨頭がなす**臼状関節**（関節窩の深い球関節）で，さらに**大腿骨頭靱帯**とよばれる関節内靱帯を備える．関節周囲は**腸骨大腿靱帯・恥骨大腿靱帯・坐骨大腿靱帯**で補強されるため，肩関節に比べて運動性は低いが安定性は高い．しかしながら，ひとたび脱臼すると徒手整復は難しい．

2）膝関節（図11） [→本章-5(p.162)]

主に屈伸運動に働くため**双顆関節**に分類されるが，大腿骨・脛骨・膝蓋骨によって構成される複合関節である．関節窩は浅いため，安定・補強装置として，関節腔内には**内側・外側半月**や**前・後十字靱帯**をもち，関節外には**内側・外側側副靱帯**や**膝蓋靱帯**などが備わっている．

3）距腿関節（足関節）（図12）

いわゆる足首の関節で，**上跳躍関節**ともよばれる．**脛骨**および**腓骨**の下端がなす関節窩に**距骨**がはまり込む「ホゾ組み構造」で構成され，**らせん関節**（蝶番関節の一種）に分類される．関節包は内側の**三角靱帯**，外側の**前・後距腓靱帯**および**踵距靱帯**などで補強される．**外果**に比べて**内果**が高位にあり，足首の運動に際して足底が内側に向きやすいため，**捻挫**の多くは外側の靱帯損傷を起こす．

4）その他の足部の関節（図13）

手の関節に比べ，安定性を要求される足部の関節は多くの靱帯で補強されることで運動性が制限されるが，全体の動きで足の弾力やねじれに働く．以下に，足部にみられる代表的な関節を示す．

- **距骨下関節**：距骨と踵骨がなす関節．距踵舟関節とともに下跳躍関節とよばれる．
- **距踵舟関節**：距骨・踵骨・舟状骨がなす複合関節．舟状骨と踵骨の間には**底側踵舟靱帯（スプリング靱帯）**が張り，足のアーチ構造を保持する．
- **踵立方関節**：踵骨と立方骨がなす関節．距踵舟関節とあわせて**横足根関節：（Chopart）関節**とよばれる．
- **足根中足関節**：足根骨と中足骨がなす関節で，**（Lisfranc）関節**ともよばれる．
- **中足趾節関節**：中足骨と基節骨の関節．
- **趾節間関節**：手の指節間関節と同様，**近位趾節間関節（PIP関節）**と，中節骨と末節骨の間の**遠位趾節間関節（DIP関節）**とがある．

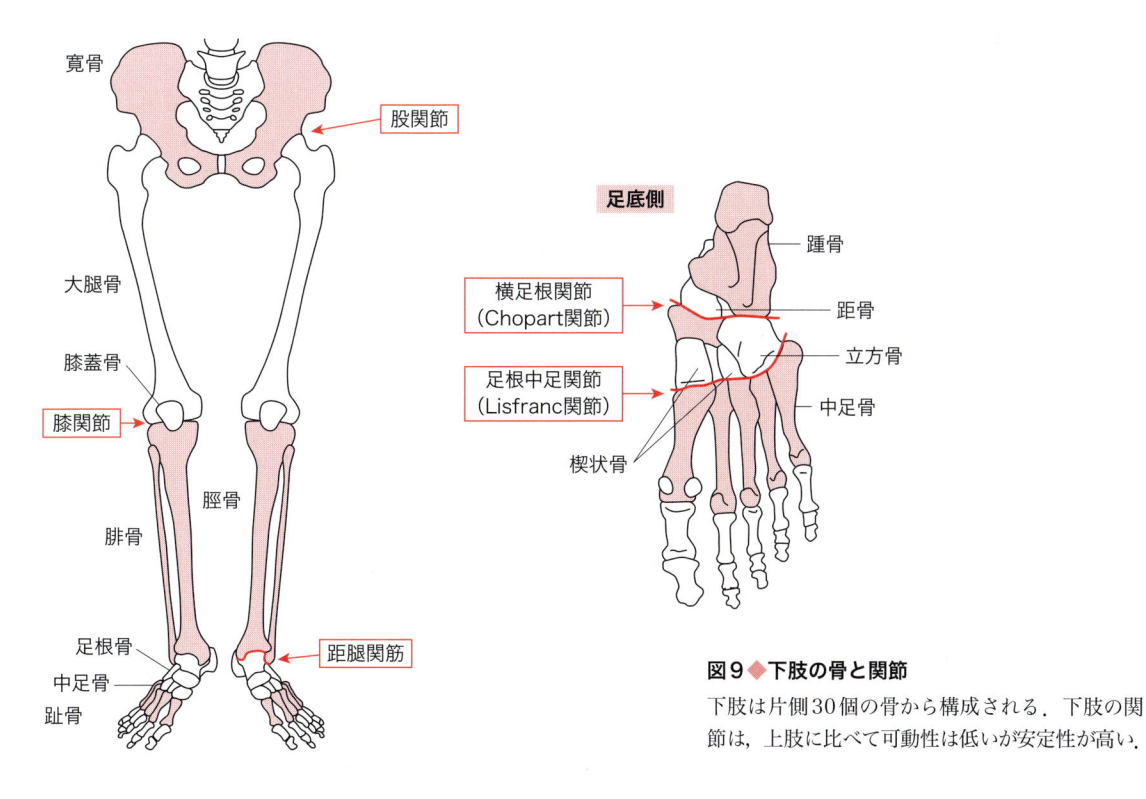

図9 ◆ 下肢の骨と関節

下肢は片側30個の骨から構成される．下肢の関節は，上肢に比べて可動性は低いが安定性が高い．

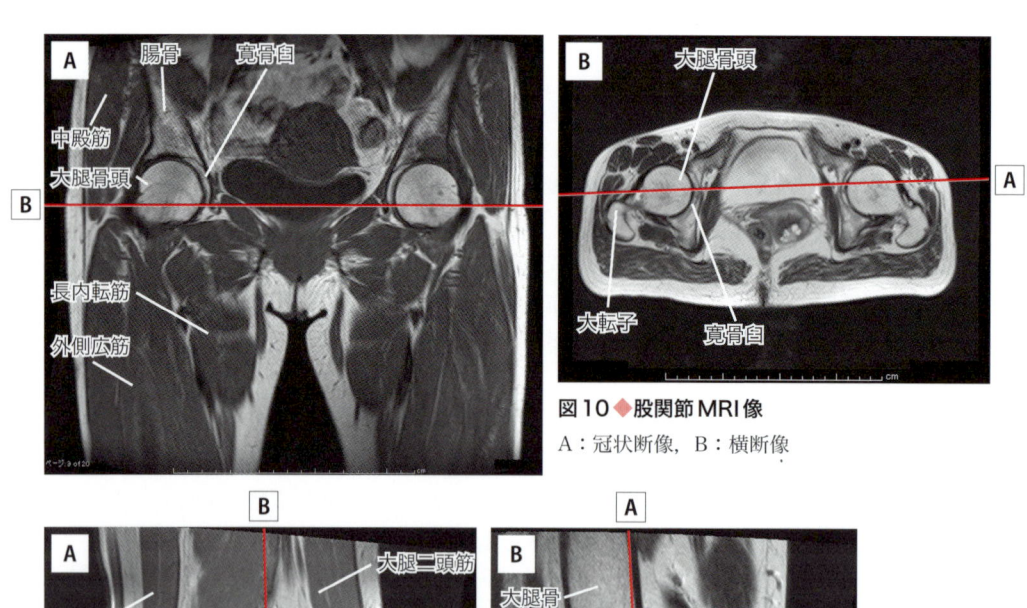

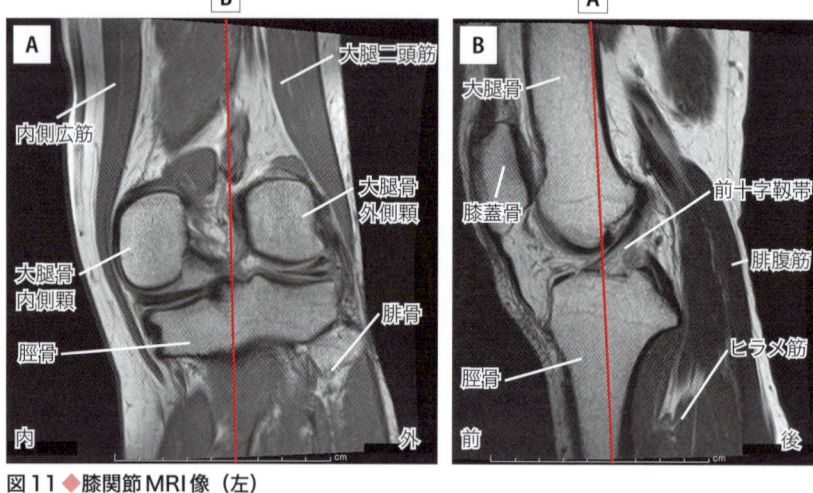

図10 ◆ 股関節MRI像
A：冠状断像，B：横断像

図11 ◆ 膝関節MRI像（左）
A：T2強調冠状断像，B：プロトン密度冠状断像

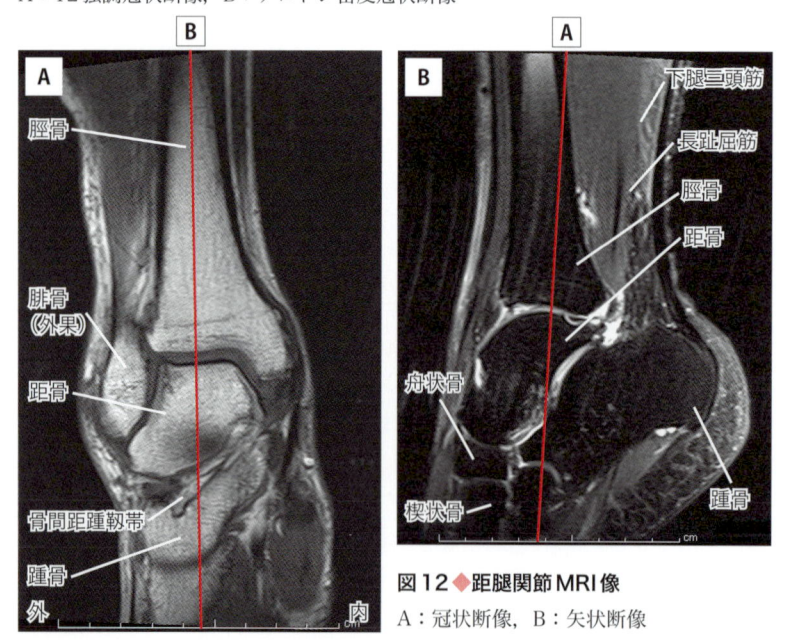

図12 ◆ 距腿関節MRI像
A：冠状断像，B：矢状断像

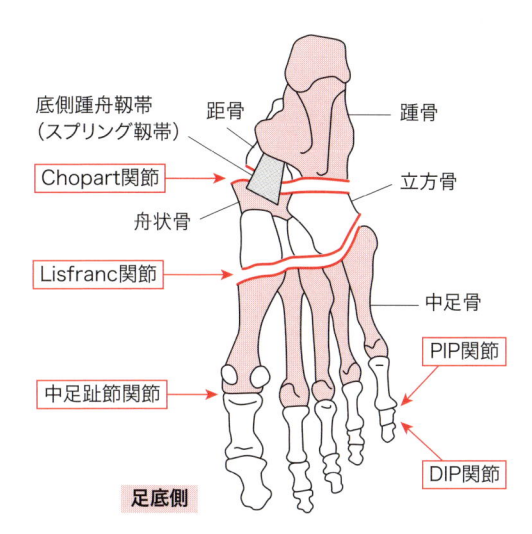

図13 ◆ 足の関節
足の代表的な関節として，Lisfranc関節，Chopart関節，中足趾節関節，趾節間関節などがある．

3 体肢の筋

体肢は，魚類における**胸びれ**と**腹びれ**に相当する．体肢ははじめ背腹方向を向く扁平な突起として出現し，体肢筋も背側の筋群（**伸筋群**）と腹側の筋群（**屈筋群**）に大別される．各筋群を支配する神経は体肢の基部に位置する**脊髄神経叢**から起こり，背側筋には神経叢の背側部，腹側筋には神経叢の腹側部から起こる枝が分布する．

1）上肢の筋

上肢の筋は，その作用により，上肢帯に働く筋，肩関節に働く筋，肘関節に働く筋，手首や指に働く筋に大別される．これらの筋はいずれも**腕神経叢**（C5〜T1）の枝によって支配される．神経にはさまざまな名称がつけられているが，上肢の神経はすべて腕神経叢の枝である．

a. 上肢帯に働く筋（図14）

鎖骨や肩甲骨に作用して肩関節の位置を変える筋をいう．肩甲骨の**挙上**には「肩こりの筋」ともされる**僧帽筋（上部）・肩甲挙筋・菱形筋**，**下制**には**僧帽筋（下部）**，**内方回旋**には**小胸筋・菱形筋**，**外方回旋**には**前鋸筋**，**前進**には**小胸筋・前鋸筋**，**後退**には**僧帽筋（中部）・菱形筋**が働く．

b. 肩関節に働く筋（図15）

肩関節には多数の筋が働く．肩の**屈曲**（前方挙上）には**三角筋（前部）・大胸筋・烏口腕筋**，**伸展**（後方挙上）には**三角筋（後部）・広背筋**，**外転**（側方挙上）には**三角筋（外側部）・棘上筋**，**内転**には**大胸筋・大円筋・広背筋**，**外旋**には**棘下筋・小円筋**，**内旋**には**肩甲下筋・大円筋**が働く．特に三角筋は上腕挙上の主力筋である．

c. 肘関節に働く筋（図16）

肘の屈曲には主に**上腕二頭筋**と**上腕筋**（いずれも筋皮神経支配）が働き，伸展には**上腕三頭筋**（橈骨神経支配）が作用する．なお，ビールジョッキを上げるときなどに働く**腕橈骨筋**は，分類上は伸筋（**橈骨神経**に支配される）であるが，実際は肘の屈曲に働く．

d. 手首や指に働く筋（図17）

手首や指の屈曲に働く筋は前腕の掌側に位置する（**前腕屈筋**）．その多くは（**長掌筋・橈側手根屈筋・浅指屈筋・円回内筋・深指屈筋の一部・方形回内筋**）は**正中神経**支配であり，**尺側手根屈筋**および**深指屈筋**の尺側部のみ**尺骨神経**支配である．一方，前腕の手背側には，手首や指の伸展に働く筋（**長–短橈側手根伸筋・長母指外転筋・長–短母指伸筋・示指伸筋・総指伸筋・小指伸筋・尺側手根伸筋**）が並ぶ．これらはすべて**橈骨神経**支配である．

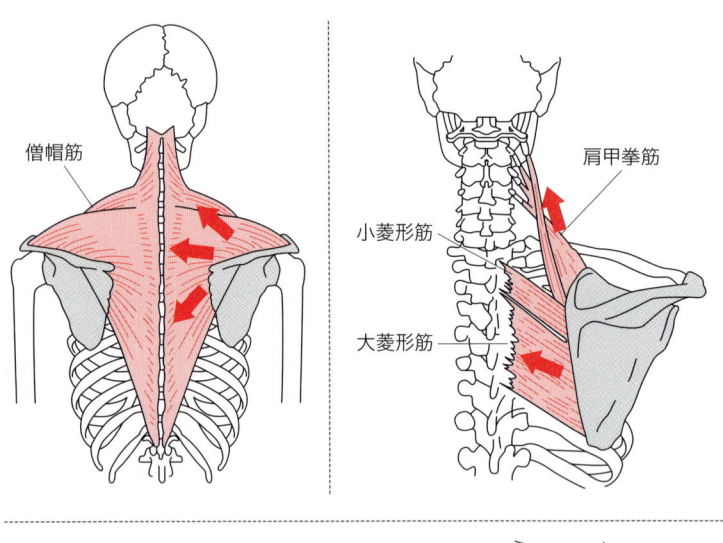

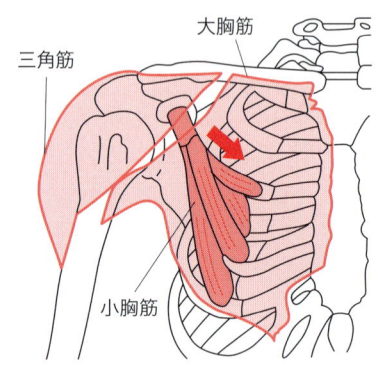

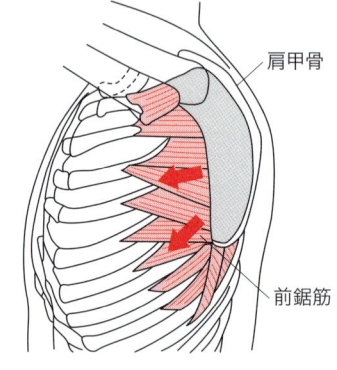

図14◆上肢帯に働く筋
肩甲骨や鎖骨に停止する筋は，肩関節の位置を変えることで上肢の運動範囲を広げるのに役立っている．

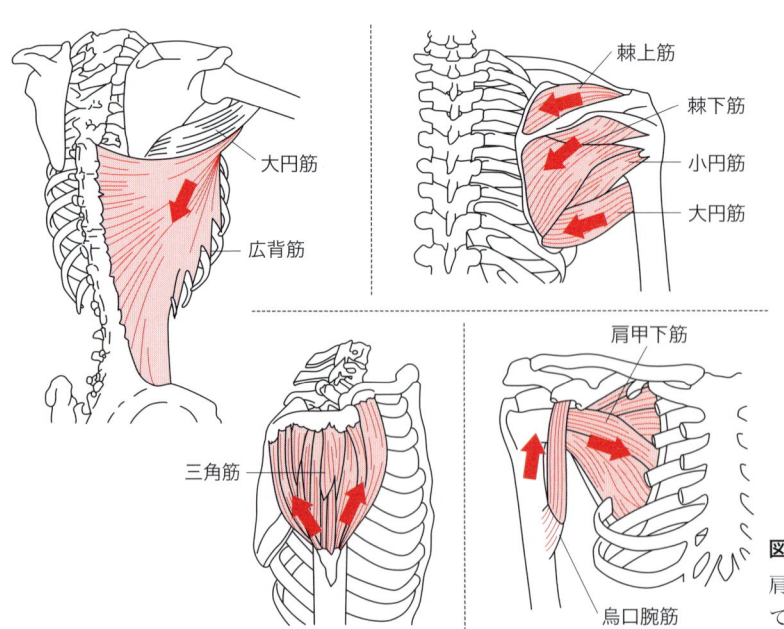

図15◆肩関節に働く筋
肩関節を取り囲む筋は上腕骨に停止してこれを動かし，肩関節の運動に働く．

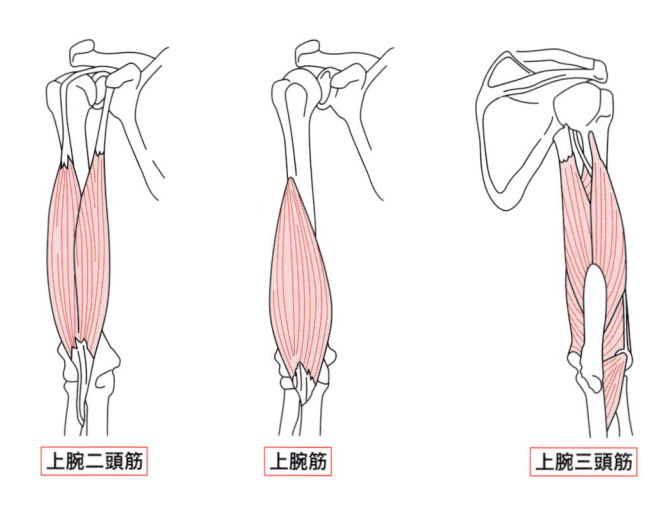

図16◆肘関節に働く筋
上腕の筋は肘関節に働いて前腕の屈曲・進展に働く.

上腕二頭筋　上腕筋　上腕三頭筋

掌側：腕橈骨筋／円回内筋／橈側手根屈筋／長掌筋／浅指屈筋／尺側手根屈筋

手背側：腕橈骨筋／長橈側手根伸筋／短橈側手根伸筋／肘筋／尺側手根伸筋／総指伸筋／示指伸筋／長母指外転筋／短母指伸筋／長母指伸筋

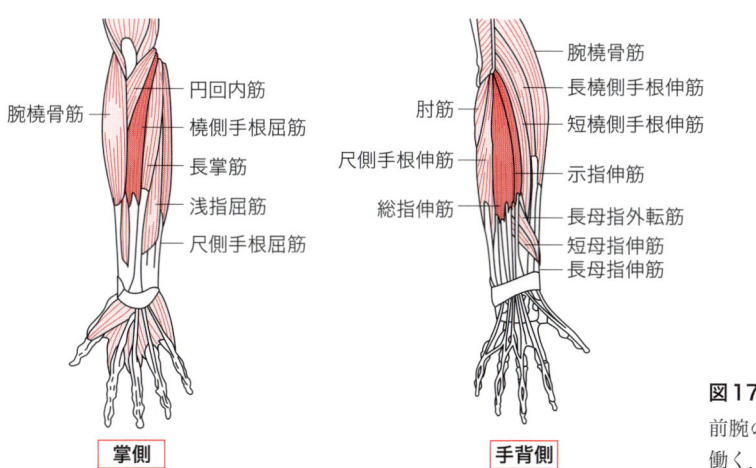

図17◆手首や指を動かす筋
前腕の筋は手首の運動や指の屈伸に働く.

e. 手内筋（図18）

　手指の精細な動きを起こす筋を手内筋といい，母指の運動に働く母指球筋（母指対立筋・短母指屈筋・母指内転筋・短母指外転筋），小指の運動に働く小指球筋（小指対立筋・小指外転筋・短小指屈筋），手のひらの中央にあって示指・中指・環指（薬指）・小指の運動に働く中手筋に大別される．中手筋は手を開いたり（指の外転）閉じたり（内転）する運動や，本を持つときに働く筋で，それぞれ背側骨間筋・掌側骨間筋・虫様筋という．

2）下肢の筋

　下肢の筋も，その作用から，股関節に働く筋，膝関節に働く筋，足首や趾に働く筋に分けられる．下肢の筋のうち，殿部の筋は仙骨神経叢の枝，大腿前面および内側の筋は**大腿神経**（←腰神経叢），その他の筋は**坐骨神経**（←仙骨神経叢）に支配される．坐骨神経は下腿で**総腓骨神経**と**脛骨神経**とに分かれ，総腓骨神経はさらに**浅腓骨神経**と**深腓骨神経**に分かれるが，その起源はすべて坐骨神経である．
［※注：←は神経の経路を示す］

第5章　脊柱と体肢の全体像

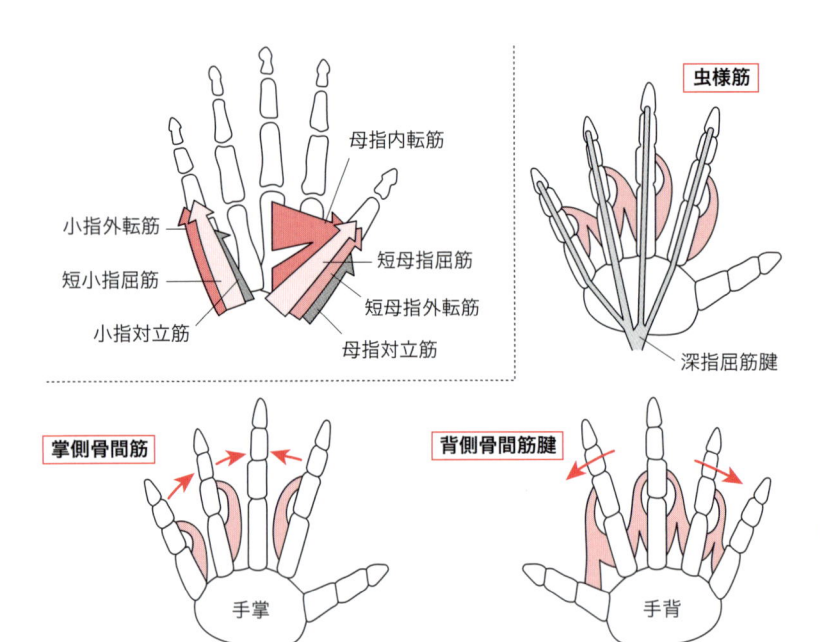

図18◆手内筋
手内筋は，母指球筋，小指球筋，中手筋（虫様筋・掌側骨間筋・背側骨間筋）からなる．

a. 股関節に働く筋（図19，20）

股関節は，肩関節と同様に6つの動きに分解され，それぞれの動きに筋が働く．

股関節の**屈曲**（前方挙上）には**腸腰筋・大腿直筋・縫工筋**（いずれも**大腿神経**支配），伸展には**大殿筋**（**下殿神経**支配）や**ハムストリングス**（半腱様筋・半膜様筋・大腿二頭筋；**坐骨神経**支配）が働く．また，内転には**内転筋群**（恥骨筋・短内転筋・長内転筋・大内転筋・薄筋），外転および内旋には**大腿筋膜張筋**や**中–小殿筋**（**上殿神経**支配），外旋には仙骨神経叢が支配する**回旋筋群**（梨状筋・内–外閉鎖筋・上–下双子筋・大腿方形筋）が働く．

なお，内転筋群は，大内転筋（主に坐骨神経支配）や恥骨筋（主に大腿神経支配）を除き閉鎖神経（←腰神経叢）支配である．

b. 膝関節に働く筋（図20）

膝関節の運動は基本的に**伸展**および**屈曲**に分けられる．膝関節の伸展に働く筋は大腿四頭筋（大腿直筋・内側広筋・中間広筋・外側広筋）で，**大腿神経**に支配される．一方，膝関節の屈曲には，大腿後面の**半腱様筋・半膜様筋・大腿二頭筋**（ハムストリングス；**坐骨神経**支配）や「ふくらはぎ」をなす**腓腹筋**（**脛骨神経**支配）が働く．

c. 足首や趾に働く筋（図21）

距腿関節や趾に働く筋の多くは下腿にある．距腿関節の運動は，**背屈・底屈・内がえし**（足底を内側に向ける）・**外がえし**（足底を外側に向ける）に分けられ，それぞれ次のような筋が働く．

足の背屈には，下腿前面の筋（**前脛骨筋・長趾伸筋・長母趾伸筋**）が働く．いずれも**深腓骨神経**支配であるため，この神経が傷害されるとつま先を上げられなくなる（**下垂足**）．一方，足の底屈には**腓腹筋・ヒラメ筋・後脛骨筋・長趾屈筋・長母趾屈筋**（いずれも**脛骨神経**支配）が働く．また，足の内がえしには前–後脛骨筋・長趾屈筋・長母趾屈筋が，外がえしには**長–短腓骨筋**（**浅腓骨神経**支配）が働く．

なお，足底にも趾の屈筋があるが，いずれも脛骨神経の支配を受ける．

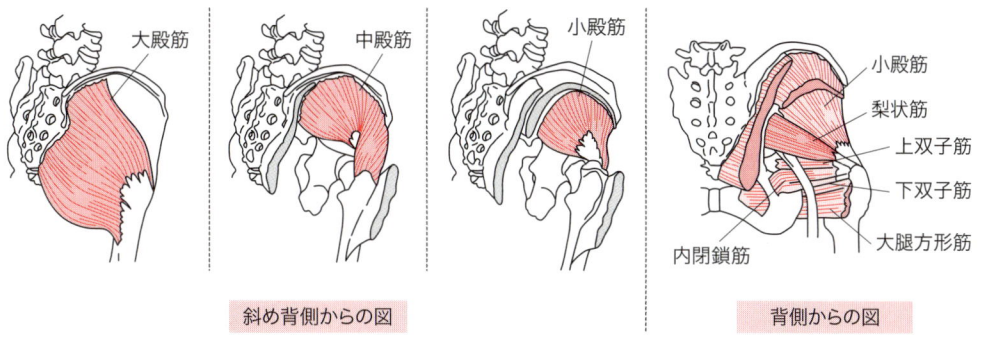

図19 ◆ 股関節周囲の筋

股関節を取り囲む回旋筋群（梨状筋・上双子筋・下双子筋・内閉鎖筋）と大・中・小殿筋は股関節の運動に働く．

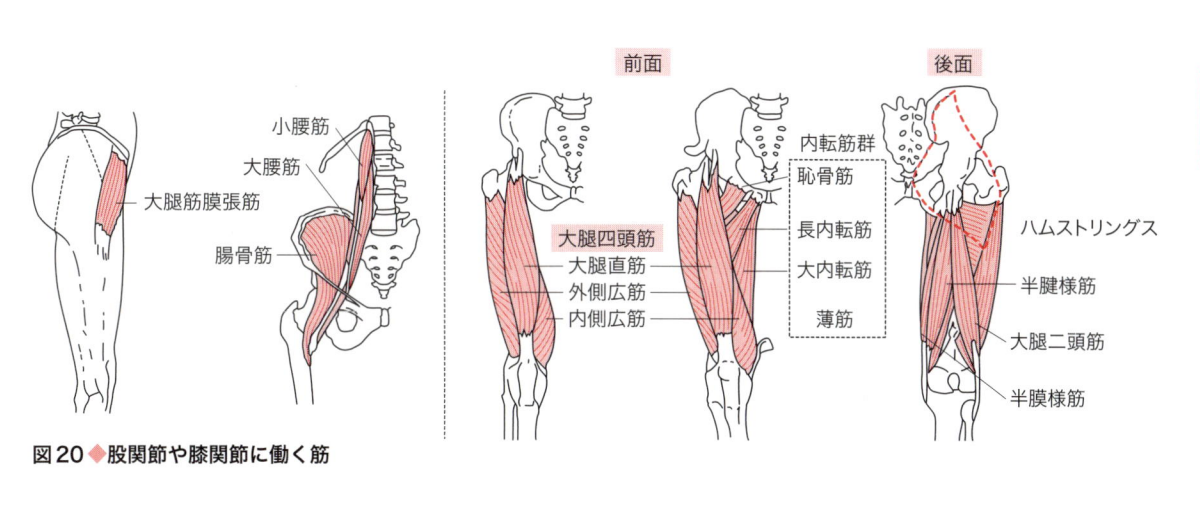

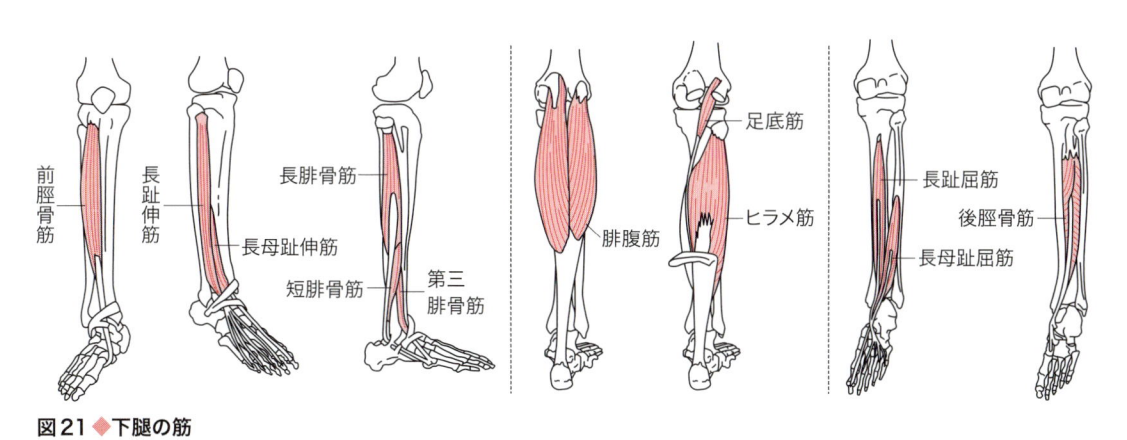

図20 ◆ 股関節や膝関節に働く筋

図21 ◆ 下腿の筋

下腿の筋は膝関節の屈曲に加え，足関節および趾の運動に働く．

第5章 脊柱と体肢の全体像

第5章　脊柱と体肢

1　胸郭出口症候群から探る**腕神経叢**

Keyword

【臨床トピック】胸郭出口症候群・腕神経叢上部損傷（Erb-Duchenne麻痺〈エルプデュシェンヌ〉）・腕神経叢下部損傷（Klumpke麻痺〈クルンプケ〉）

【解剖関連用語】胸郭出口・腕神経叢・上・中・下神経幹・外側・内側・後神経束・正中神経・筋皮神経・尺骨神経・腋窩神経・橈骨神経

▶ 胸郭出口症候群とは （図1，2）

　胸郭上部において，第1胸椎，第1肋骨，鎖骨，前・中斜角筋，小胸筋などで囲まれた空間を**胸郭出口**といい，ここを通る腕神経叢や鎖骨下動・静脈が圧迫されて生じる病態を**胸郭出口症候群**という．胸郭出口には，腕神経叢や鎖骨下動・静脈の走行に沿って3カ所の狭い間隙（斜角筋隙，肋鎖間隙，小胸筋下間隙）があり，神経（特に下神経幹〜内側神経束）・血管が圧迫されやすいことから，部位ごとに斜角筋症候群・肋鎖症候群・小胸筋症候群などの名称でもよばれる．

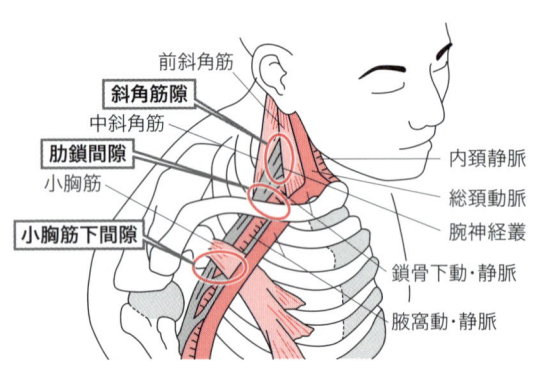

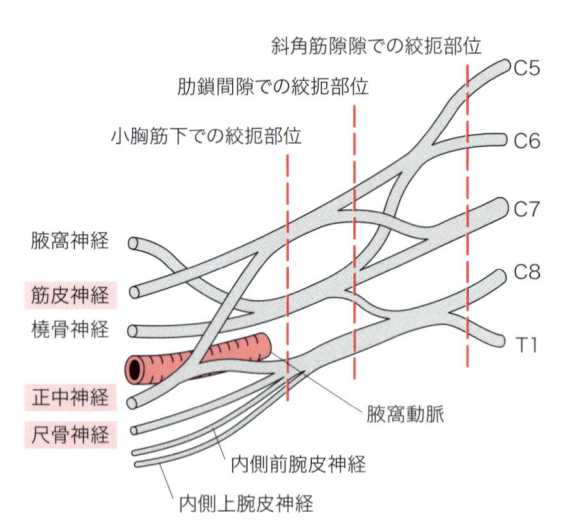

図1 ◆ 胸郭出口部
胸郭出口には，斜角筋隙，肋鎖間隙，小胸筋下間隙の3カ所の狭小部位が存在する．

図2 ◆ 胸郭出口症候群
斜角筋隙，肋鎖間隙，小胸筋下間隙において腕神経叢の絞扼部位は異なる．

1　胸郭出口症候群の症状

　胸郭出口症候群は，女性では頸部周囲の筋力が弱い「なで肩」の人に多くみられ，頸部の筋力が弱いために腕の重さで**腕神経叢**が牽引されて起こると考えられている．一方，男性では筋肉質で首の短い「怒り肩」の人に多くみられる．腕神経叢や血管が周囲の組織や筋で圧迫され，神経炎や血行障害が生ずるためとされている．特に，**頸肋**（過剰肋骨）や肩の下垂などで空間が狭いと症状が強く現れ，頭痛，首〜腕の痛み，背中の痛み，肩凝り，しびれ，冷感などの症状が現れる．

2　腕神経叢の構造 （図3）

　腕神経叢は，第5〜8頸神経（C5〜C8）と第1胸神経（T1）の前枝が形成するネットワーク構造で，脊髄に近い側から神経根・神経幹・神経束に区

分される．すなわちC5・C6の神経根が合わさって**上神経幹**を，C7の神経根が**中神経幹**を，そしてC8・T1の神経根が合わさって**下神経幹**を形成する．
[※：五郎（C5・C6）奈々（C7）弥一（C8・T1）と憶えておくとよい]

その後，各神経幹は分岐・合流して**外側神経束・内側神経束・後神経束**を形成し，再び分岐して筋皮神経（C5・C6）・正中神経（C5～T1）・尺骨神経（C8・T1）・腋窩神経（C5・C6）・橈骨神経（C5～T1）となる．
[※：筋皮と腋窩は五郎，尺骨は弥一，正中と橈骨はみんなと憶える]

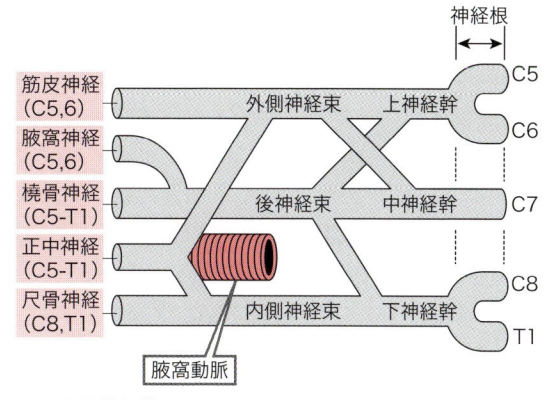

図3 ◆ 腕神経叢

C5～C8とT1の前枝から構成される神経叢．上肢に分布する神経を出す．

3 腕神経叢の途中から出る神経（図4）

腕神経叢はその途中で肩甲骨周辺に向かう種々の神経を出す．すなわち，神経根からは**肩甲背神経**（→肩甲挙筋・菱形筋）と**長胸神経**（→前鋸筋）が，神経幹からは**肩甲上神経**（→棘上筋，棘下筋）と**鎖骨下筋神経**（→鎖骨下筋）が出る．一方，神経束からは多数の神経が起こる．順に並べると，外側神経束からは**外側胸筋神経**（→大胸筋），内側神経束からは**内側胸筋神経**（→大胸筋・小胸筋）と**内側上腕皮神経**および**内側前腕皮神経**，そして後神経束からは**胸背神経**（→広背筋）と**肩甲下神経**（→肩甲下筋・大円筋）が出る．このうち，内側上腕および前腕皮神経以外は肩甲骨周辺の筋に分布する．
[※：→は神経の主な分布先を示す]

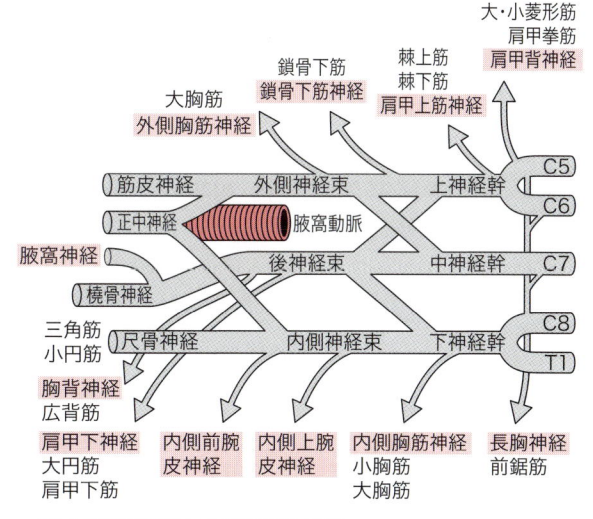

図4 ◆ 腕神経叢から直接出る神経

腕神経叢からは，上肢に分布する5種類の神経（筋皮神経・正中神経・尺骨神経・腋窩神経・橈骨神経）のほか，10種類の神経が直接分枝する．

4 上肢の代表的神経（図5）

腕神経叢から上肢に向かう代表的神経には5種類があり，上肢の屈筋（手掌側）に分布する神経と，伸筋（手背側）に分布する神経に大別される．

屈筋に分布する神経は，外側神経束と内側神経束の一方もしくは双方からの延長部分で形成される3種類の神経で，原則として**腋窩動脈**の前側（手掌側）で**M字**を形成するように並ぶ．すなわち，外側神経束の延長である**筋皮神経**（→上腕屈筋），内側神経束の延長である**尺骨神経**（→前腕尺側～手指

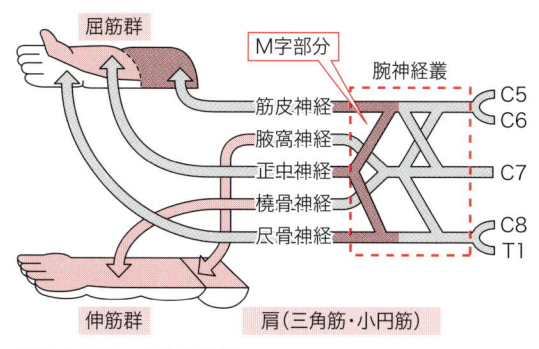

図5 ◆ 上肢の代表的神経

上肢の筋には腕神経叢に由来する5種類の神経が分布する．

第5章 脊柱と体肢

の屈筋），そして外側および内側神経束の一部が合流してできる**正中神経**（→前腕～母指の屈筋）の3種である．

一方，伸筋に分布する神経は後神経束の延長部で，腋窩動脈の後側に位置し，**腋窩神経**（→三角筋・小円筋）を分岐後は**橈骨神経**となって下行，上肢の伸筋すべてを支配する．橈骨神経は屈筋を支配する3種類の神経に対抗するため，上肢でもっとも太い神経となっている．

[※：→は神経の主な分布先を示す]

5 外傷による腕神経叢麻痺（図6,7）

外的原因で腕神経叢が損傷され，それぞれの神経支配領域に麻痺や感覚障害を生じた病態を**腕神経叢麻痺**という．症状は損傷部位によって異なり，**腕神経叢上部損傷**（C5/C6損傷：Erb-Duchenne麻痺）や**腕神経叢下部損傷**（C8・T1損傷：Klumpke麻痺）などが知られている．

腕神経叢上部損傷は，頸部と肩の間が広がるように外力を受けたときに起こり，**上神経幹（C5・C6）**が引き伸ばされて生じる．筋皮神経と腋窩神経が強く傷害され，上腕二頭筋・上腕筋・三角筋などが麻痺するため，肘の屈曲と前腕の回外（外回し）が不能になり，**waiter's tip position**（ウェイターがチップを要求する手）という特徴的な肢位をとる．

これに対し，腕神経叢下部損傷は，腋窩を無理に伸ばすような外力を受けたとき（例：高所から落ちそうになり，片手を伸ばして何かにつかまった状態）に，**下神経幹（C8・T1）**が引き伸ばされて生じる．尺骨神経が強く傷害され，**鷲手**とよばれる症状を示す（図7）．

運動と作用筋	障害される神経	麻痺症状
肩の挙上		
肩甲挙筋	肩甲背神経(C5)	肩の挙上不能
上腕の屈曲		
上腕二頭筋 烏口腕筋	筋皮神経(C5,6)	上腕の屈曲不能
上腕の外旋		
棘下筋 小円筋	肩甲上神経(C5,6) 腋窩神経(C5,6)	上腕の外旋不能 内旋位固定
上腕の外転		
三角筋 棘上筋	腋窩神経(C5,6) 肩甲上神経(C5,6)	上腕の外転不能
肘の屈曲		
上腕筋 上腕二頭筋	筋皮神経(C5,6)	肘の屈曲不能
上腕の回外		
上腕二頭筋	筋皮神経(C5,6)	前腕の回外不能 回内位固定

図6 ◆ 腕神経叢上部損傷

C5，C6由来のニューロンが障害されるため，これを主成分とする筋皮神経，腋窩神経，肩甲上神経，肩甲背神経の麻痺を生じ，上肢はwaiter's tip positionをとる．

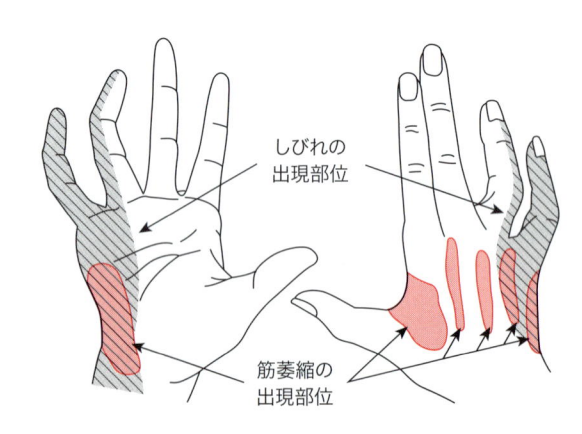

図7 ◆ 尺骨神経麻痺

腕神経叢下部障害ではC8とT1由来の神経が障害され，とくに尺骨神経の麻痺症状が現れやすい．尺骨神経麻痺では上肢内側のしびれや中手筋の麻痺・萎縮（鷲手）を生じる．

第5章 脊柱と体肢

2 五十肩から探る肩関節

Keyword

【臨床トピック】五十肩・有痛性肩関節制動症・肩関節周囲炎・インピンジメント症候群・肩峰下滑液包炎・石灰沈着性腱板炎

【解剖関連用語】肩関節複合体・肩関節（肩甲上腕関節）・肩峰下関節・肩甲胸郭関節・回旋筋腱板（ローテーター・カフ）・肩峰下包・三角筋下包・烏口肩峰アーチ

▶五十肩について（図1）

40～50代の中高年者で，明らかな外傷がなく，肩関節の疼痛と運動制限を主症状とする病態を**五十肩**という．診断名は**有痛性肩関節制動症**といい，烏口突起炎，肩峰下滑液包炎，石灰沈着性腱板炎，上腕二頭筋長頭腱鞘炎などとともに**肩関節周囲炎**に含められる．肩関節周囲炎とは，肩関節の補強や運動の円滑化に働く腱板や滑液包に炎症を生じたもので，これに関節包の拘縮による運動制限が加わったものが五十肩である．

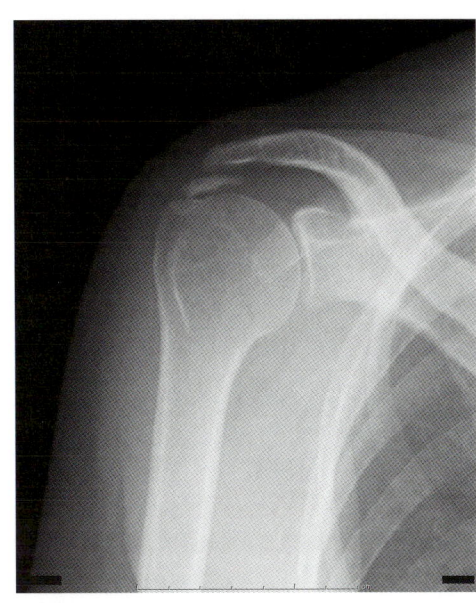

図1 ◆ 石灰沈着性肩関節周囲炎
五十肩のうち，棘上筋腱や棘下筋腱に石灰沈着（→）と炎症を生じるもの．40～50歳に好発し，強い疼痛を伴う．

1 肩関節の構造（図2）

肩甲骨の関節窩と上腕骨頭で構成される関節を**肩関節**といい，形態分類では**球関節**に含まれる．機能的には肩全体をまとめて**肩関節複合体**とみなすため，この関節を狭義の肩関節あるいは**肩甲上腕関節（第一肩関節）**といい，単独では**屈曲（前方挙上）・伸展（後方挙上）・外転（側方挙上）・内転・外旋・内旋**の6つの動きを示す．

肩関節の**関節窩**は浅く，**運動性**が高い反面，**安定性**を欠く．実際，外傷性脱臼の50%以上が肩関節に起こるという．その安定性を向上させるため，肩関節は**関節唇**や**回旋筋腱板**で補強されている．関節唇は**線維軟骨**からなる関節窩の縁どり構造で，上腕

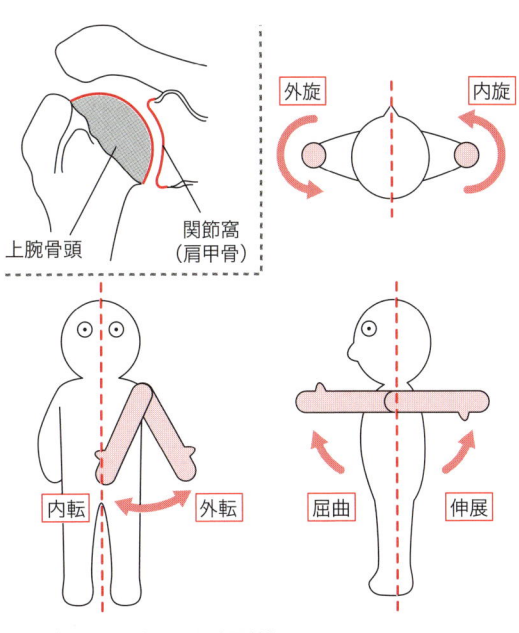

図2 ◆ 肩関節（肩甲上腕関節）
肩関節の運動は6つの動きに区分することができる．

骨頭との適合性を高める役割をもち，同時に**上腕二頭筋長頭（腱）**の付着部をなす．

2 肩関節複合体（図3）

　運動学的には，肩関節は単一の関節ではなく，胸郭と上肢（鎖骨・肩甲骨・上腕骨）がなす複合関節とみなされる．すなわち「肩」は，①**肩甲上腕関節**（第1肩関節：狭義の肩関節），②**肩峰下関節**（第2肩関節），③**胸鎖関節**，④**肩鎖関節**，⑤**肩甲胸郭関節**からなる**肩関節複合体**である．このうち，肩甲上腕関節，胸鎖関節，肩鎖関節は解剖学的な関節だが，肩峰下関節と肩甲胸郭関節は機能的関節に分類される．

　肩峰下関節は，肩峰・烏口突起・烏口肩峰靱帯（烏口肩峰アーチ）と上腕骨頭・大結節との間に形成される関節様機構で，間に**肩峰下（滑液）包**や**棘上筋腱**をはさみ，上腕の挙上（肩関節の屈曲・外転・伸展）に働く．一方，**肩甲胸郭関節**は，肩甲骨と胸郭とがなす関節様のしくみで，肩甲骨を胸郭に沿って動かす（挙上・下制・前進・後退・内方回旋・外方回旋）ことで，肩関節の運動範囲を広げている．

図3 ◆ 肩関節複合体
いわゆる肩関節（肩甲上腕関節）を含め，5種類の関節によって構成される．

3 回旋筋腱板（図4）

　肩甲骨から起こる4つの筋（**小円筋・棘下筋・棘上筋・肩甲下筋**）の腱をまとめて**回旋筋腱板**（ローテーター・カフ）といい，肩関節（肩甲上腕関節）を袖口（カフ）のように囲む．回旋筋腱板は，運動時に緊張して肩関節のゆるみをなくすことで肩関節の安定を保つ．このため，肩の運動時には常に牽引されており，摩擦や圧迫を受ける．特に，肩関節の上面を補強する棘上筋腱は**肩峰**と**上腕骨頭**に挟まれるため，肩関節外転時に圧迫されやすい．また，棘上筋は腱が長く，停止部（上腕骨大結節）は血行に乏しいため変性を生じやすい．

　また，ヒトの**上腕骨**は肩からぶら下がっており，肩関節は重力によって常に下向きに牽引されているため，腱板も血流不足をきたしやすい．肩より上に腕を上げることの少ない作業（パソコン業務など）で**五十肩**を起こしやすいのはこのためである．

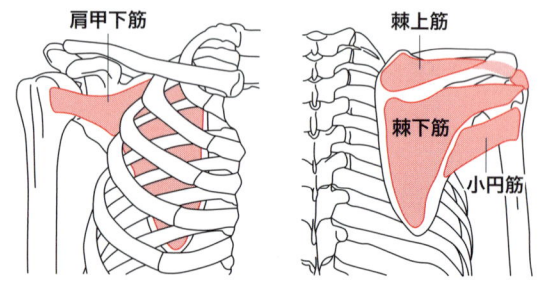

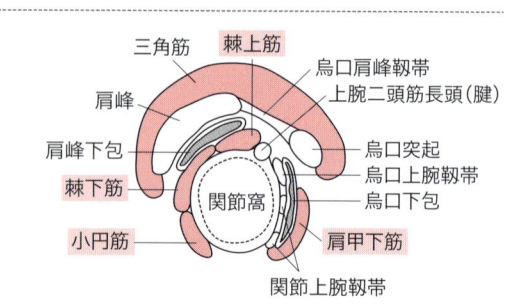

図4 ◆ 回旋筋腱板
棘上筋・棘下筋・肩甲下筋・小円筋の4筋の腱が回旋筋腱板を構成する．

4 肩関節周囲の滑液包（図5）

滑液包は運動の円滑化にはたらく袋状構造で，筋の停止腱付近（動きの大きい部位）にみられる．肩関節周囲では，僧帽筋，大円筋，広背筋，肩甲下筋などの停止腱の下にみられるが，代表的なものとしては**肩峰下滑液包・三角筋下滑液包・烏口下滑液包**などがある．

肩峰下包は**肩峰下関節**の棘上筋腱上にある滑液包で，しばしば三角筋下包と連絡する．老化や過度の運動によって炎症を生じたり（**肩峰下滑液包炎，三角筋下包炎**），棘上筋腱などの腱板に石灰化を起こすと（**石灰沈着性肩関節周囲炎**）激しい痛みを伴う．X線検査では滑液包内や腱板に石灰化像を認める（図1）．

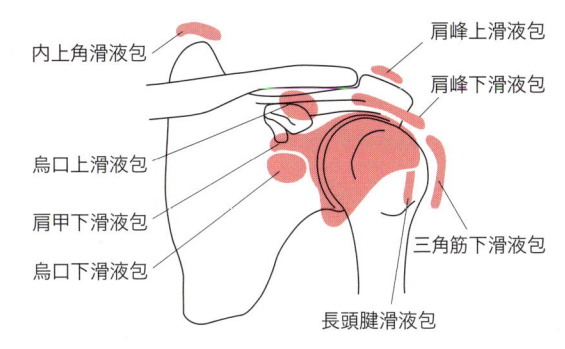

図5 ◆ 肩関節周囲の滑液包

肩関節周囲には，肩甲下滑液包，肩峰下滑液包などの滑液包が存在する．

5 インピンジメント症候群（図6）

棘上筋や上腕二頭筋長頭の腱や周囲の滑液包は**烏口肩峰アーチ**下の狭い場所を通るため，運動のたびに周辺組織から摩擦や圧迫を受ける．この負荷を**インピンジメント**（挟み込み）といい，反復により炎症・変性（棘上筋腱炎・上腕二頭筋長頭腱炎）を生じたものを**インピンジメント症候群**という．五十肩と異なり，強い腕の運動（テニスのサーブ，野球の投球動作など）で多発する．

棘上筋は肩関節の外転に働く筋で，上腕骨大結節・肩峰・烏口肩峰靱帯などから摩擦を受ける．このため，反復する上腕の振り下ろし動作によって摩擦を受け，磨耗→肥厚→炎症→変性へと進行する．

一方，**上腕二頭筋**は2つの起始をもち，長い方を**長頭**，短い方を**短頭**という．このうち，長頭の腱は上腕骨表面の**結節間溝**（**大結節**と**小結節**の間の溝）がつくるトンネル内を通っており，肩の運動のたび

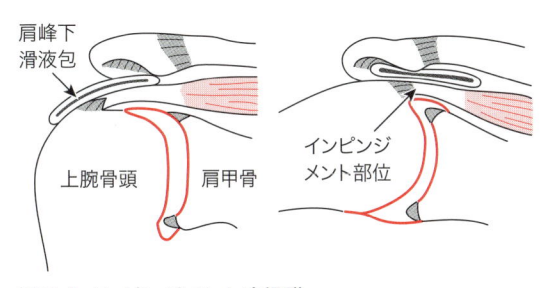

図6 ◆ インピンジメント症候群

反復性の挟み込みによって腱や滑液包に負荷がかかり，炎症や変性を生じたものをインピジメント症候群という．

にこのトンネルから摩擦や圧迫を受ける．このくり返しが続くと長頭腱は炎症・変性に陥り，痛みや運動制限を生じる．

第5章 脊柱と体肢

3 手根管症候群から探る手

Keyword

【臨床トピック】 手根管症候群・Tinel徴候・Phalen徴候・猿手・母指球萎縮・尺骨神経管（Guyon管）症候群

【解剖関連用語】 手根管・横手根靱帯（屈筋支帯）・正中神経・母指球筋・尺骨神経管（Guyon管）・尺骨神経

▶ 手根管症候群とは (図1)

手首の掌側で正中神経が圧迫されて生じる病態を**手根管症候群**という．この部には手根骨（**大菱形骨・有鉤骨・舟状骨・豆状骨**）と横手根靱帯（屈筋支帯）とで形成されるトンネル構造（**手根管**）があり，その中を，浅指屈筋腱，深指屈筋腱，長母指屈筋腱とともに**正中神経**が通る．杖や工具による圧迫や手指の酷使，腱鞘の肥厚や炎症，あるいは妊娠やホルモン失調による浮腫により，手根管が狭小化して正中神経が圧迫されると支配領域に麻痺や感覚障害が起こる．

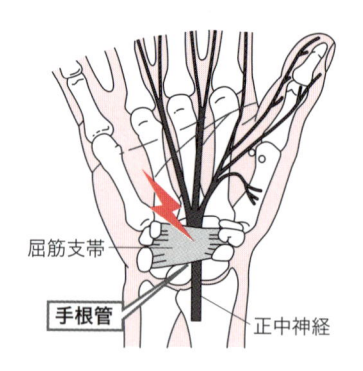

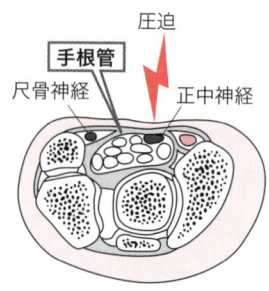

図1 ◆ 手根管症候群
手根部の屈筋支帯の下を指屈筋腱とともに正中神経が通る．このため，手根部の圧迫により正中神経が絞扼される．

① 手根管の構造 (図2)

手根管には指屈筋の腱と正中神経が通過する．このため，手指の酷使などで腱鞘炎が生じ，手根管内の構造にむくみや腫れが引き起こされると**正中神経**は容易に圧迫される．

正中神経は感覚枝のほか，**母指球筋**を支配する筋枝をもつ．母指球筋は，**母指対立筋・短母指外転筋・短母指屈筋・母指内転筋**からなり，母指内転筋と短母指屈筋の一部（尺骨神経支配）を除いて正中神経に支配される．とくに短母指外転筋は母指を手掌から離す作用（**掌側外転**），母指対立筋は母指の腹を手掌面に向ける作用をもち，いずれも母指と他の指との**対立**運動に関与する．

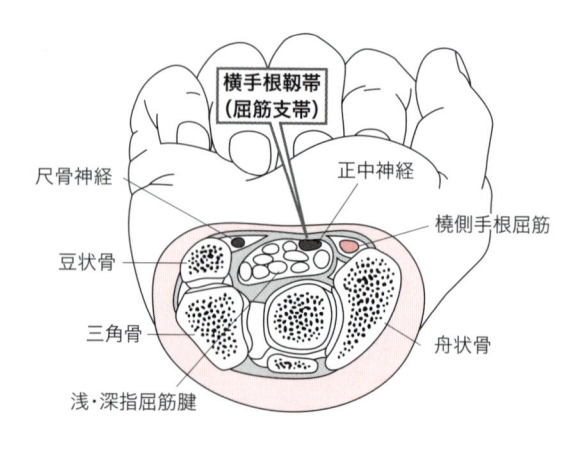

図2 ◆ 手根管の構造
手根骨とその掌側に張る横手根靱帯（屈筋支帯）により構成され，内部を浅・深指屈筋の腱と正中神経が通る．

2 手根管症候群の症状（図3, 4）

手根管症候群における初発症状は，母指，示指，中指などのしびれや痛みを中心とする**感覚障害**で，朝，目覚めた時に強く，夜間に増強する傾向がある（**夜間増悪**）．また，手首の表面から正中神経の上を叩くと手指に放散する痛みが自覚されたり（**Tinel徴候**），両手の甲を合わせるとしびれが強まる（**Phalen徴候**）．さらに進行すると，母指球の萎縮や母指の掌側外転および対立運動不能が認められる．

これは正中神経障害の症状で，**短母指外転筋**の麻痺によって母指を手掌から離す動きが障害され，**母指対立筋**の麻痺によって母指と示指で輪（perfect O）を作ったり，錠剤をつまんだりすることができなくなる．実際，手根管症候群の患者に母指と示指で輪をつくらせると，母指を手掌から離せないためD字形〜涙の形のような輪になる（tear drop sign）．また，**母指球筋**は麻痺により萎縮するため，母指球がやせて手掌は平坦化する（**猿手**）．

このように，手根管症候群では正中神経が手首で圧迫され，母指球筋の麻痺を起こすが，同じ正中神経支配である指屈筋は障害されず，屈曲も可能である．これは，手指の屈曲に働く**浅指屈筋**や**深指屈筋**は前腕において神経支配を受けており，それより末梢に位置する手首で圧迫されても影響を受けないためである．

3 Guyon管と尺骨神経（図5）

手根管をつくる**横手根靱帯（屈筋支帯）**の表面には**尺骨神経管（Guyon管）**がみられる．尺骨神経管は，**豆状骨**と**有鈎骨**の間で**横手根靱帯**と**掌側手根靱帯**に挟まれて形成され，中を**尺骨神経**が通る．尺骨神経管は手根部において豆状骨の母指側にあり，ペンチなどの工具を握るときや競技自転車のハンドルに体重を預ける際にグリップがあたるため，圧迫されることも多い．

尺骨神経は，前腕では尺側手根屈筋の内側を下行し，手首で尺骨動・静脈と並んで尺骨神経管に入った後，ここで浅枝（感覚枝）と深枝（運動枝）とに分かれる．尺骨神経管を出た**尺骨神経浅枝**は末梢に

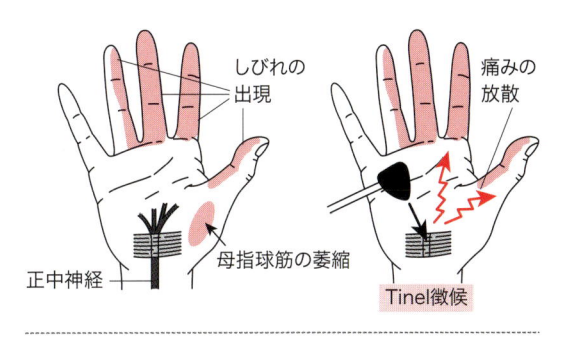

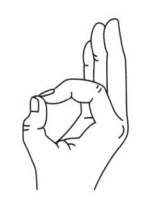

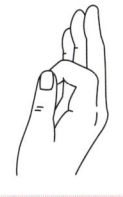

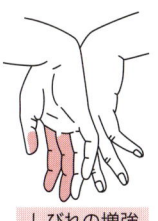

図3◆手根管症候群の症状

母指〜環指のしびれと母指球筋萎縮のほか，Tinel徴候，tear drop sign，Phalen徴候が認められる．

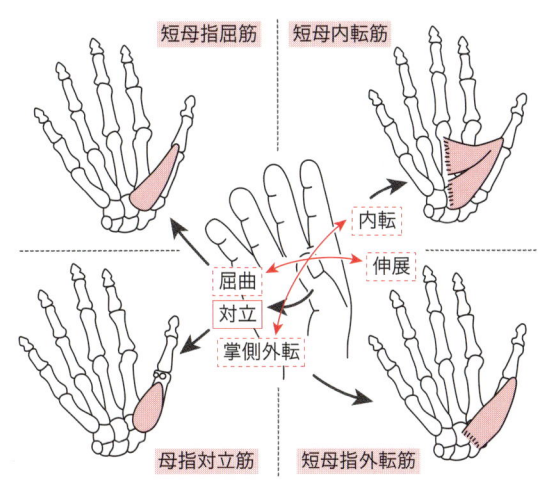

図4◆母指球筋のはたらき

母指球筋のうち，正中神経単独で支配される筋は短母指外転筋と母指対立筋である．このため，正中神経麻痺ではこの2筋の麻痺症状が強く現れる．

向かってほぼ真っ直ぐ走り，小指および環指の皮膚に分布する．一方，**尺骨神経深枝**は手掌深部に向かい，中手筋（骨間筋・第3～4虫様筋）に枝を出すとともに，小指球筋および母指内転筋などを支配する．

4 手の中にある筋（図6）

手の中に起始と停止をもつ筋を**手内筋**といい，**母指球筋・小指球筋・中手筋**の3グループからなる．

母指球筋は母指のつけ根の膨らみ（母指球）をつくる4筋，小指球筋は小指のつけ根の膨らみ（小指球）をつくる3筋（**小指対立筋・短小指屈筋・小指外転筋**）を指し，中手筋は**虫様筋**と**背側・掌側骨間筋**から構成される．母指球筋である**母指対立筋**や**短母指外転筋**および**第1～2虫様筋**などを除き，手内筋はその大半が尺骨神経に支配される．

5 尺骨神経管症候群について（図7）

屈筋支帯表面に位置する**尺骨神経管（Guyon管）**において，ここを通る尺骨神経が絞扼されて生じる麻痺症状をまとめて**尺骨神経管症候群（Guyon管症候群）**という．症状としては，尺骨神経の麻痺が主体であり，典型的な例では**小指球筋**や**中手筋（背側および掌側骨間筋・第3～4虫様筋）**の筋力低下や筋萎縮により鷲手または鉤爪手変形（claw hand）を認めるが，絞扼が**尺骨神経浅枝**に限られている場合は小指～環指の感覚障害だけが出現する．また，尺骨神経管は手根管と位置が近いため，手根管症候群のおよそ3分の1に本症が合併するともいわれる．

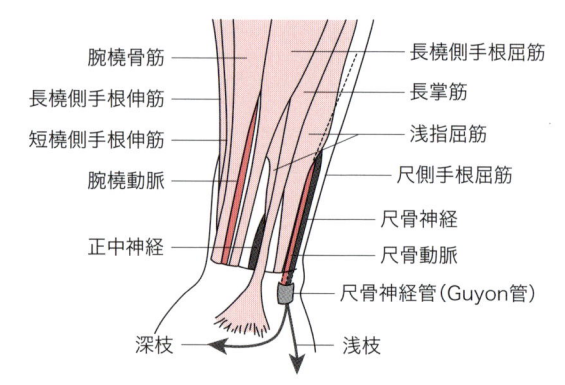

図5 ◆ Guyon管と尺骨神経

尺骨神経は尺骨動脈とともに尺側手根屈筋の母指側を走り，尺骨神経管（Guyon管）を通って手掌に入る．

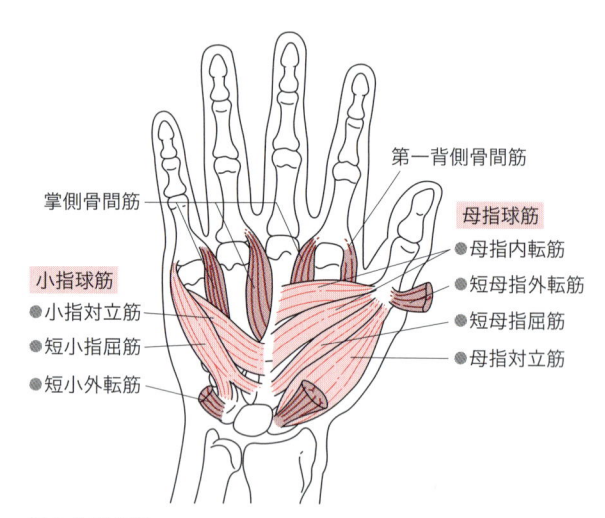

図6 ◆ 手内筋

手内筋は母指球筋と小指球筋，そして中手筋（虫様筋・掌側および背側骨間筋）によって構成される．

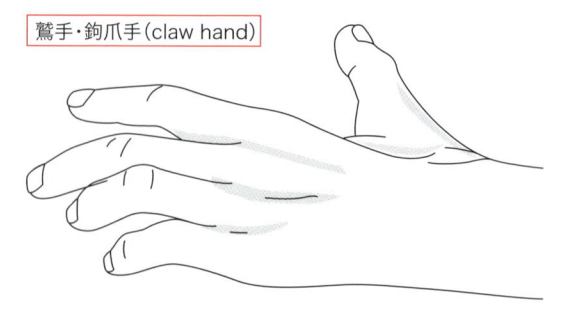

図7 ◆ 尺骨神経麻痺の典型的症状

尺骨神経支配の中手筋や小指球筋の萎縮・麻痺により，鷲手または鉤爪手とよばれる症状が出現する．

第5章　脊柱と体肢

4　大腿骨頚部骨折から探る股関節

Keyword

【臨床トピック】大腿骨頚部骨折●外側骨折●内側骨折●偽関節●大腿骨頭壊死
【解剖関連用語】股関節●臼状関節●大腿骨頭靱帯●大腿骨頭●大腿骨頚（部）●外側骨端動脈●内側大腿回旋動脈

▶ 大腿骨頚部骨折とは（図1，2）

股関節をつくる大腿骨頭の首にあたる部分を**大腿骨頚（部）**といい，ここに起こる骨折を**大腿骨頚部骨折**という．閉経後の女性，特に骨粗鬆症で骨がもろくなった人に多く，95％は転倒が原因である．

大腿骨頚部骨折は，股関節の関節包外で骨折する**転子部／転子下骨折（外側骨折）**と，関節包内で骨折する狭義の**頚部骨折（内側骨折）**に大別される．大腿骨は関節包の内外で血液供給が違うため，骨折部位で治癒の速さも異なる．内側骨折では骨の癒合不全が起こりやすく，**偽関節**や**大腿骨頭壊死**に至ることもある．

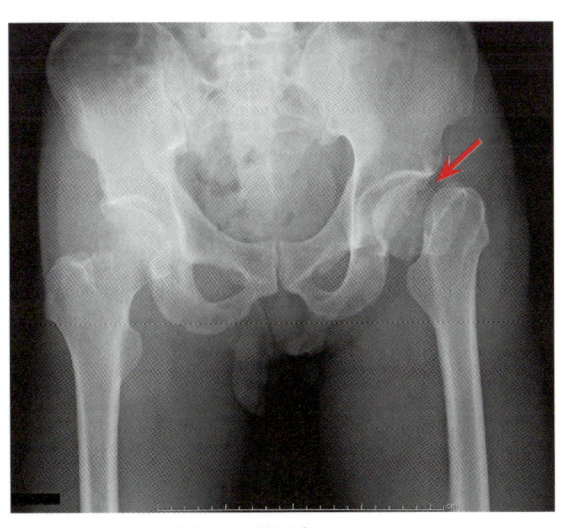

図1 ◆ 大腿骨頚部骨折のX線写真
左大腿骨の頚部に骨折がある（→）．

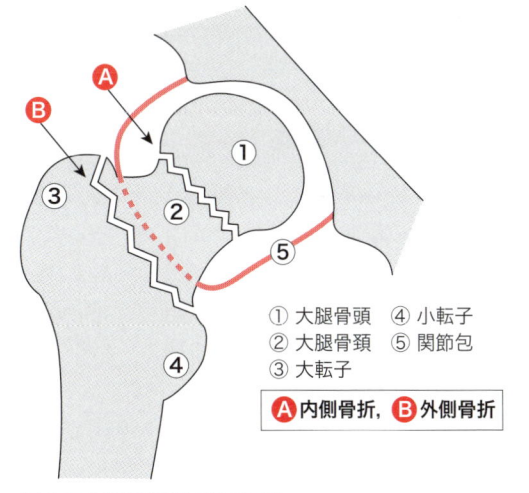

図2 ◆ 大腿骨頚部骨折の区分
① 大腿骨頭　④ 小転子
② 大腿骨頚　⑤ 関節包
③ 大転子
Ⓐ 内側骨折，Ⓑ 外側骨折
内側骨折（A：関節包内の骨折）と外側骨折（B：関節包外の骨折）に大別される．

① 大腿骨のかたち（図3）

大腿骨は人体で最も長い骨で，成人男性で約40 cm，身長の4分の1に相当する．他の長い骨と同様，中央の**骨幹（大腿骨体）**と**骨端**（近位端：**大腿骨頭**，遠位端：**内側顆**および**外側顆**）に区分される．このうち，大腿骨頭は寛骨臼と**股関節**をつくる部分でほぼ球状をなし，中央の**大腿骨頭窩**（大腿骨頭靱帯の付着部）をのぞいて軟骨で覆われている．一方，内側顆および外側顆はロッキングチェアのような形を示し，脛骨ならびに膝蓋骨と**膝関節**をつくる．大腿骨の大部分は骨膜によって包まれているが，関節腔内にある関節面は軟骨で覆われており，骨膜はみられない．

大腿骨頭と大腿骨体との連絡部を**大腿骨頚（部）**といい，両者を遠ざけることで股関節の可動域を広げる役割を担っている．これにより，股関節は比較的自由な運動性をもつが，荷重軸と大腿骨体の長軸との間にずれが生じるため，大腿骨頚部に加わる負荷は増大することになる．

大腿骨頚（部）は大腿骨体との間に125～130°の**頚体角**を示し，さらに骨頭頚軸は前方に約15°の捻れをもつ（**前捻角**）．このため，大腿骨頭～頚部には荷重によって上下反対向きの力がかかり（**剪断力**），力学的に負荷の大きい部位となっている．一般に，片脚立ちでは骨頭に体重の約3.3倍もの力がかかるとされ，これに対抗するため，大腿骨頭は骨皮質や骨梁で力学的強度を確保し，関節包や股関節周囲の靱帯・筋で補強されている．しかしながら，骨粗鬆症などで骨強度の低下した高齢者が転倒すると，大腿骨頚部は負荷に耐えられず骨折を起こすことになる．

② 股関節の構造（図4）

股関節は，深い寛骨臼と大腿骨頭とがつくる**球関節**（深いので**臼状関節**ともよばれる）で，その形状から比較的高い運動性をもつ．一方で，体重支持に働く下肢の関節として，股関節は関節包とその外面の靱帯（腸骨大腿靱帯・坐骨大腿靱帯・恥骨大腿靱帯）に補強されることで安定性も確保されている．さらに関節内にも，大腿骨頭窩と寛骨とを結ぶ**大腿骨頭靱帯**がある．

股関節において，寛骨と大腿骨頭が相接する関節面は軟骨で覆われた滑面を形成しており，滑液とともに運動時の摩擦を軽減して可動性を高めている．しかしながら，軟骨は血管分布をもたない組織（**無血管組織**）であるため，治癒に必要な血流による細胞補充が得られにくく「損傷すると修復が難しい」という欠点をもつ．

③ 大腿骨頭の動脈分布（図5）

大腿骨頭はその大部分が軟骨によって覆われているため，栄養動脈は大腿骨頚部の関節包および**大腿**

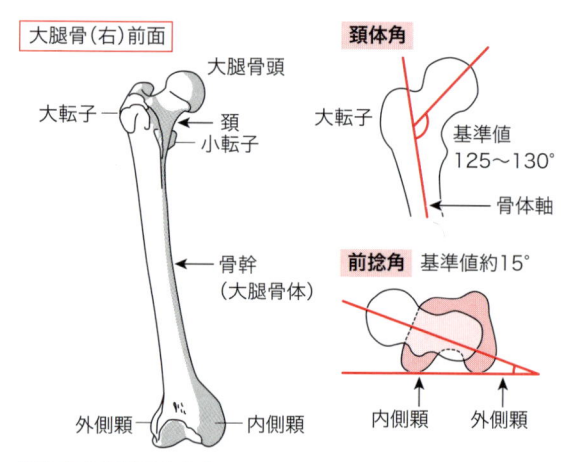

図3 ◆ 大腿骨のかたち
大腿骨体と頚部とは125～130°の角度で連結しており，さらに骨頭頚軸は前方に約15°の捻れを示す．

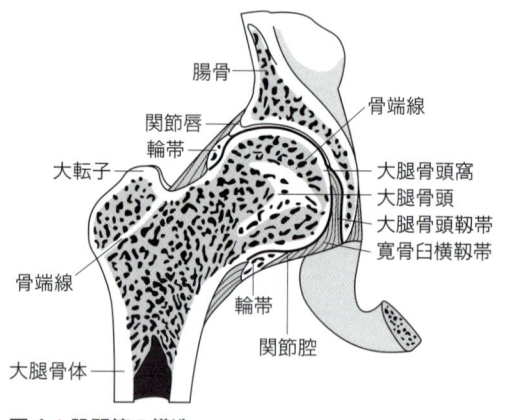

図4 ◆ 股関節の構造
股関節は大腿骨頭と寛骨臼がなす臼状関節で，関節内靱帯として大腿骨頭靱帯をもつ．

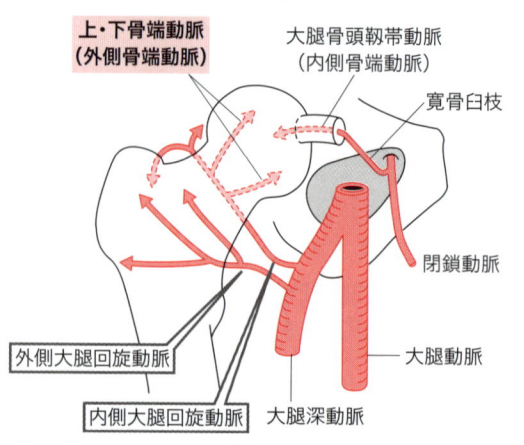

図5 ◆ 大腿骨頭の栄養血管
大腿骨頭の大部分は，内側大腿回旋動脈の枝である上・下骨端動脈（外側骨端動脈）に栄養される．

骨頭靱帯を通って分布する．大腿骨頭の血流の大半は，頚部側から分布する**上・下骨端動脈（外側骨端動脈）**によって供給される．外側骨端動脈は**内側大腿回旋動脈**（←大腿深動脈←大腿動脈）の枝で，腿骨頚部後面の被膜（関節包）から進入するため，**被膜動脈**ともよばれる．これに対し，大腿骨頭靱帯から進入する大腿骨頭靱帯動脈は，**内側骨端動脈**となって大腿骨頭に分布するが，その血流はきわめて少ない．

4 大腿骨頚部骨折の難治性
（図6, 7）

大腿骨骨折が股関節包内で起こる（**頚部骨折；内側骨折**）か関節包外で起こる（**転子部/転子下骨折；外側骨折**）かは，臨床面においても治癒過程においてもきわめて重要である．解剖学的特性から，大腿骨頚（部）には2つの問題点があるためである．1つは，関節包内の骨表面には骨膜が存在しないため，骨膜に含まれる骨形成細胞の補充が得られにくいことがある．このため，頚部骨折は骨癒合が起こりにくく**偽関節**（骨折部の癒合前に骨修復過程が停止した状態）を生じやすい．もう1つは，骨頭に分布する血管の大部分が頚部を通るため，骨折によって血流が途絶すると**阻血性大腿骨頭壊死**を生じやすい点である．

治療方針の決定には**Gardenの分類**が用いられることが多いが，基本的には不完全骨折の場合をのぞいて外科手術（骨接合手術，人工関節置換術など）の適応となる．

A 頚部骨折と転子部骨折

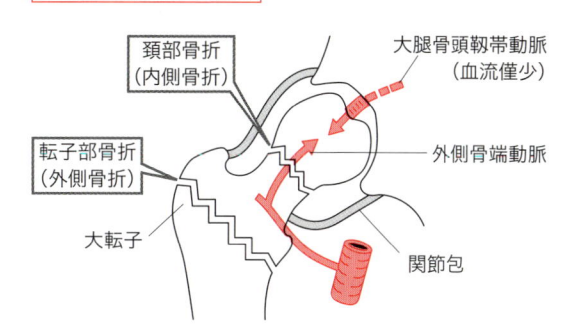

B 頚部骨折による大腿骨頭壊死

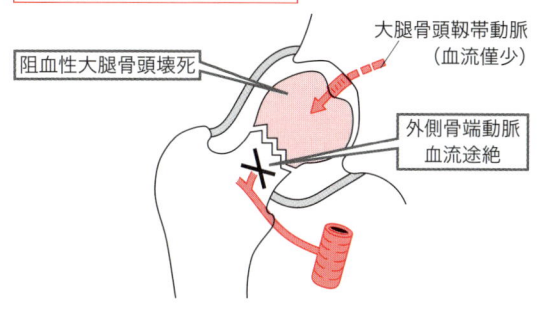

図6◆頚部骨折と大腿骨頭壊死
頚部骨折（内側骨折）では骨頭への血流が途絶され，阻血性壊死を生じる．

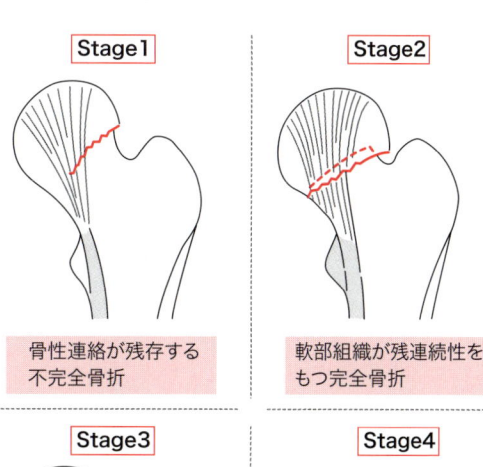

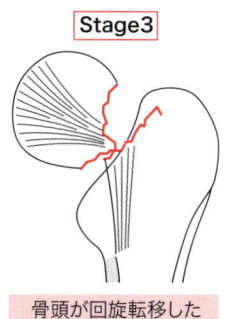

Stage1 骨性連絡が残存する不完全骨折
Stage2 軟部組織が残連続性をもつ完全骨折
Stage3 骨頭が回旋転移した完全骨折
Stage4 軟部組織の連続性が絶たれた完全骨折

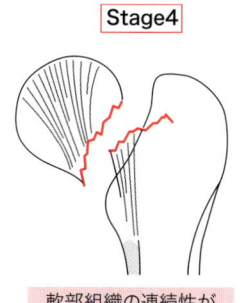

図7◆大腿骨頚部骨折のGarden分類

第5章 脊柱と体肢

5 半月板損傷から探る膝関節

Keyword

【臨床トピック】半月板損傷（縦断裂・横断裂・水平断裂）●円板状メニスカス
【解剖関連用語】膝関節●双顆関節●大腿脛骨関節●膝蓋大腿関節●関節半月●内側半月（板）●外側半月（板）

▶ 半月板損傷とは（図1）

膝に急激な外力がかかり，**膝関節**のクッション構造である**半月板（関節半月）**に亀裂や断裂を生じたものを**半月板損傷**という．軽度屈曲位の膝関節に体重と強い捻れが加わって起こることが多く，半月板の中3分の1部～後3分の1部に断裂を生じやすい．断裂の形態から，**縦断裂・横断裂・水平断裂**に大別されるが，辺縁部の縦断裂では，半月板の外側部がはがれて**顆間窩**にはまり込み，膝が屈曲したまま伸展不能となることがある（**バケツ柄状断裂**）．半月板は血管分布に乏しい軟骨組織で損傷の自然治癒は困難なため，縫合あるいは部分切除が適応となる．

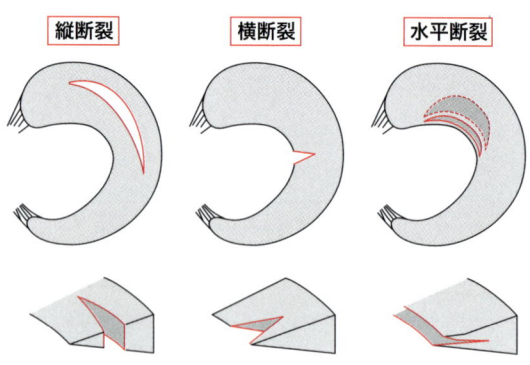

図1◆膝関節半月板損傷のタイプ

1 膝関節の構造（図2）

膝関節は，大腿骨・脛骨・膝蓋骨がつくる人体最大の関節で，**大腿脛骨関節**と**膝蓋大腿関節**から構成される．このうち，体重負荷に関与するのは主として大腿脛骨関節であり，負荷を緩和するクッション構造として**半月板（関節半月）**を備えている．

大腿脛骨関節は，大腿骨（内側顆・外側顆）と脛骨の上関節面とがなす**双顆関節**（ロッキング・チェア様の関節）である関節の形状によって安定性を得ている股関節と対照的に，膝関節の安定性は靱帯（前–後十字靱帯，内側–外側側副靱帯など）や半月板に頼っている．

2 膝関節の運動と負荷（図3）

膝関節（大腿脛骨関節）の屈伸は，**回転**と**滑動**の複合運動である．肘関節の場合と異なり，関節の回

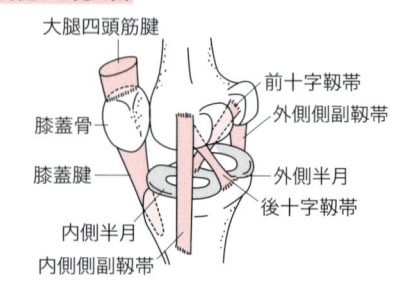

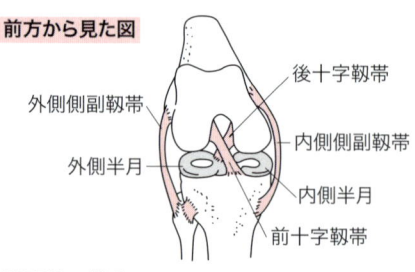

図2◆膝関節の構造
右膝関節の靱帯と関節半月を示す．

転軸は屈伸に伴って前後方向に移動し，大腿骨と脛骨の接触面も屈曲時には後方へ，伸展時には前方へと位置を変える．また，伸展時の脛骨は大腿骨に対して軽度に**外旋**し，伸展の最後（歩行の接地時など）には膝関節が最も安定した状態になる．

膝関節にかかる負荷は，歩行時の大腿脛骨関節で体重の3倍，階段昇降で4倍とされ，とくに**軽度屈曲位**で高い．大腿骨と脛骨との接触面は伸展位で最も広く，軽度屈曲により狭くなるため，接触面への負荷は軽度屈曲時に集中するためである．

3 半月板の形態（図4）

膝関節には内側・外側の2つの半月板が備わっており，それぞれ大腿骨内側顆・外側に対する受け皿として存在する．一般に辺縁の厚いC字形を呈し，**前角**と**後角**で脛骨に，辺縁で関節包に付着する．通常，**内側半月板**の方が大きく，前後径は**外側半月板**の約2倍を示す．

半月板は線維軟骨からなり，辺縁部を除いて血管分布はない（**無血管性**）．すなわち，芽細胞の移動・補充などができないため，損傷部の修復はきわめて困難である．

なお，ときに円板状の半月板（**円板状メニスカス**）が認められる．円板状メニスカスはC字形の半月板に比べて負荷を受ける部分が大きく，変性に陥りやすい．また，円板状メニスカスは日本人に多く（10人に1人でみられる），大部分が外側に存在する．これは，日本人に外側半月板損傷が多い理由の1つと考えられている．

4 半月板の役割（図5）

半月板は，①膝関節（大腿脛骨関節）関節面の適合性を高め，②関節面にかかる荷重を分散させ，③膝関節の運動をスムーズにする役割をもつ．したがって，半月板損傷などにより関節面の適合性が損なわれると，異常な負荷が生じ，2次的な関節変形（**変形性関節症**）を引き起こす．

このほか，半月板は，膝関節運動時の大腿骨（内側顆・外側顆）の移動によってその位置や形状を変

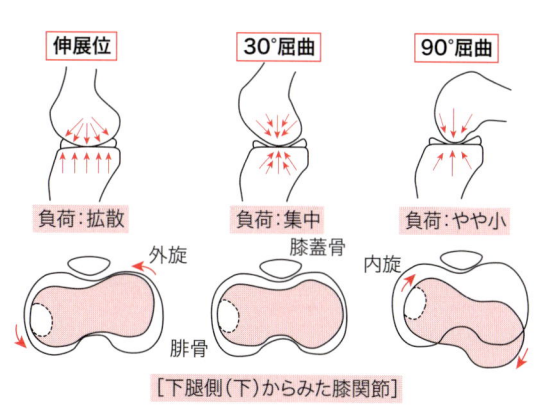

図3◆膝関節の運動と負荷

伸転位に比べて，30°屈曲位では脛骨に加わる骨は負荷が最も強い．90°屈曲では身体を支えられないため，全体重の負荷がかかることはない．

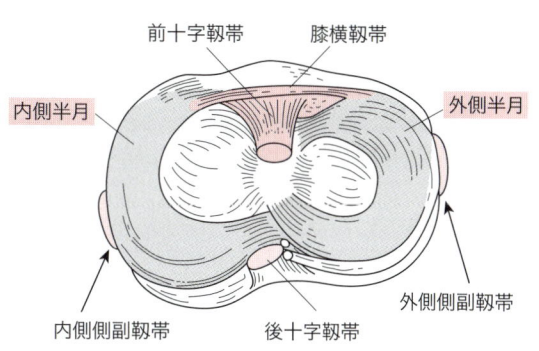

図4◆右膝関節（脛骨上面）

関節半月はC字形を示すが，内側半月に比べて外側半月は不完全なO字形に近い．

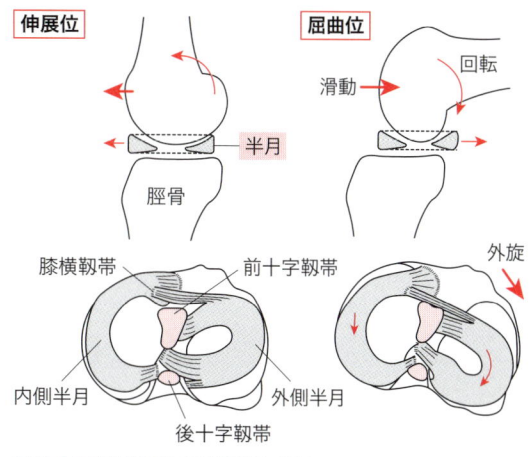

図5◆屈伸運動時の膝関節と半月

膝の屈伸は回転と滑動の動きからなり，これに伴って半月も移動する．内側半月に比べて外側半月が大きく移動する．

える．すなわち，膝関節伸展時には半月板は前方に，屈曲時には後方へとずれるが，この傾向は関節包との連結が比較的ゆるい**外側半月板**で強く，移動量も**内側半月板**に比べて大きい．

5 半月板損傷の症状と処置（図6）

半月板損傷は，スポーツ中に膝を強く捻ることで起こしやすく，損傷側（内側または外側）に一致して疼痛を現れるとともに，炎症による**関節水症**が起こる．損傷が血管分布のある半月板辺縁に及ぶと**関節血症**となるが，一般に出血は少ない．典型的症状としては，膝を曲げる際や階段昇降時の疼痛があるが，これに加えて膝運動時の「ひっかかり」もよくみられる．

半月板損傷に限らず，損傷が緊急治療を要するものでない場合は，**安静**（**R**：rest）・**冷却**（**I**：ice）・**圧迫**（**C**：compression）・心臓より高位への患部の**挙上**（**E**：elevation）が行われる（合わせて**RICE**）．これらは，出血や腫れを防ぐための応急処置である．

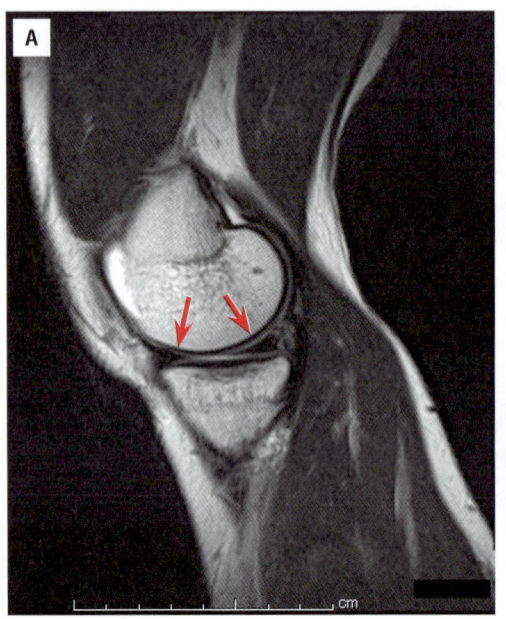

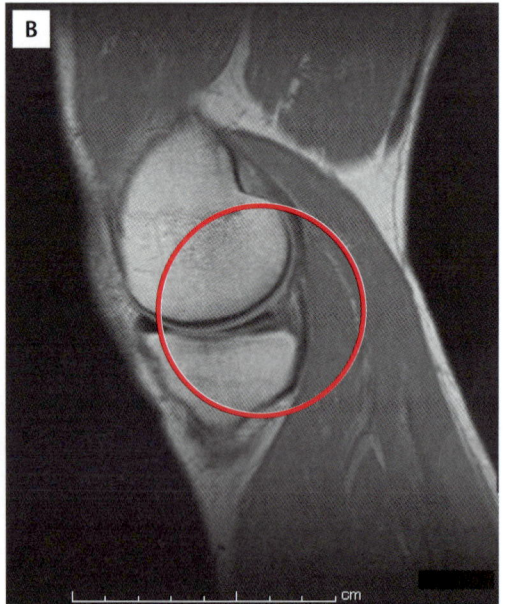

図6◆膝MRI画像
A：正常内側半月板（→），B：内側半月板損傷（○），縦断裂

第5章 脊柱と体肢

6 コンパートメント症候群から探る 手足

Keyword

【臨床トピック】 コンパートメント（筋区画）症候群・5P・Volkmann（フォルクマン）拘縮

【解剖関連用語】 前腕の（掌側・背側・橈側）コンパートメント・下腿の（前方・外側・深後方・浅後方）コンパートメント

▶ コンパートメント症候群とは（図1, 2）

複数の筋が併走する部位では同様の作用を示す筋がまとまり，筋膜の鞘で包まれている．この区画をコンパートメント（筋区画）といい，何らかの原因でその内圧が血圧より高くなり，内部の筋や神経が，血流不足（循環障害）から壊死に陥った病態を**コンパートメント（筋区画）症候群**という．

骨折などによる内出血，血栓や血腫による血行障害，包帯やギプス固定による圧迫，筋の肥厚や浮腫などが原因となることが多く，とくに多数の筋が存在する前腕や大腿，下腿に起こりやすい．

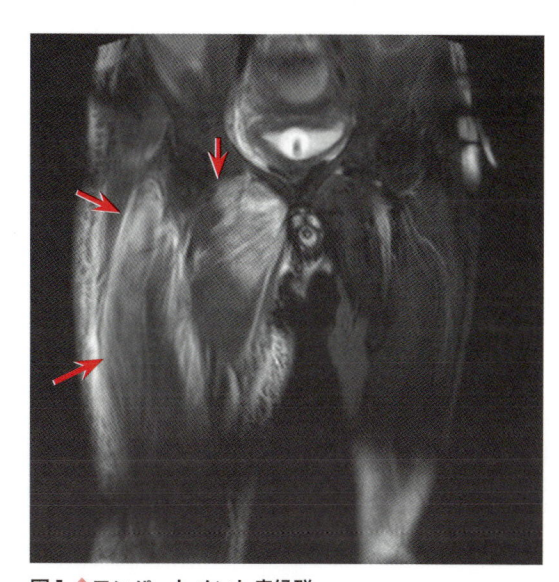

図1◆コンパートメント症候群
MRI（T2強調像）で右大腿部の筋の腫脹（→）と異常高信号を認める．

1 コンパートメント症候群の症状（図2）

コンパートメントの内圧が上昇すると，まず静脈次いで動脈が圧閉され，区画内の組織はうっ血から浮腫を生じた後，阻血性壊死に陥る．一般に，神経系はおよそ12時間，筋系は4〜8時間の阻血で不可逆的変化を起こすとされている．

症状としては，**5P**（疼痛 pain・麻痺 paralysis・異常感覚 paresthesia・脈拍消失 pulselessness・蒼白 pallor）が典型的とされるが，圧痛や腫脹もみられる．診断の確定にはコンパートメント内圧測定（正常値：10mmHg以下）が実施され，30〜40mmHg以上の場合は**筋膜切開**による減圧が行われる．

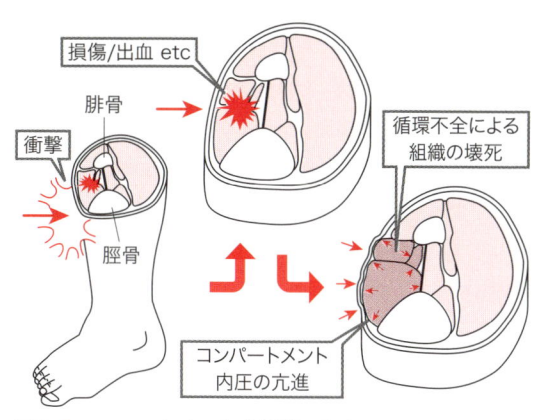

図2◆コンパートメント症候群の発症
骨折や打撲による組織の損傷で腫脹や内出血が起こると，コンパートメント内圧が亢進して循環不全が生じる．

2 前腕のコンパートメント（図3）

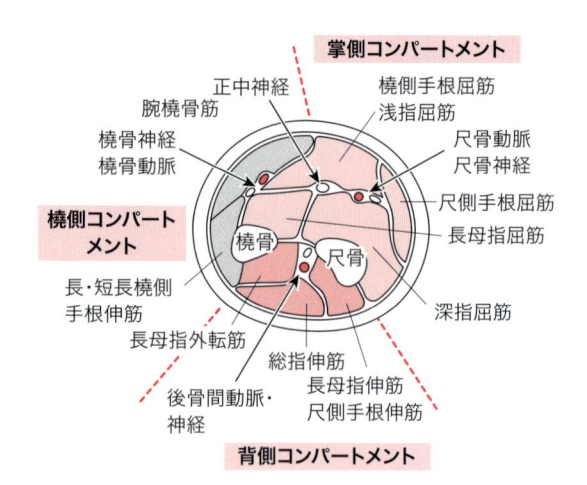

前腕のコンパートメント（筋区画）は，掌側，背側，および橈側コンパートメントの3区画に分けられる．原則として，筋とその支配神経および動脈は同じコンパートメントに区画される．

掌側コンパートメント（屈筋区画）は前腕屈筋群の区画で，**正中神経・尺骨神経・尺骨動脈**を囲んで並ぶ尺側手根屈筋・浅指屈筋・長掌筋・橈側手根屈筋・円回内筋・長母指屈筋・深指屈筋・方形回内筋などが含まれる．上腕骨顆上骨折に合併する拘縮として知られる **Volkmann拘縮**（フォルクマン）はこの区画のコンパートメント症候群で，前腕の血行不全により前腕屈筋が瘢痕化して起こる．手や指のチアノーゼ，前腕の持続性疼痛などがみられ，放置すると前腕屈筋群に強い拘縮と手指の屈曲変形が起こる．

背側コンパートメント（伸筋区画）は前腕伸筋群の区画で，**橈骨神経〜後骨間神経**および**後骨間動脈**を取り巻く回外筋・総指伸筋・尺側手根伸筋・長母指伸筋・長母指外転筋などがみられる．

橈側コンパートメント（外側区画）は前腕で最小の筋区画で，腕橈骨筋・長および短橈側手根伸筋の3筋を含む．体表における目安は橈側皮静脈で，その下に腕橈骨筋，さらに深層に橈骨動脈が位置する．

3 Volkmann拘縮（図4）

Volkmann（阻血性）拘縮とは，コンパートメント症候群で生じた阻血により筋壊死や神経麻痺を生じてきたす手指の拘縮変形である．前腕屈筋は伸筋に比べて大きいため，拘縮も屈筋群で著明なことが多い．阻血が強いと橈骨動脈の脈拍が触れなくなる．阻血性拘縮に陥った筋組織は線維性結合組織で置きかえられて短縮し，これによって筋全体の変形

図3◆右前腕のコンパートメント
前腕屈筋は掌側コンパートメント，前腕伸筋は背側および橈側コンパートメントに含まれる．

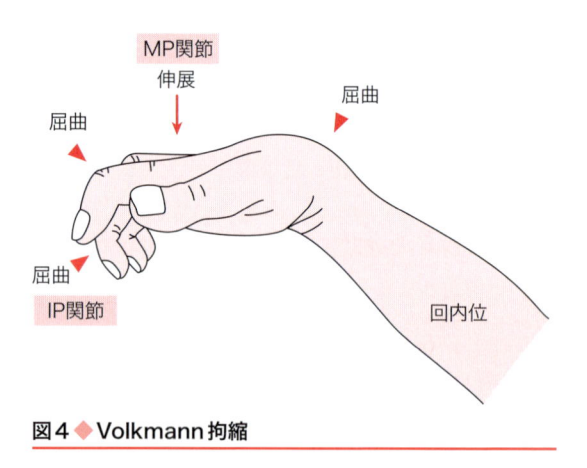

図4◆Volkmann拘縮

が起こる．典型例では，前腕屈筋群の短縮変形による前腕回内位・手関節屈曲・指節間関節（IP関節）の屈曲に加え，手内筋の拘縮による中手指節関節（MP関節）が伸展した独特の肢位を示す．

4 下腿のコンパートメント（図5）

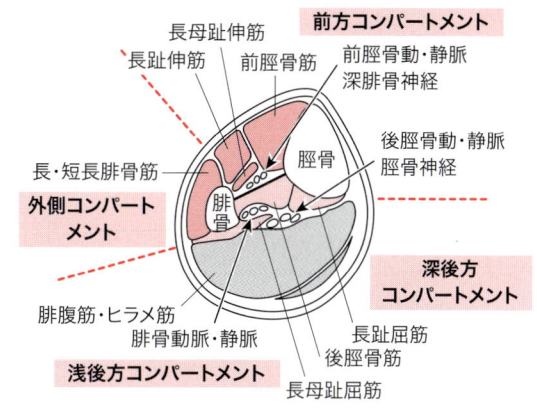

下腿のコンパートメントは，前方，外側，深後方および浅後方コンパートメントの4区画に分けられる．

前方コンパートメント（伸筋区画）は，足関節の背屈にはたらく前脛骨筋・長母趾伸筋・長趾伸筋とこれらの筋に分布する**前脛骨動脈**および**深腓骨神経**を含む．脛骨骨折やギプス固定で内圧が亢進すると循環不全を生じ，筋・腱・神経が機能障害や壊死に陥る．これを**前脛骨筋症候群（前脛骨区画症候群）**といい，足の背屈不能に加えて母趾外側〜第2趾内側領域（**深腓骨神経固有域**）に感覚障害をきたす．

外側コンパートメント（腓骨筋区画）は腓骨の外側にあり，長–短腓骨筋とこれらの筋を支配する**浅腓骨神経**を含む．

後方コンパートメントは，下腿骨間膜の後方に位置する筋群で構成され，**横下腿筋間中隔**によって深後方および浅後方コンパートメントに区分される．膝窩筋・長母趾屈筋・長趾屈筋・後脛骨筋は**深後方コンパートメント**（後区画深部）として区分され，その後方にはヒラメ筋・腓腹筋・足底筋からなる**浅後方コンパートメント**（後区画浅部）が位置する．下腿後側の筋を支配する**脛骨神経**および**後脛骨動脈**は両コンパートメントに挟まれて走る．

図5 ◆ 下腿のコンパートメント

Column

Volkmann拘縮とVolkmann管

Volkmann拘縮は，上肢（とくに肘周辺）の骨折などに起因する阻血性変化で，症状は5P〔腫脹（puffiness）・疼痛（pain）・蒼白（pallor）・脈拍触知不能（pulselessness）・麻痺（paralysis）〕と呼ばれる．ドイツの外科医 Richard von Volkmann（1830〜1889）が1881年に発表した最初の報告 "non-Infective Ischemic conditions of various fascial compartments in the extremities"（四肢の筋膜区画における非感染性虚血変化）にもとづいて名付けられた病態である．

Richard Volkmannは，Volkmann管（骨質内の神経・血管の通路）で知られる生理学者 Alfred Wilhelm Volkmann（1801〜1877）の子としてライプチヒに生まれ，ベルリンで医学を修めた後，1867年にハレ大学教授（外科学）に就任した．ドイツでは詩人としても知られる．

父の Alfred Wilhelm Volkmann は1821年にライプチヒ大学を卒業後，1826年に学位を取得し，1828年にライプチヒ大学契約講師，1834年に動物解剖学教授，1843年にはハレ大学の生理学および解剖学の教授に就任した．Volkmann管は1873年に報告されている．

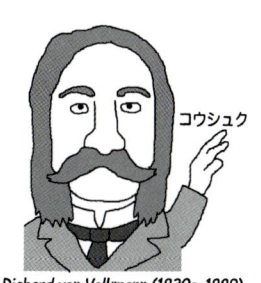

Richard von Volkmann (1830〜1889)

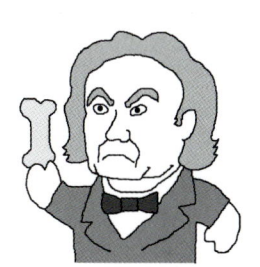

Alfred W. Volkmann (1801〜1877)

第5章 脊柱と体肢

7 椎間板ヘルニアから探る脊柱

Keyword

【臨床トピック】 椎間板ヘルニア・坐骨神経痛・馬尾症候群
【解剖関連用語】 脊椎・生理的弯曲・椎間(円)板・髄核・線維輪・腰神経・仙骨神経・馬尾

▶ 椎間板ヘルニアとは (図1，2)

加齢などで変性した椎間板組織が脊柱管や椎間孔に膨隆・脱出し，脊髄や脊髄神経根を圧迫して起こす病態を**椎間板ヘルニア**という．後方〜後外側への脱出で神経圧迫症状が発現しやすいが，それ以外では無症状の例もある（**無症候性ヘルニア**）．

脊柱の弯曲移行部に生じやすく，第4〜5腰椎（L4/L5）間や第5腰椎〜第1仙椎（L5/S1）間（**腰椎椎間板ヘルニア**），次いで第5〜6頚椎（C5/C6）間（**頚椎椎間板ヘルニア**）に多い．

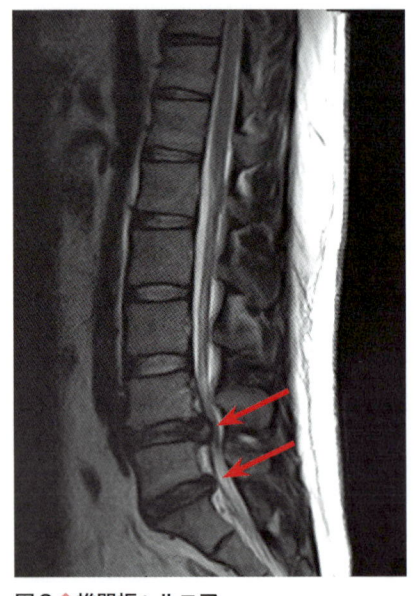

図1◆椎間板ヘルニア
変性により椎間板組織が脊柱管や椎間孔に脱出し，脊髄や脊髄神経を圧迫する．

図2◆椎間板ヘルニア
MRIのT2強調像でL4/5とL5/S1椎間板の低信号化と後方突出がある（→）．

1 脊椎の基本形態 (図3)

脊柱は体幹の支柱をなす骨格で，7個の**頚椎**，12個の**胸椎**，5個の**腰椎**と**仙骨・尾骨**から構成され，基本的には上下の**椎体**に挟まれた**椎間板**（解剖学用語では**椎間円板**という）と，上・下関節突起がつくる**椎間関節**で連結される．

脊柱を構成する骨を**脊椎（椎骨）**という．その形は部位により異なるが，基本的形態は共通で，**椎体**と**椎弓**そして椎弓から伸びる4種7個の突起（**棘突起，横突起，上・下関節突起**）をもつ．椎体と椎弓で囲まれる孔を**椎孔**といい，これが縦に連なって**脊柱管**となる．また，椎弓は上下に凹み（切痕）をもち，椎骨の連結により**椎間孔**（**脊髄神経が通る**）を形成する．

2 脊柱の連結と弯曲 (図4)

脊柱はいくつかの靱帯によって補強される．なかでも，椎体前面の**前縦靱帯**と後面の**後縦靱帯**は強靱で，脊柱全体にわたってその連結を支持する．後縦靱帯は脊柱管の前壁でもあるが，肥厚・骨化を生じて脊髄を圧迫することがある（**後縦靱帯骨化症**）．また，椎弓や突起どうしを連結する**黄色靱帯・棘間靱帯・棘上靱帯・横突間靱帯**は過剰運動を防止する役割を担う．

脊柱は，全体として前後方向にゆるやかなカーブ（**生理的弯曲**）を示す．すなわち，頚椎と腰椎は前に凸のカーブ（**前弯**），胸椎と仙・尾椎は後に凸のカーブ（**後弯**）をなし，これによって頭部や上半身の荷重を和らげるはたらきをもつが，**弯曲移行部**には「ずれの力」が加わるため，同部の椎間板には大きな負荷がかかる．

3 椎間板（椎間円板）の構造 (図5)

脊柱の弯曲に加え，椎体間の**椎間板**も荷重を吸収するクッションの役割を果たす．椎間板は軟骨性の円板構造で，中央には水分に富むゼラチン状の**髄核**をもち，周囲をコラーゲン線維を主成分とする**線維軟骨**からなる**線維輪**が包む．髄核は，水風船のように荷重を分散させるとともに，運動に際してはベアリング様のはたらきを示す．

一方，髄核を囲む線維輪は，荷重に抵抗して椎間板を保持する役割をもつが，その走向から回旋に対する強度に欠け，加齢とともに弾力が失われると破綻しやすくなる．線維輪はもともと後部で薄いため，脊柱管に面した部に亀裂や破綻を生じやすく，これがヘルニアの原因となる．

4 腰・仙骨神経根の走向 (図6)

脊髄下端は成人ではL1〜2の高さに位置する．このため，**腰神経**や**仙骨神経**の神経根は，**馬尾**となって脊柱管内を下行した後，脊柱管の外側に位置する**椎間孔**（仙骨神経は仙骨の**前・後仙骨孔**）から出る．

例えば，L4神経根はT12の高さで脊髄を離れて

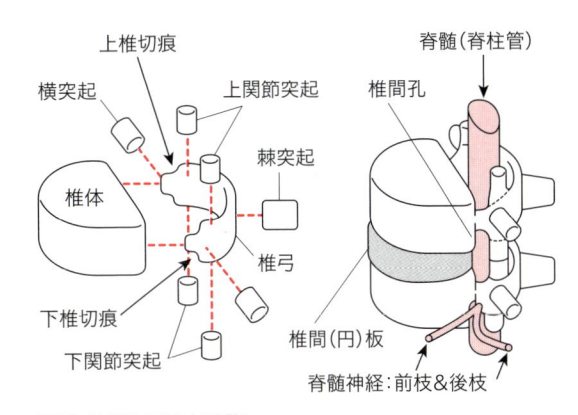

図3 ◆ 脊椎の基本形態
脊椎は，基本的に，椎体と椎弓および4種7個の突起から構成される．

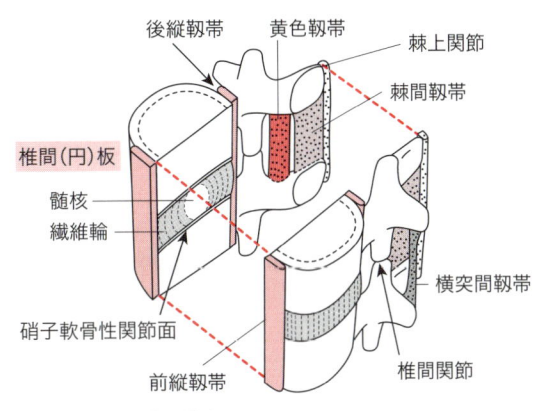

図4 ◆ 脊椎の補強構造
脊椎は，全長にわたり椎体を支持する前‐後縦靱帯と，隣接する椎骨を連結する黄色靱帯，棘間靱帯，棘下靱帯，横突間靱帯で補強されている．

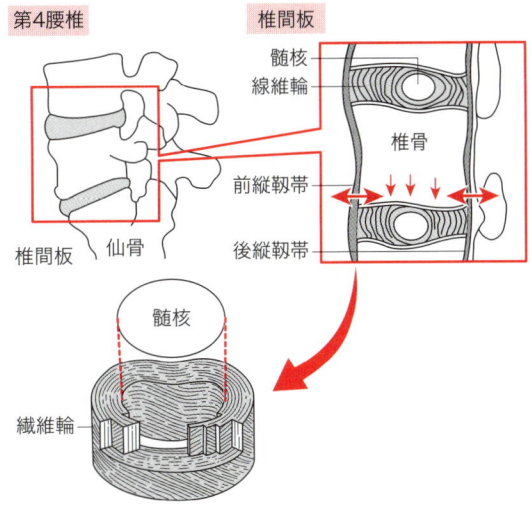

図5 ◆ 椎間板の構造
椎間板はゼラチン状の髄核とこれを包む線維軟骨性の繊維輪から構成される．

下行するが，次第に外側へと位置を変え，L4/L5レベルに達すると椎間孔から脊柱管を出る．このように，各神経根は脊柱管内で順番に外側へと向かうため，同じレベルの椎間板ヘルニアでも，その部位によって圧迫される神経根は異なる．

5 腰椎椎間板ヘルニア (図7, 8)

1) 特徴

L4/L5椎間板ヘルニアでは，L5神経根が障害されることが多い．L4/L5レベルでは，ヘルニアを生じやすい椎間板の後外側をL5神経根が走るためである．L4神経根はすでに椎間孔近くにあり，ヘルニアが椎間孔に起こる場合を除いて障害は少ない．

なお，大きな椎間板ヘルニアが後方（正中）に生じると，馬尾全体が圧迫される．この場合，下肢の感覚異常や運動障害に加え，排尿（S2〜S4が関与）の障害も生じることがある（**馬尾症候群**）．

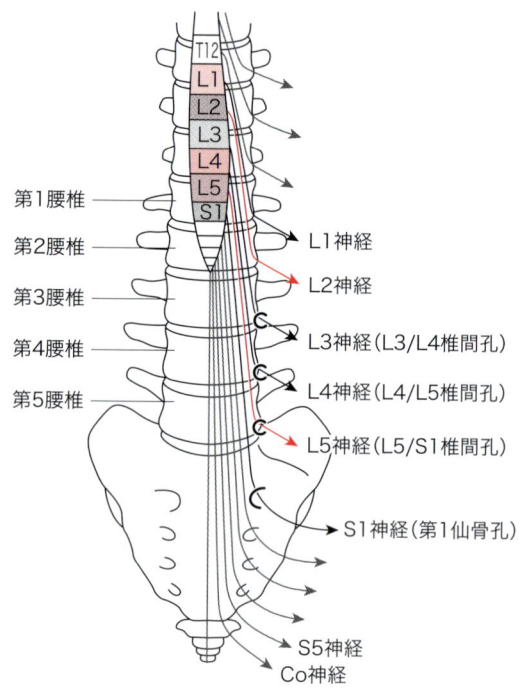

図6 ◆ 脊髄神経根の走向

第1腰神経は，第10胸椎の高さから分かれて下行し，L1/L2椎間孔から出る．第5腰神経は第1腰椎の高さから分かれ，L5/S1椎間孔から出る．

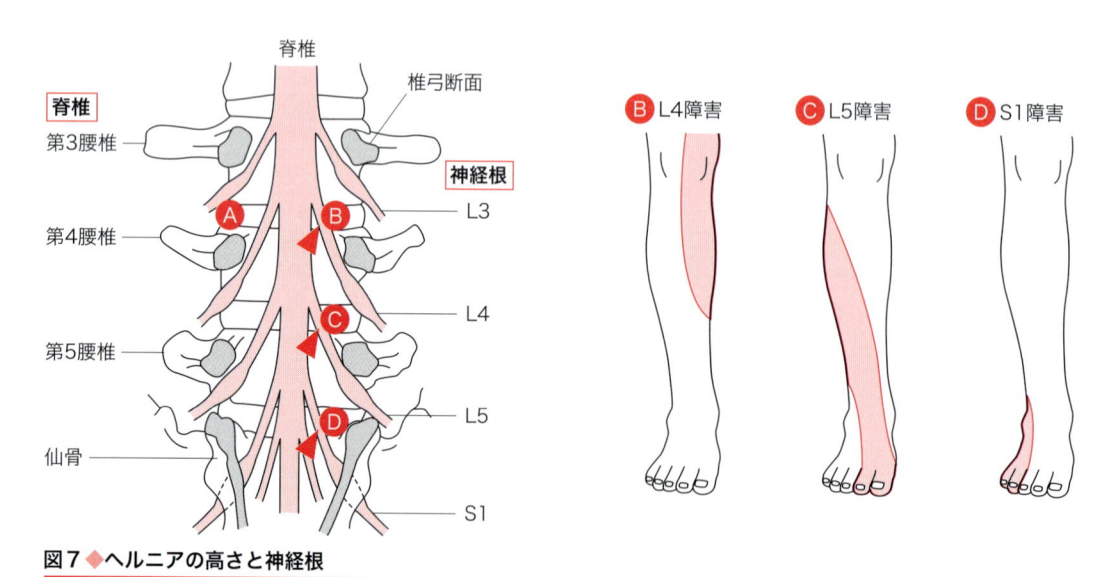

図7 ◆ ヘルニアの高さと神経根

L3/4椎間に生じるヘルニアでも，外側に生じるとL3の神経根（A），内側に生じるとL4の神経根を圧迫する（B）．内側に生じるヘルニアでは一般に1つ下の神経根が圧迫される（C, D）．

2）症状

腰椎椎間板ヘルニアでは主にL4〜S1神経根の圧迫症状が主体となる．

L4神経根障害では，主に下腿内側の疼痛（しびれ）や**膝蓋腱反射**減弱が生じる．また，L5神経根の障害では，下腿前面〜足背のしびれや足の背屈筋（**前脛骨筋・長趾伸筋・長母趾伸筋**）の筋力低下が生じ，歩行時につま先が上がらないためにつまずきやすくなる．一方，S1神経根障害では，殿部〜下肢後面および足の外側部の疼痛やしびれがみられ，足の底屈筋（**腓腹筋**など）の筋力低下や**アキレス腱反射**減弱が起こる．

なお，**Lasègue徴候**（ラセーグ）として知られる**下肢伸展挙上テスト**は，下位腰椎の椎間板ヘルニアにおける疼痛誘発試験である．膝関節伸展位のまま下肢を挙上させるテストで，挙上角度が70°までに坐骨神経痛が誘発された場合を陽性とし，L4/L5あるいはL5/S1の椎間板ヘルニアが強く疑われる．

図8 ◆ Lasègue徴候
この徴候が陽性の場合，L4/L5あるいはL5/S1の椎間板ヘルニアが疑われる．

Column

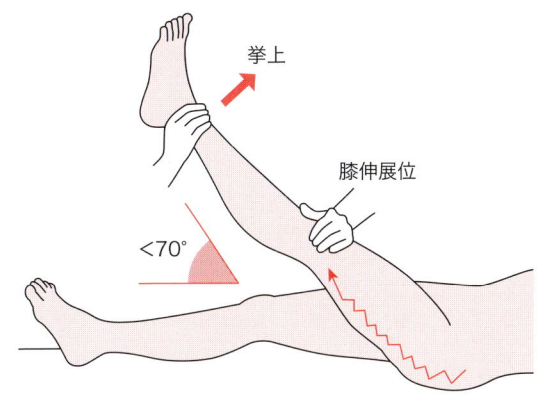

Lasègue徴候

Lasègue徴候とは，下肢伸展挙上テスト時に神経根の髄膜が刺激されることで生じる坐骨神経痛を指している．通常はL4・L5もしくはL5・S1間の椎間板ヘルニアの徴候とされるが，脊髄腫瘍などでも同部の神経根が圧迫されれば陽性となる．フランスの神経内科医 Ernest-Charles Lasègue（1816〜1883）の名前を冠するが，Lasègue自身が命名したのではなく，1881年に彼の弟子がヒステリー性詐病を鑑別する方法として彼の名前を冠して記載した．

Lasègueは最初，哲学を志したが，内科医 Armand Trousseau（1801〜1867）の講義に感銘を受けて臨床医学へと転向したとされる（Trousseauの弟子にはMillard-Gubler症候群に名を残す Adophe Marie Gubler がいる）．1839年にパリ大学を卒業，1847年に学位を取得した後，サルペトリエール病院，ピチエ病院などに勤務した．パリ大学在学中はホメオスタシスの先駆的提唱者である Claude Bernard（1813〜1878）と起居をともにし，さまざまな実験を行ったとされる．神経性食思不振症（1873年），迫害妄想（Lasègue症候群Ⅰ；1852年），弱視性ヒステリー性麻痺（Lasègue症候群Ⅱ；1864年），2人組精神病（Lasègue-Falret症候群；1877年）など精神神経疾患に多くの功績を残した．

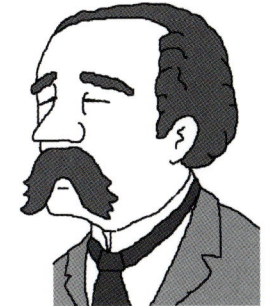

Ernest C. Lasègue (1816〜1883)

第 6 章

骨盤周辺部

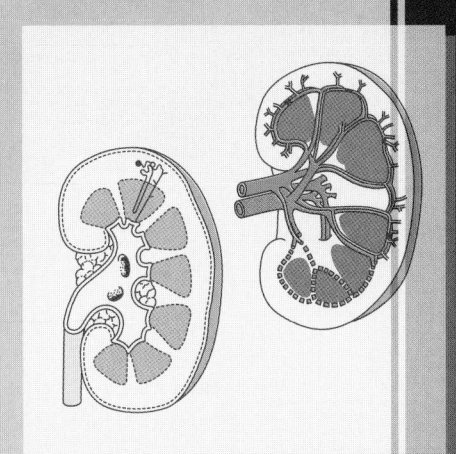

第6章 骨盤周辺部

骨盤周辺部解剖の全体像

骨盤と骨盤部と骨盤腔（図1）

腹部領域のうち，体幹と下肢の移行部を**骨盤部**といい，解剖学的には**骨盤**（下肢帯をなす骨格）で区画される「お尻の部分」を指す．骨盤は，左右の寛骨と仙骨・尾骨からなる骨格で，**分界線**によって**大骨盤**と**小骨盤**に区分される．

体内では，小骨盤で囲まれる空間をとくに**骨盤腔**といい，分界線で囲まれる**骨盤上口（骨盤入口）**が狭義の腹腔と骨盤腔との境界をなす．一方，骨盤腔の下端を**骨盤下口（骨盤出口）**といい，恥骨結合下縁～坐骨切痕～尾骨先端を結ぶ菱形を示す．骨盤下口は，体表では左右の大腿の間の領域で，**会陰**とよばれ，尿道・腟（女性）・肛門とこれを囲む**骨盤隔膜・尿生殖隔膜**からなる．

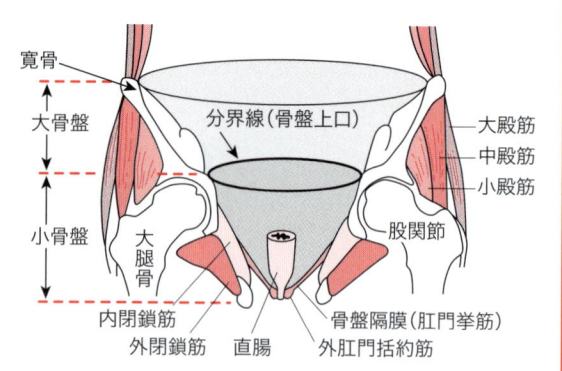

図1 ◆ 骨盤と骨盤腔
狭義の骨盤腔は骨盤上口より下方で小骨盤に囲まれた空間を指す．したがって，骨盤臓器は骨盤腔内に位置する臓器を指す．

1 骨盤の解剖（図2, 3）

骨盤は**仙骨**と**尾骨**に左右の**寛骨**が連結してできる骨格で，仙骨と尾骨は脊柱の下端をなし，寛骨は**股関節**によって**大腿骨**と連絡する（**図2A**）．骨盤の前～側壁をなす寛骨は捻れた8の字形の骨で，腸骨・坐骨・恥骨の3部からなる（**図3**）．この3骨は小児期にはY字軟骨によって連結しているが（**図2B**），

図2 ◆ 骨盤と小児の寛骨
小児の寛骨は腸骨，恥骨，坐骨がY字軟骨によって連結している．Y字軟骨が骨化するのは思春期頃である．

174　臨床につながる解剖学イラストレイテッド

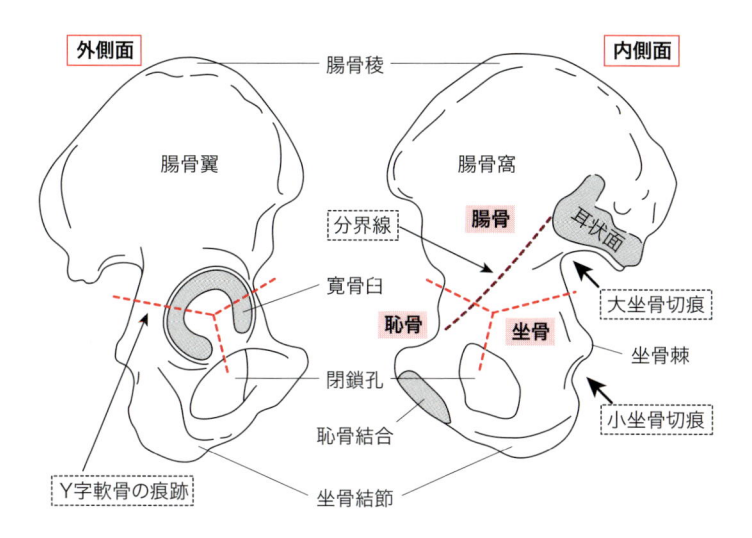

図3 ◆ 成人の寛骨

大骨盤は主に腸骨により，小骨盤は恥骨・坐骨・仙骨によって構成される．

17歳以後に骨化癒合して1個の寛骨となる．

骨盤は底のない杯のような形を示し，上方の**大骨盤**と下方の**小骨盤**に大別される．大骨盤は両側の腸骨からなり，腹部臓器を支える受け皿のように上方に開いて位置する．一方，小骨盤は仙骨・尾骨と坐骨・恥骨で構成され，内部の骨盤腔に尿生殖器や直腸を収納する（図1）．

四足動物では大骨盤はほとんどなく，腹部内臓は長い胴体に納められ，腹壁（筋）によって支えられている．これに対し，ヒトは直立により腹部内臓が下垂したため，これを支える大骨盤が発達したとされる．

2 骨盤の男女差（図4）

骨盤は明瞭な男女差を示す．これは，男性骨盤が排泄路（尿道・直腸）の通路であるのに対し，女性骨盤には分娩時の産道としての役割があることを反映している．

- **全体像**：男性では骨が厚く重いが，女性の骨盤は骨が薄く軽量である．また，大腿骨と股関節をつくる寛骨臼も女性に比べて男性で大きい．
- **大骨盤**：男性骨盤は丈が長く大骨盤が深いのに対し，女性骨盤は丈が短く浅い．
- **小骨盤（骨盤腔）**：男性では狭く深いが，女性では広く浅い．女性の骨盤腔には産道としての役割があり，内腔を広く保つ必要があるためである．

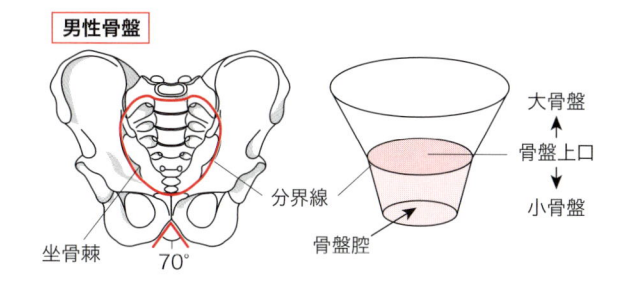

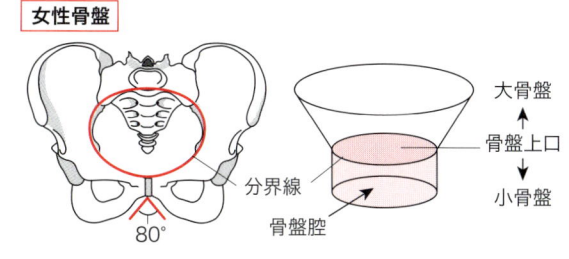

図4 ◆ 男性骨盤と女性骨盤

男性骨盤と比べ，女性骨盤には産道としての役割があるため，内腔が広く高さが低い点が特徴的である．

第6章 骨盤周辺部解剖の全体像

- **骨盤上口・下口**：男性では仙骨上部が前に突出し，骨盤上口は小型のハート形を示すが，女性の骨盤上口は卵形で広い．骨盤下口も男性では坐骨棘が内方に張り出しており，女性骨盤の方が広い開口を有する．
- **恥骨下角**：左右の恥骨下枝がなす恥骨弓の角度は，男性で約70°，女性で約80°である．大まかには，男性の恥骨下角は示指と中指がなす角度，女性では母指と示指がなす角度に一致する．
- **大坐骨切痕**：男性の寛骨では逆V字形の鋭角的な切れ込み（約70°）として，女性ではほぼ直角（約90°）の切れ込みとして認められる．

3 骨盤計測（図5〜7）

分娩時，骨産道と児頭のサイズに不適合（**児頭骨盤不適合**）があると分娩の進行が妨げられる．確認のため，骨産道の計測が行われるが，特に重要なのは骨盤上口の最短前後径（**真結合線；産科結合線**）である．骨盤計測法には次の3種類がある．

1) 骨盤外計測

骨盤計を用いて体表から計測し，骨産道の径を計算する簡便法．通常，**外結合線**（恥骨結合上縁〜第5腰椎棘突起先端の距離）を計測，8cmを減じて**真結合線**（岬角〜恥骨結合間の最短距離）を算出する．真結合線は，**棘間径**（左右の上前腸骨棘間の距離）から11cm引いても推定できる．外結合線の基準値は18〜20cmで18cm未満を**狭骨盤**という．

2) 骨盤内計測

内診により，仙骨上縁の岬角と恥骨結合下縁との距離（**対角結合線**）を測定する方法．対角結合線は平均13cmで，**真結合線（産科結合線）**より1.5〜2.0cm長いため，2cm減じて計算される．

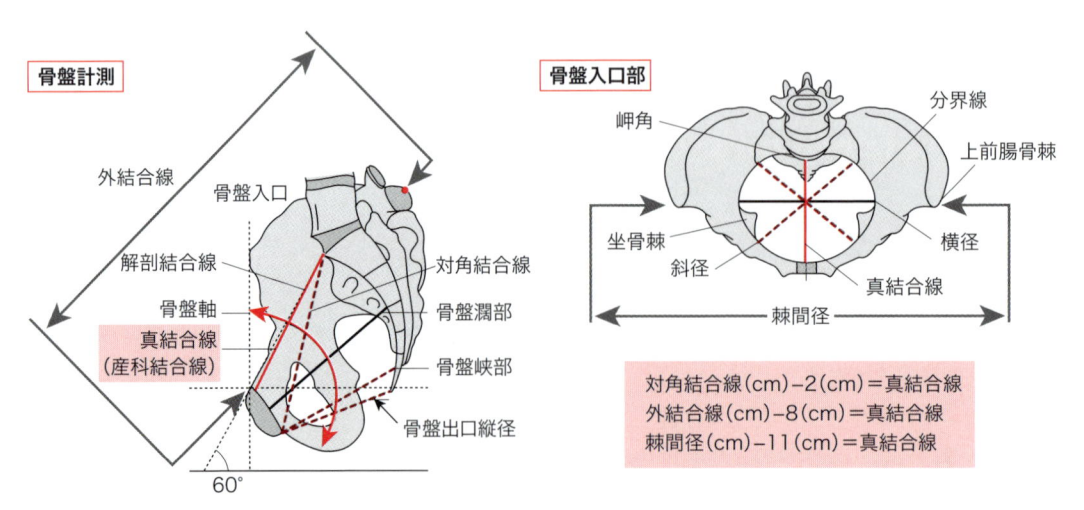

図5 ◆ 骨盤計測
産入口部の真結合線は，骨盤の突出部を基準点に計測され計算によって推定される．

3）X線骨盤計測

X線撮影により骨産道を計測する方法．側面撮影により骨盤各部の前後径を測る**Guthmann法**（グートマン）や，骨盤入口面撮影により横径を測定する**Martius法**（マルティウス）がある．放射線被曝を回避するため，MRIが用いられることもある．日本人女性の真結合線は平均11cmで，9.5cm未満を**狭骨盤**とする．

いずれの計測においても，最終的に骨産道の広さが問題となる．通常，骨産道各部の径は，入口部前後径約11cm，入口部横径約12cm，濶部前後径約12.5cm，峡部前後径約11.5cm，坐骨棘間径10〜11cm，出口部前後径約11.5cm，坐骨結節間径約10.5cmを基準とする．

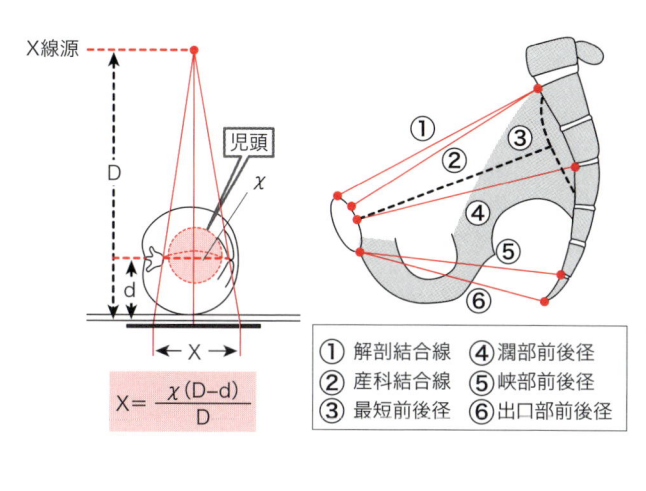

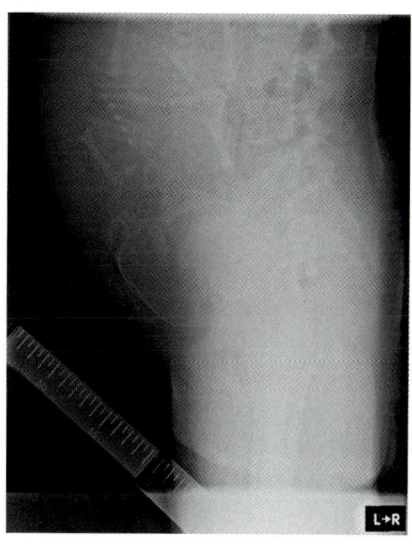

$$X = \frac{\chi(D-d)}{D}$$

① 解剖結合線　④ 濶部前後径
② 産科結合線　⑤ 峡部前後径
③ 最短前後径　⑥ 出口部前後径

図6 ◆ Guthmann 側面撮影法

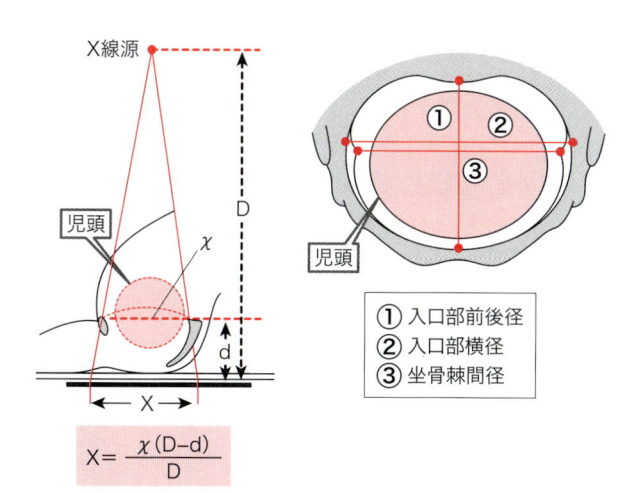

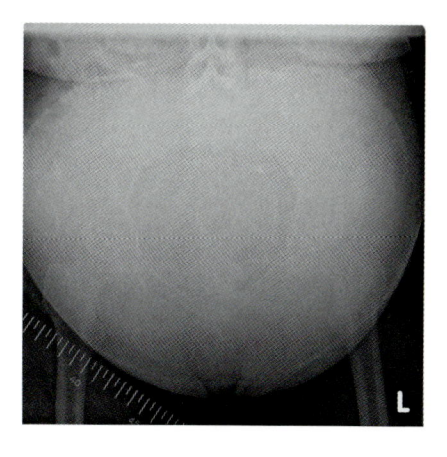

$$X = \frac{\chi(D-d)}{D}$$

① 入口部前後径
② 入口部横径
③ 坐骨棘間径

図7 ◆ Martius 入口面撮影法

4 骨盤（内）臓器と腹膜 (図8)

　小骨盤で囲まれる**骨盤腔**に位置する臓器を**骨盤（内）臓器**といい，消化管の終末部（S状結腸下部〜直腸），泌尿器系（尿管・膀胱・尿道）および生殖器系（男性：精管・精嚢・前立腺など，女性：腟・子宮・卵管・卵巣）が含まれる．

　膀胱の上面，子宮・卵管，直腸の前面〜外側面は腹膜で覆われており，それぞれの間に腹膜の陥凹がみられる．すなわち，女性では膀胱と子宮の間に**膀胱子宮窩**，直腸と子宮の間に**直腸子宮窩（Douglas窩）**がみられ，男性では直腸と膀胱の間に直腸膀胱窩（男のDouglas窩）が形成される．Douglas窩の表層は肛門の直前部（狭義の会陰）に相当するため，子宮外妊娠（腹膜妊娠）や**Douglas窩膿瘍**などが起こると会陰〜肛門に痛みを生じる．

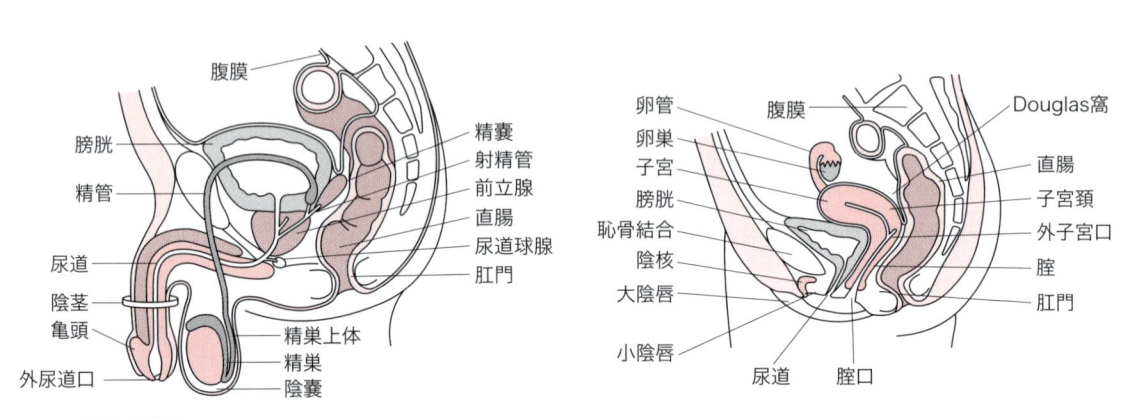

図8 ◆ 骨盤内臓器
小骨盤で囲まれる骨盤腔に位置する臓器を骨盤（内）臓器あるいは骨盤内臓という．

5 骨盤内の男性生殖器 (図8〜10)

　男性生殖器は，精子の通り道である**精路（精巣・精巣上体・精管・射精管）**と，付属腺である**精嚢・前立腺**，そして外生殖器である**陰茎・陰嚢**からなる．精巣は骨盤外にあるが，便宜上骨盤内臓器に含めて扱う．なお，精路は前立腺内で尿道に合流するため，尿路系疾患とのかかわりも強い．

1) 精巣 (図9)

　表面は結合組織性の**白膜**に包まれ，内部の実質には精子形成の場である**精細管**が詰まっている．実質は，白膜から伸びる**精巣中隔**によって250個ほどの**精巣小葉**（精細管の集合）に区分される．

　1本の**精細管**は直径200μm，長さ30〜70cmで，精巣1個あたり500〜1000本含まれる．精細管の壁は精子をつくる**精細胞**と支持細胞（**Sertoli細胞**）からなり，精細管の間には男性ホルモンを分泌する**間質細胞（Leydig細胞）**が備わる．精細管は小葉の基部で**精巣網**を形成，10本ほどの**精巣輸出管**となった後，**精巣上体管**を経て**精管**に至る．

2) 精管

　精管は，平滑筋の壁（1.5mm厚）をもつ全長約40cmの管で，射精時には精巣上体管内の精子を蠕動によって送り出す．精管は**精巣動脈**および**蔓状静脈叢**とともに**精索**を形成し，**鼡径管**を通って骨盤腔内に入る．その後，膀胱の後下面で**前立腺**に進入し，精嚢の導管と合流したのち**射精管**となって**尿道（前立腺部）**に開く．

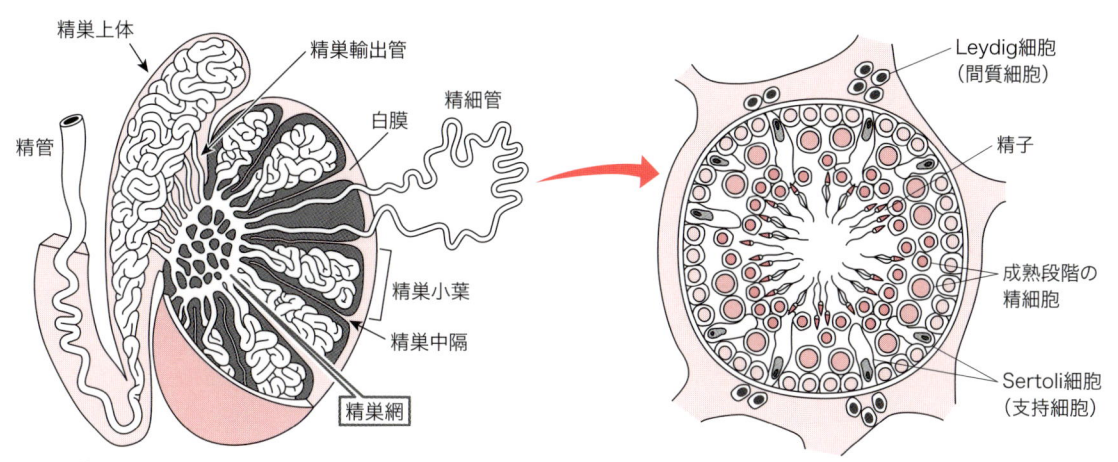

図9◆精巣の内部構造
精細管は精子となる精細胞と支持細胞であるSertoli細胞からなる．男性ホルモンを分泌する間質細胞（Leydig細胞）は間質にある．

精巣動脈は蔓状静脈叢（←精巣・精巣上体）に囲まれて走るため，動脈血は静脈叢を流れる低温の血液で冷却される．これによって精巣は体温より低い温度に保たれ，精子形成能の保持に役立っている．

3）精囊

膀胱後面で精管の外側に位置する囊状器官．分泌液（**精囊液**）は淡黄色のアルカリ性粘稠液で，精液の約80％を占め，テストステロンにより分泌促進される．精囊液に含まれる**果糖**は精子の運動エネルギー源として，**プロスタグランジン**はその平滑筋収縮作用から卵管の収縮を強めることで精子移動を助けると考えられている．

4）前立腺（図10）　　［➡本章-6（p.200）］

膀胱下部で直腸の直前に位置する栗の実形の器官．約50の腺からなり，導管は尿道前立腺部に注ぐ．腺組織は**移行域**（5％）・**中心域**（25％）・**辺縁域**（70％）に区分され，移行域と中心域をあわせて**内腺**，辺縁域を**外腺**という．内腺は尿道腺の仲間であり，外腺が本来の前立腺に相当する．

前立腺の代表疾患である**前立腺肥大**は，移行域（内腺）の過形成により尿道が圧迫されて**排尿障害**を生じたものである．一方，前立腺がんは多くが**辺縁域（外腺）**に生じるため，早期では尿路の症状は少ない．

前立腺液は精液の約20％を占める乳白色の液体で，**重炭酸塩**（アルカリ性環境により精子の運動性を高める）や**亜鉛**（抗菌作用により精子の運動を促す）を含む．また，スペルミンと呼ばれる物質は，特有の「栗の花の匂

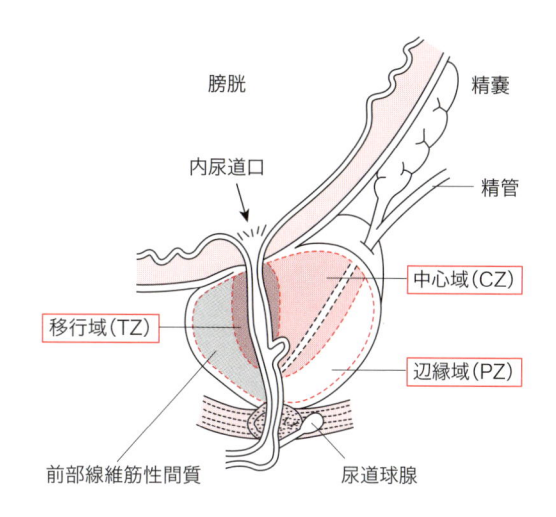

図10◆前立腺の構造
前立腺組織は移行域・中心域・辺縁域に区分され，移行域と中心域をあわせて内腺，辺縁域を外腺という．

い」を発生する．これに加え，前立腺からは**前立腺特異抗原**（prostate-specific antigen：**PSA**）という酵素も生成され，精液中に分泌される．PSAは前立腺肥大症や前立腺がんの細胞からも分泌されるが，導管をもたないため，直接血液中に放出される．このため，血中PSAは前立腺の腫瘍マーカーとして用いられている．PSAの基準値は4.0ng/mL以下であるが，10ng/mL以上の場合は50〜80％でがんが疑われるとされる．

6 骨盤内の女性生殖器 (図8, 11)

卵巣・卵管・腟・子宮は**内生殖器**とよばれ，骨盤腔内に位置する．

1）卵巣

子宮の両側に位置する5〜10gのアーモンド形の臓器（約3 cm×1 cm）で，上前腸骨棘の高さに一致する．**卵巣提索**や**固有卵巣索**で支持されており，とくに卵巣提索には**卵巣動・静脈**が通る．固有卵巣索は胎生期の卵巣下降を誘導する導帯の名残で，途中で子宮と付着するため，上部（**固有卵巣索**）と下部（**子宮円索**）とに分かれる．

2）卵管

卵巣付近〜子宮底外側を結ぶ10cmほどの平滑筋の管．外側端（**腹腔口**）から内側端（**子宮口**）までが，**漏斗・膨大部・峡部・子宮部（間質部）**に区分される．とくに膨大部は卵管の3分の2を占め，卵はここで受精することが多い．また，漏斗の自由縁は**卵管采**とよばれ，排卵された卵を受けやすい形を示す．卵管内面には**卵管ヒダ**とよばれる粘膜の縦走ヒダがあり，単層の**線毛上皮細胞**や分泌細胞で被われる．これらのヒダや線毛が受精卵を子宮腔に運ぶ役割を担っている．

3）子宮　　　　　　　　　　　　　　　　　　　　　　　　　　　　　　　　　　　　　　[➡本章-5（p.196）]

膀胱と直腸の間にある全長7 cmの筋性器官で，卵管とともに**子宮広間膜**で包まれる．子宮は，上3分の2の**子宮体**と下3分の1の**子宮頸**に大別され，とくに子宮体の最上部（卵管子宮口より上）を**子宮底**，子宮頸が腟内に突出した部を**子宮腟部**という．

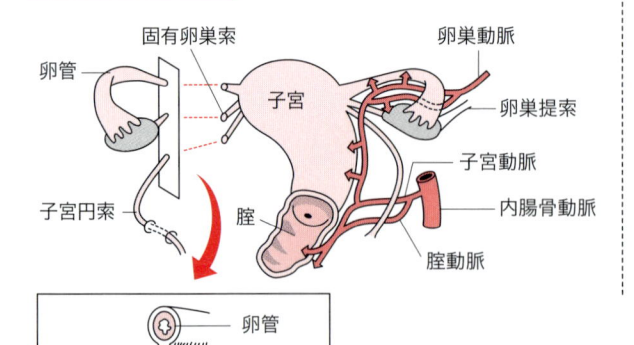

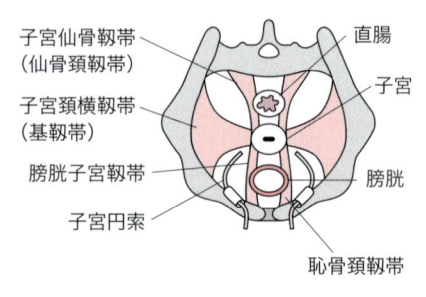

図11◆女性生殖器
卵巣・卵管・子宮は骨盤腔内に位置し，各種靱帯によって固定されている．

子宮体の平滑筋層の厚さは非妊娠時で約1.5 cmあるが，妊娠時には，平滑筋線維自体が太さ・長さとも約10倍に増大し，分娩時の子宮収縮に備える．これに対し，**子宮頚**は平滑筋に乏しく，コラーゲン線維に富む結合組織からなる．分娩時には，子宮収縮による児娩出を妨げないよう子宮頚が軟化して広がるためである．

　子宮は**子宮円索**に加え，子宮頚に付着する靱帯によって骨盤と連結しており，これによって支持されている（**図11B**）．子宮頚を支持する代表的な靱帯として，**子宮仙骨靱帯**，**子宮頚横靱帯（基靱帯）**，**恥骨頚靱帯（恥骨膀胱靱帯・膀胱子宮靱帯）**がある．とくに基靱帯はリンパ節を備えており，子宮頚癌の転移部位として臨床上も重要である．

4）卵巣・卵管・子宮の血管分布

　卵巣には**卵巣動脈**（←腹大動脈），子宮には**子宮動脈**（←内腸骨動脈），腟には**腟動脈**（←内腸骨動脈or子宮動脈）が分布する．卵巣動脈と子宮動脈は子宮広間膜内を，腟動脈は**基靱帯（子宮頚横靱帯）**内を通り，子宮〜腟の側壁で互いに吻合する．

7　骨盤内の泌尿器 （図8）　　　　　　　　　　　　　　[→本章-1（p.183）]

　泌尿器系は腎臓・尿管・膀胱・尿道から構成される．このうち，骨盤内に位置するのは下部尿管・膀胱・尿道の始部である．

1）膀胱

　膀胱は尿を一時的に貯留する袋で，容量は約500 mLとされるが，通常は約200 mLの尿が貯まると**尿意**を感じる．

　膀胱は骨盤腔の一番前に位置し，前方の先端（**膀胱尖**）・左右の**尿管口**・**尿道口**を頂点とする三角錐を示す．左右の尿管口と尿道口で囲まれる領域を**膀胱底**，尿道口に向かう漏斗状の内腔を**膀胱頚**という．

2）尿道

　尿道は，女性（約4 cm）に比べて男性で長く（約15 cm），恥骨結合の下方（**恥骨下曲**）とその前方（**恥骨前曲**）で屈曲するため，全体にクランク状を示す．男性の尿道は，**前立腺部**（前立腺内を走る部位：約3 cm）・**隔膜部**（尿生殖隔膜を貫通する部位：約1 cm）・**陰茎部**（尿道海綿体内を走る部位：約10 cm）に分けられ，前立腺部後壁中央（**精丘**）には1対の**射精管**と，約20個もの前立腺の開口がみられる．

8　直腸　　　　　　　　　　　　　　　　　　　　　　　[→4章-7（p.130）]

　仙骨の前面を下行する消化管の終末部で，第3仙椎の高さ〜骨盤隔膜（**肛門挙筋**）を貫くまでの部分を直腸という．肛門挙筋より下方の部分は**肛門管**とよばれ，約4 cmの長さをもつ．肛門管上半部の粘膜には**肛門柱**という縦ヒダがあり，そのヒダの下端を結ぶ線（**櫛状線**または**歯状線**）によって肛門管は上下に二分される．

　肛門は原始腸管（後腸）の末端と皮膚の陥凹部（肛門窩）とから形成されるが，櫛状線がその境界に当たる．このため，肛門管は，櫛状線の上下でその様相や血管分布・支配神経などが異なる．

❾ 骨盤内臓器の動脈分布 (図12)

　骨盤内臓器およびその開口に分布する血管は，**上内臓枝・中内臓枝・下内臓枝**に分けられる．上および中内臓枝は腹腔および骨盤腔で分枝する動脈，下内臓枝は骨盤腔外（骨盤隔膜より下方）で分枝する動脈を指す．

- **上内臓枝**：腹大動脈〜内腸骨動脈上部から起こる枝で，**上直腸動脈**（←下腸間膜動脈），**卵巣（精巣）動脈**（←腹大動脈），**上膀胱動脈**（←臍動脈内腸骨動脈）がこれに当たる．
- **中内臓枝**：内腸骨動脈から起こる枝で，**中直腸動脈**（←内腸骨動脈），**子宮（精管）動脈**（←内腸骨動脈），**下膀胱動脈**（←内腸骨動脈）がこれに相当する．
- **下内臓枝**：骨盤腔外の動脈である**内陰部動脈**から起こる枝で，**下直腸動脈，会陰動脈，陰茎（陰核）背動脈**がある．

	直腸	子宮/卵巣（精巣）	膀胱
上内臓枝①	上直腸動脈 （←下腸管膜動脈）	卵巣（精巣）動脈 （←腹大動脈）	上膀胱動脈 （←臍動脈・内腸骨動脈）
中内臓枝②	中直腸動脈 （←内腸骨動脈）	子宮（精管）動脈 （←内腸骨動脈）	下膀胱動脈 （←内腸骨動脈）
【骨盤隔膜の位置】			
下内臓枝③	下直腸動脈 （←内陰部動脈）	会陰動脈 （←内陰部動脈）	尿道・陰茎（陰核）動脈 （←内陰部動脈）

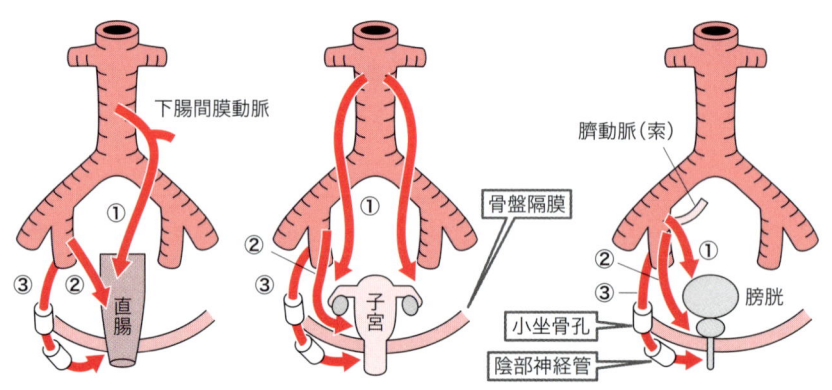

図12 ◆ 骨盤内臓器の動脈分布
骨盤内臓には，骨盤隔膜の上方から上・中内臓枝，会陰側から下内臓枝が分布する．
（東京医科歯科大学大学院　佐藤健次教授の図表を改変）

第6章　骨盤周辺部

1 尿路結石から探る尿路

Keyword

【臨床トピック】尿路結石症・上部・下部尿路結石・結石疝痛・静脈性尿路造影・逆行性尿路造影

【解剖関連用語】腎臓・尿路・腎杯・腎盂（腎盤）・尿管・生理的狭窄部・大腿骨頭・大腿骨頸（部）・外側骨端動脈・内側大腿回旋動脈

▶ 尿路結石症とは（図1）

何らかの原因で，尿中のカルシウム・シュウ酸・尿酸・リン酸などが結晶化したものを**結石**といい，これが**腎盂（腎盤）・尿管・膀胱**あるいは**尿道**につまって起こす病態を**尿路結石症**という．結石の生じる部位により，**上部尿路結石**（腎結石・尿管結石）と**下部尿路結石**（膀胱結石・尿道結石）に大別されるが，約95％が上部尿路結石であり，腎臓でできた結晶が大きくなって尿路につまる場合が最も多い．結石がつまると粘膜からの出血による血尿を生じるほか，腎盂〜尿管内圧が亢進するため激しい痛み（**結石疝痛**）を起こす．

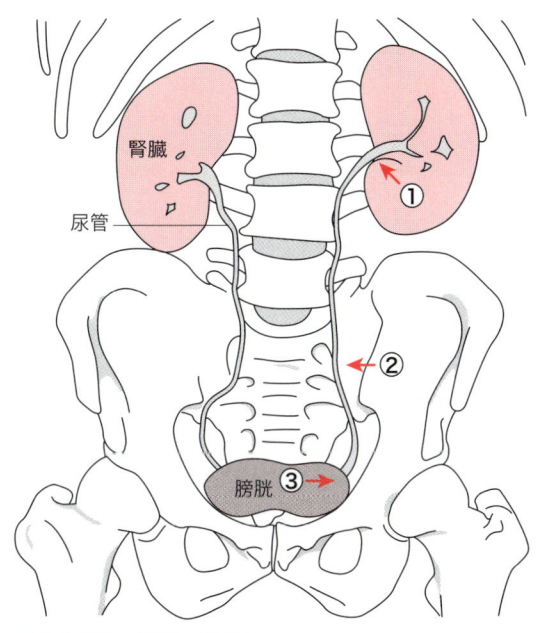

図1 ◆ 腎臓〜膀胱の模式図
尿管の生理的狭窄部（①腎盂尿管移行部，②総腸骨動脈交叉部，③膀胱壁貫通部）は結石がつまりやすい部位として知られる．

1 腎臓の構造と尿生成（図2）

腎臓は1個約100gの豆形の器官で，脊柱両側の肘の高さ（L2レベル）で後腹壁に接して位置する**腹膜後器官**の1つである．腎臓の位置は，体表からみると第12肋骨と腰椎によって挟まれた領域（**肋骨脊柱角**）に相当するため，腎結石の際にこの部を叩くと痛みを感じる（**叩打痛**）．

腎臓は尿生成器官であり，毎分1L（1,440L/日）の血液が注いでいる．血液は腎皮質内の**腎小体**（**糸球体**＋**Bowman嚢**）に送られ，濾過されて最初の尿（**原尿**）が生成される．原尿は1日に200L生成されるが，**尿細管**や**集合管**を通る際に必要成分が再吸収され，最終的な尿となって**腎乳頭**（腎錐体の尖端部）から**腎杯**に放出される．原尿の99％が再吸収されるため，尿量は1日2Lほどになる．尿を受ける腎杯は腎乳頭の下にある杯状の構造で，1つの乳頭に対する腎杯を**小腎杯**，いくつかの小腎杯が合流したものを**大腎杯**という．大腎杯はいくつかが集まって**腎盂（腎盤）**を形成したのち尿管となり，**膀胱**に向かう．

2 尿路について (図1, 3)

尿管は腎盂からつづく長さ25cmほどの平滑筋性の管である．第2腰椎レベルで**腎門**を出た後，**大腰筋**の前を斜めに下行し，性腺動脈の背側から総腸骨動静脈および子宮動脈の前を通って膀胱に達する．

尿管の内径は4mmほどで，とくに**腎盂尿管移行部・総腸骨動脈交叉部・膀胱壁貫通部**の3カ所は**生理的狭窄部**を形成する（図1）．尿路結石はこれらの狭窄部付近でつまることが多く，つまると腎盂・尿管内圧が増加するため，平滑筋に痙攣が生じることで**疝痛発作**を起こす．

結石が4mm以下の場合，疝痛発作を起こしても鎮痛薬で尿管の痙攣を抑えれば尿とともに自然に排出される．しかし，1cm以上の大きな結石は，普通自然に排石されることはない．また，結石によっては体外に排出されず，腎盂の中で成長する大型のものもあり，血尿，腎部痛，水腎症，腎機能障害の原因となる．

3 尿路結石症の診断 (図4〜6)

尿路結石の成分としては**シュウ酸カルシウム**がもっとも多く（約70%），次いでリン酸マグネシウムアンモニウム，尿酸，シスチンなどが約20%を占める．すなわち，これらの物質が尿中に増え，過飽和になって結晶化したものが凝集・成長して結石になると考えられる．

このうち，カルシウムやシスチンの結石は腹部X線検査や超音波検査でもみつかるが，尿酸結石は見逃す例も多い．この場合は，造影剤を静脈に注入してX線検査（**経静脈性尿路造影**）を行う（図4）．腎臓から排出される造影剤により，結石の輪郭がX線画像に映し出されるため，X線に映りにくい尿酸結石もとらえることができる．ただ，腎機能低下があると造影剤が排出・濃縮できないため，本法はうまくいかない．

このほか，**逆行性尿路造影**（尿道から造影剤を尿管内に注入する方法）では，尿路の全体像が明確に映し出されるので，尿管閉塞などを調べることができる．**CT検査**は，他の方法で診断がつかなかった場合に行われ，ヘリカルCTは腎臓結石が疑われる

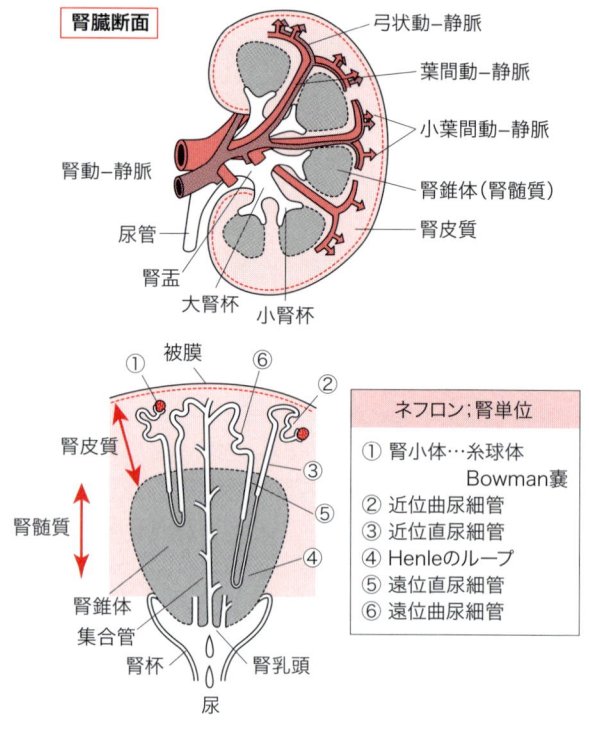

図2◆腎臓の構造
腎臓は，腎小体を含む腎皮質と，集合管や遠位直尿細管を主とする腎髄質からなる．

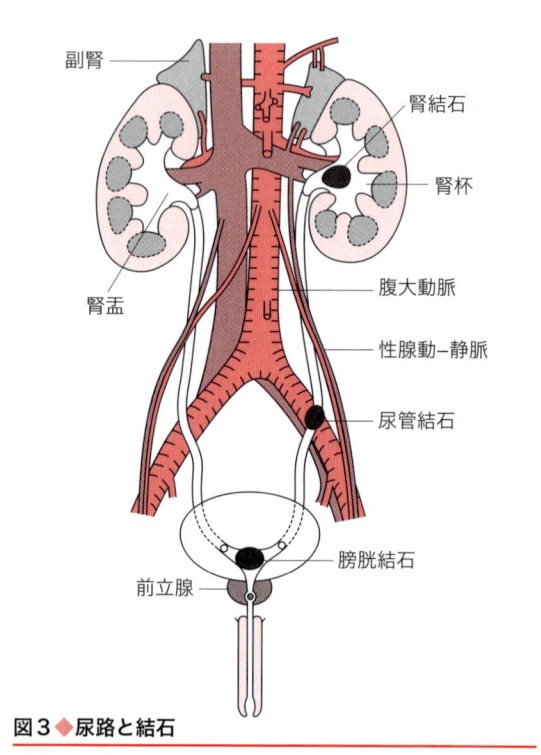

図3◆尿路と結石
尿路に形成される結石は，部位により，尿管結石や膀胱結石とよばれるが，生成されるのはいずれも腎臓である．

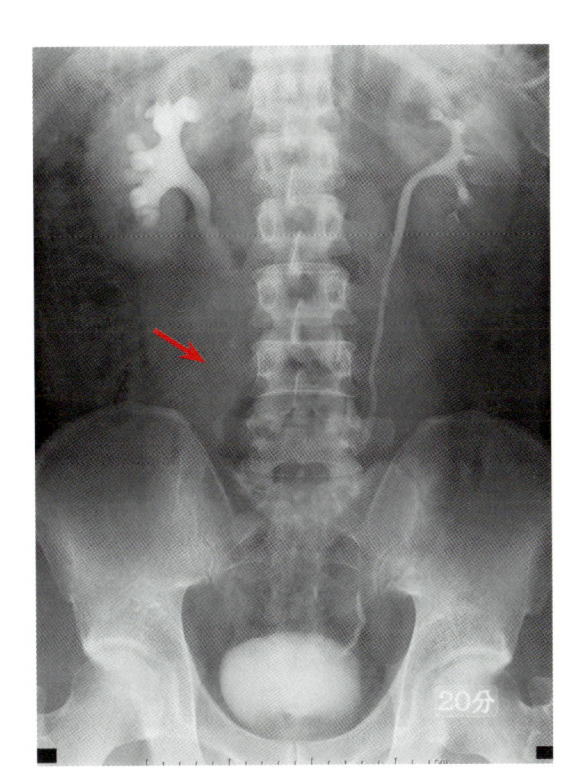

図4 ◆ 尿路結石の経静脈性尿路造影

結石部（→）以下の尿管は造影されない．

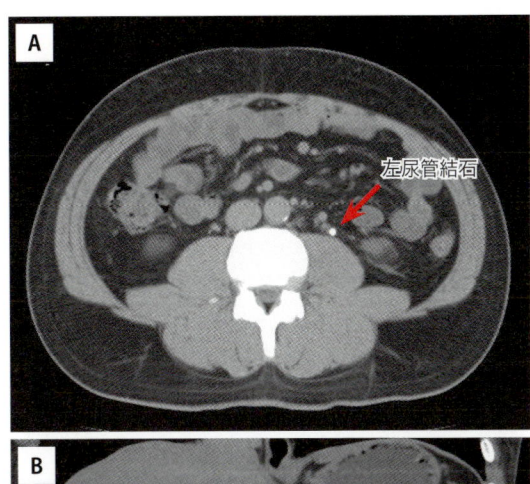

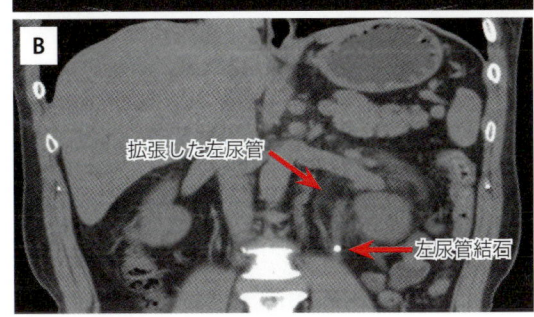

図5 ◆ 尿管結石のCT像

A：横断像，B：冠状断像

例の初期検査に使われる．造影剤を使わないCT検査は結石や腎周囲組織への出血時に，血管内が強調される造影剤を用いたCTは，腎動脈閉塞の診断などに使われる（**図5, 6**）．

❹ 尿路結石症の症状（図6）

　尿路結石があっても，尿の流れが確保されている間は無症状のことが多い（**サイレント・ストーン**）．ただ，この段階でも尿検査により顕微鏡的血尿が認められることが多い．結石が尿路の狭い部（**生理的狭窄部**）にはまり込むと尿の流れが阻害されるため，尿管に強い蠕動が起こる．これにより腎盂の内圧（正常値0〜5 cmH$_2$O）が急激に上昇し（20〜50 cmH$_2$O以上），腎盂〜尿管が痙攣することで激しい痛み（**疝痛**）を生じる．腎臓〜尿管の痛みは，交感神経に含まれる感覚ニューロンによって脊髄の下部胸髄〜上部腰髄に送られるため，T12〜L2の

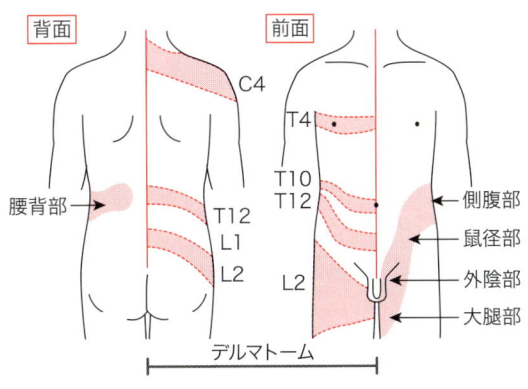

図6 ◆ 尿路結石の関連痛発生部位

結石が腎盂尿管移行部につまると腰背部痛を生じる．尿管結石では側腹部〜背部に激しい疝痛が起こり，結石の下降に伴って痛みは外陰部から大腿部へ放散する．

支配領域（腰背部・外陰〜鼠径部・大腿）に広く放散する**関連痛**として自覚される．また，この痛みが嘔吐中枢を刺激すると嘔気・嘔吐を生じる．

第6章　骨盤周辺部

2 腎不全から探る**腎臓**

Keyword

【臨床トピック】腎不全・ナッツクラッカー症候群・腎前性腎不全・腎性腎不全・腎後性腎不全・尿毒症・血液透析・腎移植

【解剖関連用語】腎小体・輸入細動脈・糸球体毛細血管・輸出細動脈・血液透析・腹膜透析

▶ 腎不全とは（図1）

何らかの原因で腎機能（とくに糸球体濾過機能）が障害され，尿がつくれなくなった状態を**腎不全**という．尿生成機能の破綻により**乏尿**（＜400mL/日）ないし**無尿**（＜100mL/日）をきたすほか，尿に排泄されるべき老廃物（尿素窒素，クレアチニンなど）が血液中に残留して組織障害を引き起こし（**尿毒症**），**体液の恒常性（ホメオスターシス）**が維持できなくなる．

検査上では，老廃物の排泄能を表す**糸球体濾過値**（GFR：glomerular filtration rate）の低下や血清クレアチニン値の上昇が起こる．

腎不全には，数日〜数週間単位で急性に発症する

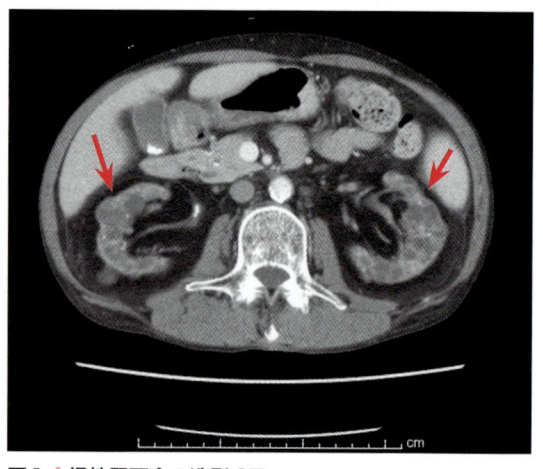

図1 ◆慢性腎不全の造影CT
腎の萎縮がみられる（→）．

急性腎不全と，機能するネフロン数が正常の30％以下に減少し，回復の見込みのない**慢性腎不全**がある．また，原因疾患から**腎前性腎不全**（循環障害による腎血流低下），**腎性腎不全**（腎炎などの腎障害），**腎後性腎不全**（尿路閉塞など）にも区分される．画像検査では超音波検査などが診断に役立つ．

1 腎臓の位置とかたち（図2, 3）

腎臓は片側100gほどのそら豆形の器官で，脊柱の両側（T12〜L3の高さ）で後腹壁に接して位置する（**後腹膜器官**）．内側面には**腎門**とよばれる陥凹があり，腎動–静脈，腎盂（尿管）および自律神経（←腎神経叢）が出入する．

腎動・静脈はL2レベル（肘頭の高さ）で腎門に出入し，それぞれ腹大動脈・下大静脈に直接連絡する．なかでも，左腎静脈は腹大動脈と上腸間膜動脈の間を通るため，この部で両動脈に挟まれると左腎にうっ血を起こすことがある．クルミ割り器のように腎静脈が挟まれて起こるため，この症候を**ナッツクラッカー現象**という（図3）．

腎臓は**線維被膜**をもつが，その周囲は**脂肪被膜**（**腎周脂肪組織**）で囲まれ，さらに副腎とともに**腎筋膜（Gerota筋膜）**で被われており，その周りには**腎傍脂肪組織**がみられる．このように，腎臓は脂肪組織に挟まれて位置し，固定に働く装置をもたないため，体位や呼吸に際して移動性を示したり，異常な下垂（**腎下垂症**）や移動（**遊走腎**）を起こすことがある．

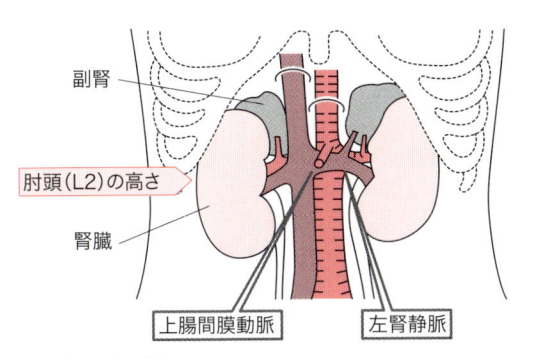

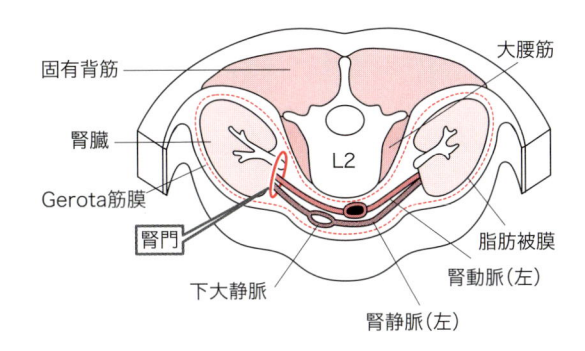

図2 ◆ 腎臓の位置

腎臓は肘頭の高さ（L2レベル）で脂肪組織に包まれて後腹膜腔に位置する．

2 腎臓の内部構造（図4）

　腎臓は**腎皮質**と**腎髄質**に区分される．腎皮質は被膜下の厚さ1 cmほどの層で，血液濾過に働く**腎小体**（糸球体＋Bowman嚢）とこれに続く**曲尿細管**が位置する．一方，腎髄質は十数個の**腎錐体**からなる部分で，再吸収を行う**直尿細管**やHenleのループおよび集合管によって構成される．腎錐体の尖端は腎杯にはまり込んでおり，その先端にある集合管の開口から尿が出る．

3 腎小体の構造（図5, 6）

　腎小体は径約0.2 mmの球状体で，1個の腎臓に約100万個を備える．腎小体は，毛細血管からなる**糸球体**とこれを包む**Bowman嚢**からなり，血液を濾過して原尿を生成する．糸球体で濾過された原尿はBowman嚢で集められ，ここから続く尿細管で再吸収を受ける．糸球体には輸入細動脈（←腎動脈）から血液が注いで1日約200Lの原尿を生成するが，その99%は尿細管で再吸収されるため，実際の尿量は約2L/日となる．

　糸球体毛細血管は**被蓋細胞（足細胞）**で包まれる．被蓋細胞は血管の出入口で反転して糸球体嚢上皮（Bowman嚢上皮）に移行し，その間に糸球体腔を形成する．糸球体の血液は，毛細血管内皮細胞の窓と被蓋細胞の突起が作る濾過細隙で濾過され，原尿となって糸球体腔に出る（図5）．

　一方，糸球体の近くには傍糸球体装置とよばれる血圧調節装置が備わっている．すなわち，緻密斑で

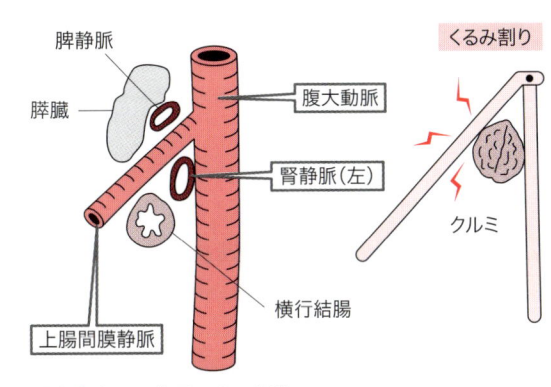

図3 ◆ ナッツクラッカー現象

左の腎静脈が腹大動脈と上腸間膜動脈に挟まれると左腎にうっ血を起こす．

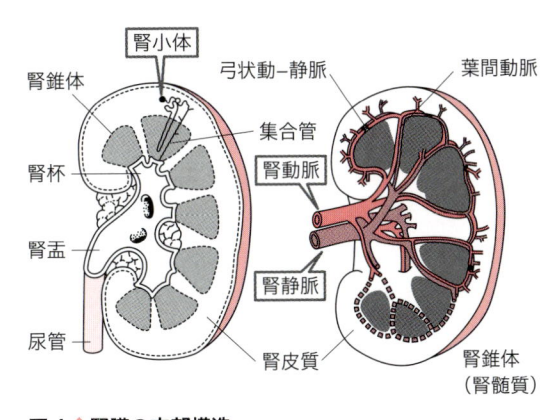

図4 ◆ 腎臓の内部構造

腎臓は腎小体を含む腎皮質と，尿細管や集合管を主体とする腎髄質に区分される．

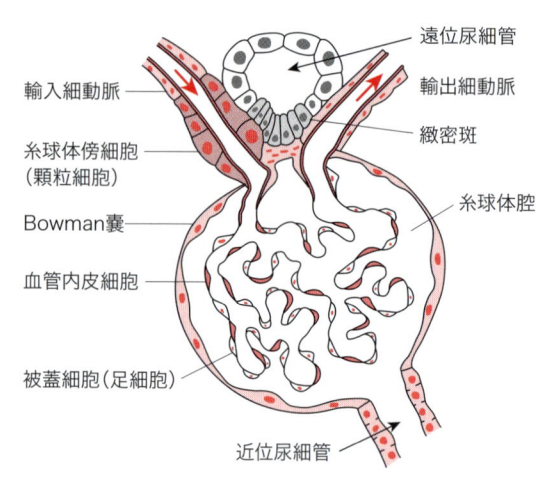

図5 ◆ 腎小体の構造

図6 ◆ 糸球体の微細構造

尿のNaCl濃度を検知し，その情報を隣接する糸球体傍細胞（顆粒細胞）やメサンギウム細胞に伝えることで，糸球体に流入する血液量や糸球体傍細胞からのレニン分泌を調節している．

4 腎臓の血管系（図7）

腎臓には腎動脈から毎分1Lの血液（心拍出量の20％）が注いでおり，血液中の物質を濾過・再吸収（尿生成）することで体液の恒常性を維持している．このため，腎臓には独特の血管系が備わっている．

腎血管系は「動脈で連絡される2カ所の毛細血管網」を主体とする．すなわち，腎動脈から**輸入細動脈**を経て糸球体に注がれた血液は，**糸球体毛細血管**で濾過された後，**輸出細動脈**を通って**尿細管周囲毛細血管**に送られ，ここで原尿中の必要な物質を再吸収する．この血管系を**怪網**といい，細動脈が腎臓内の血圧を調節することで，効率的な濾過や再吸収を行うのに役立っている．尿細管周囲毛細血管を離れた血液は，**腎静脈**から下大静脈に送られる．

このように，腎機能は腎血管と密接に関連してお

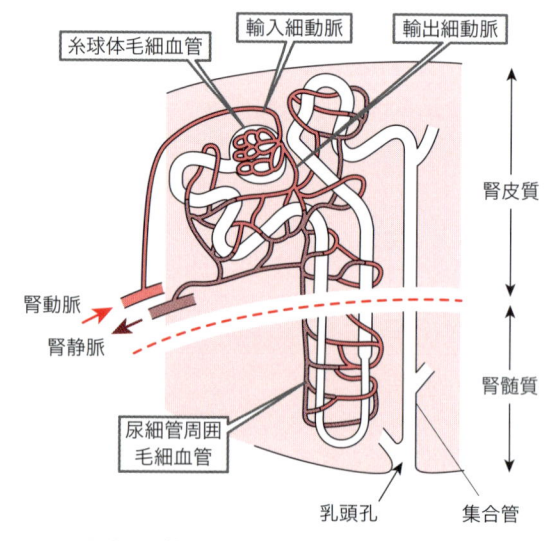

図7 ◆ 腎臓の血管系
腎臓は糸球体毛細血管と尿細管周囲毛細血管を輸出細動脈が結ぶ独特の血管系をもつ．

り，とくに腎動脈血圧の低下や腎血流量の減少は糸球体濾過機能障害から腎不全を起こすことがある（このような循環障害による腎不全を**腎前性腎不全**という）．

5 血液透析について（図8）

　腎不全に陥った腎の機能を代行する方法を**透析療法**といい，**腹膜透析**と**血液透析**とがある．腹膜透析は腹膜を介する透析法で，腹膜の毛細血管から腹膜腔に入れた透析液中に老廃物を取り出す．一方，血液透析は血液を体外に導いて浄化する方法で，透析器（**人工腎臓**）内で**人工透析膜**を介して血液から透析液に老廃物を排泄する．血液透析では末梢の動静脈間に短絡をつくり（**内シャント**），混合血を透析器に送る方法がとられる．毎分200 mLの血液を持続的に透析器へと送る必要があり，静脈血だけでは必要量を確保できないためである．

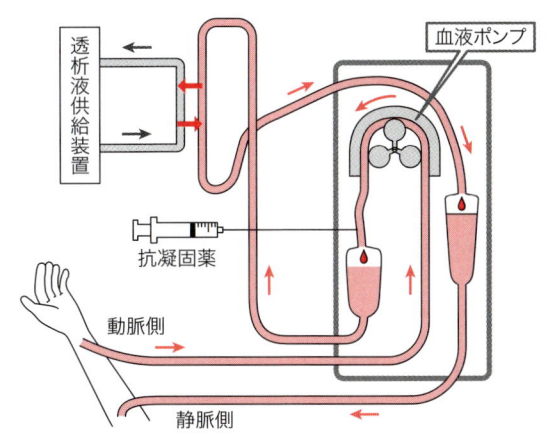

図8 ◆ 血液透析のしくみ
体外で透析液～血液間の物質交換を行うことで，血液中の老廃物除去（血液浄化）するシステムを血液透析という．

6 腎移植手術（図9）

　腎移植手術は，末期腎不全で腎機能が廃絶している場合に適用される治療法で，ドナー（提供者）が生存中の場合（**生体腎移植**）と死亡直後の場合（**死体腎移植**）がある．日本では生体腎移植が多い．

　ドナーから腎臓を摘出する場合は，**Gerota筋膜**を切開し，腎臓の**線維被膜**から脂肪組織（**腎傍脂肪組織**）を剥がすように腎門に進めた後，腎動・静脈と尿管を結紮・切断して摘出する．腎臓と**副腎**は薄い結合組織によって腎臓と隔てられているため，血管に注意すれば副腎を損傷せずに腎臓を摘出できる．通常，腎移植は腸骨窩で行われ，**腎動脈**と**内腸骨動脈**，**腎静脈**と**外腸骨静脈**を吻合し，尿管は逆流を防止する目的で膀胱壁粘膜下に通すことが多い（膀胱粘膜下トンネル法）．

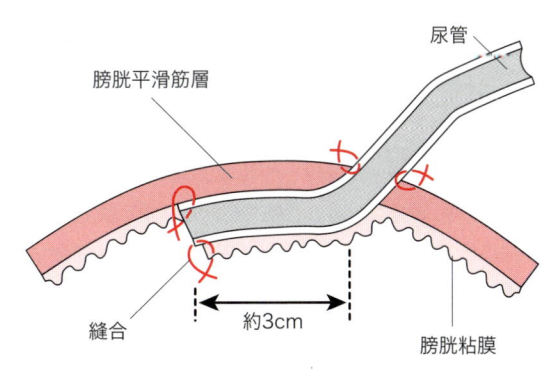

図9 ◆ 膀胱粘膜下トンネル法
腎移植手術後の膀胱尿管逆流を防止するため，尿管は膀胱粘膜下に作成したトンネル内に通す方法がとられる．

第6章 骨盤周辺部

3 ヘルニアから探る鼠径部

Keyword

【臨床トピック】ヘルニア・内鼠径ヘルニア・外鼠径ヘルニア・大腿ヘルニア・嵌頓ヘルニア
【解剖関連用語】Hesselbach（ヘッセルバッハ）三角・鼠径管・深（内）鼠径輪・浅（外）鼠径輪・鼠径三角・大腿管・伏在裂孔

▶ ヘルニアとは（図1）

体内の臓器や組織が、体壁や体腔の裂隙や脆弱部を介して本来の場所から脱出する病態を**ヘルニア**という。生体のいたる所で起こるが、単にヘルニアといえば**腹部ヘルニア**を指すことが多く、その90%は鼠径部に起こる。

ヘルニアは、**ヘルニア門**（ヘルニアの脱出口）、**ヘルニア内容**（脱出臓器）、**ヘルニア嚢**（脱出臓器を包む壁側腹膜）、**ヘルニア被膜**（ヘルニア嚢と皮膚の間の組織）から構成される。ヘルニア門の狭窄や腹膜の癒着などで脱出臓器が還納されないものを非

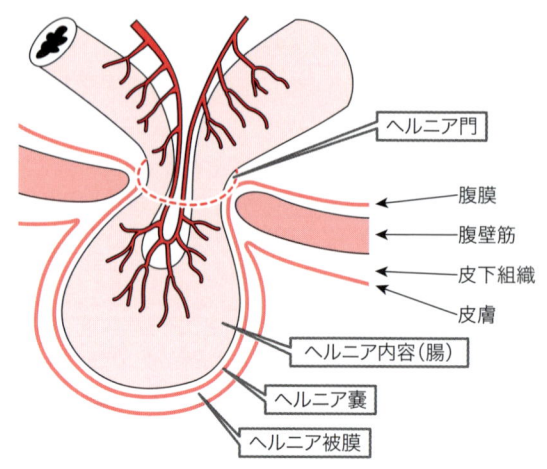

図1 ◆ 腹部ヘルニアの基本構造

還納性ヘルニアといい、とくにヘルニア内容が完全にはまり込んだ状態を**ヘルニア嵌頓**、血行障害を生じたものを**絞扼性ヘルニア**という。

1 鼠径管の構造（図2, 3）

側腹壁の筋（**外腹斜筋・内腹斜筋・腹横筋**）は、その前下方で腱膜となって**鼠径靱帯**に終わる。すなわち、鼠径靱帯直上の腹壁は上記3筋の腱膜から形成される。

鼠径管はこの腹壁を斜めに貫く裂隙構造で、腹腔側の開口を**深（内）鼠径輪**、皮膚側の開口を**浅（外）鼠径輪**という。鼠径管には、男性では**精索**、女性では**子宮円索**が**横筋筋膜**に包まれて通る。

深鼠径輪の内側には**下腹壁動―静脈（外側臍ヒダ）**が走るため、腹壁内面ではその両側に陥凹（**外側鼠径窩・内側鼠径窩**）がみられる。外側鼠径窩は深鼠径輪、内側鼠径窩は浅鼠径輪の後方に位置する。内側鼠径窩はヘルニアの好発部位とされた鼠径

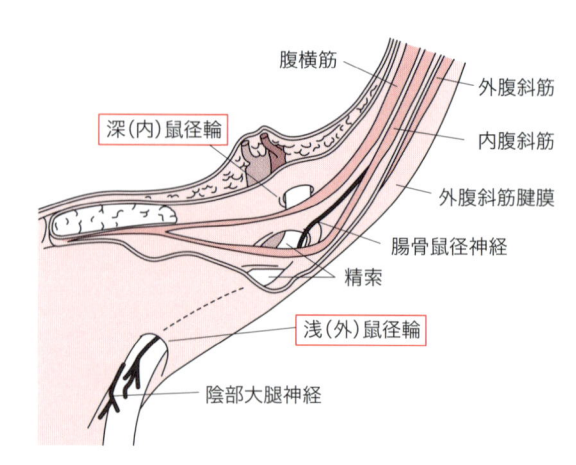

図2 ◆ 鼠径管の構造（男性）
鼠径管という名称が与えられているが、実際には腹横筋・内腹斜筋・外腹斜筋腱膜からなる壁を斜めに貫く間隙を指す。

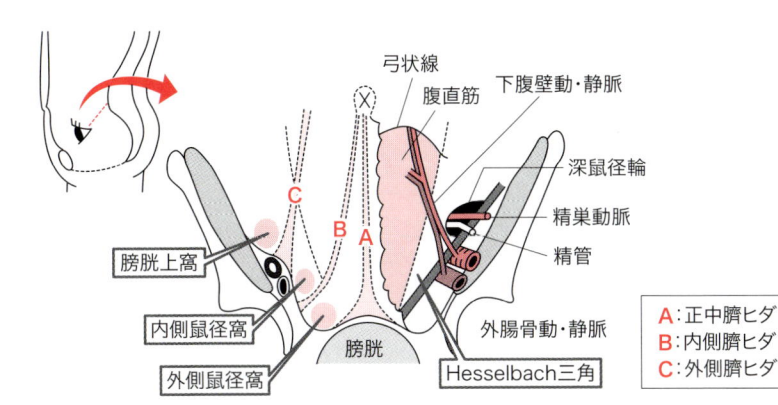

図3 ◆ 前腹壁内面を腹膜腔側から見た図

A：正中臍ヒダ
B：内側臍ヒダ
C：外側臍ヒダ

内側鼠径窩は，腹直筋外側縁・鼠径靱帯・外側臍ヒダ（下腸間膜動・静脈）にあり，体表からはHasshelbach三角として観察される．

三角（Hesselbach三角；腹直筋外側縁・鼠径靱帯・外側臍ヒダが囲む）に相当する．

2 大腿管の解剖（図4）

鼠径靱帯は，上前腸骨棘と恥骨結節とを結んで，寛骨との間に間隙を形成する．この間隙はさらに，鼠径靱帯と寛骨（腸恥隆起）の間に張る筋膜（**腸恥筋膜弓**）によって，**筋裂孔と血管裂孔**に分けられる．それぞれの名称の通り，筋裂孔には**腸腰筋**および**大腿神経**が，血管裂孔には**大腿動・静脈**が通る．

血管裂孔の内側には，大腿静脈の内側に沿って**伏在裂孔**に至る隙間（**大腿管**）があり，脂肪組織とともにリンパ節（Rosenmüllerのリンパ節）などを含む．大腿管の上端は，鼠径靱帯・恥骨筋膜・大腿静脈・裂孔靱帯で囲まれる開口（**大腿輪**）に続くが，**腹膜**と**横筋筋膜**が上面を塞ぐ．ここは大腿ヘルニアの発生部位であり，ヘルニア内容は大腿管から伏在裂孔を経て皮下に達する．

3 腹部ヘルニアについて（図5）

腹部ヘルニアの約90％は鼠径部に起こるが，ヘルニア門の位置から，**内鼠径（直接）ヘルニア，外鼠径（間接）ヘルニア，大腿ヘルニア**に区分される．

1）内鼠径ヘルニア（直接ヘルニア）

浅鼠径輪から鼠径三角領域に直接脱出するタイプのヘルニアを**内鼠径ヘルニア**あるいは**直接ヘルニア**という．**内側鼠径窩**の腹壁が脆弱化することで生じ，高齢者に多くみられる．

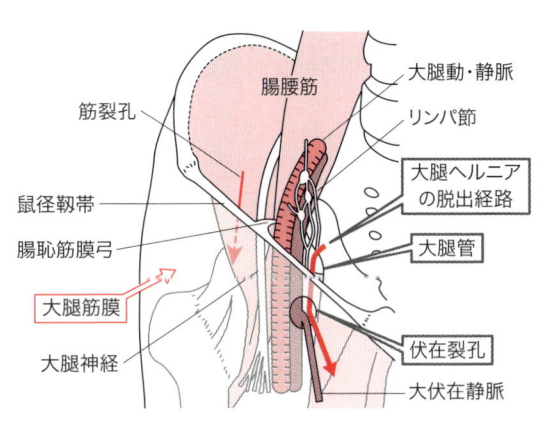

図4 ◆ 大腿管の位置と構造

2）外鼠径ヘルニア（間接ヘルニア）

臓器が深鼠径輪から**鼠径管**を通って脱出するタイプのヘルニアを**外鼠径ヘルニア**もしくは**間接ヘルニア**という．出生後に**鞘状突起**が閉鎖せずに陥凹として残り，これに腹膜腔内の臓器が入り込むことで生じる．男児に多く，とくに閉鎖の遅い右側に好発する．女児では鞘状突起に相当する部の閉鎖が早いため男児で多く，全出生男児の10～15％にみられる．

3）大腿ヘルニア

血管裂孔の内側隅にある**大腿管**から**伏在裂孔**を経て脱出するタイプのヘルニアを**大腿ヘルニア**といい，全ヘルニアの5％を占める．分娩などによって大腿輪周辺の組織が弱くなって生じるとされ，85％は中年以降の経産婦にみられる．狭い大腿管を通るため，**嵌頓（非還納性）ヘルニア**を起こすことが多く，緊急手術が必要となる．

図5 ◆ 鼠径ヘルニア

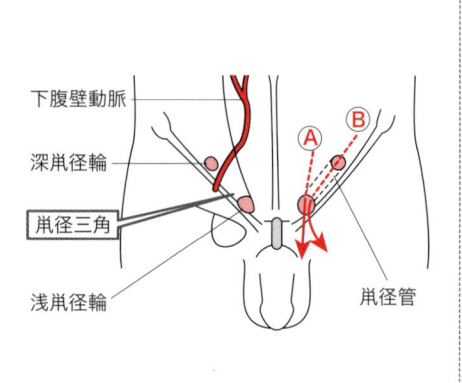

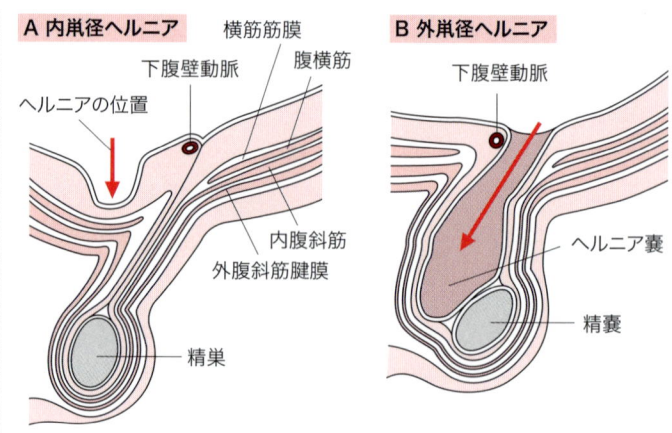

鼠径ヘルニアには，深鼠径輪から鼠径管を通って脱出する外鼠径ヘルニアと，浅鼠径輪の脆弱部に発症する内鼠径ヘルニアとに区分される．

4 その他の腹部ヘルニア（図6）

鼠径ヘルニアや大腿ヘルニアに加え，腹部のヘルニアとしては，**臍ヘルニア，白線（正中腹壁）ヘルニア，閉鎖孔ヘルニア**などがある．

1）臍ヘルニア

臍輪の閉鎖不全（小児）や脆弱化（腹水貯留・多産など）によって生じるヘルニアで，乳児の場合は95％が1年以内に自然治癒する．

2）白線（正中腹壁）ヘルニア

白線（腹直筋鞘の正中融合部）の弱い場所から起こるヘルニアで，臍より上（上腹部）に起こることが多く，**上腹壁ヘルニア**とも呼ばれる．

3）半月線（側腹壁）ヘルニア

腹直筋外側縁と側腹壁筋との境界は筋膜のみからなり，とくに融合の弱い部位はヘルニアの好発部位ともなる．このタイプではヘルニア門に肋間神経皮枝がかかると肋間神経痛を伴うことがある．

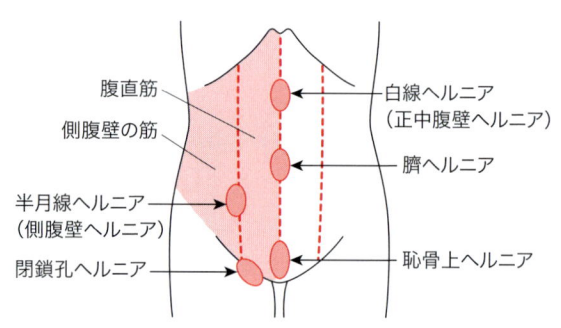

図6 ◆ 腹部ヘルニア

腹壁におけるヘルニアの大部分は，筋と筋との境界部（白線，半月線）に生じる．

4）閉鎖孔ヘルニア

閉鎖動脈・静脈・神経の通路である**閉鎖管**から起こるヘルニアで，骨盤支持組織が弱い高齢の女性に多い．閉鎖管は狭いため，大腿ヘルニア同様，嵌頓を起こしやすい．

第6章 骨盤周辺部

4 分娩から探る骨盤部と会陰

Keyword

【臨床トピック】分娩・産痛・陣痛・無痛分娩・陰部神経ブロック・硬膜外麻酔
【解剖関連用語】産道・骨産道・軟産道・子宮頚管・腟・会陰・陰部神経

▶ 分娩とは（図1）

胎児および付属物（胎盤）が産道を通って母体外に娩出される過程を**分娩**といい，**陣痛**の発来に始まり，胎盤の娩出（後産）に終わる．通常，子宮口が全開大するまでの**第1期（開口期）**，児娩出までの**第2期（娩出期）**，胎盤娩出までの**第3期（後産期）**に区分される．分娩第1期〜第2期には子宮収縮による痛み，第2期には骨盤底や会陰が強く伸展・圧迫される痛みが生じ，あわせて産痛とよばれる．

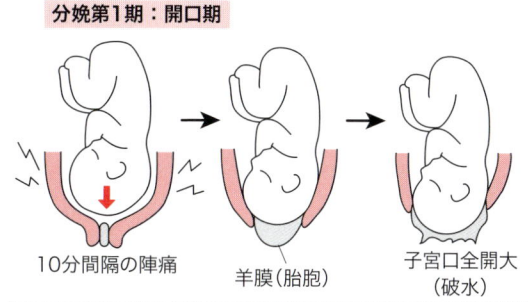

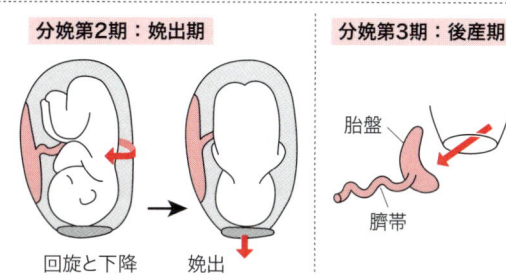

図1 ◆ 分娩の経過

1 産道の解剖（図2, 3）

児娩出の通路を産道といい，**骨産道**と**軟産道**とからなる．

骨産道とは，**分界線**（仙骨の岬角・寛骨の弓状線・恥骨結合上縁を結ぶ線）で囲まれる**骨盤上口（入口）**以下の空間をいい，**骨盤腔**に相当する．骨産道は，**骨盤入口部（第1平行平面）**を基準に，**恥骨結合下縁を通る第2平行平面**，**坐骨棘を通る第3平行平面**，**尾骨先端を通る第4平行平面**に区分される．この区分を**Hodge骨盤平行平面区分法**といい，児頭との位置関係（**児頭下降度**）から分娩の進行評価に用いられる（図2）．

これに対し，骨盤腔内の軟部組織がつくる産道を**軟産道**といい，**子宮下部（子宮峡部）**・**子宮頚管**・**腟**・**外陰**からなる**内管**と，**骨盤底筋**からなる**外管**に区分される．内管は児の娩出路（**通過管**）を形成す

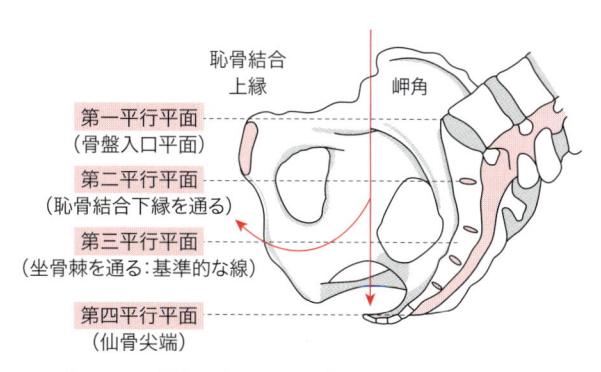

図2 ◆ Hodge骨盤平行平面区分法

骨盤入口部に平行な平面による骨盤腔の区分法で，分娩の進行を判断する目安となる．

る部分で，分娩に際して骨盤腔全体に拡張する（図3）．なお，陰裂の開大が不十分だと**会陰裂傷**を起こすため，これを防ぐ目的で**会陰切開**を施行することもある．

2 分娩の進行（図4）

分娩の進行を評価する指標の1つとして，**児頭下降度**がある．現在，簡便法としてよく用いられるものにDe Leeのstation方式があり，**坐骨棘間線**（Hodgeの第三平面）を基準（station 0）とし，そこから児頭先進部までの垂直直線距離（cm）で表す．

分娩が近づくと，浮遊状態にあった胎児は下降し，児頭は最大周囲径が骨盤入口に一致するようにはまり込む（児頭の**固定**という）．この時点で，児頭先端部はほぼstation 0の位置にある．その後，児頭は分娩の進行とともに回旋しながら下降し，陣痛に伴って児頭が陰裂から見え隠れするようになった状態（**排臨**はいりん）でstation +5の位置に達する．

3 分娩時の疼痛と支配神経（図5）

分娩に伴う疼痛を**産痛**といい，子宮収縮（**陣痛**：にわかに起こる痛み）による痛みと，産道・骨盤底筋・会陰の伸展で生じる痛みから構成される．

陣痛とは規則的に起こる子宮の収縮で，10分間隔の規則的発来がみられた時点を分娩第1期とし，子宮口全開大後の第2期で最も強くなる．陣痛は子宮内圧を亢進して**娩出力**を生み出すが，同時に筋収縮による**内臓痛**を生じる．

一方，児娩出による**骨盤底筋**や**会陰**の痛みは陣痛とは区別される．骨盤底筋や会陰は体性部分であり，その痛みも**体性痛**に含まれるためである．なお，この痛みも分娩第2期に最も強くなる．

このように，産道の感覚支配は内臓部分（子宮）と体性部分（腟下部〜外陰）の2領域に大別される．支配神経でいえば，**子宮体部の感覚は下下腹神経叢**を経由してT10〜L1，**子宮頚部や腟上部**の感覚は**骨盤内臓神経**を経てS2〜S4に送られるのに対し，**腟下部〜外陰**の感覚は**陰部神経**（S2〜S4）の支配を受ける．

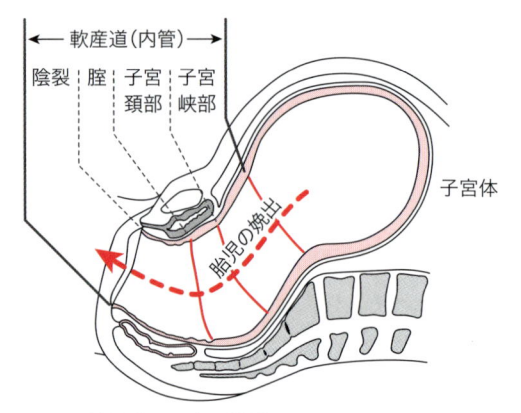

図3 ◆ 分娩時の子宮〜陰裂

分娩時には子宮峡部より下の軟産道が延長・開大して胎児の娩出路（通過管）を形成する．

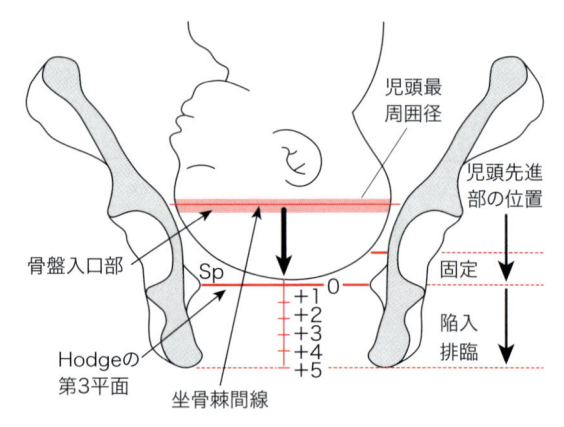

図4 ◆ 児頭先端部と分娩の進行

先端部が坐骨棘の高さ（Hodgeの第3平面）に達した状態を児頭の固定という．このとき，児頭最大周囲径は骨盤入口に一致する．

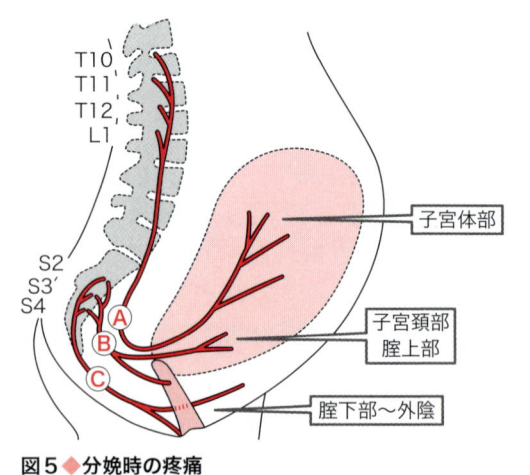

図5 ◆ 分娩時の疼痛

A：子宮体部の陣痛を伝える交感神経の感覚線維．
B：子宮頚部〜腟上部の痛みを伝える副交感神経の感覚線維．
C：腟下部〜外陰部（会陰）の痛覚を伝える陰部神経．

❹ 無痛分娩（図6, 7）

分娩時の疼痛を緩和ないし消失させる手技を**無痛分娩**という．従来は，分娩準備教育による**精神予防性無痛分娩**が一般的であったが，現在は薬物による無痛分娩（産科麻酔）が多く，**陰部神経ブロック**や**硬膜外無痛分娩**が行われている．

1）陰部神経ブロック（図6）

陰部神経を**坐骨棘**付近で麻酔する方法を**陰部神経ブロック**という．陰部神経は第2〜4仙骨神経（S2〜S4）前枝からなり，**梨状筋下孔**，**小坐骨孔**を通って骨盤底下面（**坐骨直腸窩**）に達し，骨盤底筋や会陰の皮膚に分布する．本法は，最も痛みの強い分娩第2期に，骨盤底筋の緊張や腟〜会陰の痛みを除くことに有効であるが，陣痛に伴う疼痛（**内臓痛**）には無効であるため，第1期の除痛はできない．

2）硬膜外無痛分娩（図7）

硬膜外麻酔（ブロック）により産痛を除去する方法を**硬膜外無痛分娩**といい，通常は硬膜外腔に径0.7mmほどのカテーテルを挿入して麻酔薬を注入する．本法では，陣痛に伴う痛みを含め，分娩第1期〜2期にわたる長時間の産痛緩和に効果を発揮する．反面，麻酔領域の血管拡張作用と筋弛緩作用により**血圧低下**や**微弱陣痛**を起こすことがある．このため，穿刺手技や麻酔薬量の調節にも経験と注意が必要とされる（第8章-3, p.255参照）．

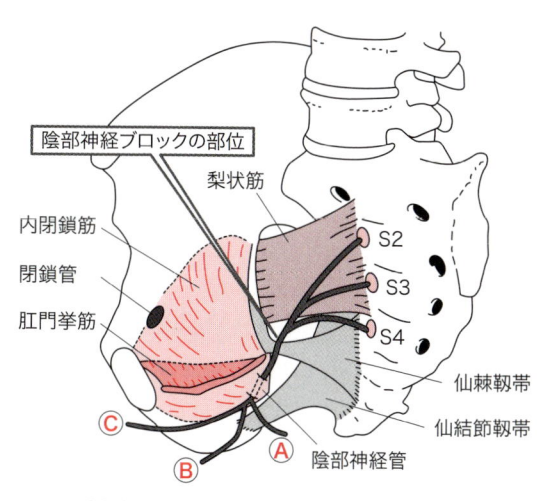

図6 ◆ 陰部神経ブロック

外陰部を支配する陰部神経は坐骨棘付近を通るため，ブロックは坐骨棘を目安として行う．
A：下直腸神経，B：会陰神経，C：陰核背神経．

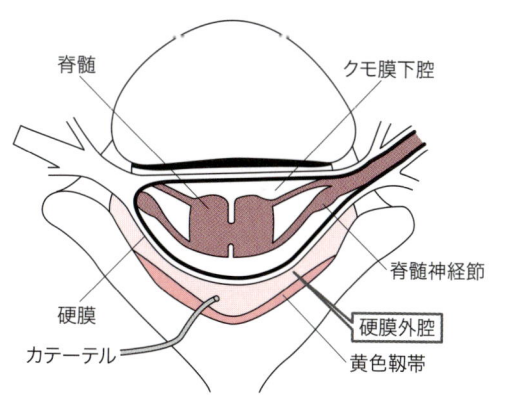

図7 ◆ 硬膜外麻酔

硬膜外腔に適量の麻酔薬を注入して感覚線維を選択的に麻酔する方法を硬膜外麻酔（ブロック）という．抜歯の際に用いられるのと同様の浸潤麻酔に属す．

第6章 骨盤周辺部

5 子宮がんから探る子宮

Keyword

【臨床トピック】子宮がん・子宮体がん（子宮内膜がん）・子宮頸がん・腺癌・扁平上皮癌

【解剖関連用語】子宮・子宮体（部）・子宮頸（部）・子宮内膜・扁平円柱上皮境界（SCJ）・基靱帯・子宮傍組織

▶ 子宮がんについて（図1）

子宮に原発する悪性の上皮性腫瘍（癌腫）を**子宮がん**といい，**子宮体がん**と**子宮頸がん**がある．子宮体がんは，子宮体部の内膜に発生するため**子宮内膜がん**ともよばれ，組織学的には95％が**腺癌**である．これに対し，子宮頸がんは子宮頸部に原発するがんで，90％が扁平上皮癌であり，ヒトパピローマウィルス感染が原因とされている．子宮体がんが50歳代の未経産婦に多く，高血圧や糖尿病がリスクファクターとなるのに対し，子宮頸がんは30歳代の早婚者に多い．なお，子宮の非上皮性悪性腫瘍を**子宮肉腫**といい，通常，子宮がんとは区別される．

1 子宮の解剖（図2）

子宮は妊娠中の受精卵養育にあずかる**骨盤臓器**で，腹膜腔下部で膀胱と直腸に挟まれて位置する．腹膜は子宮広間膜となって子宮前後を包むため，膀胱・子宮・直腸の間には腹膜による陥凹（**膀胱子宮窩・直腸子宮窩**）が形成される．直腸子宮窩はDouglas窩ともよばれ，**腹膜妊娠**や**腹膜膿瘍**などで会陰痛や肛門痛を生じる．

子宮は長さ約7 cmの臓器で，上3分の2の**子宮体（部）**と下3分の1の**子宮頸（部）**に大別され，上方は両側の**卵管**に，下方は**腟**に開く．子宮体の内腔を**子宮腔**といい，その天井部を**子宮底**，子宮頸に続く下部を**子宮峡部**という．また，子宮峡部の上端

A 子宮体がん	B 子宮頸がん
子宮体（部）／腟	卵管／卵巣／子宮頸（部）／腟
50歳代 — 好発年齢 — 30〜40歳代
未経産婦 — リスクファクター — 早婚者
不正性器出血 — 初発症状 — 性交時出血
エストロゲン — 発生因子 — パピローマウィルス
腺癌（95％） — 組織型 — 扁平上皮癌（80％）

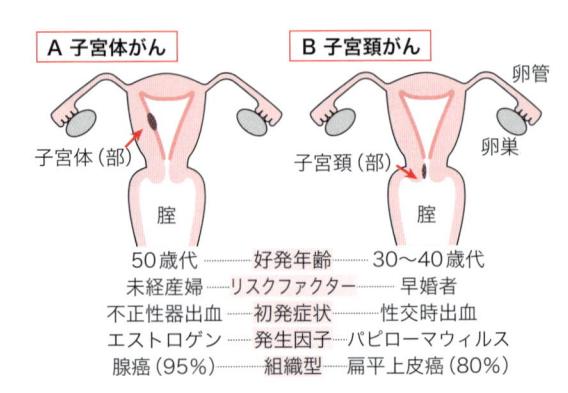

図1 ◆ 子宮体がん（A）と子宮頸がん（B）
子宮体がんと子宮頸がんとではその発生母地が異なる．体がんの95％が腺癌であるのに対し，頸がんの80％が扁平上皮癌である．

（図：骨盤正中矢状断 — 腹膜腔，子宮，膀胱子宮窩，膀胱，恥骨結合，直腸子宮窩（Douglas窩），後腟円蓋，直腸）

（図：子宮前額断 — 卵管，子宮底，子宮腔，子宮壁（子宮内膜・子宮筋層・子宮外膜（腹膜）），子宮頸管，腟円蓋，外子宮口，腟，子宮体部，解剖学的内子宮口，子宮峡部，組織学的内子宮口，子宮頸部，腟上部，子宮腟部）

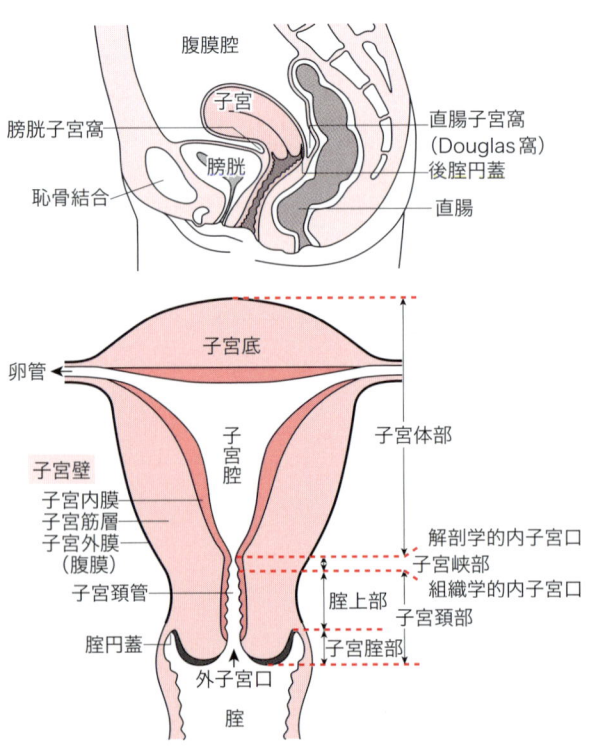

図2 ◆ 子宮の位置と形
子宮は膀胱と直腸に前後を挟まれて位置する骨盤臓器であり，大きく子宮体（部）と頸（部）とに区分される．

は**解剖学的内子宮口**，下端（子宮体と子宮頚の境界）は**組織学的内子宮口**とよばれる．なお，子宮頚は**腟上部**と**子宮腟部**に区分され，組織学的子宮口〜外子宮口の部を**子宮頚管**という．

2 子宮内膜とSCJ（図3）

子宮壁は**子宮内膜・子宮筋層・子宮外膜（腹膜）**の三層構造を示し（図2），子宮内膜は筋層側の**基底層**と子宮腔側の**機能層**に区分される．基底層は粘膜固有層深部からなる厚さ約1 mmの部分，機能層は粘膜上皮と固有層浅部からなる部分である．機能層が**月経周期**（エストロゲンとプロゲステロンの変化）に伴って厚さ1 mm〜1 cmと変化するのに対し，基底層はほとんど変化しない．

子宮腔の内膜は**円柱上皮**，子宮頚管の内膜は**高円柱上皮**からなり，子宮頚管の開口部（外子宮口）には，子宮頚管内膜から腟粘膜への**移行帯（扁平円柱上皮境界，SCJ**：squamo columnar junction）が認められる．

SCJには円柱上皮の深層に**予備細胞**と呼ばれる細胞群がみられ，エストロゲンの作用で扁平上皮への分化（**扁平上皮化生**）を生じる．

3 子宮体がんと子宮頚がん（図4, 5）

子宮腔内膜に発生する癌腫を**子宮体がん（子宮内膜がん**（図4））という．多くはホルモン依存性で，遺伝子変異やエストロゲンの持続刺激による子宮内膜の異常増殖が関与するとされ，出産経験の少ない閉経後の女性で**不正性器出血**から発見されることが多い．子宮腔内膜が発生母地となるため，確定診断には内膜掻爬による**組織診**が行われる．子宮体がんは，浸潤の程度によって0期からⅣ期の病期に分類される．通常，Ⅲ期以降でリンパ節転移がみられる．

一方，**子宮頚がんは**子宮頚の**SCJ**付近に発生する（図5）．ヒトパピローマウィルス感染などにより**扁平上皮化生**の途中で異常細胞が発生，がん化すると考えられている．診断には，子宮頚の細胞診や組織診が行われる．子宮頚がんは病変の広がりの程度により0期からⅣ期の病期に分類される．

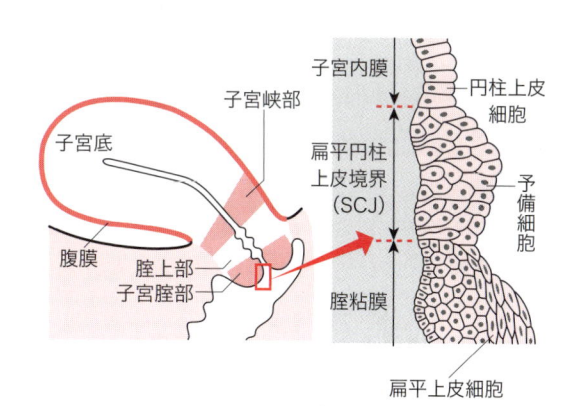

図3 ◆ 扁平円柱上皮境界（SJC）
子宮内膜と腟粘膜の移行部である扁平円柱上皮境界は外子宮口付近に位置する．

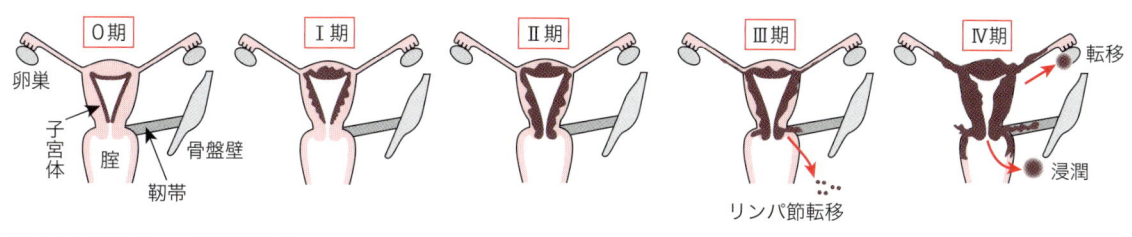

図4 ◆ 子宮体がんの進行期分類
0期：子宮内膜異型増殖症．
Ⅰ期：子宮体部に限局．
Ⅱ期：体部から頚部におよぶ．
Ⅲ期：子宮外に広がるが骨盤腔を越えない/骨盤内〜大動脈リンパ節転移（＋）．
Ⅳ期：骨盤腔外に及ぶ〔膀胱や腸粘膜に浸潤/遠隔臓器に転移〕．

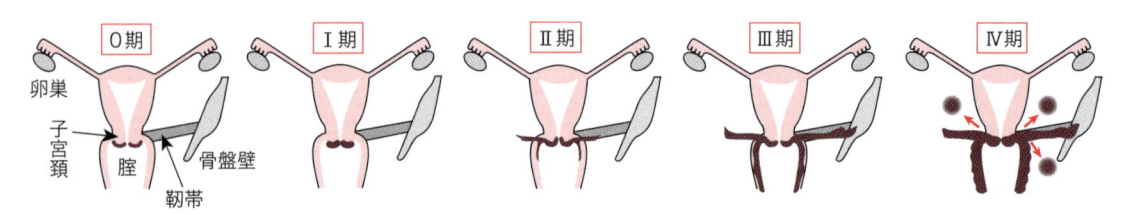

図5 ◆ 子宮頸がんの進行期分類

0期：子宮頸部の上皮内に限局（上皮内がん）．
Ⅰ期：子宮頸部に限局．
Ⅱ期：子宮頸外におよぶが骨盤壁に達しない．
Ⅲ期：がん浸潤が骨盤壁に達する／腟壁浸潤が下3分の1を超える．
Ⅳ期：骨盤腔外におよぶ／膀胱や直腸粘膜を侵す．

4 子宮周囲の構造

1）子宮傍組織（図6）

子宮は**恥骨頸靱帯・子宮頸横靱帯（基靱帯，Mackenrodt靱帯）・子宮仙骨靱帯**で支持され，子宮の神経・血管・リンパ管がこれに伴行する．とくに子宮頸横靱帯は臨床では基靱帯とよばれ，がんが直接浸潤したり，この部のリンパ節（基靱帯リンパ節）に転移するため，手術に際して重要である．また，基靱帯を含む子宮外側部には子宮広間膜に挟まれた領域（**子宮傍組織**）があり，がんが浸潤しやすい．このため，子宮がんの進行度分類の目安となるとともに，ここを通る尿管の閉塞から腰背痛や**尿毒症**を起こすことがある．

2）子宮の動脈（図7）

卵管・子宮・腟には，**卵巣動脈**の卵管枝，**子宮動脈**（←内腸骨動脈）そして**腟動脈**（←多くは子宮動脈）が分布する．

- **卵巣動脈**：腹大動脈から直接分枝し，卵巣提索の中を通って**卵巣枝**と**卵管枝**に分かれる．卵管枝は，**卵管間膜**内で子宮動脈の卵管枝と吻合する．
- **子宮動脈**：内腸骨動脈の臓側枝で，**子宮頸横靱帯（基靱帯）**に沿って尿管の前を通り子宮頸に達する．腟動脈（下行枝）を分枝した後，子宮広間膜内を子宮外側縁に沿って上行，卵巣枝や卵管枝となって卵巣動脈の同名枝と吻合する．なお，内腸骨動脈の枝として出る腟動脈は，基靱帯のなかを通って子宮頸に至ることが多い．

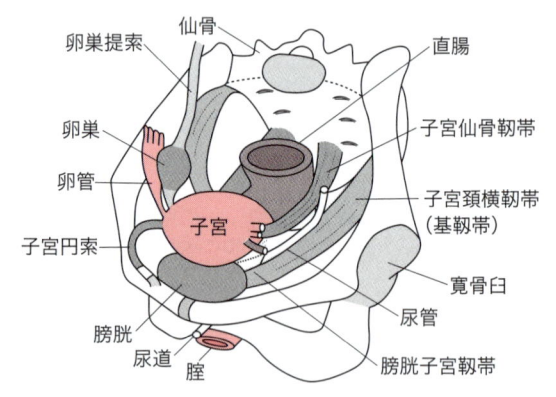

図6 ◆ 子宮傍組織

子宮傍組織の中には3種類の結合組織繊維束（子宮支帯とよばれる）があり，これに沿って神経・血管・リンパ管が走る．（寺田春水，藤田恒夫：「解剖実習の手引き 第11版」，南山堂，2004より転載）

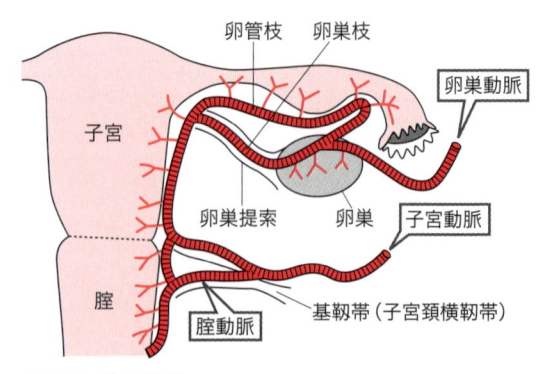

図7 ◆ 子宮の動脈

卵管・子宮・腟には卵巣動脈と子宮動脈の枝が分布する．

3）子宮の静脈（図8）

子宮からの静脈血は，**子宮静脈叢**や**腟静脈叢**から数本の**子宮静脈**となって内腸骨静脈に，あるいは**卵巣静脈**を介して**下大静脈**に（左は腎静脈経由で）注ぐ．これらの静脈は椎骨静脈叢や内腸骨静脈などを経由して連絡するため，肺や骨に**血行性転移**する経路となる．

4）子宮のリンパ（図9）

骨盤腔のリンパ節を**骨盤リンパ節**といい，子宮頸に近接する**基靱帯リンパ節**に加えて腸骨動脈周囲の**内・外腸骨リンパ節，仙骨リンパ節**などが含まれる．

骨盤リンパ節は，腹大動脈周囲の**腰リンパ節（大動脈周囲リンパ節）**を経由して**乳ビ槽**に注ぐ．子宮体および子宮頸からのリンパ管は，それぞれ子宮動脈や卵巣動脈に沿って走る．

子宮頸がんからの転移は大半がリンパ行性に起こり，基靱帯リンパ節などを経て骨盤リンパ節に至る．一方，子宮体がんの場合は**子宮傍組織**から直接骨盤リンパ節に入り，腰リンパ節に至る経路をとる．なお，**腸骨リンパ節**転移やリンパ節郭清術などでリンパ管の閉塞・途絶が起こると下肢の**浮腫**を生じる．

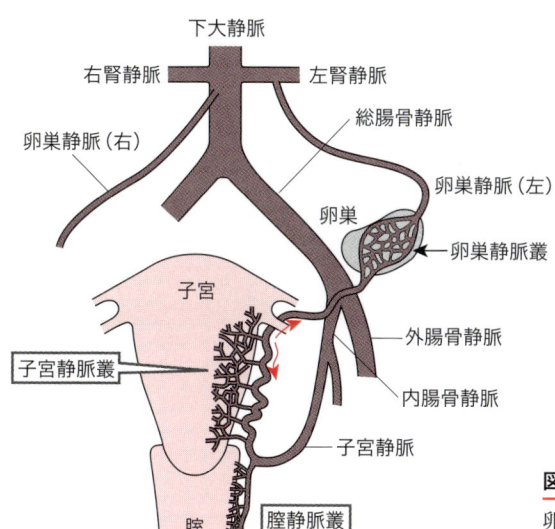

図8◆子宮の静脈

卵巣・子宮・腟からの静脈還流は，卵巣静脈や子宮静脈を介して起こる．

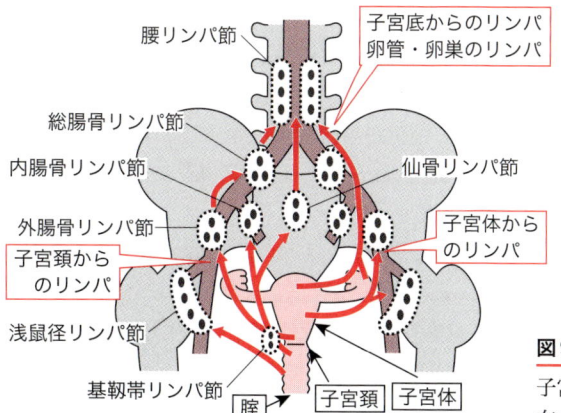

図9◆子宮のリンパ

子宮体および子宮頸からのリンパの流れは，各部分に分布する血管に沿って位置する．

第6章 骨盤周辺部

6 前立腺肥大とがんから探る前立腺

Keyword

【臨床トピック】前立腺肥大・前立腺がん・直腸内指診・前立腺特異抗原・超音波検査法・排尿障害

【解剖関連用語】前立腺・尿道・中心域・移行域(内腺)・末梢域(外腺)

▶ 前立腺肥大症と前立腺癌（図1）

前立腺にみられる代表的疾患として，**前立腺肥大症**と**前立腺がん**が挙げられる．

前立腺肥大は加齢とともに生じる増殖（**良性結節性過形成**）で，尿道に隣接する**移行域（内腺）**に発生するため，尿路圧迫による**排尿障害**を主たる症状とする．

一方，前立腺がんはほとんどが50歳以後に発生し，加齢とともに直線的に増加する．腺房由来の腺癌が多く，70％は前立腺の後部を中心とした**辺縁域（外腺）**に発生する．前立腺がんの治療としては，外科手術，放射線療法，抗男性ホルモン（アンドロゲン）療法などが用いられる．

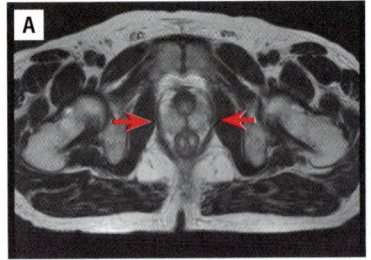

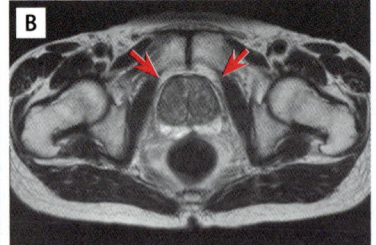

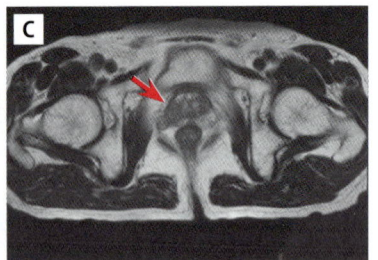

図1 ◆ 前立腺のMRI像
A：正常，B：前立腺肥大症，C：前立腺がん

1 前立腺の解剖（図2）

前立腺は，膀胱底直下で尿道起始部を取り囲む15〜20gの腺で，正常では上下径2〜3cm，左右径3〜4cmの栗の実状を示す．その前下面は**恥骨弓**と**尿生殖隔膜**に，後面は**直腸膀胱中隔（Denonvillier筋膜）**を介して**直腸膨大部**と接するため，直腸内指診によって後面から触知される．

前立腺の内部には，**尿道（前立腺部）**と**射精管**（精嚢の導管が合流した後の精管）が走る．尿道前立腺部の背側内面には線状の隆起（**尿道稜**）があり，

その中央部は**精丘**とよばれる膨らみをなす．精丘には前立腺小室（胎生期Müller管の遺残）とともに左右1対の**射精管**が開口し，精丘の両側にある凹み（**前立腺洞**）には多数の**前立腺管**（前立腺の導管）が開く．

前立腺の分泌液は栗の花に似た匂いをもつ弱酸性（pH6.5）の乳様液で，精液の10〜30％を占める．精子の感染防御などに働くとされるが，詳細な機能は不明である．

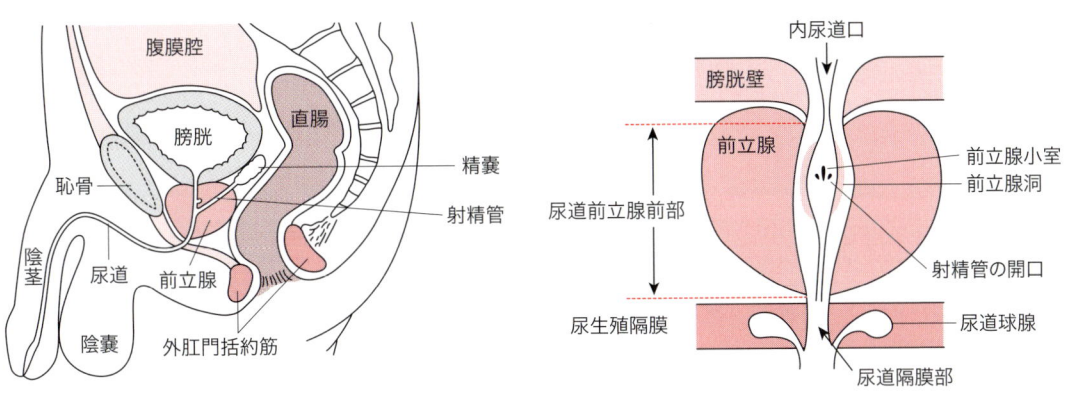

図2◆前立腺の位置と構造

前立腺は膀胱頸部の下にあり，内部を尿道が走る．両側の射精管は前立腺を貫いて尿道前立腺部に開口する．

2 前立腺の組織（図3）

　前立腺は，50本ほどの管状胞状腺の集合からなり，従来，主体をなす**外腺**（長い導管をもつ本来の前立腺）と尿道粘膜下の**内腺**（尿道腺に属す）に大別されてきた．最近の区分では，射精管より膀胱側の尿道に接した**移行域**（TZ：transition zone），射精管周囲〜膀胱底付近の**中心域**（CZ：central zone），射精管より下方と尿道の外側に広がる**辺縁域**（PZ：peripheral zone）あるいは**末梢域**，そして**前部線維筋性間質**に分けられ，移行域と中心域が内腺，辺縁域が外腺に相当する．

　健常な若年成人では，前立腺の腺組織の70％が辺縁域，25％が中心域，5％が移行域とされる．

3 前立腺肥大症（図1B）

　正常成人においても，前立腺は加齢とともに過形成を生じる（**前立腺肥大結節**）．とくに尿道周囲の**移行域（内腺）**に生じることが多く，これが尿道を圧迫するまでに拡大したものを**前立腺肥大症**といい，排尿障害などの症状をする．

　前立腺肥大は，加齢に伴う**性ホルモン**の不均衡（アンドロゲン低下とエストロゲンの相対的上昇）による**移行域（内腺）**の過形成とされるが，血中濃度と発生との間に明確な関連はみられておらず，その発症機転は不明である．

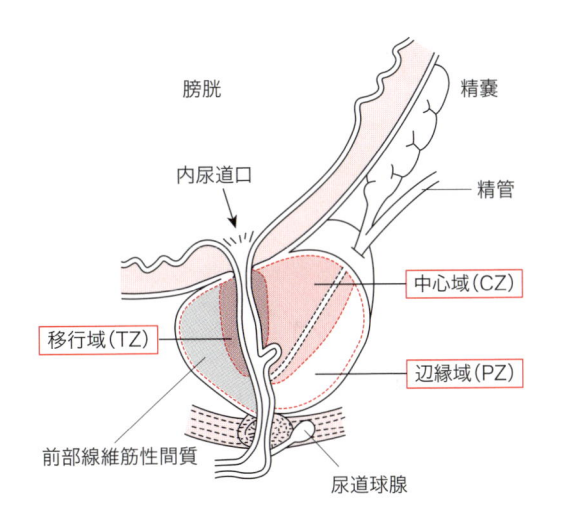

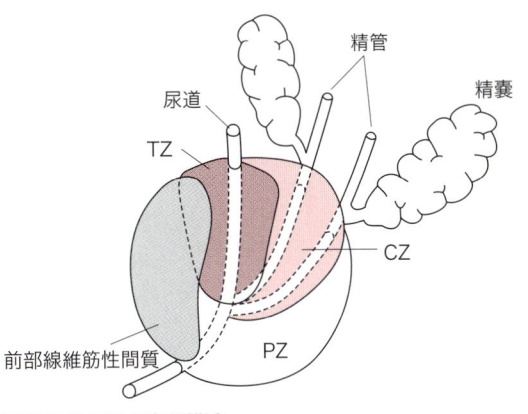

図3◆前立腺の内部構造

前立腺の腺組織は，尿道周囲の移行域（TZ），精管周囲の中心域（CZ），外側に広がる辺縁域（PZ），そして前部線維筋性間質に区分される．

4 前立腺がん (図1C)

前立腺癌の大部分は**腺癌**で、アンドロゲン依存性に増殖するとされる。その約70％は尿道から離れた**末梢域（辺縁域，外腺）**に発生するため、早期には明らかな臨床症状（**血尿・排尿障害・膀胱刺激症状**）はみられないことが多い（20％は移行域に生じる）。がん浸潤が尿管に及んで閉塞を起こすと腎の叩打痛が、さらに進行すると**尿閉**や**骨転移**による疼痛などの症状が出現する。

5 前立腺がんの診断 (図1C, 4, 表)

前立腺がんは生検による病理診断で確定されるが、直腸内指診や前立腺特異抗原の検査、医療画像によるスクリーニング検査も重要である。

1) 直腸内指診 (図4)

前立腺がんは大部分が直腸と隣接する**辺縁域（外腺）**に発生する。このため、直腸内指診は前立腺特に辺縁域の状態を確認するうえで重要な診察手技となる。がん病巣が限局性の場合は前立腺内に硬結として触れるが、外部に浸潤すると凹凸不整の硬い表面性状となり、さらに進行すると前立腺は周囲組織と癒着して可動性を失う。

2) 前立腺特異抗原 (PSA)

前立腺特異抗原（PSA：prostate specific antigen）は、前立腺の腺上皮細胞から分泌されるタンパク質で、正常人の血液中にも存在する。PSAは前立腺がん細胞からも分泌され、がんの進行とともに血液中に入って高値を示すため、**腫瘍マーカー**として用いられる。しかしながら、**加齢、前立腺肥大、前立腺炎**でも増加を示すため、PSAのみで鑑別診断することは難しい。

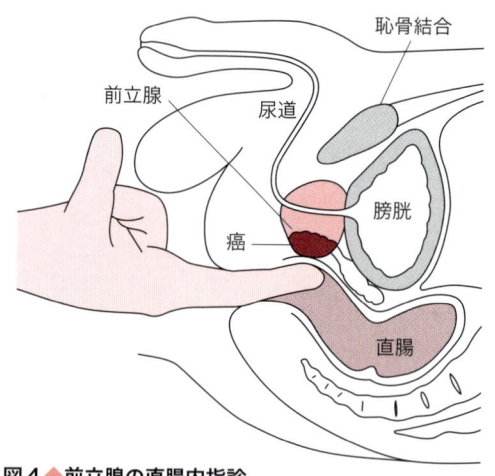

図4◆前立腺の直腸内指診

前立腺の辺縁域は直腸前壁に接するため、直腸内指診は前立腺がんのスクリーニングに有用である。

表◆前立腺特異抗原の基準値

PSAの基準値とリスク区分を示す。

【年齢別PSA基準値】

年齢	50～64	65～69	70～
基準値（ng/mL）	～3.0	～3.5	～3.2

【PSA値による前立腺がんリスク区分】

	低リスク	中リスク	高リスク
PSA値（ng/mL）	～10	10～20	20～

3) 超音波検査法

前立腺の医療画像では、**超音波検査法**がよく用いられる。前立腺がんのスクリーニングには**経直腸的走査法**が用いられ、横断面の形状、内部エコー像、被膜エコー像の変化から診断する。がん病巣は**低エコー領域**（黒っぽくうつる）となるため、外部に浸潤している場合は被膜の断裂像などがみられる。

第7章

頭頚部の局所解剖

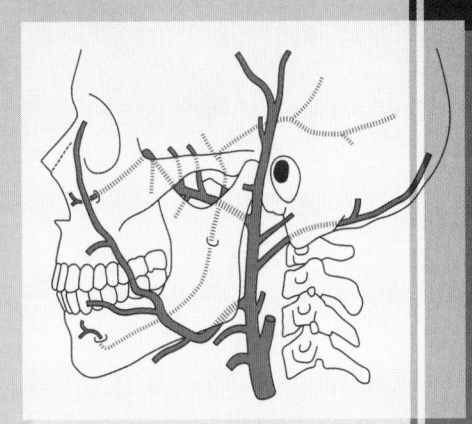

第7章　頭頸部の局所解剖

頭頸部解剖の全体像

> ### 頭頸部について
>
> 　首から上の部分を**頭頸部**といい，ヒトでは身体の最上部をなすが，四足動物では進行方向の先端に位置する．頭頸部の最大の特徴は**嗅覚・味覚・視覚・聴覚**などの感覚器官をもつことである．これは進行方向の情報をいち早く察知し，自らの安全を確保するための機能であり，その情報を処理する脳も頭部で発達したと考えられる．
>
> 　また，頭頸部には呼吸器や消化器の入口が位置しており，生存に必要な外気や食物の摂取に働くが，誤って異物や毒物の進入を許す危険もある．感覚器官が入口付近に集中していることは，これらの異物を察知して排除するためにもきわめて有効である．
>
> 　解剖学的には，頭頸部は**頭・顔・頸**に区分される．頭は頭蓋とその周辺で，前面では**眉弓**の上方，側面では**耳介**より上の領域（頭蓋とその周囲）を指す．眉弓下方から下顎下縁までの領域は顔といい，頭と顔をあわせて**頭部**とよぶ．一方，**頸椎**とその周囲を**頸**といい，前面では下顎下縁〜鎖骨および胸骨上縁までの領域を指す．なお，頸部の後面は**項**とよばれる．

1　頭頸部の区分（図1）

　頭は**前頭部・頭頂部・後頭部・側頭部・耳介部**に区分され，**乳様突起部**を別にすることもある．一方，顔は**眼窩部・鼻部・眼窩下部・頬骨部・頬部・口部・オトガイ部**に区分される．

　頸は後面の**項（後頸部）**を別にすると，筋などによっていくつかの三角領域（**頸三角**）に区分される．頸三角は胸鎖乳突筋を境に**前頸三角**と**後頸三角**に大別され，さらに小さな三角領域に細分される．頸三角は深部器官の位置を示す際に利用される．

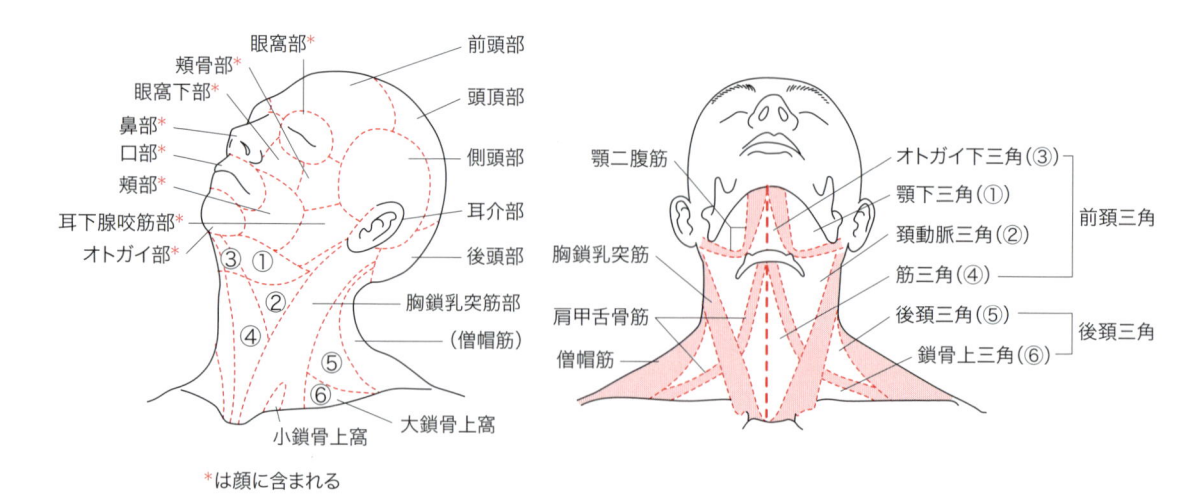

図1 ◆ 頭頸部の区分と頸部三角

1) 前頸三角
　①顎下三角：下顎骨下縁と顎二腹筋で囲まれる領域をいい，顎下腺・顎下リンパ節・顔面動脈・顔面静脈・舌下神経・舌神経などが位置する．
　②頚動脈三角：胸鎖乳突筋（上部）の前縁・顎二腹筋の後腹・肩甲舌骨筋の上腹で囲まれる三角領域．名称の通り，総頚動脈および内−外頚動脈分岐部が走るが，内頚静脈・迷走神経もここに位置する．
　③オトガイ下三角：顎二腹筋の前腹・舌骨および正中線がなす三角領域．
　④筋三角：胸鎖乳突筋（下部）の前縁・肩甲舌骨筋の上腹および正中線で囲まれる領域．甲状腺・気管・前頚静脈・浅頚リンパ節などがあり，気管切開部位としても重要である．

2) 後頚三角
　⑤後頭三角（外側三角）：胸鎖乳突筋の後縁・僧帽筋の前縁・肩甲舌骨筋の下腹で形成される三角領域で，胸鎖乳突筋の後縁を回って現れる頚神経叢の皮枝や副神経（XI脳神経）そして外頚静脈が位置する．
　⑥鎖骨上三角：胸鎖乳突筋（下部）の後縁・肩甲舌骨筋の下腹・鎖骨に囲まれる領域で，**肩甲鎖骨三角**ともよばれる．体表では**大鎖骨上窩**として認められ，深部には**鎖骨下動−静脈**，**腕神経叢**，**鎖骨上リンパ節**が位置する．

2 頭部の骨と骨格 (図2, 3)

　頭部の骨はまとめて頭蓋骨とよばれることが多いが，本来は脳頭蓋をつくる**頭蓋骨**と，顔面頭蓋を構成する**顔面骨**に区分される．脳頭蓋はいわゆる脳の容器を形成することから**神経頭蓋**ともよばれ，顔面頭蓋は呼吸器や消化器の入口をなすことから**内臓頭蓋**ともいう．

1) 頭蓋骨
　脳の容器である脳頭蓋を構成する6種8個の骨（**前頭骨・頭頂骨・側頭骨・後頭骨・篩骨・蝶形骨**）を**頭蓋骨**といい，これによって囲まれる腔を**頭蓋腔**という．頭蓋腔の天井部は**頭蓋冠**とよばれ，前頭骨・頭頂骨・側頭骨・後頭骨が主に**縫合**によって連結することで形成される．

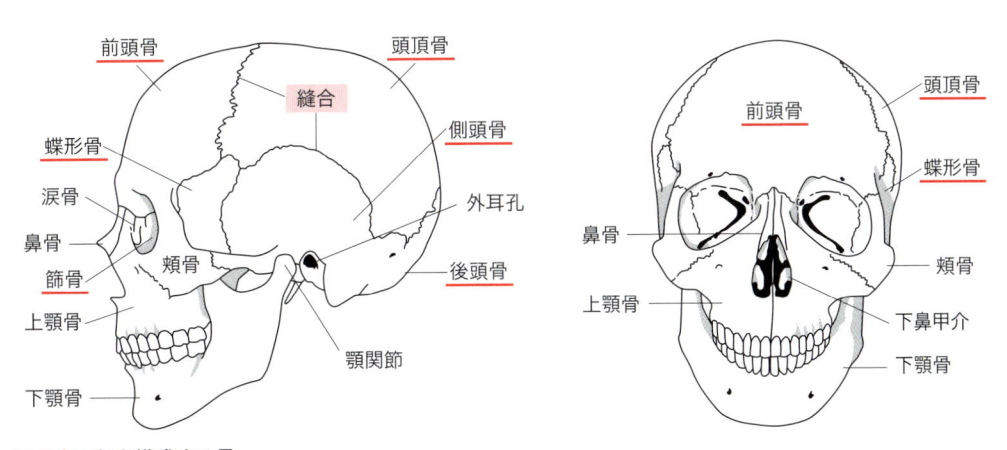

図2 ◆ 頭部を構成する骨
頭蓋は舌骨を含む15種23個の骨からなり，通常6種8個の頭蓋骨と，9種15個の顔面骨に大別される．頭蓋骨は___で示す．

一方，頭蓋腔の床は**頭蓋底**とよばれ，前頭骨・篩骨・蝶形骨・側頭骨（錐体）・後頭骨（底部）が主に**軟骨結合**によって連結することで形成される．頭蓋底の内面は3つの凹み（**前頭蓋窩・中頭蓋窩・後頭蓋窩**）をなし，それぞれに前頭葉・側頭葉・脳幹および小脳がのる．なお，後頭蓋窩の中央には**大後頭孔**があり，頭蓋腔内の**脳**と脊柱管内の**脊髄**との移行部となっている．

2）顔面骨

顔面の骨格をつくる骨を**顔面骨**といい，9種15個が含まれる．顔面には，呼吸器の入口である**鼻腔**と消化器の入口をなす**口腔**があり，顔面骨はその骨格を形成する．すなわち，鼻腔は**鼻骨・涙骨・篩骨・上顎骨・鋤骨・下鼻甲介・口蓋骨**で構成され，口腔は**上顎骨・口蓋骨・下顎骨**および**舌骨**で囲まれる．このうち，舌骨は頚部に位置し，他の顔面骨と直接の連結をもたない．また，下顎骨と側頭骨との間にみられる**顎関節**は，頭蓋で唯一の関節であり，対をなすことから**双顆関節**に分類される．

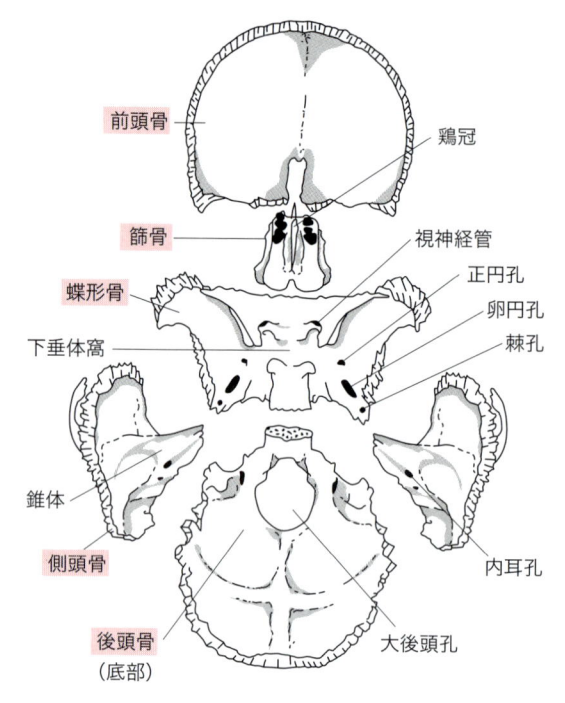

図3◆内頭蓋底を構成する骨
脳頭蓋の底部を内頭蓋底といい，前頭骨・篩骨・蝶形骨・側頭骨・後頭骨によって形成される．

3 頭頚部の筋

頭頚部の筋は6グループに大別される．すなわち，**眼球運動に働く筋，表情筋，咀嚼筋，舌を動かす筋，嚥下に働く筋，発声にかかわる筋**，である．

1）眼球運動に働く筋（図4, 5）

多くの動物は頭に視覚器である眼を備えている．視覚は動物によって異なり，ネコのように光に敏感なものや，ヒトのように色覚をもつものがある．また，肉食動物やヒトでは左右の眼が前方を向いており，対象物を**両眼**で見るため，左右の眼に映る像のズレによって対象までの距離を目測できる．一方，草食動物では眼が頭の外側にあるため，両眼視の範囲が狭く対象までの距離は測れないが，広い範囲を見渡せる（図4）．

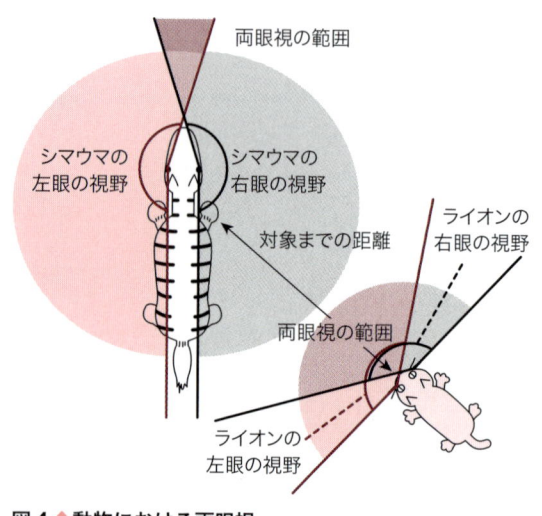

図4◆動物における両眼視
眼球が前方を向いている動物（例：ライオン）では両眼視可能な範囲が広く，これによって対象物までの距離を目測できる．

ヒトは対象物を両眼で見るため，両眼の視線が対象に集まるように眼球を動かす．眼球を動かす筋を**外眼筋**といい，以下の6種類がある（**図5**）．このうち，**外転神経（VI脳神経）**支配の外側直筋と，**滑車神経（IV脳神経）**支配の上斜筋を除いて**動眼神経（III脳神経）**に支配される．

- **内側直筋**：眼球を内寄りにする．
- **外側直筋**：眼球を外寄りにする
- **上直筋**：外寄り時の眼球を上に向ける．
- **下直筋**：外寄り時の眼球を下に向ける．
- **上斜筋**：内寄り時の眼球を下に向ける．
- **下斜筋**：内寄り時の眼球を上に向ける．

特に手元などを見る際には，左右の上斜筋が必ず働く．このとき，一方の上斜筋あるいは滑車神経が麻痺していると左右の視線が合わず，対象物が二重に見える現象（**複視**）を起こす．

2）顔面筋（表情筋）（図6）[→本章-1（p.213）]

ヒトが示すさまざまな表情は，顔面にある**皮筋**（皮膚を動かす筋）の収縮で起こり，これらの筋は**顔面筋（表情筋）**とよばれる．顔面筋の本来の役割は，水棲動物では呼吸器や消化器の入口である口やエラ（鰓）の開閉であり，陸上動物では頭部の孔（眼・口・耳・鼻）の開閉に関わる．すなわち，ヒトでは頭頸部表面に位置するが，もともとは内臓に関係する筋で，胎生期に一時的に形成されるエラの2番目（**第2鰓**

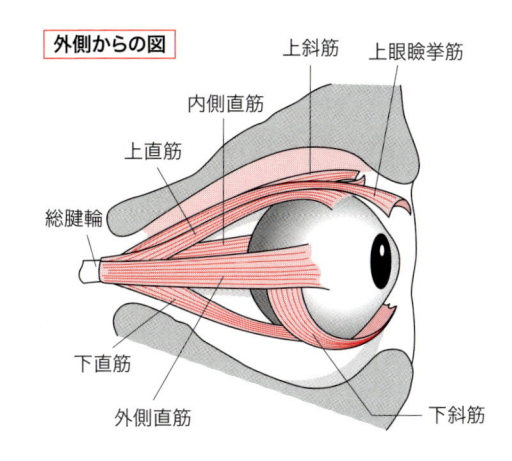

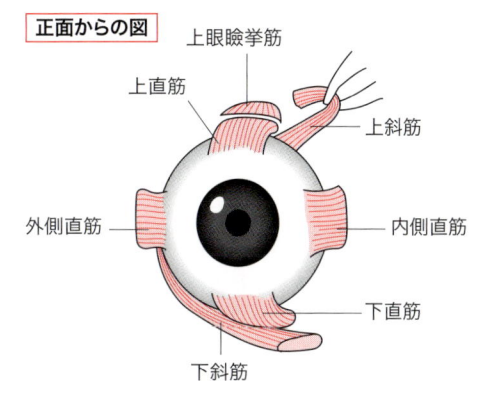

図5◆右眼球と外眼筋
外眼筋は4つの直筋（上直筋・下直筋・内側直筋・外側直筋）と2つの斜筋（上斜筋・下斜筋）によって構成される．

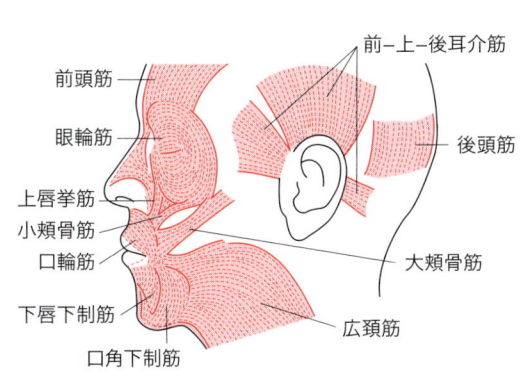

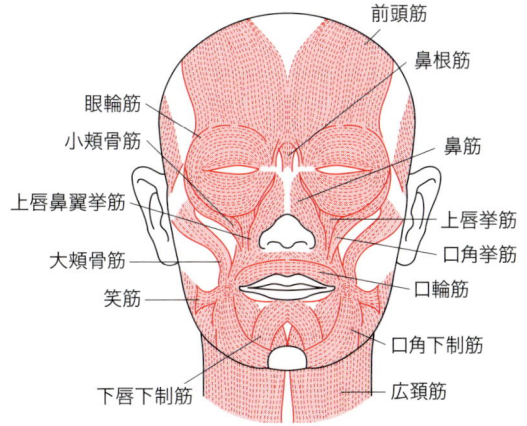

図6◆顔面筋（表情筋）
顔面筋は鰓を動かすための筋が変化したものであるため，見た目は骨格筋であるが，実は内臓の筋とみなされる．

弓）がその起源である．このため，表情筋は，もともと第2鰓弓に分布していた神経（**顔面神経：Ⅶ脳神経**）に支配される（第2章-1, p.49参照）．

ヒトの表情筋は顔面に開く孔を囲んで4つのグループに大別される．

a. **眼の周囲の筋**

眼の開閉に働く筋で，眼を閉じる眼輪筋，眼を見開く際に働く前頭筋，眉を寄せる皺眉筋などがある．

b. **鼻孔周囲の筋**

鼻孔の開閉に関わる筋で，鼻翼や鼻孔を開く鼻筋，鼻根に横シワをつくる鼻根筋がある．アザラシなどでは発達するがヒトでは退化的である．

c. **口の周囲の筋**

口の開閉に関わる筋で，口を閉じる口輪筋，泣いたり笑ったりする際に口の形を変える大–小頬骨筋・上唇挙筋・上唇鼻翼挙筋・口角挙筋，不満の表情などでみられる口角下制筋・下唇下制筋などがある．なお，ヒトでは広頚筋の役割は不明だが，ウシなどでは口元に近寄ってくるハエなどを追い払うのに役立っている．

d. **耳の周囲の筋**

ヒトでは退化的であるが耳介を動かす**上–前–後耳介筋**がある．

3）舌の筋（図7）

舌の筋を**舌筋**といい，舌自体をつくる**内舌筋**（縦舌筋・横舌筋・垂直舌筋）と，舌全体の運動にかかわる**外舌筋**（オトガイ舌筋・舌骨舌筋・茎突舌筋）に大別される．内舌筋は縦横に交錯する筋線維により舌の複雑な運動に働き，外舌筋は舌全体を異なる方向に引く作用を示す．舌筋は口腔内の食塊の移動や嚥下に働き，すべて**舌下神経（Ⅻ脳神経）**に支配される．

4）咀嚼筋（図8）

下顎骨を動かして咀嚼に働く筋を**咀嚼筋**といい，**咬筋・側頭筋・内側–外側翼突筋**の4種類がある．咀嚼筋は胎生期の**第1鰓弓**という部分から形成される筋で，ここに分布する**下顎神経（三叉神経第3枝：V₃）**に支配される．

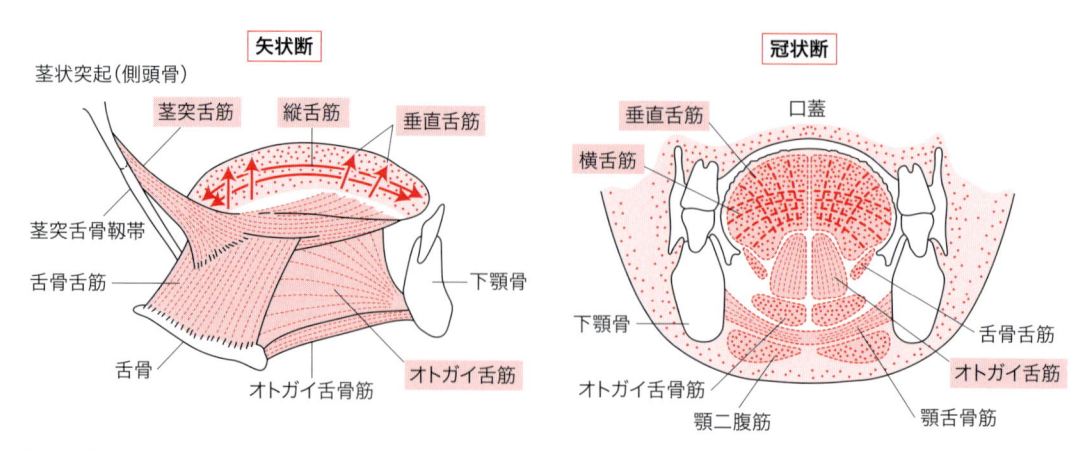

図7 ◆ 舌の筋

舌の筋は，舌じたいをつくる内舌筋と舌全体の運動に働く外舌筋から構成される．いずれも舌下神経（Ⅻ脳神経）支配である．

5）嚥下に働く筋（図9）

咀嚼された食塊を咽頭から食道を経て胃に送る過程を**嚥下**といい，主に口蓋の筋や咽頭の筋が関与する．

a. 口蓋の筋

軟口蓋を構成する筋で，**口蓋垂筋・口蓋帆張筋・口蓋帆挙筋・口蓋舌筋**の4種類がある．口蓋帆張筋（三叉神経支配）を除いて**迷走神経（Ⅹ脳神経）**の支配を受け，嚥下の際，食塊が鼻腔や口腔に逆流しないように働く．

b. 咽頭の筋

嚥下の際に咽頭を挙上する咽頭挙筋（**耳管咽頭筋・茎突咽頭筋・口蓋咽頭筋**）と食塊を食道に送る**上–中–下咽頭収縮筋**がある．茎突咽頭筋（**舌咽神経**支配）を除いて**迷走神経**支配である．

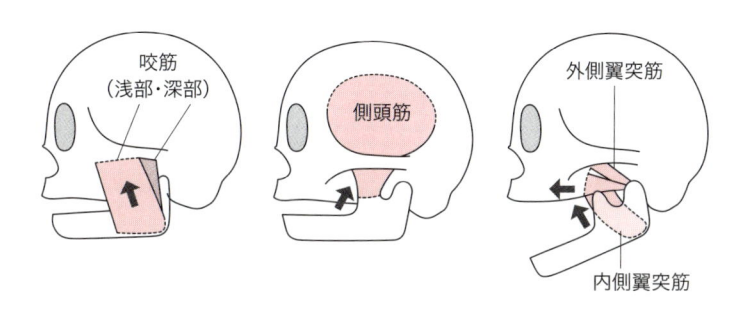

図8 ◆ 咀嚼筋
咀嚼筋は，表層から咬筋・側頭筋・外側翼突筋・内側翼突筋の4種類があり，いずれも三叉神経第3枝（下顎神経）支配である．

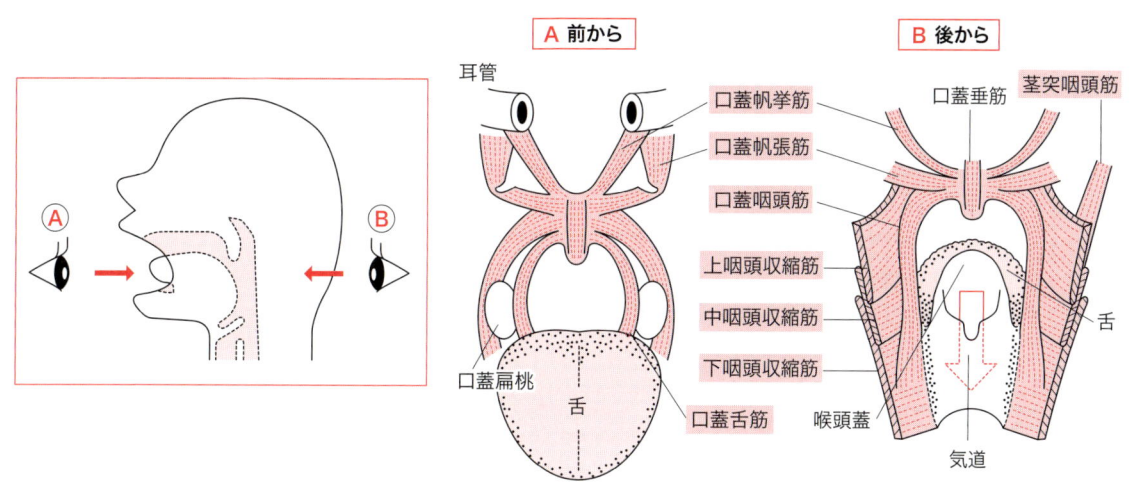

図9 ◆ 口蓋・咽頭の筋
口蓋は4種類，咽頭は6種類の筋で構成される．支配神経は茎突咽頭筋（舌咽神経支配）を除いて迷走神経支配とされる．

6) 発声に関わる筋（図10）[➡本章-5(p.226)]

発声には**内喉頭筋**が関与する．輪状甲状筋（**上喉頭神経**支配）以外は**反回神経**支配であるが，いずれも迷走神経の枝である．

- **甲状披裂筋**：声帯を弛緩して低音を出す．
- **輪状甲状筋**：声帯を緊張して高音を出す．
- **後輪状披裂筋**：声門を開く．
- **外側輪状披裂筋**：声門を閉じ強い声を出す．
- **横-斜披裂筋**：声門を閉じる．
- **披裂喉頭蓋筋**：喉頭口の開閉に働く．

なお，後輪状披裂筋は唯一の声門開大筋であるため，麻痺により呼吸困難を起こす．

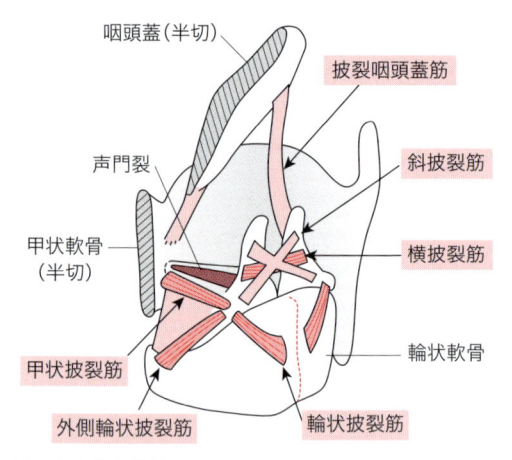

図10 ◆ 内喉頭筋
内後頭筋は発声に関与する筋群で，下喉頭神経（←反回神経）に支配される．

4 頭頚部の感覚

頭頚部の感覚は，皮膚を中心とする表在感覚と，口腔〜咽頭の感覚に大別される．

1) 頭頚部の表在感覚（図11）

頭頚部の表在感覚は**三叉神経**（顔面領域）と**頚神経**（後頭部〜頚部領域）に支配される．すなわち，顔面は三叉神経の枝である**眼神経**（V_1），**上顎神経**（V_2），**下顎神経**（V_3）の支配を受けるのに対し，後頭部〜項部には頚神経後枝由来の**大後頭神経（C2）**や**第三後頭神経（C3）**，側頭部〜鎖骨部には頚神経叢皮枝である**小後頭神経・大耳介神経・頚横神経・鎖骨上神経**が分布する．種々の名称がつけられているがいずれもC2〜C4の枝で，感覚線維とともに汗腺や血管，立毛筋に分布する交感神経線維が含まれる．

これらの三叉神経や頚神経は脊髄内で互いに連絡をもつため，一方の刺激が他方の経路に伝わることがある．眼の疲れが後頭〜後頚部の痛みを生じたり，反対に肩こりなどで前頭部痛を起こす理由はここにあり，いずれも**関連痛**とされる症状である．

2) 口腔〜咽頭の感覚（図12）

口腔〜咽頭の感覚を大まかに区分すると，口腔（舌の前3分の2）は**下顎神経**（V_3），口腔後部（舌の後3分の1・軟口蓋）〜咽頭領域は**舌咽神経（IX脳神経）**，喉頭と食道は**迷走神経（X脳神経）**に支配される．咽頭では筋のほとんどが迷走神経支配であるのに対し，感覚は舌咽神経が主体をなす．

5 頭頚部の血管 （図13） [➡本章-7(p.232)]

頭頚部には，**総頚動脈**から分かれる**内-外頚動脈**と**鎖骨下動脈**の枝が分布する．総頚動脈は，右は**腕頭動脈**，左は**大動脈弓**から直接分岐し，胸鎖乳突筋の深層を上行した後，舌骨付近で内一外頚動脈に分かれる．鎖骨下動脈も，右は腕頭動脈，左は大動脈弓から分岐し，頚部に分布する枝のほか脳に分布する椎骨動脈が出る．

1) 外頚動脈（図14）

外頚動脈は頚部〜頭部表面に分布する動脈で，頚部の諸器官（甲状腺・咽頭・喉頭・舌など）に枝を送った後，顔面や頭蓋表面に分布する枝に分かれる．主な枝として，**上甲状腺動脈・上行咽頭動**

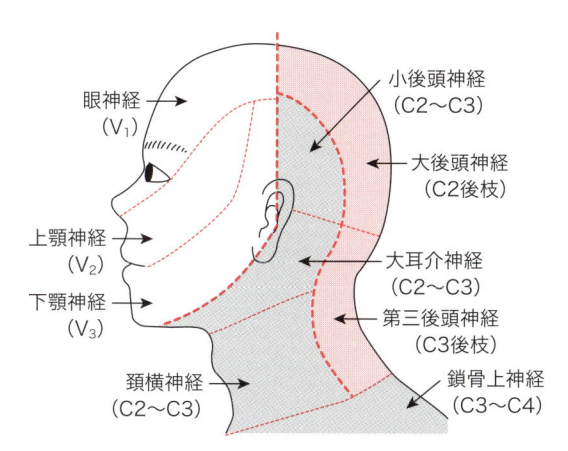

図11 ◆ 頭頸部の皮神経

顔面には三叉神経の枝が，側頭部〜鎖骨部には頸神経叢の皮枝が，後頭部〜項部には頸神経後枝が分布する．

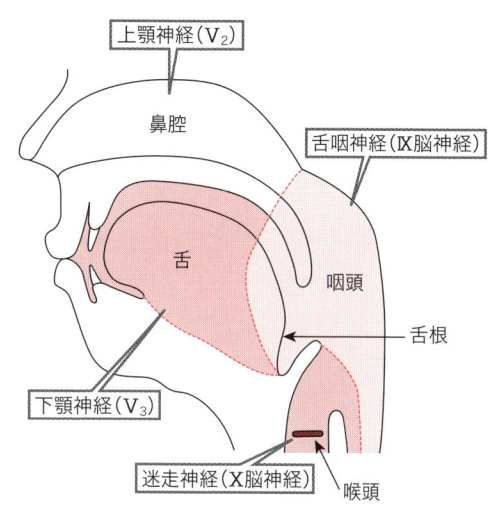

図12 ◆ 口腔〜咽頭の感覚

口蓋〜咽頭の筋は迷走神経，感覚は主として舌咽神経に支配される．

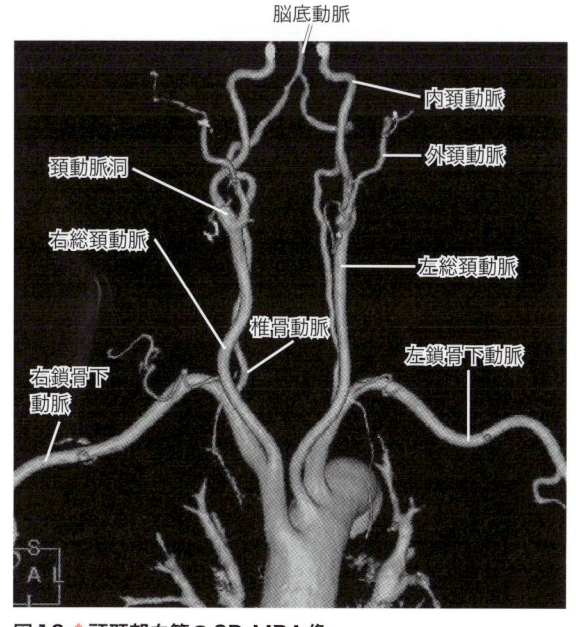

図13 ◆ 頭頸部血管の3D-MRA像
［巻頭 Color Atlas F 参照］

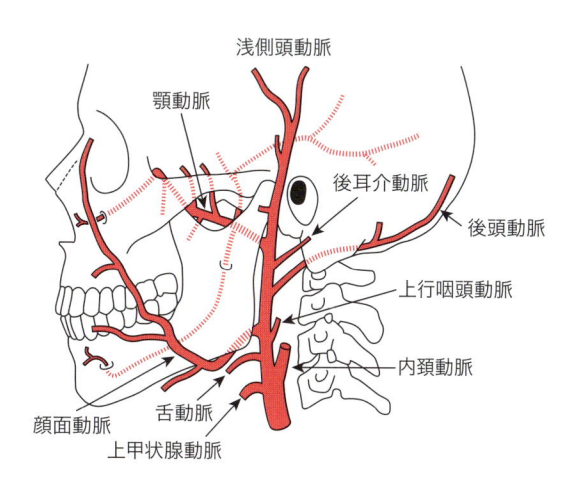

図14 ◆ 外頸動脈の枝

外頸動脈の主な枝は，上甲状腺動脈・上行咽頭動脈・舌動脈・顔面動脈・後頭動脈・後耳介動脈・顎動脈・浅側頭動脈の8種類である．

脈・舌動脈・顔面動脈・後頭動脈・後耳介動脈・顎動脈・浅側頭動脈がある．

2）内頸動脈（図13, 15）

頭蓋底の**頸動脈管**を通って頭蓋腔に入り，大脳の前3分の2（前頭葉・頭頂葉・側頭葉・間脳など）に分布する枝を出す．これには運動路や感覚路に分布する枝も含まれるため，出血や梗塞で麻痺を生じる危険が高い．なお，内頸動脈の基部には血圧受容体である**頸動脈洞**が備わっており，脳への血流を中心に血圧監視を行っている．

3）鎖骨下動脈（図16） ［→本章-7（p.232）］

鎖骨下動脈は腕神経叢とともに上肢に向かう動脈であるが，腋窩に至るまでの間に頭頸部を中心に分布する以下の枝を出す．

- **椎骨動脈**：第6～第1頸椎横突孔から大後頭孔を通って頭蓋腔に入った後，左右が合して**脳底動脈**となる．脳底動脈からは脳幹・小脳・後頭葉に分布する枝が出る．
- **内胸動脈**：胸骨後面の外側を下行し，胸壁・乳腺・心膜・横隔膜などに分布した後，腹壁に至る．
- **甲状頸動脈**：下甲状腺動脈（→甲状腺），上行頸動脈（→項の筋），肩甲上動脈（→棘上筋・棘下筋），頸横動脈（→僧帽筋・肩甲挙筋・菱形筋）などに分かれる．
- **肋頸動脈**：後頸部に分布する深頸動脈や第1～2肋間に入る最上肋間動脈を出す．

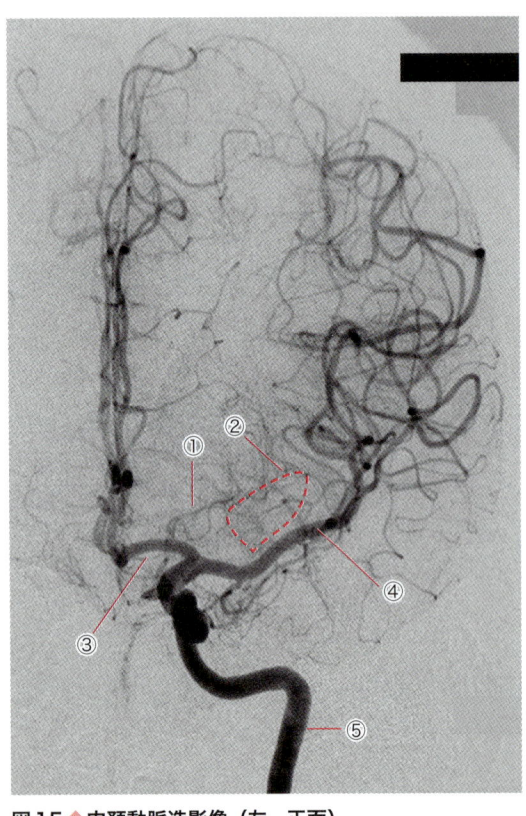

図15◆内頸動脈造影像（左，正面）
内頸動脈は，頭蓋内で前大脳動脈や中大脳動脈となって脳の各部に分布する．
①前脈絡叢動脈，②レンズ核線条体動脈，③前大脳動脈，④中大脳動脈，⑤内頸動脈

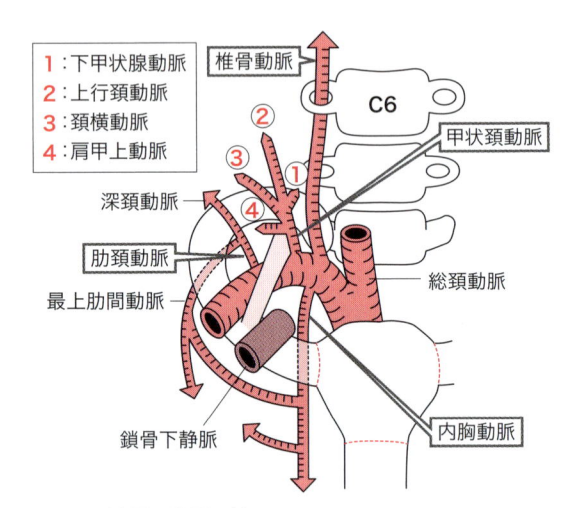

図16◆鎖骨下動脈の枝
鎖骨下動脈の枝は，通常，椎骨動脈・内胸動脈・甲状頸動脈・肋頸動脈の4種である．

第7章 頭頚部の局所解剖

1 顔面神経麻痺から探る顔面筋

Keyword

【臨床トピック】末梢性顔面神経麻痺・Bell（ベル）麻痺・Ramsay-Hunt（ラムゼー ハント）症候群

【解剖関連用語】顔面神経・耳下腺神経叢・涙腺・顎下腺・舌下腺・味覚・顔面筋（表情筋）

▶ 顔面神経麻痺とは（図1）

顔面神経（Ⅶ脳神経）が何らかの理由で障害されたものを**顔面神経麻痺**という．顔面神経麻痺が起こると顔面筋（**表情筋**）の麻痺により，表情が歪んだり，眼を閉じられなくなったり，水を飲むと口から漏れたりする症状が現れる．さらに，顔面神経は涙腺や唾液腺の分泌，中耳のアブミ骨筋を支配，そして味覚にも関与するため，麻痺により**眼球乾燥**や**口腔乾燥**，**聴覚異常**や**味覚障害**を起こすことがある．

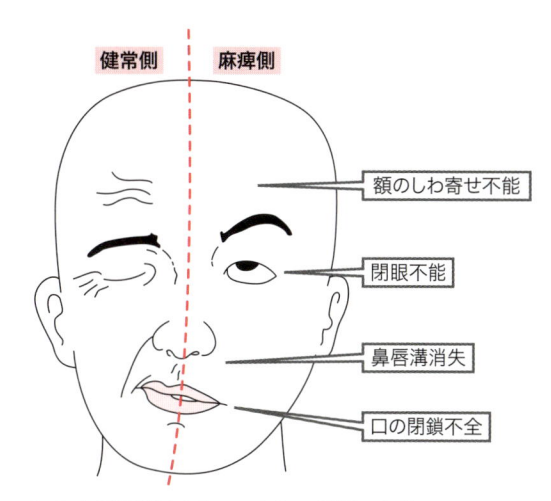

図1 ◆ 顔面神経麻痺でみられる顔面の症状
顔面筋の麻痺による症状に加え，障害部位によって，涙腺分泌低下，唾液腺分泌低下，味覚障害，聴覚過敏などが現れる．

（健常側／麻痺側：額のしわ寄せ不能／閉眼不能／鼻唇溝消失／口の閉鎖不全）

1 顔面神経とその走行（図2, 3）

脳神経12種類（Ⅰ～Ⅻ）のうち，7番目の脳神経（Ⅶ脳神経）は**顔面神経**とよばれ，ヒトでは顔面筋（表情筋）を支配する運動ニューロンのほか，涙腺や唾液腺の分泌に与る副交感性ニューロン，および味覚を伝えるニューロンなどを含む．

橋下縁の高さで脳から出た顔面神経は，側頭骨の中（**顔面神経管**）を通った後，顎関節の後側で頭蓋から外に出る．その後，耳の下にある**耳下腺**内でネットワーク（**耳下腺神経叢**）をつくり，5本の終枝（**側頭枝・頬骨枝・頬筋枝・下顎縁枝・頚枝**）となって顔面の筋に分布する．顔面神経は，その走行途中，側頭骨内で**涙腺**や**顎下腺・舌下腺**の分泌を支配する枝（**副交感神経線維**）や，舌前3分の2の味覚に関与する枝（**味覚線維**）を出す．

このように，顔面神経は側頭骨内を通って顔面部へと走るため，側頭骨内の腫瘍・中耳炎・真珠腫・

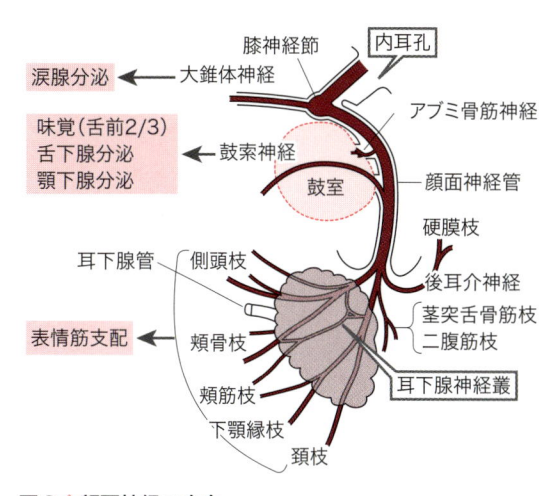

図2 ◆ 顔面神経の走向
顔面神経には表情筋を支配する運動線維のほか，涙腺や唾液分泌を起こす副交感神経線維，味覚線維などが含まれる．

（涙腺分泌←大錐体神経／味覚（舌前2/3）舌下腺分泌 顎下腺分泌←鼓索神経／膝神経節／内耳孔／アブミ骨筋神経／鼓室／顔面神経管／硬膜枝／後耳介神経／茎突舌骨筋枝／二腹筋枝／耳下腺神経叢／耳下腺管／側頭枝／頬骨枝／頬筋枝／下顎縁枝／頚枝／表情筋支配）

第7章 頭頚部の局所解剖

側頭骨骨折・耳下腺腫瘍などで障害され，顔面神経麻痺を起こすことがある（**末梢性顔面神経麻痺**）．また，顔面神経じたいの腫瘍（顔面神経鞘腫）や脳疾患（脳梗塞など）も麻痺の原因となる．

❷ 末梢性顔面神経麻痺（図4）

末梢性顔面神経麻痺でもっとも多いのは片側顔面に急に発症する原因不明のもので，Bell麻痺とよばれる．狭い顔面神経管を通る神経が，ウィルス感染その他の理由で腫脹し，圧迫されるためと推測されている．このため，腫脹を抑えることを目的としたステロイド投与が勧められている．

症状としては，一側性の**表情筋**（前頭筋・眼輪筋・口輪筋など）麻痺，舌の前3分の2の味覚低下，口腔乾燥（唾液分泌低下），眼球乾燥（涙腺分泌障害），聴覚過敏がある．Bell麻痺は3日ほどで顕著になり，麻痺が軽ければ1〜2カ月で，強い場合も80〜90％は治癒するが，10〜20％の患者さんは1年経過しても回復せず，顔面にひきつれなどの後遺症を残すことがある．

2番目に多いのは水痘・帯状疱疹ウイルス（水ぼうそうウイルス）によるもので，**Ramsay-Hunt症候群**とよばれる．顔面麻痺に加えて耳介や外耳道に水疱や痂皮を伴うほか，強い耳痛や咽頭痛，頭痛などを伴うことが多い．治療には，抗ウイルス薬やステロイドが用いられ，麻痺が軽ければ1〜2カ月で完治するが，麻痺が強い場合，治癒する可能性は50〜60％とBell麻痺に比べて低く，後遺症も残りやすい．また，顔面神経と併走する内耳神経に病変が伝染すると，耳鳴り・難聴・めまいが発症する．治療により，めまいは1〜2カ月で改善するが，聴力の障害は完治しないこともある．

❸ 顔面筋について（図5）

顔面の皮下に存在する筋を**顔面筋**といい，ヒトでは収縮によって表情を変化させることから**表情筋**ともよばれる**顔面神経**支配の筋群である．顔面筋は全体で20種類以上を数え，頭蓋冠表面の前頭筋と後頭筋，耳介周囲の上-前-後耳介筋，眼を囲む眼輪

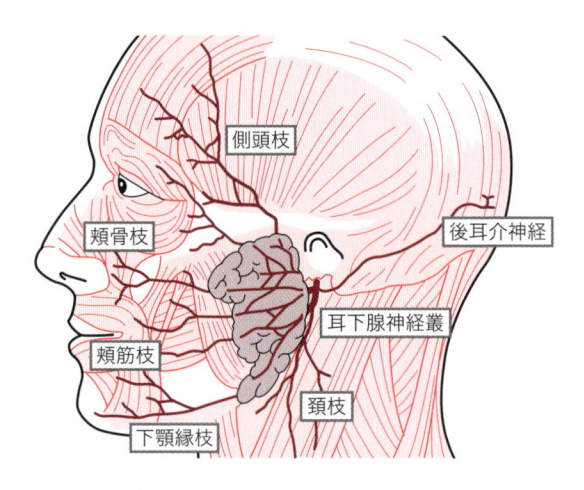

図3◆顔面神経の枝

表情筋に分布する顔面神経の枝には，耳下腺神経叢から出る5種類がある．

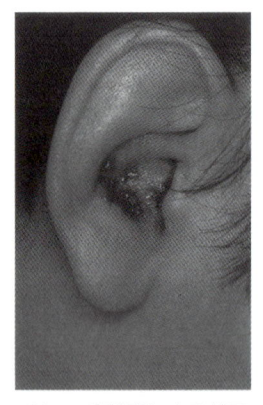

図4◆Ramsay-Hunt症候群による外耳の水疱
［巻頭Color Atlas G参照］
（第102回医師国家試験問題より）

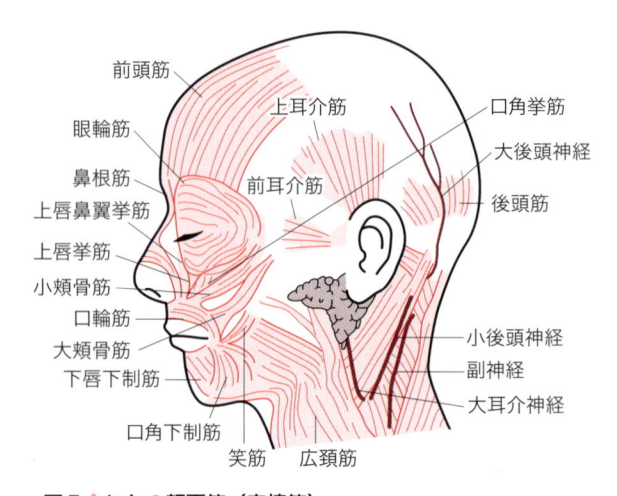

図5◆ヒトの顔面筋（表情筋）

筋や皺眉筋，鼻孔を囲む鼻筋，口周囲の口輪筋や頬筋および大・小頬骨筋などに区別されている．

顔面筋は「皮膚に停止する筋」として**皮筋**に分類されている．しかし，実際には筋じたいが皮膚に付着しているわけではなく，筋表面の深筋膜から続く結合組織が**真皮**に連結している．すなわち，骨格筋が結合組織である**腱**によって骨に付着するのと同様，皮筋においても筋と付着部（皮膚）は結合組織で連結されていることになる．

4 顔面筋の発生 (図6)

顔面筋はヒトでは表情筋とよばれるが，もともとは**エラ（鰓）呼吸**に関わる筋（**鰓弓筋**）であり，動物が陸に上がって肺呼吸するようになってからは顔面の孔の開閉に働く筋として位置づけられるようになった．

ヒトにおいても，顔面筋はエラに相当する部分から発生する．発生の初期から追跡すると，顔面筋は並んでいるエラ構造の2番目（**第2鰓弓**）から形成されることがわかる．また，顔面神経も元々第2鰓弓に分布していた神経（**鰓弓神経**）で，発生とともに形が変わった後も，第2鰓弓由来の顔面筋を支配する．すなわち，筋と支配神経の対応は発生過程においても変わらない．

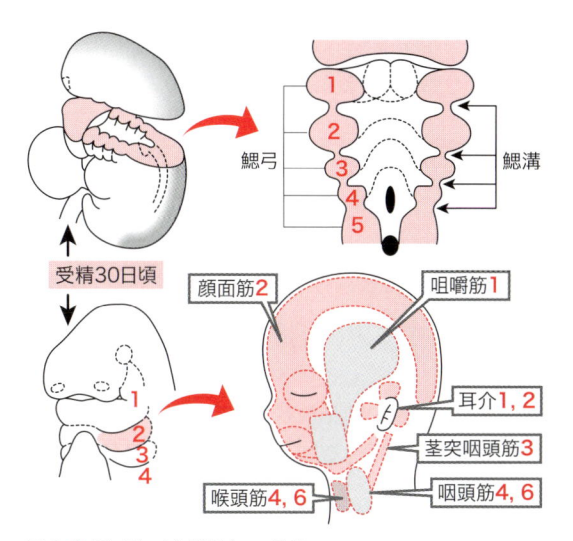

図6◆顔面筋（表情筋）の発生
顔面筋は胎生期の第2鰓弓に由来するため，支配神経も第2鰓弓に分布していた顔面神経（第2鰓弓神経）である．

発生過程で第2鰓弓と第1鰓弓に異常が起こり，両鰓弓由来器官に形成不全を示すものを**第1第2鰓弓症候群**という．症状としては，小耳症のほか，下顎および咀嚼筋の形成不全（第1鰓弓発生異常），顔面筋形成不全や唾液腺機能不全（第2鰓弓発生不全）などが特徴的である．

第7章 頭頸部の局所解剖

2 扁桃摘出術から探る扁桃

Keyword

【臨床トピック】習慣性扁桃炎●アデノイド（腺様増殖症）●口蓋扁桃摘出術●アデノイド切除術
【解剖関連用語】咽頭扁桃●耳管扁桃●口蓋扁桃●舌扁桃●口峡●粘膜関連リンパ組織●外頸動脈

▶扁桃摘出術とは（図1）

気管や食道への入口部をなす咽頭は外来抗原の通り道でもあるため，**扁桃**とよばれるリンパ器官で囲まれている．中でも**口蓋扁桃**と**咽頭扁桃**は最も発達しており，しばしば炎症を起こして腫れたり，細菌感染巣となることも少なくない．このように，扁桃の腫大で呼吸困難を生じたり，反復性の炎症が起こる場合には**扁桃摘出術**が施行される．**口蓋扁桃摘出術**と**アデノイド切除術**が代表的である．

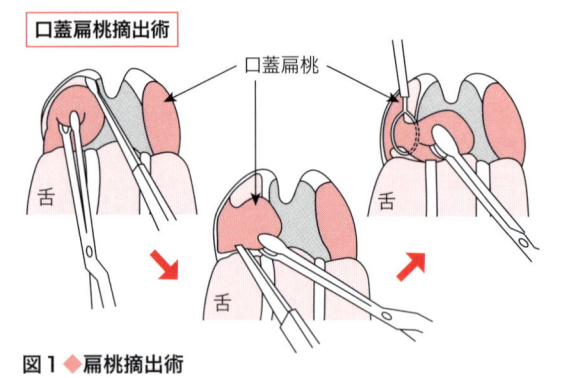

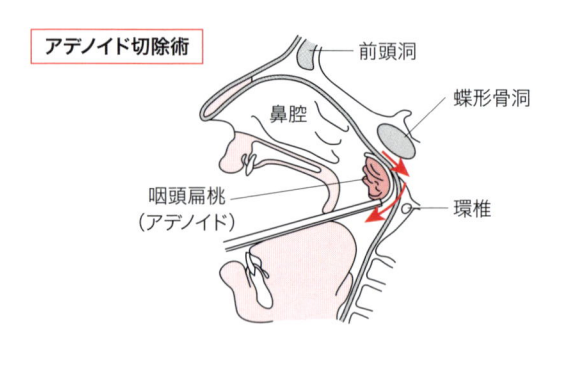

図1◆扁桃摘出術
代表的な扁桃摘出術（扁摘）として，口蓋扁桃摘出術やアデノイド切除術がある．
(形浦昭克：「扁桃‒50のQ&A」，南山堂，1988をもとに作成)

1 扁桃について（図2）

口腔および鼻腔と咽頭との境界領域に存在する**リンパ器官**を**扁桃**という．消化管や気道など，外界と接する領域の粘膜固有層にはリンパ器官（組織）があり，まとめて**粘膜関連リンパ組織**（MALT：mucosa-associated lymphoid tissue）とよばれるが，扁桃も気管支リンパ節や腸管のリンパ小節などと同様，MALTに属する．扁桃という名称は，その形がアーモンド（扁桃）の種子に似ることに由来する（図2）．

リンパ器官は，リンパ球が発生・分化する場である**一次リンパ器官**（骨髄・胸腺）と，リンパ球が抗原と接触することで免疫応答にはたらく**二次リンパ器官**に大別され，扁桃はリンパ節などとともに後者に含まれる．すなわち，扁桃は，口腔や鼻孔から吸引された抗原と最初に接触し，免疫応答に働くリンパ器官である．

2 扁桃の解剖（図3）

扁桃は，**咽頭扁桃・耳管扁桃・口蓋扁桃・舌扁桃**に区別される．咽頭扁桃は咽頭の天井部に位置し，その下部は**耳管咽頭口**周囲の耳管扁桃に連なる．口蓋扁桃は**口峡**（口蓋舌弓と口蓋咽頭弓の間）の外側壁にあり，いわゆる扁桃腺をさす．なお，舌

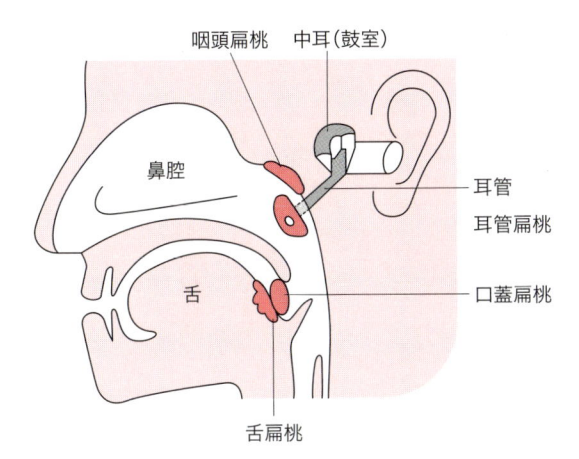

扁桃は舌根部にあり，粘膜表面はリンパ小節による隆起（**舌小胞**）をなす．

4種の扁桃は，咽頭周囲に輪状に配列することからまとめて**リンパ性咽頭輪（Waldeyer咽頭輪）**とよばれる．扁桃の粘膜固有層にはリンパ小節が一列に並び，粘膜上皮の深い陥入（**陰窩**）によって口腔と連絡する．リンパ球の一部は抗体産生細胞（形質細胞）や顆粒白血球とともに陰窩から唾液中に出る（**唾液小体**）．

3 扁桃の血管分布（図4）

扁桃には**外頸動脈**の枝が分布しており，咽頭扁桃および耳管扁桃は**上行咽頭動脈**，舌扁桃は**舌動脈**から血流を受ける．また，口蓋扁桃（いわゆる扁桃腺）には，上行咽頭動脈や舌動脈に加え，**小口蓋動脈（←下行口蓋動脈←顎動脈）**，**上行口蓋動脈（←顔面動脈）**も分布する．

口蓋扁桃周辺には，このほかにも多数の血管が走る．口蓋扁桃外側には**外口蓋静脈（→顔面静脈）**からの出血が多いが，外頸動脈の枝や**内頸動脈**も近接して走っており，手術の際に大出血の危険を伴うため注意が必要である．

一方，扁桃の静脈血は**咽頭静脈叢**から**内頸静脈**を経由して心臓へ還る．すなわち，咽頭扁桃や耳管扁桃からは咽頭後壁の咽頭静脈叢へ，口蓋扁桃からは**舌静脈**から咽頭静脈叢を経由して**内頸静脈**に注ぐ．また，舌扁桃の静脈は**舌背静脈**から舌静脈に合流する．なお，扁桃はリンパ節と違って輸入リンパ管を

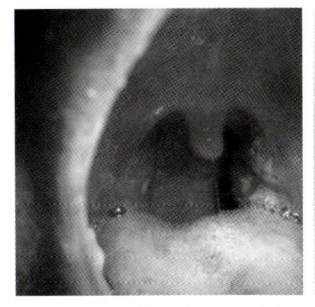

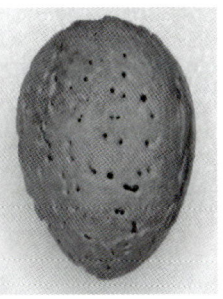

図2◆口蓋扁桃と名称の起源

扁桃は，表面の様子がアーモンドの種子（右）に似ることから命名されたリンパ器官．口蓋扁桃はいわゆる扁桃腺をさし，口峡の両外側に位置する．写真は6才男児の扁桃炎の症例で，扁桃には発赤（ほっせき）と白色の滲出物がみられる．
[巻頭Color Atlas H参照]
（まえはらこどもクリニック前原光夫先生のご厚意による）

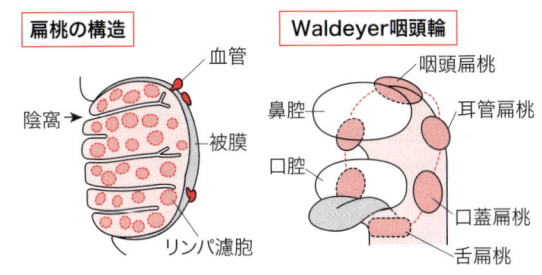

図3◆扁桃の解剖

扁桃は咽頭鼻部と口部を囲むように配列してWaldeyer咽頭輪を形成する．扁桃はリンパ小節に富み，陰窩で口腔と連絡する．

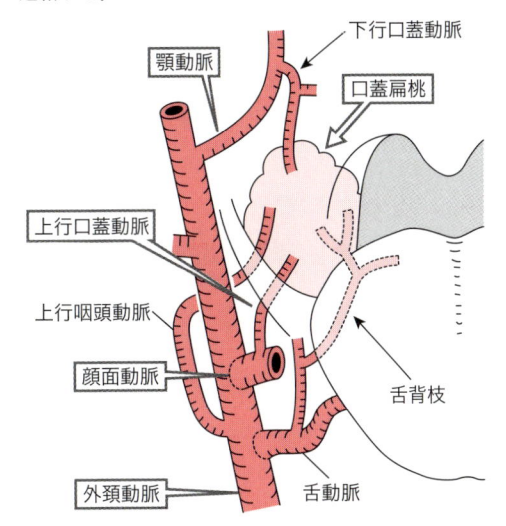

図4◆口蓋扁桃の血管分布

口蓋扁桃は，上行咽頭動脈，舌動脈，顔面動脈，顎動脈の枝によって血流を受ける．これらはいずれも外頸動脈の枝である．

第7章　頭頸部の局所解剖　217

もたないため，リンパ球はリンパ管経由ではなく小静脈から扁桃実質に入り，ここで侵入抗原の情報を受け取る．

4 扁桃の神経（図5）

扁桃は主に**咽頭神経叢**に支配され，頸部交感神経幹の**上頸神経節**から交感神経線維を，**迷走神経**によって副交感神経線維を，そして**舌咽神経**によって感覚神経線維を受ける．扁桃の感覚には主として舌咽神経が関与するが，ほかに**上顎神経**由来の**小口蓋神経**（翼口蓋神経節経由）や**舌神経**（←**下顎神経**）の支配も受ける．このように，扁桃やその周辺の粘膜には感覚神経が広く分布しており，味覚線維も走るため，手術時に損傷すると味覚障害を生じる．

5 口蓋扁桃肥大と慢性扁桃炎（図6）

口蓋扁桃は幼児期に生理的に肥大したのち次第に縮小するが，常に外来抗原に曝されており，慢性的な炎症状態にある．このため，反復性の急性扁桃炎（**習慣性扁桃炎**）や扁桃周囲膿瘍を生じたり，全身に波及する感染巣となることもあり，**口蓋扁桃摘出術**の適応となる．通常，肥大の大きさから第一度～第三度肥大に区分される．

口蓋扁桃には多数の血管が分布するため，摘出に際しては出血に注意が必要である．また，術後は開放創となるので出血を考え，**出血性素因**（月経時の女性など）も考慮して行う．

6 アデノイド（腺様増殖症）（図7）

咽頭扁桃も幼児期に生理的肥大を示すが，鼻腔後部に位置するため，肥大が強いと鼻咽頭の閉塞による症状が現れる．睡眠時無呼吸症候群や昼間の傾眠，注意力低下，耳管狭窄による難聴，口呼吸によるアデノイド顔貌などが出現する場合は**アデノイド切除術**が施行される．その際，咽頭扁桃は口腔から直視できないため，切除不足や止血に留意する必要がある．なお，思春期以後，咽頭扁桃はほとんどが退縮・消失する．

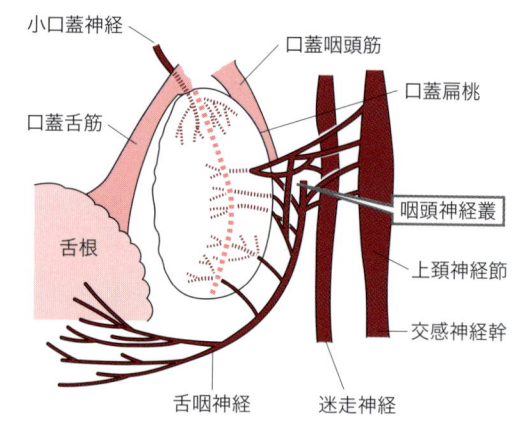

図5 ◆ 口蓋扁桃の神経分布

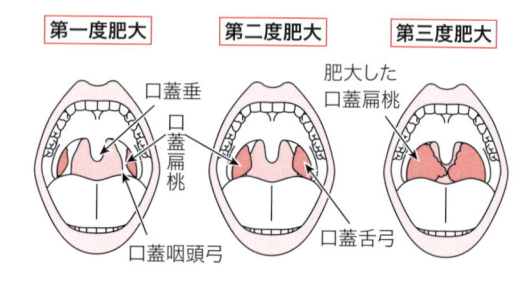

図6 ◆ 口蓋扁桃の肥大による分類
第一度～第三度肥大に区分される．このうち，第二度肥大は幼児においては生理的な範囲とされる．

図7 ◆ 咽頭扁桃とアデノイド
咽頭扁桃の腺様増殖症（アデノイド）によって鼻腔が閉鎖されることがあり，睡眠時無呼吸症候群をはじめ，発育などにも影響がおよぶ．

第7章 頭頸部の局所解剖

3 嚥下障害から探るのど

Keyword

【臨床トピック】嚥下障害・脳血管障害・舌麻痺・誤嚥・軟口蓋麻痺・咽頭筋
【解剖関連用語】迷走神経・舌下神経・軟口蓋・舌・咽頭・喉頭・食道・嚥下（口腔準備期・口腔期・咽頭期・食道期）

▶ 嚥下障害とは（図1）

　口腔内の飲食物が咽頭・食道を通って胃に送られる過程を**嚥下**といい，この過程の異常により飲食物の摂取が困難となった状態を**嚥下障害**という．**通過障害**（炎症・腫瘍・憩室など），**機能失調**（脳疾患・麻痺など），**心理的要因**（神経性食思不振症など）を原因とし，誤嚥や通過障害などの症状が出現する．

　このうち，機能失調は口腔・咽頭・食道に分布する脳神経の障害によるものが多く，全嚥下障害の40％は脳血管障害によって起こるとされる．脳幹とくに延髄の障害（**球麻痺**）では，ここから出る運

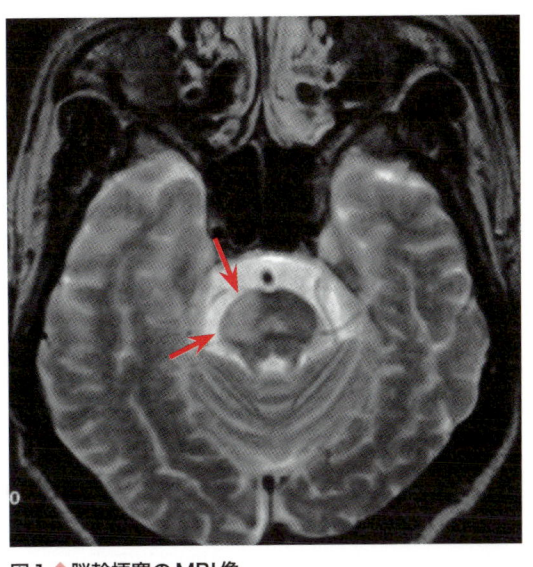

図1 ◆ 脳幹梗塞のMRI像
脳幹の障害はいわゆる球麻痺を生じ，障害される脳神経によって口腔〜食道に至る嚥下過程に様々な障害が起こる（→：梗塞部位）．

動性脳神経（Ⅸ・Ⅹ・Ⅻなど）と，これに支配される咽頭・喉頭の筋の麻痺により嚥下障害が必発する．

1 嚥下に関わるのどの構造 （図2, 3）

　通常「のど」は咽頭と喉頭とを指すが，嚥下には舌や軟口蓋も関与する．
- **舌**：骨格筋からなり，咀嚼時や嚥下時には，食塊の移送に働く．
- **軟口蓋**：口蓋筋（口蓋垂筋・口蓋帆挙筋・口蓋帆張筋）からなり，嚥下時には**鼻咽頭**をふさいで逆流を防ぐ．
- **舌骨**：舌骨舌筋や舌骨上筋・舌骨下筋により，舌・下顎骨・喉頭と連結するU字形の骨．嚥下時にはこれらの筋が収縮することで喉頭を引き上げ，食道入口を開く．

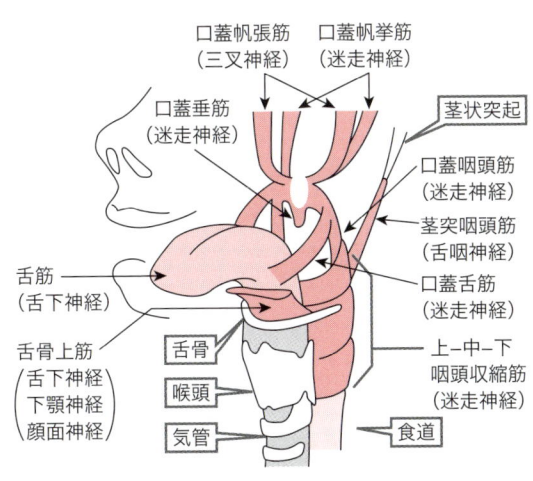

図2 ◆ 嚥下に関わるのどの構造
嚥下に際しては，口蓋筋・舌筋・舌骨上筋・咽頭筋などの筋が順次働くことで，摂取した食物を円滑に胃に送る．

- **喉頭蓋**：嚥下時，喉頭の挙上に伴って傾き，喉頭を閉鎖する．
- **甲状軟骨**：喉頭の前〜側壁をなす．嚥下時に挙上して食道入口の開放に働く．
- **声帯**：喉頭（C5レベル）内にある発声器官．嚥下時には閉鎖して誤嚥を防ぐ．
- **食道入口**：通常は**輪状咽頭筋**（咽頭収縮筋の最下部）により閉じているが，嚥下時には喉頭とともに引き上げられて開く．

2 嚥下について（図4）

嚥下は飲食物を口腔内から胃に送る過程であり，通常，次の4期に分けられる．

1）口腔準備期（咀嚼期）

食物を咀嚼し，飲み込みやすい形状（**食塊**）に変える過程．この過程には**下顎神経（三叉神経第3枝）**や**顔面神経**が働き，咀嚼筋や舌に加えて頬や口唇が関与する．すなわち，頬は食物を舌上に戻すのに働き，口唇は食物がこぼれ出るのを防ぐ．

2）口腔期（嚥下第1期：図4A，B）

食塊を**咽頭**に送り込む過程．口唇の閉鎖と舌を後上方に引く**随意運動**により，食塊を後方に送る．同時に，**軟口蓋**が膨らみ，**鼻咽頭（上咽頭）**が閉鎖し始める．この過程には主に舌筋（**舌下神経**支配）が関与するため，口内炎の疼痛などで舌の運動が妨げられると，食塊の移送が困難となる．

3）咽頭期（嚥下第2期：図4C，D，E）

食塊を咽頭から食道に送る過程．食塊が**口峡**（口腔と咽頭の境界）に触れることで**嚥下反射**が誘発され，以下の**不随意運動**がほぼ同時に起こる．

① 口蓋筋（主に**迷走神経**支配）の収縮により，軟口蓋が**鼻咽頭**を閉鎖する．不十分だと鼻腔への逆流が起こる．

② **舌根**が挙上し，口腔が**咽頭口部（中咽頭）**から遮断される．

③ 舌骨上筋・下筋の作用で**舌骨**および**喉頭**が引き上げられる．その結果，**喉頭蓋**が傾いて喉頭をふさぎ，同時に**声門**が閉じて一時的に呼吸を止める．

④ このとき，**咽頭収縮筋（迷走神経**支配）などの作用で食塊が咽頭を下行する．

⑤ **喉頭**の挙上により食道入口が開き（**輪状咽頭筋**の弛緩），食塊は食道に向かう．この際，喉頭の挙上が不十分だと食道が開かず，食塊が喉頭にあふれる（**誤嚥**）．

4）食道期（嚥下第3期：図4E，F）

食道の**蠕動運動**により，食塊が胃に送られる過程．**輪状咽頭筋**が収縮して食道入口を閉鎖し，食塊の逆流を防ぐ．食塊が食道に入ると舌筋や口蓋筋の収縮はおさまり，舌骨や喉頭および喉頭蓋は安静時の状態に戻る．また，**鼻咽頭**や**声門**も開放されて呼吸が再開する．

3 嚥下障害の原因と症状（図5）

嚥下障害は**脳血管障害**によって起こるものが多い．とくに，**橋**には摂食にかかわる**三叉神経**や**顔面神経**，**延髄**には嚥下に関与する**迷走神経**や**舌下神経**の神経核が位置するため，障害（**球麻痺**）によりさまざ

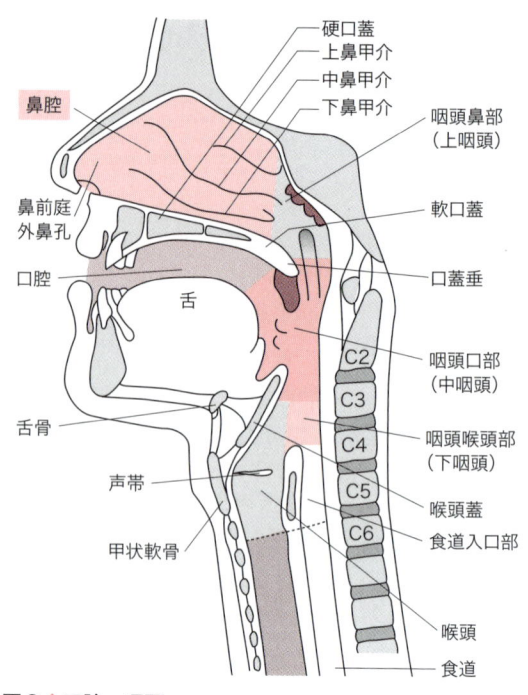

図3 ◆ 口腔〜咽頭

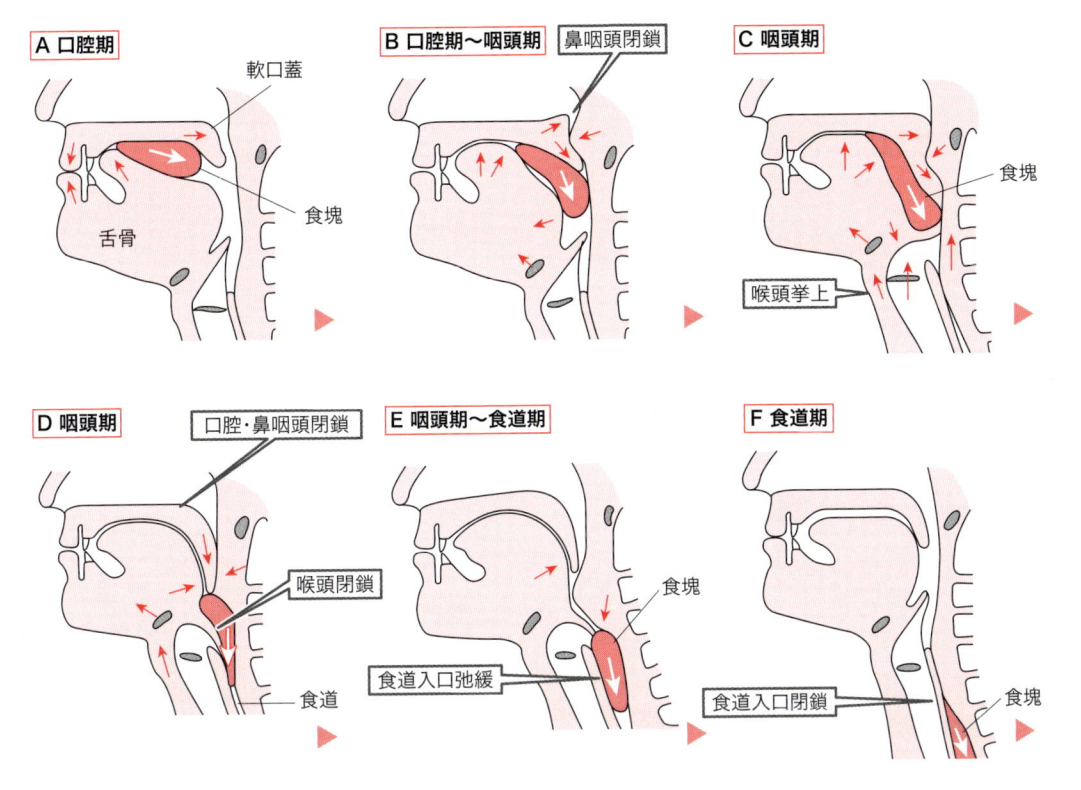

A 口腔期	B 口腔期〜咽頭期	C 咽頭期
軟口蓋／食塊／舌骨	鼻咽頭閉鎖	食塊／喉頭挙上

D 咽頭期	E 咽頭期〜食道期	F 食道期
口腔・鼻咽頭閉鎖／喉頭閉鎖／食道	食塊／食道入口弛緩	食道入口閉鎖／食塊

図4 ◆ 嚥下の各相

嚥下の各段階には，顔面神経（顔面筋），三叉神経（咀嚼筋），舌下神経（舌筋），迷走神経（口蓋〜咽頭筋）などが連続的に働く．

な嚥下障害を生じる．また，これらの神経核に向かう伝導路や神経核から出る末梢神経の障害でも咀嚼・嚥下障害が生じる．

1）三叉神経・顔面神経の障害

咀嚼筋（三叉神経支配）や**顔面筋**（顔面神経支配）の麻痺により，咀嚼や食塊の口腔内保持が妨げられ，口からこぼれ出る．

2）迷走神経の障害

軟口蓋（口蓋筋），咽頭筋，喉頭筋は主に迷走神経に支配される．このため，障害されると，軟口蓋麻痺による食塊の**逆流**や，咽頭筋・喉頭筋麻痺による**誤嚥**などが起こる．

3）舌下神経の障害

舌下神経じたいの障害は**舌麻痺**を生じるが，同時に**咀嚼筋**（三叉神経）や**軟口蓋**（迷走神経）との協調が損なわれて**嚥下障害**を起こす．すなわち，嚥下は多数の神経や筋が関わる協調運動である．

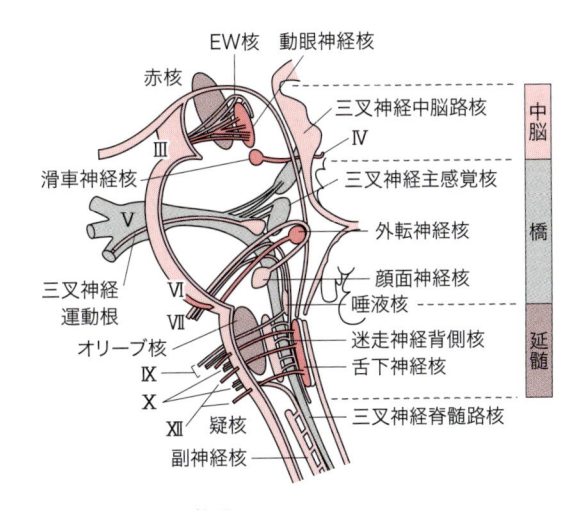

図5 ◆ 脳神経核の位置

中脳レベルにはⅢ，Ⅳ，橋レベルにはⅢ〜Ⅶ脳神経核が位置しているため，橋や延髄の障害で嚥下や構音の異常が出現する．

(M.B. Carpenter: "Core Text of Neuroanatomy 2nd ed"., The Williams & Wilkins Company, 1978を参考に作製)

第7章 頭頚部の局所解剖

4 縊死・絞殺から探る頚部血管

Keyword

【臨床トピック】索状痕・窒息・縊死・絞死（殺）・扼殺

【解剖関連用語】咽頭・喉頭・総頚動脈・内－外頚動脈・椎骨動脈・頚動脈洞

▶ 縊死と絞死（殺）と扼殺（図1）

推理物のテレビドラマなどで，首吊り自殺に見せかけた殺人事件が扱われることがある．一見，自殺と思われる首にヒモの痕（**索状痕**）のある死体が，実は何者かに首を締められた他殺体だったという筋である．同じように見える頚部圧迫死体で，**暗赤色流動血・内臓うっ血・粘膜漿膜下溢血点**などの共通した特徴（**窒息の三大徴候**）がみられる場合でも，法医学的観察によって**縊死・絞死（殺）・扼殺**が区別されることは多い．

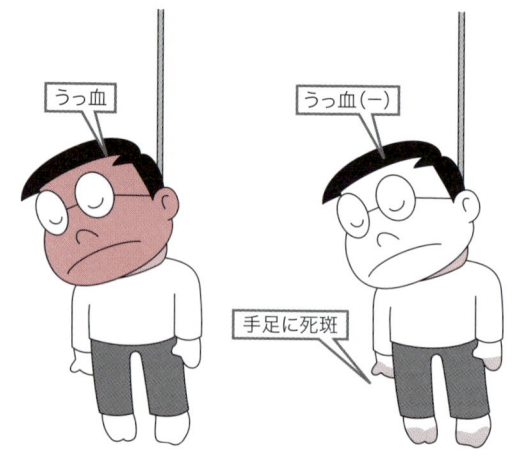

図1 ◆ 事件性の有無
首吊り（縊死）のようでも他殺の場合もある．顔面のうっ血は縊死か否かを判定する証拠の1つとなる．

1 うっ血と死斑（図2, 3）

1）うっ血

循環障害によって起こる局所の血流停滞は，充血とうっ血に大別される．**充血**とは局所の動脈血の流入が増加した状態で，鮮紅色を呈する．これに対し，**うっ血**とは局所の静脈血の流出が減少した状態で，暗赤色～暗青色を呈する．縊死や絞死における頭部うっ血の出現は，頭部からの静脈血流出の障害によって左右される．

2）死斑

心停止によって血液循環が止まり，血管内の血液が重力に従って体の低部に移動する死体現象を**血液就下**といい，その色調が体表面から認められるものを**死斑**という．通常，死後2〜15時間で顕著となる．ただし，死後5〜6時間以内に体位が変換され

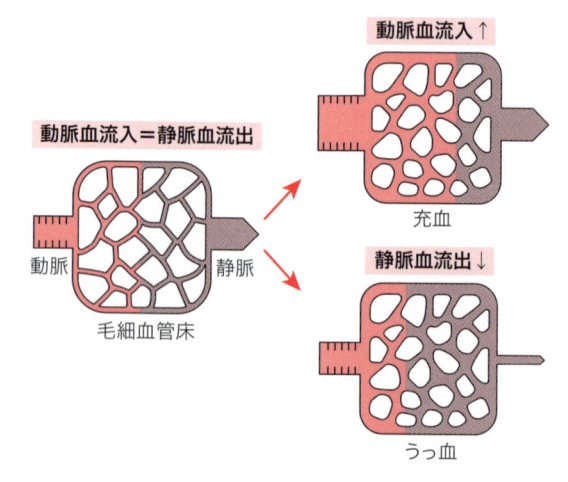

図2 ◆ うっ血と充血
うっ血は静脈血のうっ滞，充血は動脈血の停滞を意味する．

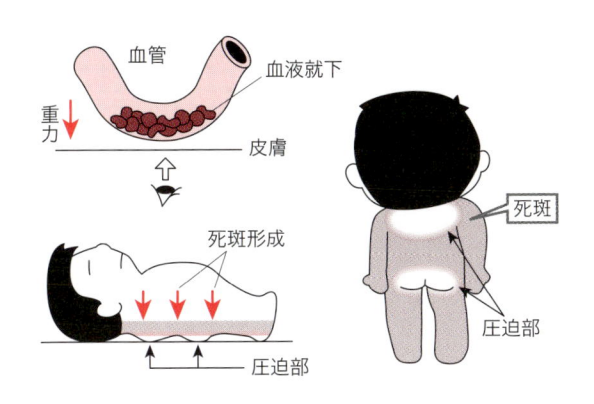

図3◆死斑

死後の一定時間，仰臥位のまま移動せずに放置されると背部に死斑が現れる．ただし，肩甲骨や殿部など，自体重で圧迫される部位には発現しない．

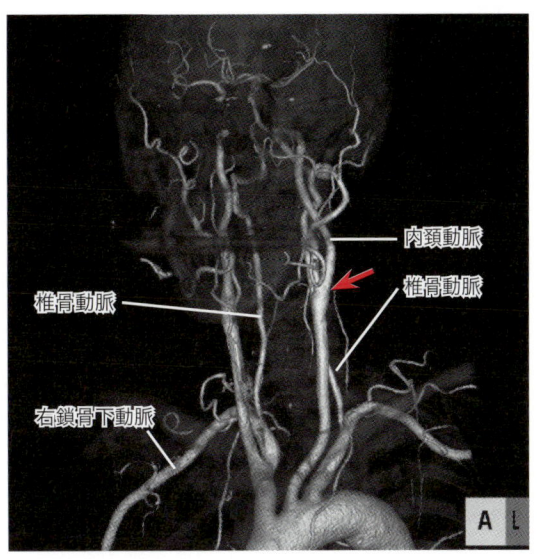

図4◆頸部動脈の3DCTA

3DCTAによって頸部の動脈（総頸動脈・内外頸動脈・椎骨動脈）が確認される．頸動脈洞は内頸動脈基部（←）に認められる．
［巻頭Color Atlas I参照］

ると発現していた死斑が退色し，新たに低位置となった部位に死斑が発現する．

2 頸部の血管 (図4, 5)

頸部には，**頸椎**の前に**咽頭**と喉頭があり，その両側を**総頸動脈**が走る．総頸動脈は内頸静脈・迷走神経とともに筒状の結合組織（**頸動脈鞘**）に包まれ，大部分は**胸鎖乳突筋**の深層に位置する．

総頸動脈は，舌骨〜甲状軟骨の高さ（第4頸椎の高さ）で，頭蓋腔外に血流を送る**外頸動脈**と，頭蓋腔内（脳）に分布する**内頸動脈**に分かれる．この部は下顎角の直下にあり，胸鎖乳突筋・肩甲舌骨筋・顎二腹筋で囲まれる**頸動脈三角**に一致する．

内頸動脈の基部には**頸動脈洞**とよばれる膨らみがある．頸動脈洞は血圧上昇を感知する**血圧受容器**で，**舌咽神経**と**迷走神経**を介して反射的に心拍減少や血圧低下を起こす（**頸動脈洞反射**）．

内頸動脈とは別に，頸椎の横突孔には後頭葉や脳幹・小脳に血流を送る**椎骨動脈**が走っている．脳幹には呼吸や循環を司る生命維持中枢があるため，椎骨動脈が閉塞すると死を招くことがある．

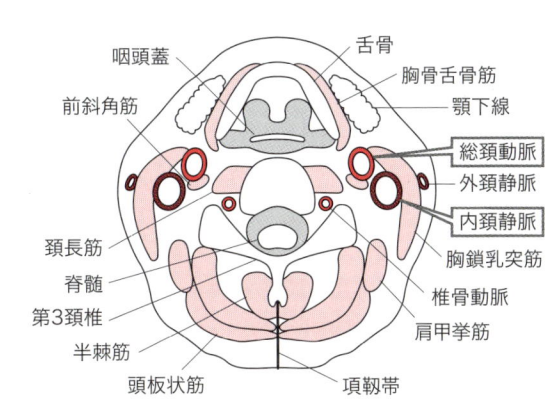

図5◆舌骨付近の頸部横断像

第3〜4頸椎レベルで喉頭と咽頭は喉頭蓋によって区分される．胸鎖乳突筋の前縁で総頸動脈の拍動を触れる．

一方，頸部には，脳の静脈血を心臓に送る**内頸静脈**と，顔面などからの血液が流れる**外頸静脈**，脊椎周辺の静脈である**椎骨静脈**がある．とくに，内頸静脈は太く，胸鎖乳突筋の深層で総頸動脈の外側を走る．

❸ 頚動脈洞反射（図6）

頚動脈を圧迫すると**徐脈**と**血圧低下**が起こる．**内頚動脈基部の頚動脈洞（血圧受容器）が刺激されて**起こる圧受容器反射の1つで，圧迫による血圧上昇を頚動脈洞が感知し，舌咽神経（Ⅸ）→延髄孤束核→迷走神経背側核→迷走神経（Ⅹ）の経路で起こる．反射は迷走神経を介して心臓の**洞房結節**や**房室結節**などに伝えられ，房室伝導抑制や心拍減少（**徐脈**），**血圧低下**を生じる．

この反射は，**上室性頻拍**を抑える迷走神経刺激法として利用される（**頚動脈マッサージ**）が，過剰になると急激な血圧低下や脳幹への血流減少から意識喪失（**頚動脈洞性失神**）に陥ることがある．柔道の絞め技で「落ちる」のもこれによる失神であり，絞死などでは頚動脈洞反射によるショックで心停止を起こすことがある．

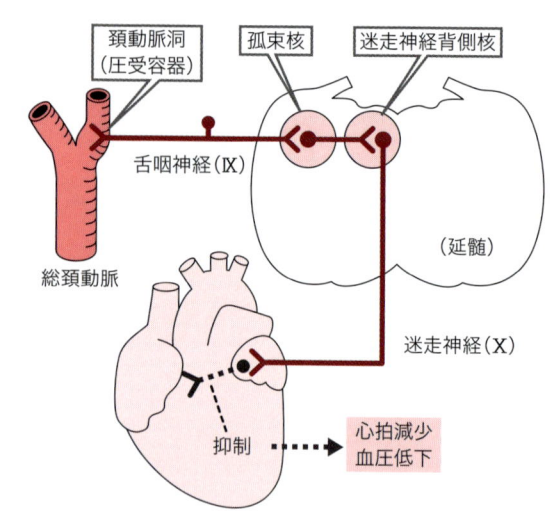

図6◆頚動脈洞反射

頚動脈洞は血管壁の伸展によって血圧を感受する圧受容器であり，刺激は舌咽神経と迷走神経を介して心拍出の抑制に働く．

❹ 縊死について（図7）

縊死とは「頚部に索状物をかけ，自体重による圧迫によってもたらされる死」を指し，例として首吊りがある．首吊りの死因には，①**気道の閉塞**，②**頚部血管の圧迫**，③**頚部神経の圧迫・牽引**，④**頚髄離断**があるが，ほとんどは気道の閉塞と頚部血管の圧迫である．

1）気道の閉塞

首吊りの場合，舌根が咽頭後壁に押しつけられて気道が閉塞し，**外窒息**（外呼吸の停止）によって死に至ることが多い．気道閉鎖によって肺呼吸が妨げられ，酸素欠乏に陥ることで心停止が起こる．

2）頚部血管の血流遮断

首吊りで頚部に急激な力が加わると，頚部の動・静脈は瞬間的に遮断，脳の酸素供給低下による**内窒息**が生じ，縊死に至る．通常，縊死は定型的縊死と非定型的縊死に区分される．

足が地面から離れた典型的な状態での縊死をとくに**定型的縊死**という．両側の**内・外頚動脈**および**椎骨動脈**（**頚椎脱臼**などによる）の閉塞で脳血流が遮断されるため，顔面は蒼白となり，**眼瞼結膜に溢血点**は認められない．これに対し，体の一部が壁や床（地面）に接した状態での縊死を**非定型縊死**という．

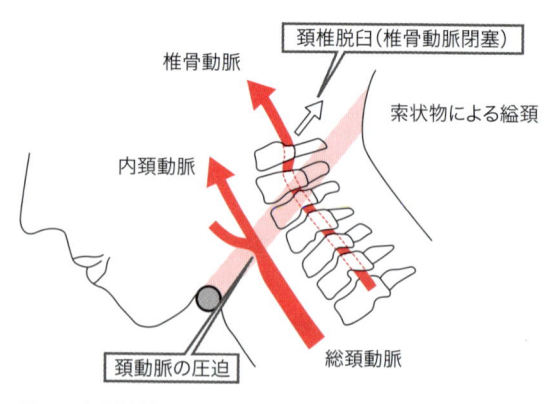

図7◆定型的縊死

定型的縊死では，前頚部正中（舌骨と甲状軟骨の間）から耳介後方に向かう索溝がみられる．吊された状態で長時間経過した場合，死斑は手の指先や足先に出現する．

静脈は閉塞されるが，両側の**椎骨動脈**が完全に閉塞されることはないため，**顔面のうっ血**や**溢血点**を認めることが多い．一般に，これらの徴候は左右非対称性にみられる．なお，首吊り状態で長時間経過した場合，死斑は手足の先端部に生じる．

5 絞死（殺）と扼殺 (図8)

　絞死とは「頸部に索状物を巻き，腕力等で締めて死に至ったもの」をいい，他殺の場合は**絞殺**ともよばれる．一方，**扼殺**とは「手で首を締めて死に至ったもの」であり，ふつう自ら行うのは不可能なので，扼死ではなく扼殺とよばれることが多い．

　縊死と同様，絞死（殺）や扼殺においても，気道閉塞・頸部血管圧迫・頸部神経圧迫が死因となるが，縊死と比べて加重が少ないため，ふつう**頸髄離断**は生じない．特に扼殺は「手で行われる」ため，喉頭〜気管に前方からの圧迫がみられる．また，加わる力が弱いため，表層の静脈は圧閉されるが動脈は閉塞しないことが多い．この結果，脳への血流低下がないまま静脈還流が妨げられ，顔面に**うっ血**が生じる．

頸部血管の閉塞・損傷
- 頸静脈：2kg
- 頸動脈：3.5〜7kg
- 椎骨動脈：13〜16.6kg

の力が加わると起こる

首吊りの際の体重のかかり方（%）
- 完全離地：100%
- 足が着地：80%
- 膝が着地：20%

縊死（定型的）
- 内頸動脈
- 総頸静脈 ｝とも閉塞
- 椎骨動脈
- ➡ 顔面うっ血：なし

絞死
- 総頸静脈 ｝は閉塞
- 内頸動脈
- 椎骨動脈は閉塞しない
- ➡ 顔面うっ血：あり

扼死
- 総頸静脈は閉塞
- 内頸動脈は不完全閉塞
- ➡ 顔面うっ血：強い

図8 ◆ 頸部血管の閉塞・損傷と縊死・絞死・扼死
定型的縊死では頸静脈・頸動脈・椎骨動脈とも閉塞するが，絞死では頸静脈と頸動脈，扼死では頸静脈のみ閉塞することが多い．このため絞死や扼死では顔面うっ血に相違が生じる．

第7章 頭頸部の局所解剖

5 声帯麻痺から探る**喉頭の神経**

Keyword

【臨床トピック】声帯麻痺●反回神経麻痺●頚静脈孔症候群
【解剖関連用語】喉頭●内喉頭筋●声門閉鎖筋●声門開大筋●声門緊張筋●声帯●喉頭原音●迷走神経●下喉頭神経（反回神経）

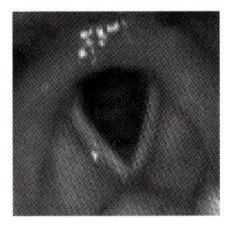

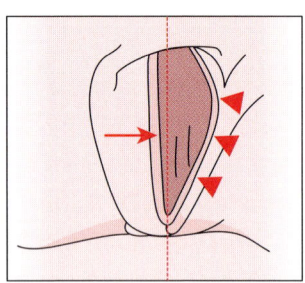

図1◆声帯の喉頭鏡像，反回神経の障害による右声帯麻痺
発声時に左声帯（→）は正中に向かって閉じる動きを示すが，右声帯（▶）は動かない．
[巻頭 Color Atlas J 参照]
（写真はおがた耳鼻咽頭科クリニック 小形哲也先生のご厚意による）

▶ 声帯麻痺とは（図1）

　声帯の運動障害で，声が出なくなったりかすれ声（嗄声）または呼吸困難（声門の開放障害）を生じたものを**声帯麻痺**という．声帯を支配する**下喉頭神経**は，**迷走神経（Ⅹ脳神経）**由来の**反回神経**の終枝であるため，声帯麻痺があればまず迷走神経の障害が疑われる．

　声帯麻痺は，迷走神経がどこで障害されても起こり得る．原因は腫瘍・循環障害・ウィルス感染などさまざまだが，神経炎・原因不明・頚部手術が多い．なお，胸部の迷走神経が**肺がん**や**食道がん**で障害されることもあり，嗄声＝喉頭病変という断定は危険である．

1 喉頭の構造（図2）

　喉頭は，舌根の直下（**喉頭蓋**）から第6頚椎レベル（**気管入口**）に至る長さ5cmほどの空間で，6種9個の**喉頭軟骨**からなる骨格をもち，各軟骨は6種類の**内喉頭筋**や靱帯・膜などで連結されている．喉頭軟骨は骨格によって気道の空間を確保するとともに，内喉頭筋が軟骨を動かすことで声帯が発する音声の調節にもかかわる．

　声帯は，喉頭の中間部で外側からせり出し（**声帯**

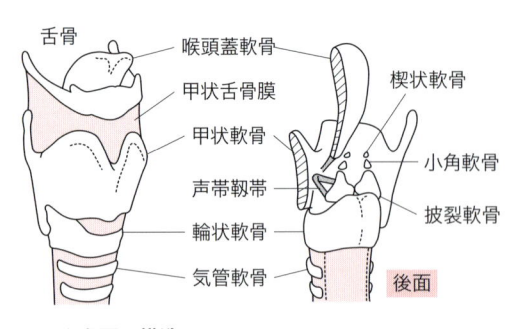

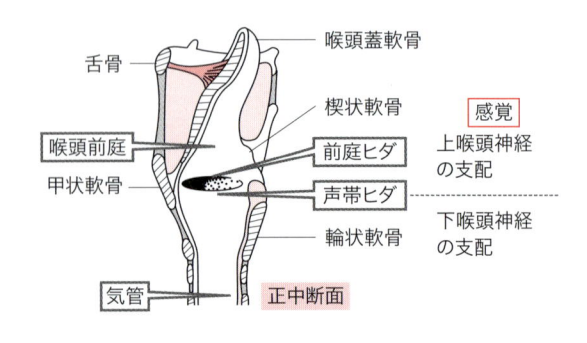

図2◆喉頭の構造
喉頭は6種9個の軟骨を骨格とし，これを連結する喉頭筋が形成にあずかる．喉頭筋は迷走神経の枝に支配される．

ヒダ），その間に**声門裂**を形成する．ここは発声の主体をなす領域で，声帯ヒダと声門裂を合わせて**声門**という．なお，**喉頭腔**は声門によって上方の**喉頭前庭**と下方の**声門下腔**に分けられるが，感覚を支配する神経もほぼこの高さで分かれる〔③喉頭の支配神経参照〕．

2 発声と内喉頭筋のはたらき（図3, 4）

発声は，呼気を閉じた声門に通し左右の**声帯**を振動させることで起こる．これを**喉頭原音**といい，通常発声時の振動数は，男性で100〜150Hz，女性で200〜300Hzといわれる．この原音は咽頭・口腔・鼻腔で共鳴され，舌や口蓋および口唇の動きによる修飾が加わることで種々の**発音**に変わる．

発声の際には，**内喉頭筋**が声帯の運動に関与する．内喉頭筋には以下の6種類があり，声帯の位置や緊張を調整することで声を変化させる．

① **声帯筋（甲状披裂筋；内筋）**：声帯を弛緩させて低音を出す．
② **輪状甲状筋（前筋）**：甲状軟骨を前下方に引いて声帯を緊張させ，高音を出す．
③ **後輪状披裂筋（後筋）**：声帯を緊張させて声門を開く．声門を開く唯一の筋であるため，両側麻痺により呼吸困難を起こす．
④ **外側輪状披裂筋（側筋）**：声帯を弛緩させて声門を閉じる．
⑤ **横−斜披裂筋（横筋）**：声帯を弛緩させて声門を閉じる．
⑥ **披裂喉頭蓋筋**：喉頭口の開閉に働く．

これらのうち，①④⑤を**声門閉鎖筋**というのに対し，②を**声門緊張筋**，③を**声門開大筋**という．いずれの筋も**反回神経**（迷走神経の枝）に支配される．

3 喉頭の支配神経（図5）

喉頭は**迷走神経（X脳神経）**の枝によって支配される．すなわち，喉頭に分布する**上喉頭神経（内枝・外枝）**および**下喉頭神経（←反回神経）**はいずれも迷走神経の枝である．すなわち，喉頭の感覚に

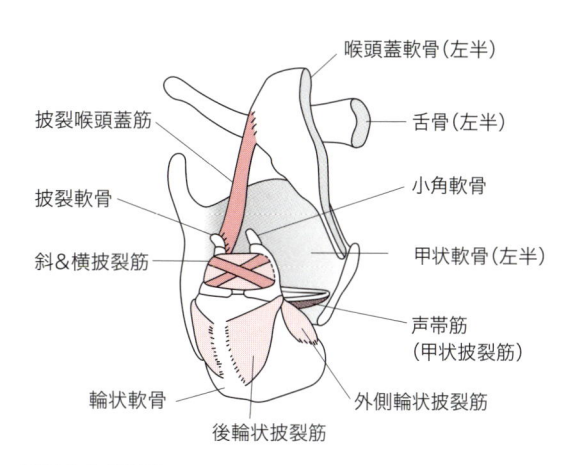

図3 ◆ 内喉頭筋
内喉頭筋には，甲状披裂筋・輪状甲状筋・後輪状披裂筋・外側輪状披裂筋・横＆斜披裂筋・披裂喉頭蓋筋の6種がある．

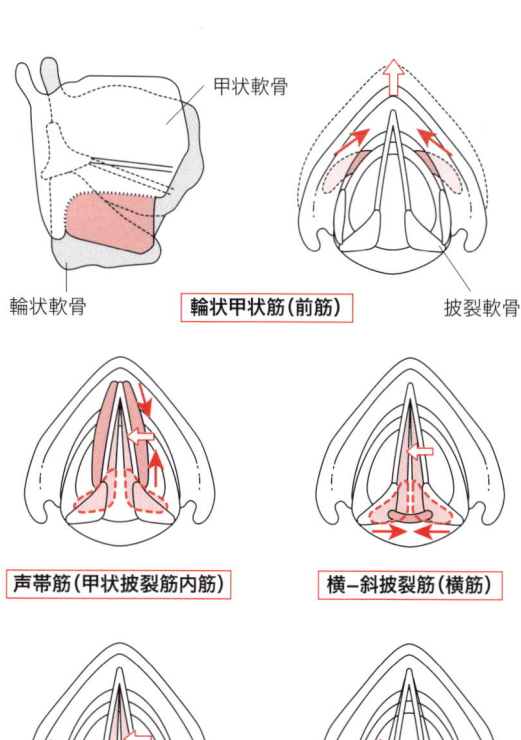

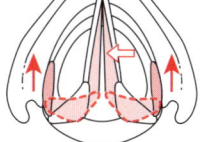

図4 ◆ 内喉頭筋の作用
声帯の運動に直接関与する筋を内喉頭筋といい，反回神経の終枝である下喉頭神経に支配される．各筋の収縮（⬅）と声帯や軟骨の運動（⇦）を示す．

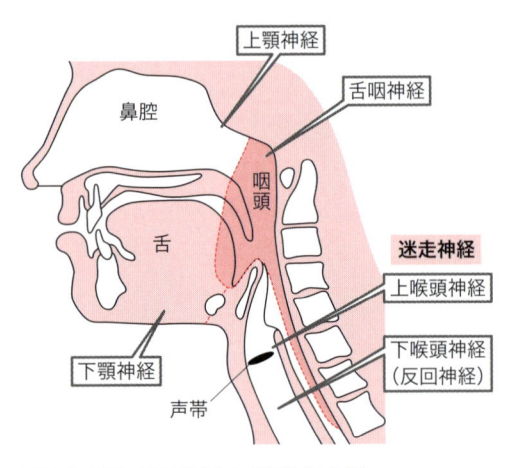

図5◆咽頭・喉頭領域の感覚神経支配

咽頭の感覚が主に舌咽神経支配であるのに対し，喉頭の感覚は迷走神経に支配される．声門より上は上喉頭神経内枝，声門より下は下喉頭神経（反回神経）支配である．

図6◆頸静脈孔

頸静脈孔には内頸静脈とともにIX，X，XI脳神経が通る．その配置にはいくつかのタイプがある．図中の数字（％）は各タイプの出現頻度を表す．

ついては，**声門**より上は上喉頭神経の内枝，声門より下は下喉頭神経（感覚線維）によって支配される．また，喉頭筋の支配については，**輪状甲状筋**（上喉頭神経外枝）を除いて下喉頭神経に支配される．

4 迷走神経の走向と障害（図6,7）

1）頸静脈孔症候群（Vernet症候群）

迷走神経は**延髄**から起こる脳神経で，延髄を出た後，**舌咽神経（IX脳神経）**および**副神経（XI脳神経）**と一緒に**頸静脈孔**を通って頭蓋腔外に出る．このため，頸静脈孔付近に病変が生じるとIX～XI脳神経の一部あるいはすべてが同時に障害され，嗄声に加えて嚥下障害などの症状を併発する（**頸静脈孔症候群**）．また，頸静脈孔のすぐ内側には舌下神経管があり，**舌下神経（XII脳神経）**が通る．このため，頸静脈症候群に舌下神経麻痺が加わることも多い．

2）頸部～胸部の迷走神経

頸静脈孔を出た迷走神経は**内頸静脈**と**総頸動脈**の間を下行し，胸腔内に入る．その後，肺門の後から**食道**に沿って走り，横隔膜の食道裂孔を通って腹腔内に入る．

声帯を支配する**反回神経**は，**迷走神経**から分かれて上向きにUターンすることに由来する（反回神経は喉頭に進入した時点で**下喉頭神経**となる）．反回

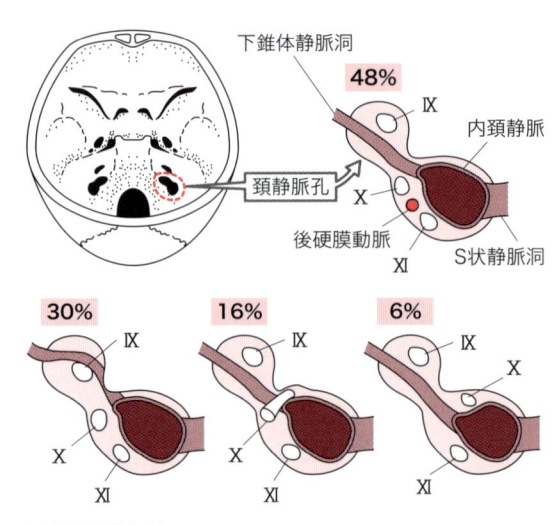

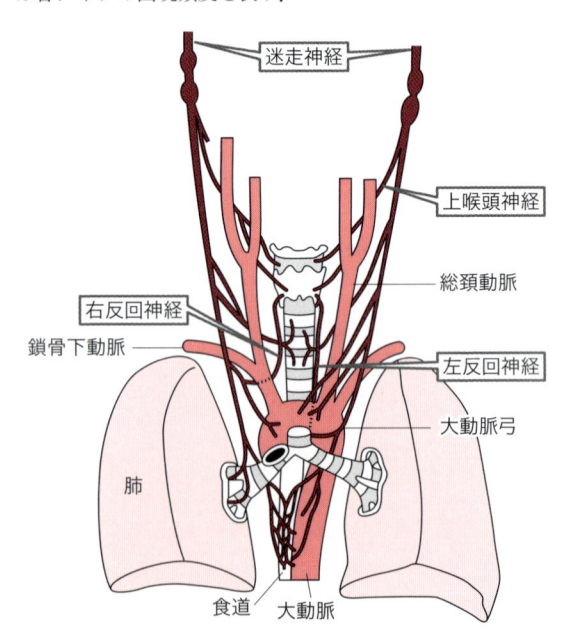

図7◆迷走神経の走行

喉頭は迷走神経の枝である上および下喉頭神経（反回神経）に支配される．とくに声帯は下喉頭神経に支配されるため，その走向中に障害が生じると発声が損なわれる．

神経は左右で反回位置が異なる（右：鎖骨下動脈，左：大動脈弓）ため，胸部での走向距離の長い左の方が肺がんや食道がんに侵されやすい．なお，反回神経は左右とも甲状腺の裏側を通るため，甲状腺手術に際して損傷されやすく，注意が必要である．

第7章　頭頸部の局所解剖

6　腫瘍から探る唾液腺

Keyword

【臨床トピック】唾液腺腫瘍・多形性腺腫（混合腫瘍）・Warthin腫瘍（腺リンパ腫）・粘表皮癌・Frey症候群

【解剖関連用語】大唾液腺・耳下腺・顎下腺・舌下腺・顔面神経・耳介側頭神経・Stensen管・Wharton管・Bartholin管・Rivinus管

▶ 唾液腺腫瘍とは（表1）

唾液腺に発生する腫瘍で，頭頸部腫瘍の2〜4％を占める．耳下腺に多く（50％以上；60〜80％），次いで小唾液腺（口唇腺・舌腺など），顎下腺，舌下腺の順とされる．大部分は良性腫瘍だが，良性・悪性の比率は唾液腺により異なる．耳下腺では良性腫瘍が多く，小唾液腺では半々，舌下腺では大半が悪性腫瘍とされるが，悪性腫瘍も腫瘍発生数の多い耳下腺で多い．組織型では導管系上皮細胞と間質細胞からなる多形性腺腫，次いで嚢胞形成を伴う上皮性のWarthin腫瘍が多い．

表1 ◆ 唾液腺腫瘍の分類と発生頻度

唾液腺腫瘍では，良性・悪性腫瘍とも耳下腺に多く，次いで小唾液腺腫瘍が多い．

【組織型別発生頻度】

腫瘍		発生頻度（％）
上皮性腫瘍（大部分）		
良性型	多形性腺腫	（75）
	Warthin腫瘍	（5）
	その他の腺腫	（<0.5）
悪性型	粘表皮癌	（5）
	腺様嚢胞癌	（5）
	その他の腺癌	（8）
非上皮性腫瘍（稀）		

【良性・悪性腫瘍の発生比率】

腺別発生頻度（％）		良性／悪性の比率
耳下腺	＞50	80／20
顎下腺	＞10	50〜60／40〜50
舌下腺	＜1	不明
小唾液腺	＜40	60／40

（小唾液腺では口蓋腺が最も多い）

1　大唾液腺（図1）

唾液の外分泌腺を唾液腺といい，腺体が口腔から離れた独立器官をなす大唾液腺（耳下腺・顎下腺・舌下腺）と，口腔粘膜直下にみられる小唾液腺（口唇腺・舌腺・頰腺など）に大別される．大唾液腺はいずれも長い導管をもち，耳下腺管は口腔前庭（歯列弓の外方）に，顎下腺管と舌下腺管は固有口腔（歯列弓の内方）に開く．

唾液分泌は自律神経支配で，副交感神経は漿液性の唾液分泌に，交感神経はタンパク成分に富む粘稠な唾液分泌に働く（唾液分泌量は減少する）．興奮状態で口の中が粘つくのは交感神経刺激のためである．

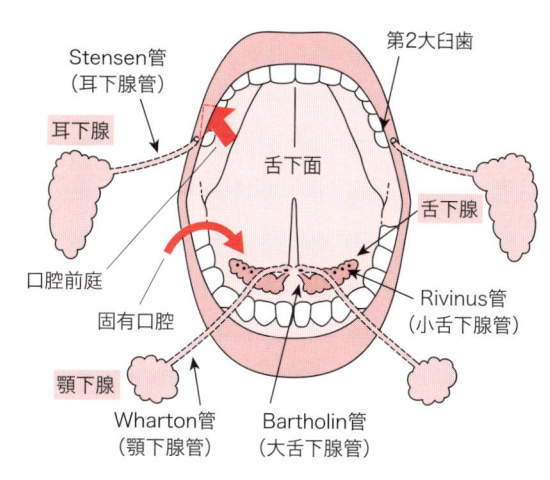

図1 ◆ 大唾液腺

大唾液腺は口腔外に位置する長い導管をもつ唾液腺で，耳下腺・顎下腺・舌下腺からなるため三大口腔腺ともよばれる．

2 大唾液腺の解剖（図2〜4）

1）耳下腺

耳介の下方で下顎骨の外側に位置する20gほどの大唾液腺で，おたふく風邪（**流行性耳下腺炎**）で腫れることで知られる．耳下腺は，腺内部を走る**顔面神経**の**耳下腺神経叢**により**深葉**と**浅葉**に区分される．このため，耳下腺の悪性腫瘍では，耳下腺神経叢障害による表情筋麻痺を生じる．

耳下腺は漿液細胞からなる純漿液腺で，導管（**耳下腺管；Stensen管**）は咬筋の表面を横切ったのち頬筋を貫き，上顎第2大臼歯に相対する頬粘膜（**耳下腺乳頭**）に開く．この部は胎生期の**口窩**（外皮の陥凹）由来の領域で，耳下腺も**外胚葉起源**である．耳下腺の分泌は**舌咽神経（Ⅸ）**の副交感線維（下唾液核→鼓室神経→**耳神経節**→耳介側頭神経→耳下腺）に支配される．

2）顎下腺

顎下腺は，下顎骨と顎二腹筋が囲む**顎下三角**に位置する．重さは5〜8gで，**顎舌骨筋**の後縁を挟む形を示し，上部（舌後縁外側の口腔底に位置）と下部（顎舌骨筋の下面外側に位置）からなる．分泌神経として**顔面神経（Ⅶ）**の副交感神経線維（上唾液核→鼓索神経→**顎下神経節**→顎下腺）や交感神経が分布するほか，下部の表面を顔面神経の下顎縁枝が走るため，悪性腫瘍で顔面神経麻痺を生じることもある．

腺房は漿液細胞と粘液細胞を含む（混合腺）が，大部分は漿液細胞からなる．導管（**顎下腺管：Wharton管**）は唾液腺中で最も長く，舌神経や舌深動静脈を乗り越えて前方に進み，**舌下小丘**に開口する．

3）舌下腺

舌体外側縁〜口腔底移行部の粘膜下に位置し，生体では3cmほどの細長い隆起（**舌下ヒダ**）として認められる．腺体は前方の主部と複数の小部（**小舌下腺**）からなり，主部の導管（**大舌下腺管；Bartholin管**）は舌下小丘に，小舌下腺の導管は**小舌下腺管（Rivinus管）**となって舌下ヒダに開口する．主に粘液細胞からなる混合腺で，漿液細胞は漿

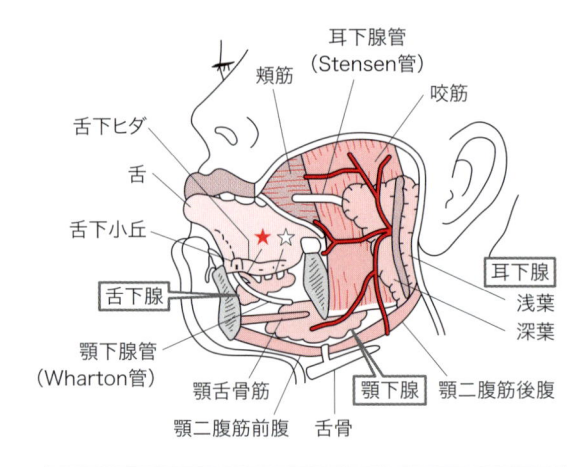

★ 大舌下腺管（Bartholin管） ☆ 小舌下腺管（Rivinus管）

図2◆大唾液腺

大唾液腺の導管は人名用語でも呼称され，Stensen管，Wharton管，Bartholin管，Rivinus管とよばれる．

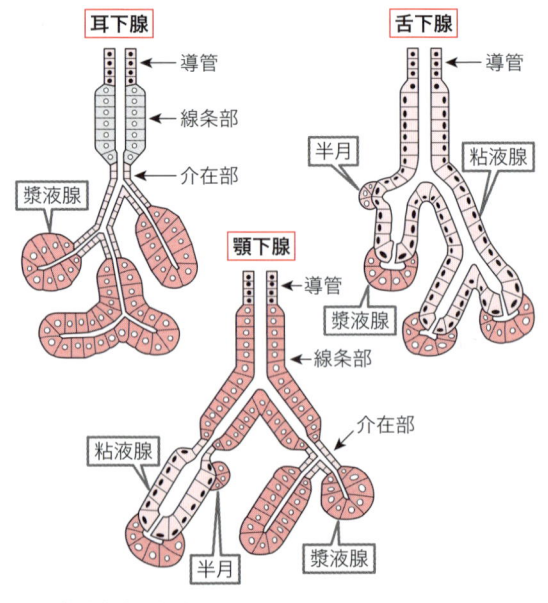

図3◆唾液腺の組織

純漿液腺である耳下腺に対し，顎下腺は漿液腺細胞優位，舌下腺は粘液腺優位の混合腺で，混合腺の特徴である（漿液性）半月をもつ．

液性半月を形成することが多い．分泌神経は交感神経と**顔面神経（Ⅶ）**の副交感神経線維（**顎下神経節**経由）である．

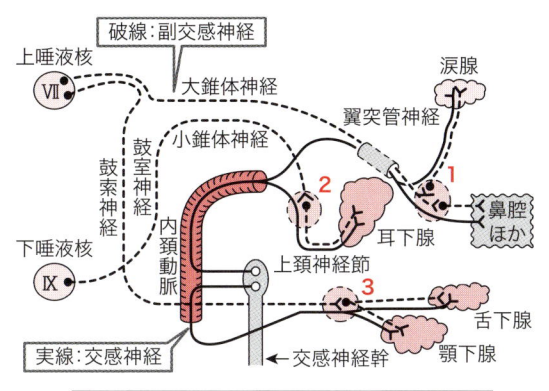

図4 ◆ 唾液腺の神経支配

唾液腺分泌において，舌下腺と顎下腺は顔面神経（Ⅶ），耳下腺は舌咽神経（Ⅸ）の支配を受ける．

3 唾液腺腫瘍 （図5，6）

良性と悪性があり，良性腫瘍は経過観察または外科的切除の対象となるのに対し，悪性腫瘍では外科的切除に加えて抗がん剤や放射線治療が施行される．手術の後遺症で，**顔面神経麻痺**や**耳介側頭症候群（Frey症候群）**を生じることがある．

1）良性腫瘍（図5）

唾液腺腫瘍の80％は良性腫瘍で，その大半が耳下腺の**多形性腺腫（混合腫瘍）**である（**表1**）．30歳代に好発し，女性にやや多い．発育は緩慢で，腫瘍以外の症状はほとんどないがときに悪性化する．名称の通り，組織には種々の細胞が混在する．

次に多いのが**Warthin腫瘍**で，中年男性の耳下腺に好発する．境界明瞭な腫瘍で，組織学的には上皮細胞がつくる囊胞とリンパ組織からなる間質をもつため，**腺リンパ腫**ともよばれる．

2）悪性腫瘍（図6）

悪性腫瘍の3分の2は耳下腺に生じ，次いで顎下腺に多い．被膜を破って周囲に浸潤するため，良性腫瘍のような可動性はない．顔面神経や耳介側頭神経に浸潤すると麻痺や感覚障害が現れるが，初期には疼痛は少なく，むしろ耳下腺炎などで強い．

悪性腫瘍では**粘表皮癌**の頻度がもっとも高い．耳下腺（80％）に多く，30〜60歳に好発し，女性にやや多い．そのほか，腺房細胞癌や多形腺腫内癌（耳下腺多形腺腫の悪性化したもの）もみられる．

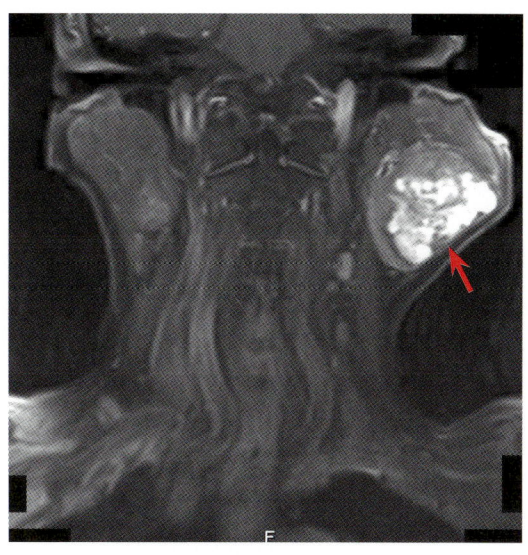

図5 ◆ Warthin腫瘍のMRI像

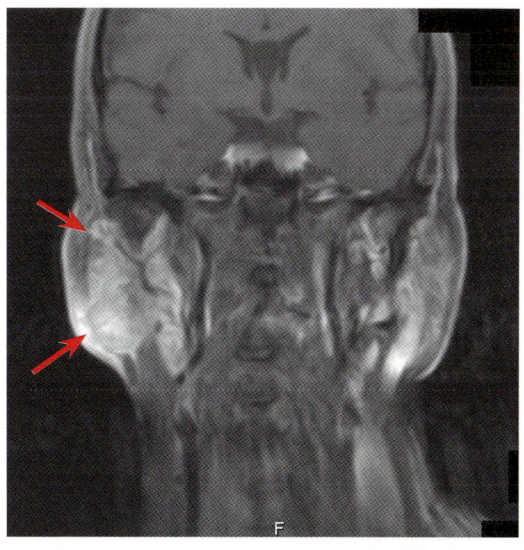

図6 ◆ 耳下腺がんのMRI像（MRI T1強調冠状断像）

右耳下腺浅葉に強く増強されたやや辺縁不整な腫瘤がある（→）．

4 Frey症候群（耳介側頭症候群）

耳下腺手術の後遺症として知られるが，外傷や炎症でも生じる．飲食時に耳前部の発汗・発赤・感覚過敏などを生じる．損傷された耳介側頭神経（←**下顎神経**）の回復時，これに含まれる副交感神経線維が耳前部皮膚からの感覚枝や汗腺への枝と誤って連絡することで起こるとされる．

第7章 頭頸部の局所解剖

7 頭蓋内出血から探る頭部血管

Keyword

【臨床トピック】硬膜外出血（血腫）・硬膜下出血（血腫）・クモ膜下出血・脳内出血・頭蓋内占拠病変

【解剖関連用語】内頸動脈・前・中・後大脳動脈・椎骨動脈・脳底動脈・硬膜静脈洞・架橋静脈・中硬膜動脈

▶ 頭蓋内出血とは（図1）

頭蓋腔内を走る血管の破綻で起こる出血を**頭蓋内出血**といい，出血部位により**硬膜外出血，硬膜下血，クモ膜下出血，脳内出血**などに分類される．出血が塊状を呈したものを血腫といい，**硬膜外血腫**や**硬膜下血腫**がある．原因の大半は**外傷**と**脳血管障害**（脳動脈瘤破裂など）であるが，出血傾向を示す疾患でも生じる．

閉鎖空間に近い頭蓋腔においては，血腫や出血巣は脳実質を圧迫する**頭蓋内占拠病変**（STL：space taking lesion）となるだけでなく，頭蓋内循環不全

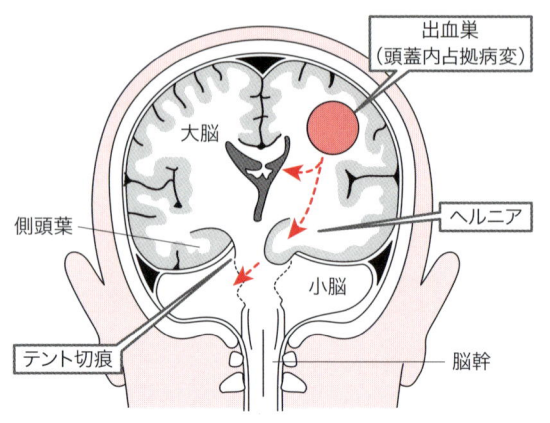

図1 ◆ 頭蓋内出血と頭蓋内圧亢進
頭蓋内出血は頭蓋内占拠病変となるため，頭蓋内圧亢進を引き起こし，放置すると脳ヘルニアによって死に至る危険がある．

によって脳実質に浮腫を生じる．このため，頭蓋内出血は**頭蓋内圧亢進**を引き起こし，意識障害を引き起こすほか，放置すると**脳ヘルニア**（脳が変形して本来の部位から脱出する現象）から死に至る．

1 頭蓋内に分布する動脈（図2）

脳は**内頸動脈**や**椎骨動脈**の枝に栄養される．内頸動脈は舌骨〜甲状軟骨上縁の高さで**総頸動脈**から分かれ，頸動脈管を通って頭蓋腔に入る．椎骨動脈は**鎖骨下動脈**の枝で，大後頭孔から頭蓋腔に入った後，延髄上縁付近で左右が合して**脳底動脈**となる．左右内頸動脈と脳底動脈は脳底部で輪状の連絡（**Willis動脈輪**）を形成する（8章p.238参照）．

脳に分布する動脈には，内頸動脈を経てWillis動脈輪から分かれる前および中大脳動脈と，脳底動脈から出て脳幹や小脳を栄養する**橋動脈，上小脳動脈，前・後下小脳動脈**や，後頭葉に分布する後大脳動脈などがある．これらの動脈は，いずれも**クモ膜**下腔を脳表面に沿って走るため，破綻すると**クモ膜下出血**を生じる．

2 脳の静脈と硬膜静脈洞（図3,4）

脳からの静脈血の大部分は，脳表面の静脈から**架橋静脈**を介して**硬膜静脈洞**に送られ，S状静脈洞から**内頸静脈**を経て心臓に還流する．このうち，架橋静脈は脳を離れる最初の静脈で，クモ膜下腔を横断して硬膜静脈洞に注ぐ．とくに脳上部の架橋静脈は脳を吊り下げる形で硬膜に連絡しており，緩みの少ない直線的走向をとるため，**脳震盪**などで脳が揺れると架橋静脈が牽引され，硬膜との連結部（硬膜下面）に負荷がかかることになる．**硬膜下出血**が架橋

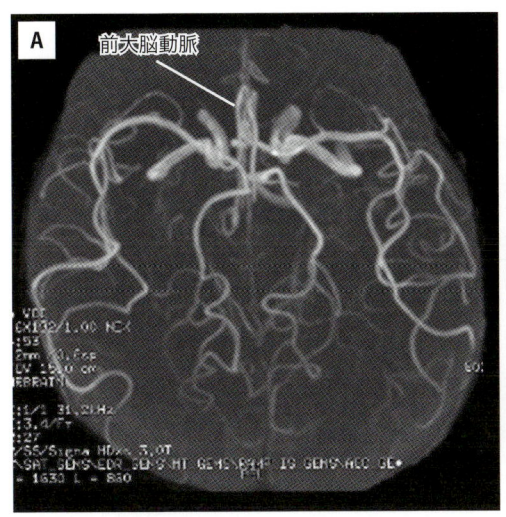

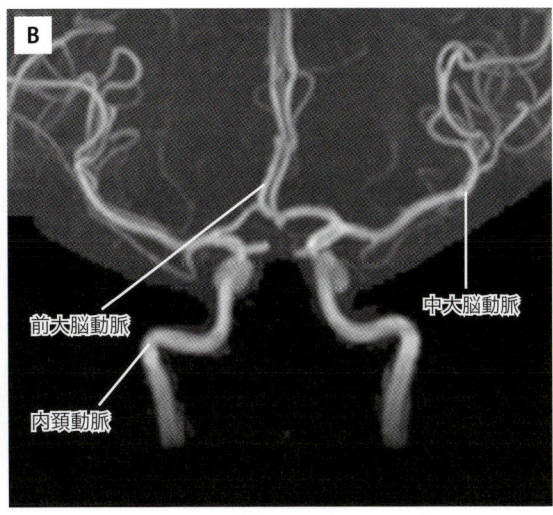

図2 ◆ 脳血管のMRA像

脳に分布する動脈は，内頸動脈系と椎骨動脈系とに大別される．A：頭尾方向，B：前後方向

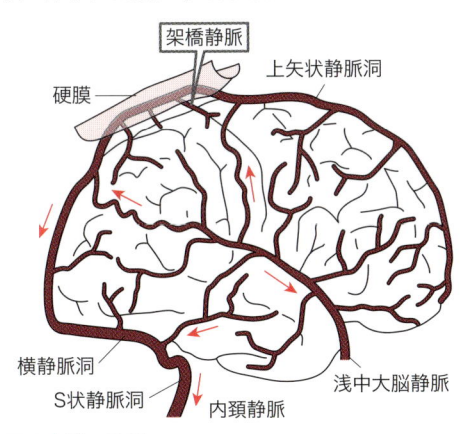

図3 ◆ 脳の静脈

脳の静脈血は架橋静脈からクモ膜下腔を横切って硬膜静脈洞に注ぐ．架橋静脈は硬膜に進入する部位で破綻しやすく，出血は硬膜下腔に起こる．

静脈の破綻で生じやすいのはこのためで，とくに高齢者では脳萎縮により架橋動脈のゆとりがなく，より破綻が生じやすい．

3 硬膜の動脈（図5）

硬膜には硬膜静脈洞のほかに前-中-後硬膜動脈が走る．これらの動脈は骨膜に相当する**硬膜外板（骨膜性硬膜）**を走り，頭蓋骨にも血流を送るが，最も広範囲に分布するのは**中硬膜動脈**である．このため，頭部叩打などで硬膜外面が損傷されると硬膜動脈が破綻して**硬膜外出血**を起こしやすい．

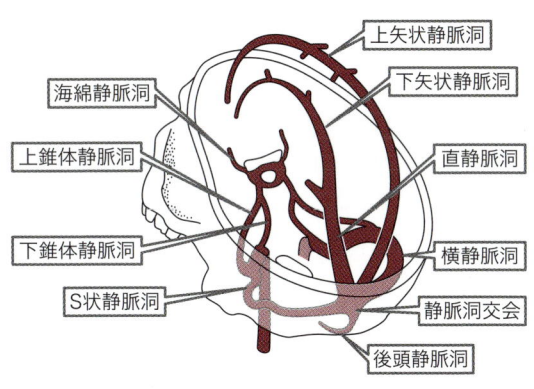

図4 ◆ 硬膜静脈洞

脳の静脈血の大部分はS状静脈洞から内頸静脈を経て心臓に還流する．

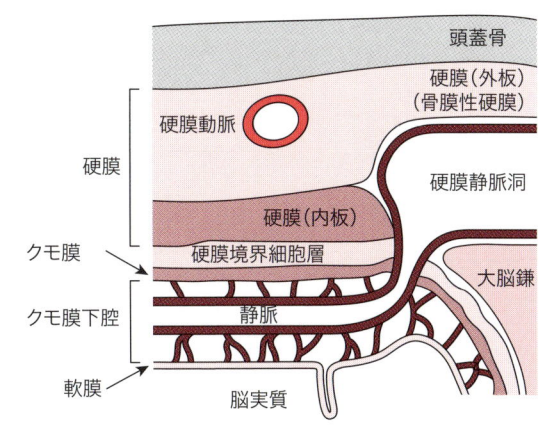

図5 ◆ 硬膜と血管の位置関係

硬膜動脈は硬膜外板を走る．このため外傷などにより硬膜が損傷を受けると，硬膜動脈からの出血は硬膜外板の頭蓋骨側（硬膜外腔）に広がる．

第7章　頭頸部の局所解剖　233

4 頭蓋内出血 (図6〜9)

1) 硬膜外出血（血腫）(図6)

硬膜と頭蓋骨の間に生じる出血で，凝固すると血腫となる．大半が外傷性（骨折など）で，硬膜外面の**中硬膜動脈**や**硬膜静脈洞**の破綻による．血管は**硬膜外板**に存在しており，骨折による出血は硬膜外に起こるためである．外傷による脳損傷がなければすぐに意識は回復する（**意識清明期**）が，血腫の増大による頭蓋内圧亢進で再び意識障害を生じる．CTでは両凸レンズ形の出血（血腫）が観察される．

2) 硬膜下出血（血腫）(図7)

硬膜とクモ膜の間に起こる出血で，外傷による脳挫傷部の動脈や**架橋静脈**の破綻によって生じる．短時間のうちにゼリー状に固まって脳を圧迫するタイ

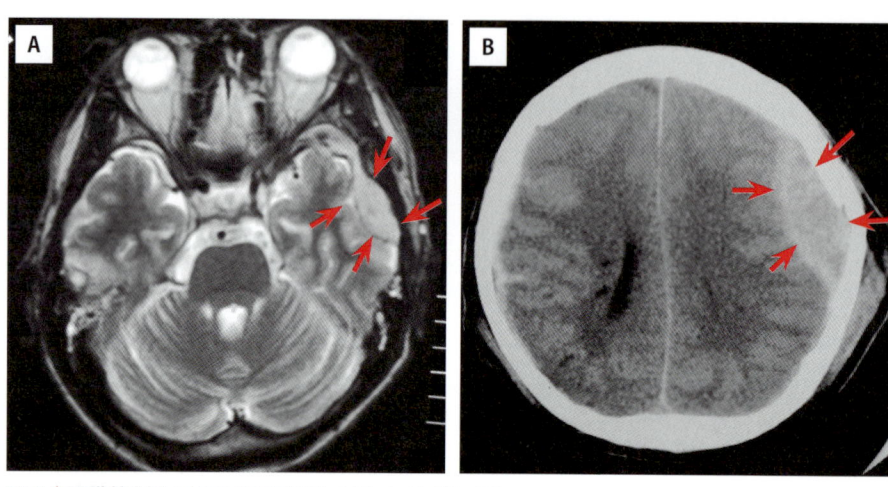

図6◆硬膜外血腫：MRI T2強調像（A）とCT像（B）
硬膜と骨との連結が強いため，出血巣は厚みを増す血腫を形成し，典型的な例では凸レンズ形を呈する．血腫はMRI（T2強調）では高信号（白っぽく映る），CTでは高濃度域（白っぽく映る）として認められる．

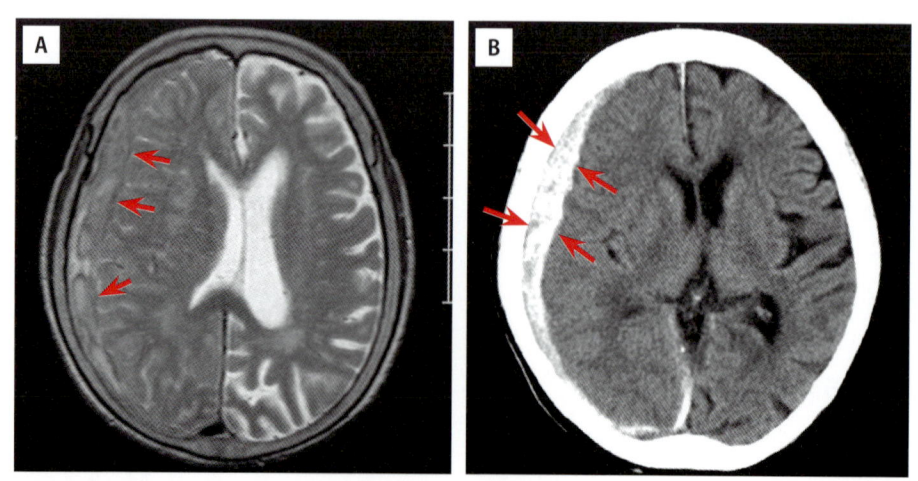

図7◆急性硬膜下血腫のMRI T2強調像（A）とCT像（B）
急性硬膜下血腫は，脳動脈や架橋動脈の破綻で生じた出血が急速に広がって起こる．このため脳挫傷を伴うことが多い．一方，慢性硬膜下血腫は軽度の頭部外傷で架橋静脈が破綻して生じることが多く，本人も外傷の既往を記憶していない場合もある．

プを**急性硬膜下血腫**といい，急激な出血では脳が圧迫されて生命にかかわることも多い．一方，外傷から3週間ほどの間に血腫が生じるタイプを**慢性硬膜下血腫**といい，血腫は被膜によって包まれ，典型的な例では医療画像上で三日月形を呈する．軽度の頭部衝撃による架橋静脈の破綻でも起こるため，本人が外傷を記憶していない例も多い．

3）クモ膜下出血（くも膜下出血）（図8）

クモ膜下腔に生じる出血で，その80％は**脳動脈瘤**の破裂による．脳動脈瘤じたいは無症状に経過するが，突然の破裂により急激な頭蓋内圧亢進が起こると激しい頭痛や嘔吐をきたす．また，脳動静脈奇形の破綻や外傷でも起こり，外傷では衝撃の対側に出血することも多い（**対側損傷**）．頭部叩打で脳は衝撃側に動くため，対側の脳〜硬膜間の血管が牽引・破綻するからである．

クモ膜下腔は髄液で満たされるため，出血は凝固せずに血性髄液となって拡がる．とくに内頚動脈の動脈瘤破裂ではトルコ鞍上部の**クモ膜下槽**に出血が拡がることで，CTでは第三脳室を囲むペンタゴン（ダビデの星）とよばれる特徴的な高吸収域がみられる（第8章-1, p.247参照）．

4）脳内出血（図9）

脳深部に分布する**穿通動脈**が破綻し，脳実質内に出血したものを**脳内出血**という．原因の大部分は高血圧性動脈硬化とされ，微小動脈瘤の破綻によって生じる．出血部位は脳深部に分布する細い動脈（レンズ核線条体動脈など）で，被殻（40％）や視床（30％）が多く，次いで橋，小脳などにみられる．

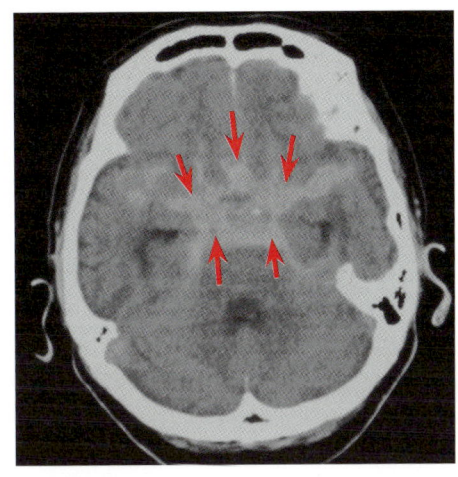

図8 ◆ クモ膜下出血のCT像

クモ膜下腔は髄液で満たされているため，血腫形成は起こらず，出血はクモ膜下腔中に広がる．脳底部ではクモ膜下槽に沿って広がるため，CT像などでは五角形（ペンタゴン）を示す．

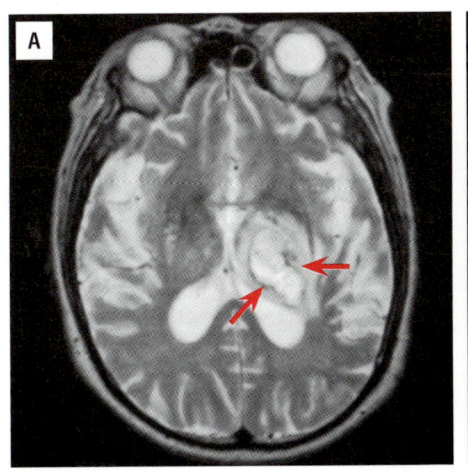

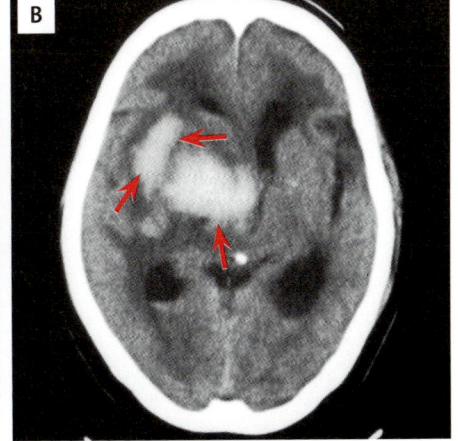

図9 ◆ 脳内出血：MRI T2強調像（A），CT像（B）

視床出血のMRI画像（A）と被殻出血のCT画像（B）を示す．脳動脈の穿通枝（中心枝）の破綻で起こる．

第8章

中枢神経系

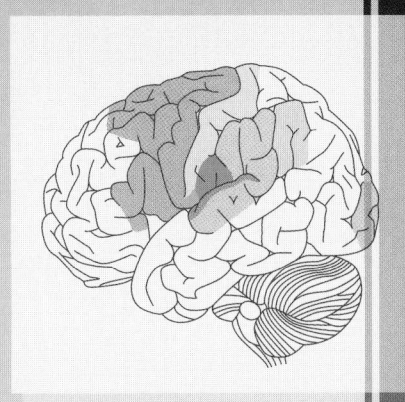

第8章 中枢神経系

中枢神経系の全体像

中枢神経とは（図1）

　中枢神経系は，感受した情報を認識・判断し，これに対する反応（運動）を決定・指令する場所である．構造的には，末梢の感覚器からの情報を伝える**求心性（感覚）ニューロン**と，末梢の効果器（運動器）に指令を送る**遠心性（運動）ニューロン**との連絡部からなり，感覚情報はこの連絡部を通過することで指令へと変換される．

　中枢神経系は，**脳**（上端の膨らみ）と**脊髄**（下方の円柱状部分）からなるが，それぞれ**頭蓋腔内**および**脊柱管**内に位置し，頭蓋底にある**大後頭孔**が両者の境界となっている．

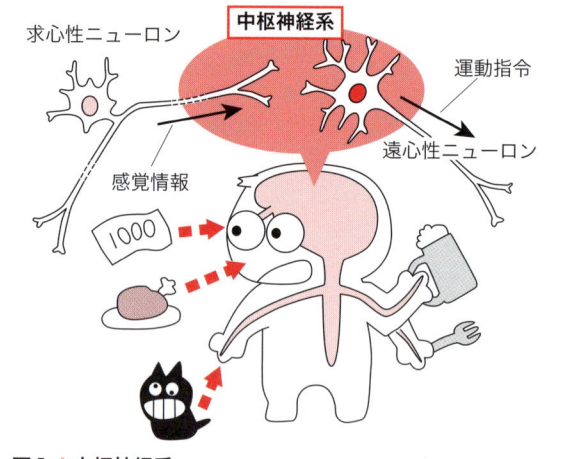

図1 ◆ 中枢神経系
中枢神経系とは求心性ニューロンと遠心性ニューロンの連絡部の集合であり，ここで感覚情報から運動指令への信号変換が行われる．

1　神経系の出現（図2）

　単細胞生物とちがい，多細胞生物では細胞間の**情報伝達**が必要である．進化の際，最初は特定の物質（ホルモン）のやりとりで情報伝達していたが，組織や器官の発達に伴い，特定の細胞に速やかに情報を伝える必要が生じた．このため，突起を伸ばし，その先端から物質（**神経伝達物質**）を放出するタイプの細胞（**神経分泌型神経細胞**）が出現する．その後の進化とともに興奮伝導型神経細胞に変化するとともに，神経細胞どうしもネットワークとしての**神経系**を形成，主にニューロンの連絡部や神経細胞体からなる**中枢神経系**と，神経線維の束からなる**末梢神経系**に区分されるようになった．

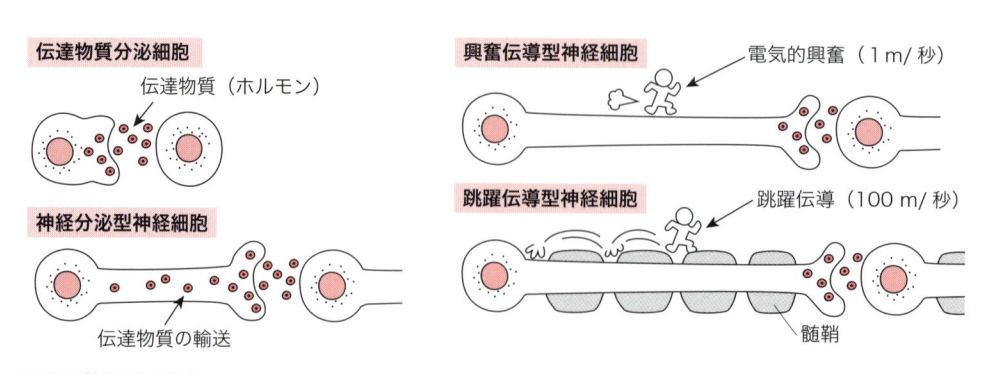

図2 ◆ 神経系の進化
神経細胞は，情報伝達物質を分泌する細胞が進化することで出現・発達したと考えられる．

2 中枢神経系の発生 (図3)

　神経系は，胎生期の**外胚葉**から分化する．受精3週目の胚は，**外胚葉・中胚葉・内胚葉**からなる「どら焼き」のような形（**三層性胚盤**）を示すが，この中の外胚葉（正中部）が筒状に丸まって，脳や脊髄の原基となる**神経管**を形成する（第1章，p.19を参照）．

　その後，神経管の頭側部には3つの膨らみ（**前脳胞・中脳胞・菱脳胞**）が出現する．脳胞はさらに発達し，前脳胞からは**終脳（大脳半球）・間脳**が，中脳胞からは**中脳**が，菱脳胞からは**橋・小脳**および**延髄**が分化する．なお，神経管の残りの部分からは**脊髄**が形成される．

　神経管の内腔からは脳室が形成される．すなわち，終脳には**側脳室**，間脳には**第三脳室**，中脳には**中脳水道**，そして橋〜延髄には**第四脳室**が形成され，脊髄の内腔は**脊髄中心管**となる．

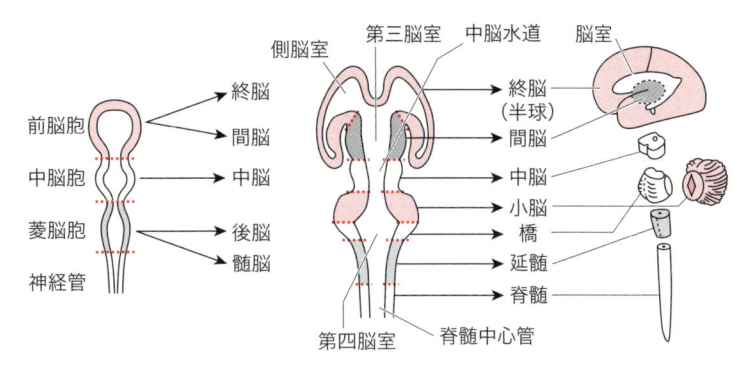

図3◆中枢神経系の発生
脳は神経管の頭側端の膨らみ（脳胞）から形成され，6つの部分が区別される．

3 中枢神経系の区分 (図4)

1) 脳の区分

　脳は**大脳（終脳＋間脳）**，**小脳**および**脳幹（中脳＋橋＋延髄）**からなる．終脳は**大脳半球**ともよばれ，表面の**大脳皮質**は感覚や運動の中枢をもつほか，言語・記憶・判断などの高次機能を司る**連合野**を備える．また，深部には運動の調節にあずかる**大脳基底核**が存在する．左右大脳半球の間に位置する間脳は**視床**と**視床下部**からなり，感覚の中継のほか自律神経系や内分泌系の中枢として働く．一方，間脳の下には**脳幹（中脳・橋・延髄）**があり，嗅神経と視神経を除く脳神経核に加えて**生命維持中枢**（呼吸・循環中枢）が備わっている．また，脳幹の背側には小脳があり，姿勢の制御や運動の円滑化に働く．

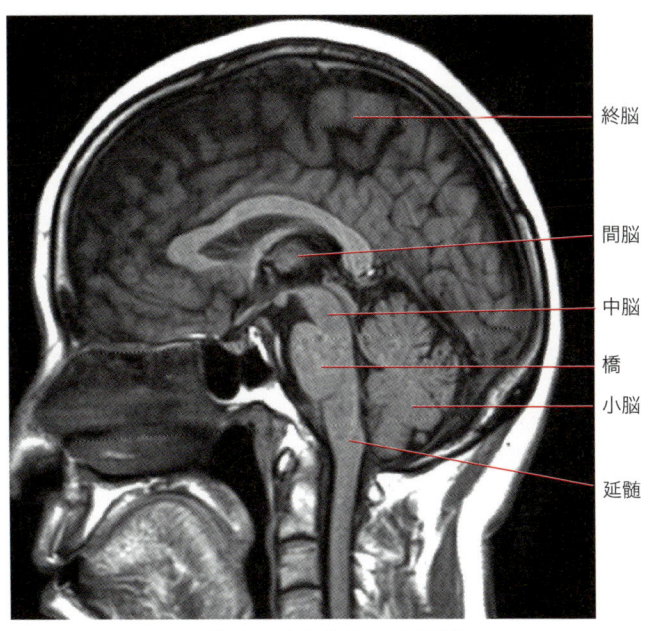

図4◆脳区分とMRI（頭部正中矢状断T1強調像）
脳は頭蓋腔内に位置し，終脳，間脳，中脳，橋，延髄，小脳から構成される．

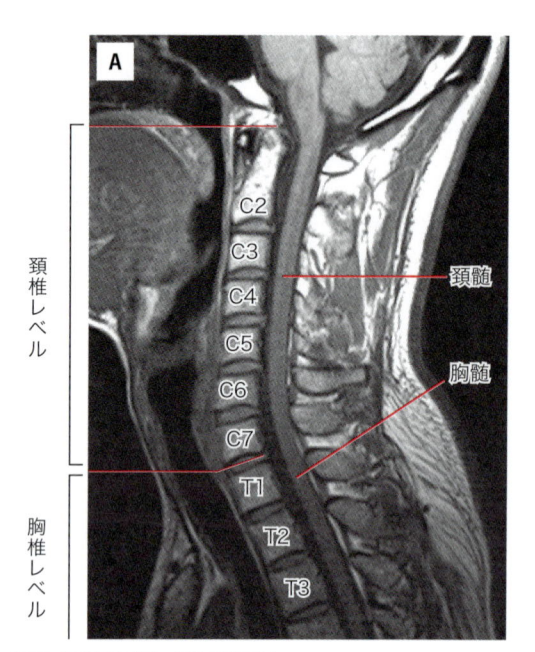

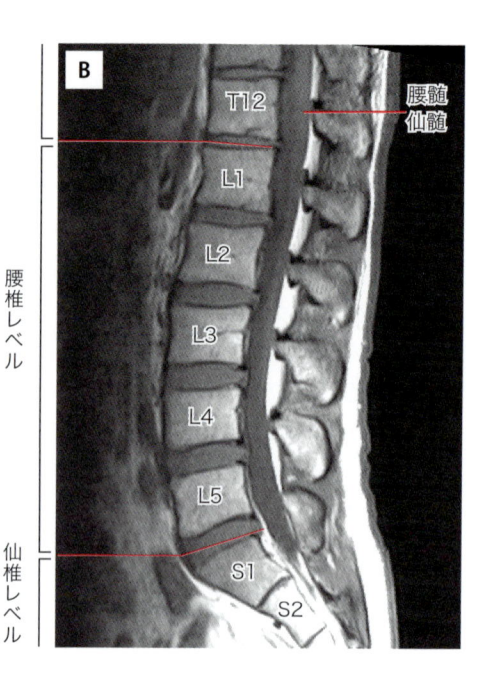

図5 ◆ 脊髄MRI（T1強調像）
A：頚椎（C）～胸椎（T）の領域，B：腰椎（L）～仙椎（S）の領域

2）脊髄の区分（図5）

脊髄は脳幹の下に位置する長さ40 cmほどの円柱構造で，出入りする脊髄神経に対応して分節区分される．すなわち，頚神経を出す**頚髄**，胸神経を出す**胸髄**，腰神経を出す**腰髄**，仙骨神経を出す**仙髄**，尾骨神経を出す**尾髄**である．脊髄は脊柱管よりも短いため，各部の位置は脊椎よりも高い位置にある（例えば，腰髄は胸椎レベルにある）．このため，多くの脊髄神経は脊柱管内を下行してから椎間孔を出る．特に腰神経や仙骨神経は，**脊髄円錐**（脊髄の下端部）の下に垂れ下がるため，まとめて**馬尾**とよばれる（第5章-7, p.168参照）．

なお，脊髄は頚髄下部と腰髄～仙髄に**頚膨大**および**腰膨大**と呼ばれる膨らみをもつ．上肢や下肢に向かう脊髄神経が出るために太く発達したものである．

4 大脳について

1）脳葉と脳溝（図6）

大脳は**大脳縦裂**によって左右の**大脳半球**に分けられる．大脳半球の表層（**大脳皮質**）は主に神経細胞からなり，多数の溝（**脳溝**）やうね（**脳回**）によって表面積を広げている（新聞紙大：約2,400 cm^2）．特に，**前頭葉**と**頭頂葉**の境界をなす**中心溝（Rolando溝）**，側頭葉の上縁をなす**外側溝（Sylvius裂）**が明瞭であり，外側溝の深部には前頭葉・頭頂葉・側頭葉に隠れて島葉が位置する．一方，後頭葉の境界は外側面では不明瞭だが，内側面では**頭頂後頭溝**が目安となる．内側面では，**辺縁葉**の縁をなす**脳梁溝・帯状溝・側副溝**も区別される．

2）大脳皮質の機能（図7）

大脳皮質の各脳葉は特定の中枢をもつほか，各中枢を統合する**連合野**を備える．

- **前頭野**：随意運動の中枢（**1次運動野**），発語にかかわる**運動性言語野（Broca中枢）**に加え，前

図6 ◆ 大脳の脳溝と脳葉
ここでは示していないが，外側溝（Sylvius裂）の深部には島（葉）が位置する．

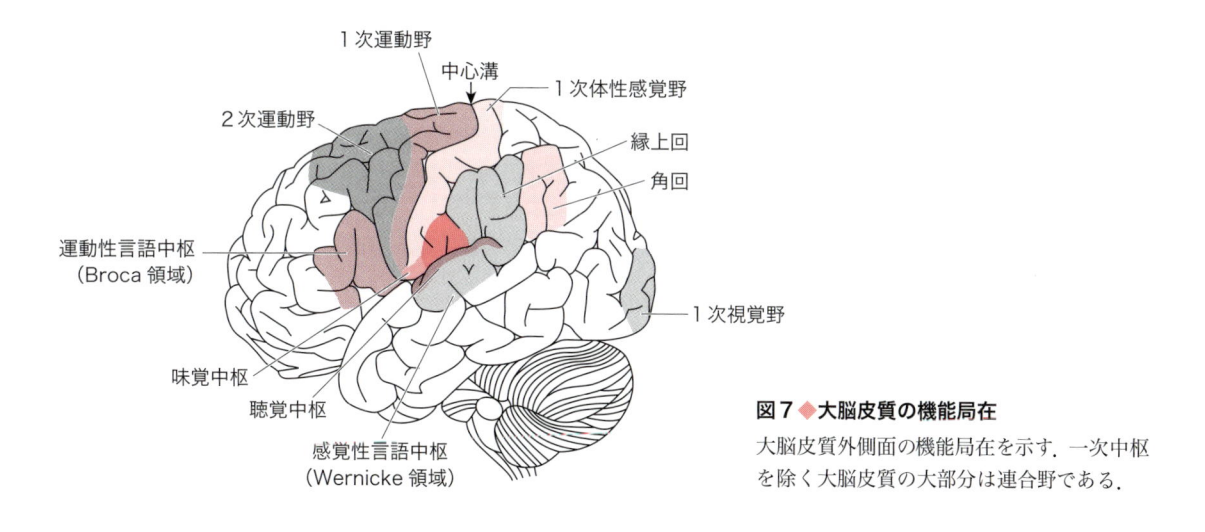

図7 ◆ 大脳皮質の機能局在
大脳皮質外側面の機能局在を示す．一次中枢を除く大脳皮質の大部分は連合野である．

- **頭連合野**は思考・意欲・情動・記憶などと関連する．このため，障害されると，運動性失語，注意力低下，社会性欠如などの症状が現れる．
- **頭頂葉**：温痛覚や触覚の中枢（体性感覚野）に加え，左右認識・立体認識・言語認識に働く**頭頂連合野**を有する．**優位半球**（多くは左）の障害では，左右失認や失書・失読など，**劣位半球**（多くは右）の障害では反対側の**半側空間無視**（目前の世界の半分を認識できない）などの症状が現れる．
- **後頭葉**：視覚中枢（**視覚野**）をもつ．視覚情報は，ここから側頭連合野や頭頂連合野に送られ，判別・認識される．
- **側頭葉**：聴覚中枢（**聴覚野**）や言語認識に関わる感覚性言語野（**Wernicke中枢**）に加え，物の判別や記憶に関連する**側頭連合野**が存在する．障害により聴覚障害や感覚性失語，顔や物の判別不能が生じる．
- **島葉**：外側溝の深部に位置する皮質だが，その機能はよくわかっていない．
- **辺縁葉**：帯状回・海馬・海馬傍回からなる部分で，情動や記銘と関係する．**Alzheimer病**では早期から海馬の萎縮がみられ，記銘も障害される．

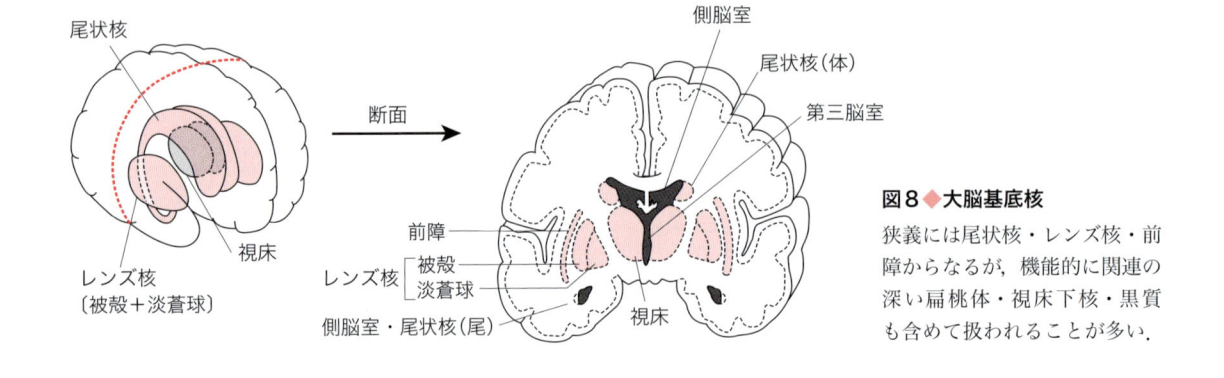

図8◆大脳基底核
狭義には尾状核・レンズ核・前障からなるが、機能的に関連の深い扁桃体・視床下核・黒質も含めて扱われることが多い.

3）大脳基底核（図8） [→本章-6（p.266）]

大脳深部の灰白質を**大脳基底核**といい，視床の前外側に位置する**尾状核・レンズ核（被殻＋淡蒼球）・前障**からなるが，これに**扁桃体・視床下核・黒質**を含めて**基底核関連核**または（広義の）**大脳基底核**という．なお，尾状核と被殻は発生学的に同一起源とされ，まとめて**線条体**とよばれる．

大脳基底核は大脳皮質・視床・黒質などと連絡し，錐体路による随意運動の制御に働く．このため，黒質や線条体に異常が生じると運動制御が不調となり，不随意運動（振戦）や運動調節障害（歩行困難）などの症状が発現する．

4）間脳とは

間脳は大脳半球の間にあり，**視床**（背側視床）**・視床上部・視床下部**などに区分されるが，その5分の4は視床で占められる．

視床は多数の神経核からなり，①嗅覚以外の感覚の中継核として，②大脳皮質と小脳・線条体をつなぐ運動調節系として，そして③大脳を覚醒して意識を清明にする**上行網様体賦活系**の中継核として働く．なお，視覚の中継核である**外側膝状体**や，聴覚の中継核である**内側膝状体**も視床に含まれる．

5 小脳について（図9）

小脳は，脳幹の背側に位置する二枚貝に似た120gほどの部分で，**上・中・下小脳脚**によって，それぞれ中脳・橋・延髄と連結する．なお，中小脳脚は橋腕ともよばれる．

小脳は，**片葉小節葉**，**小脳虫部**，左右の**小脳半球**に区分され，それぞれの領域は主として平衡機能，姿勢反射，そして運動の円滑化に働く．すなわち，小脳は運動調節を担うため，障害により**運動失調**（姿勢異常・歩行障害・協調運動障害など）を生じる．

- **片葉小節葉**：内耳前庭から平衡感覚情報を受け，眼球運動や身体平衡の調節を行う．このため**前庭小脳**ともよばれ，障害されるとほぼ100％にめまいを生じる．
- **小脳虫部**：深部感覚（筋・腱の緊張度など）を受け，身体の反射的姿勢保持を行う．ここへの入力情報は脊髄を経由することから，**傍虫部**とともに**脊髄小脳**とよばれ，障害されると姿勢保持不能や歩行の異常を生じる．
- **小脳半球**：大脳皮質からの信号に基づき，運動ニューロンの制御（運動の円滑化）に働く．大脳からの信号が**橋核**経由で送られるため，**大脳小脳（橋小脳）**とよばれる．障害により，ジスメトリー（運動の位置や速さの調節異常）・歩行障害・企図振戦（動作時のふるえ）などが生じる．

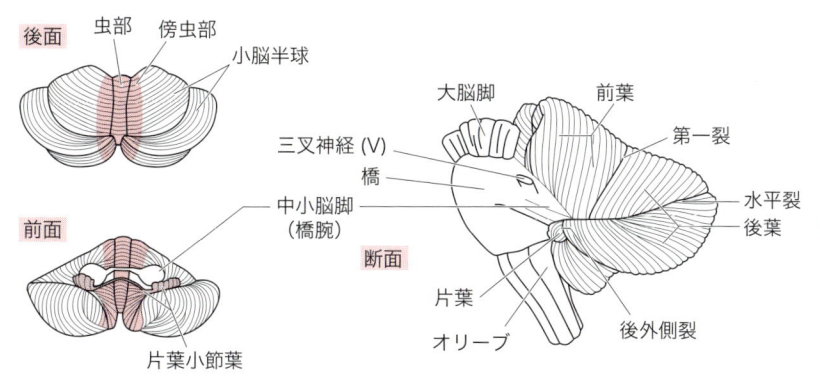

図9 ◆ 小脳の区分

神経系の他領域との連絡により、前庭小脳（片葉小節葉）、脊髄小脳（虫部＋傍虫部）、大脳小脳（小脳半球の主部）に区分される．

6 脳幹の解剖（図10） ［→本章-2(p.251)］

脳幹の**網様体**には**呼吸・循環中枢**があり、生命維持に関与するほか、睡眠・嚥下の調節や大脳皮質刺激による意識覚醒に働く（**上行網様体賦活系**）．また、嗅神経と視神経以外の脳神経が脳幹から出入りする．

- **中脳**：脳幹の最上部．前面には1対の**大脳脚**（錐体路や感覚路が通る）とその間の**脚間窩**があり、脚間窩から左右の**動眼神経**が出る．大脳脚の直後には基底核関連核の**黒質**があり、この部の障害は

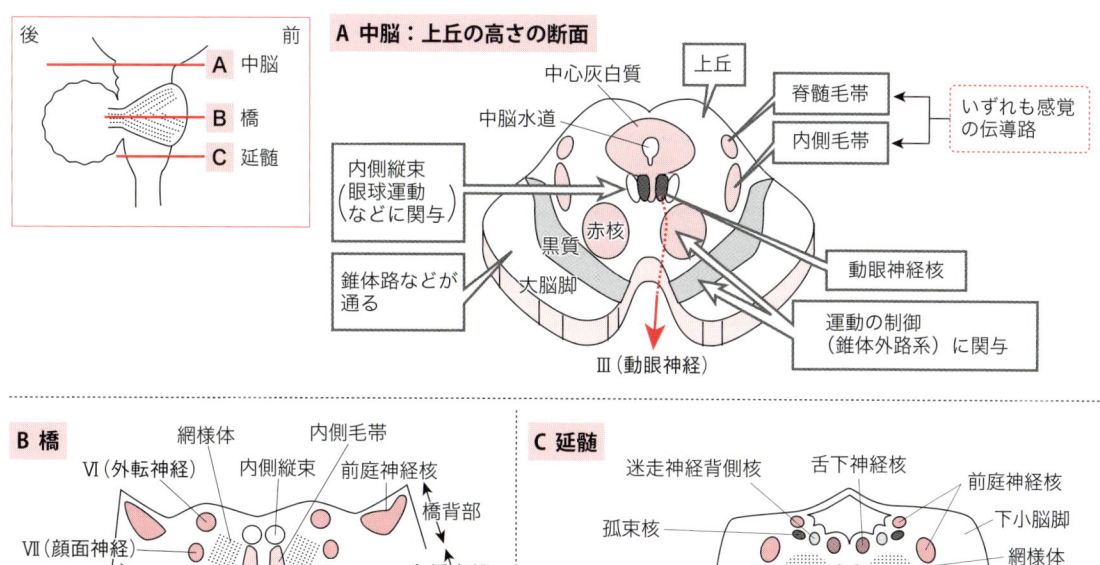

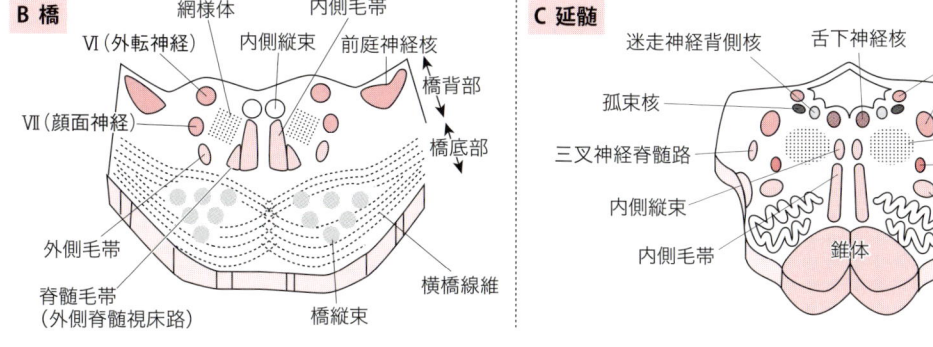

図10 ◆ 脳幹の構造

中脳・橋・延髄をまとめて脳幹といい、Ⅲ～Ⅻ脳神経核に加えて生命維持中枢、脳幹網様体が位置する．

Parkinson病として知られる．一方，後面は四丘体（**上丘**と**下丘**）からなる．上丘は視覚刺激に対する反射（目標を目で追う反応），下丘は聴覚刺激の反射（音源方向を向く反応）に関与する．

- **橋**：左右の小脳半球を結ぶ橋のようにみえる部分．前半の**橋底部**は橋縦束（大脳脚から続く伝導路）と，**横橋線維**（大脳の情報を橋核経由で小脳に送る）によって構成される．一方，後部の**橋背部**は**網様体**と三叉神経・外転神経・顔面神経・内耳神経などの神経核を含む．特に小脳との境界（**小脳橋角部**）には内耳神経があるため，腫瘍などによって難聴や耳鳴りを生じやすい．
- **延髄**：脊髄につづく脳幹の最下部で，球根に似ることから臨床では**球**とよばれる．**生命維持中枢**（循環・呼吸）を含む**網様体**に加え，舌咽神経以下の脳神経核があり，咀嚼や嚥下の中枢も備わっ

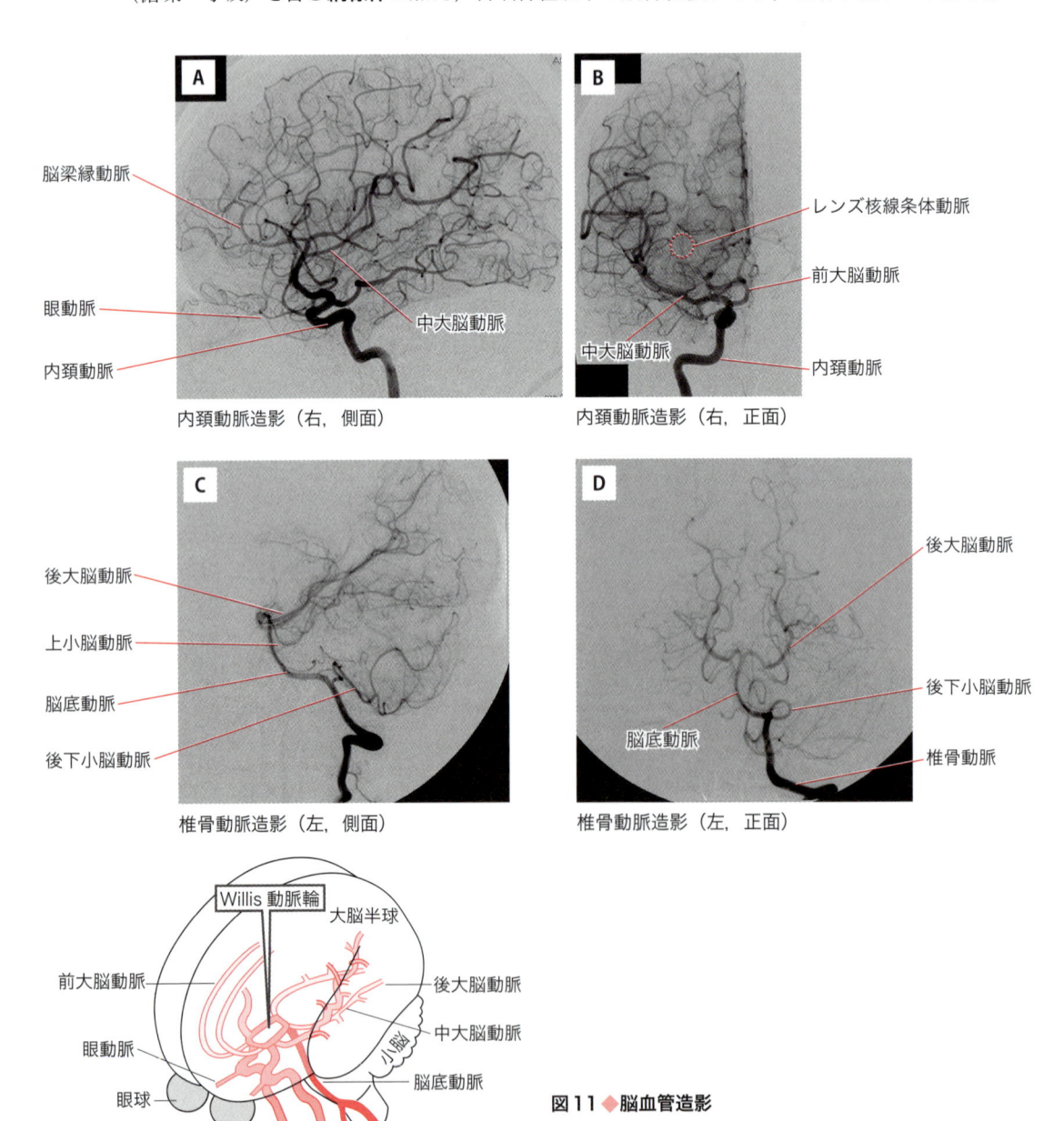

図11 ◆ 脳血管造影
目的に応じて内頸動脈もしくは椎骨動脈の造影が行われる．

ている．前面には錐体路（随意運動の伝導路）が通る**錐体**があり，その外側には**オリーブ**が位置する．オリーブ内部の**オリーブ核**は，大脳皮質・赤核・小脳・脊髄などを連絡する神経核で，運動の調節や熟練などに働く．

7 脳に分布する血管

1）脳の動脈（図11）
[➡本章-1(p.247)]

脳の血液は**内頚動脈**と**脳底動脈**（←左右の椎骨動脈）によって供給される．すなわち，大脳の前3分の2には内頚動脈，後3分の1と脳幹・小脳には脳底動脈が分布する．

内頚動脈は頚動脈管から頭蓋腔に入り，トルコ鞍の両側で海綿静脈洞内を前進，反転した後（**サイフォン部**），脳底でWillisの**大脳動脈輪**に注ぐ．一方，**椎骨動脈**は延髄上縁の高さで左右が合し，**脳底動脈**となって橋の前面を上行する．途中，**前・後下小脳動脈**，**橋動脈**，**上小脳動脈**を分枝し，最後は左右の**後大脳動脈**となって**大脳動脈輪**に加わる．

大脳動脈輪とは，内頚動脈と椎骨動脈が形成する輪状の連絡で，大脳はここから分かれる前・中・後大脳動脈に栄養される．**前大脳動脈**は大脳半球内側面と内包前脚周辺，**中大脳動脈**は半球外側面と内包膝～後脚周辺，そして**後大脳動脈**は後頭葉～側頭葉下面と視床後部に分布する．

2）脳の静脈（図12）

脳からの静脈血の大半は**硬膜静脈洞**に集まる．すなわち，脳表面上部からの血液は**上吻合静脈（Trolard静脈）**や上大脳静脈から**上矢状静脈洞**に，下部からの血液は**下吻合静脈（Labbé静脈）**や下大脳静脈から**横静脈洞**に注ぎ，外側部からの血液は**浅中大脳静脈**から**海綿静脈洞**に向かう．一方，脳深部の静脈血は**大大脳静脈（Galen静脈）**を経て**直静脈洞**に注ぐ．これらの血液の大部分は**S状静脈洞**から**内頚静脈**を通って心臓に還流する．

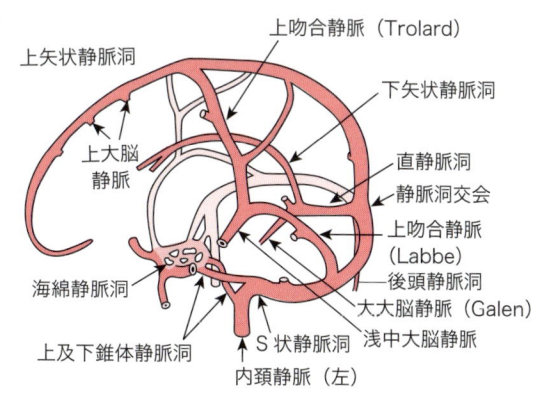

図12 ◆ 脳の静脈
脳からの静脈血は，その大部分が硬膜静脈洞を通り，内頚静脈から心臓へと還流する．

8 伝導路について

ニューロンによる情報伝達路を**神経路**といい，末梢神経系ではいわゆる**神経**，中枢神経系では**伝導路**を指す．通常，末梢から上位中枢へ情報を送る**上行性伝導路（感覚路）**と，中枢から末梢に信号を送る**下行性伝導路（運動路）**に大別される．

1）上行性伝導路（感覚路）（図13）
[➡本章-4(p.259)]

感覚は，その種類ごとにいくつかの経路で伝えられる．これを**感覚路**といい，意識に上る代表的な感覚野伝導路として以下の2つがある．

①**外側脊髄視床路**：**温痛覚**の伝導路．脊髄でニューロンを替え，反対側の**脊髄側索**（白質の外側部）を上行して**視床**に達する．視床からのニューロンは大脳皮質（**体性感覚野**）に至る．

②**後索内側毛帯路（長後索路）**：**精細触圧覚**および**意識される深部感覚**（振動覚・位置覚）の伝導路．

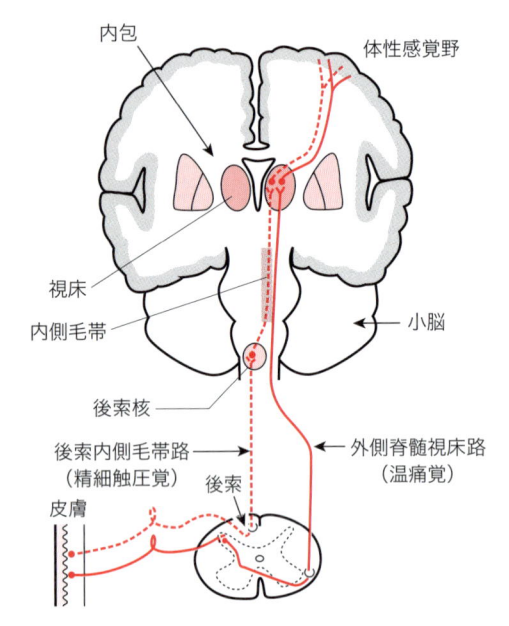

図13◆上行性伝導路
意識に上る感覚の代表例として，温痛覚伝導路（外側脊髄視床路）や精細触圧覚伝導路（長後索路；後索内側毛帯路）がある．

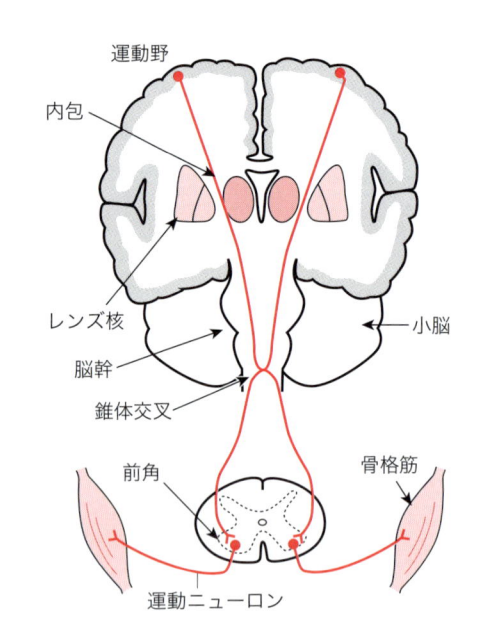

図14◆皮質脊髄路
体幹・体肢の骨格筋運動を支配する運動路で，延髄錐体を通ることから錐体路ともよばれる．

脊髄ではニューロンを替えず，同側の**後索**を上行，延髄の**後索核**に至る．ここからのニューロンは反対側に交叉し，**内側毛帯**とよばれる領域を通って**視床**に達する．

2）下行性伝導路（運動路）（図14, 15）
[➡本章-5（p.263）]

通常，随意運動にあずかる伝導路を指し，とくに**錐体路（皮質脊髄路・皮質核路）**が代表的である．いずれも交叉するので，脳障害では病巣と反対側の麻痺を起こす．

①**皮質脊髄路**：大脳皮質の**運動野**から**脊髄前角**に至る伝導路．運動野に起始するニューロンは**内包・大脳脚**（中央部）を通って延髄の**錐体**に達する．ここで85％が反対側に交叉し，脊髄側索（外側部）を下行して前角の運動ニューロンに連絡する．

②**皮質核路（皮質延髄路）**：大脳皮質運動野から脳幹の運動性脳神経核（Ⅲ・Ⅳ・Ⅴ・Ⅵ・Ⅶ・Ⅸ・Ⅹ・Ⅺ・Ⅻ）に至る伝導路．**内包・大脳脚**（内側部）を通って脳幹に入り，反対側に交叉して各神経核に至る．

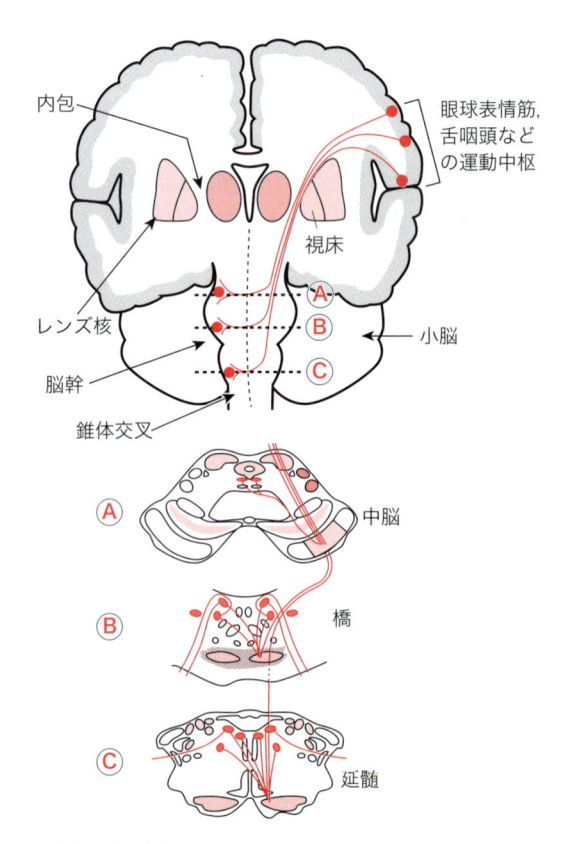

図15◆皮質延髄路

第8章 中枢神経系

1 脳血管障害から探る脳動脈

Keyword

【臨床トピック】脳血管障害・脳出血（脳内出血・クモ膜下出血）・脳梗塞・脳卒中
【解剖関連用語】内頸動脈・椎骨動脈・脳底動脈・Willis動脈輪（ウィリス）・皮質枝・穿通枝（中心枝）・前大脳動脈・中大脳動脈・脳出血（卒中）動脈・後大脳動脈・内包

▶ 脳血管障害とは（図1）

脳血管障害とは，出血や虚血によって脳の神経組織に障害が生じた病態をいい，病理学的には脳血管が機能的に破綻した状態を指す．大まかに言うと，脳血管障害には出血性障害である**脳出血（脳内出血・クモ膜下出血）**と，虚血性障害である**脳梗塞（一過性脳虚血発作・脳塞栓**など）がある．一方，その臨床経過から「突然発症する脳血管障害」を指して**脳卒中**ということがあるが，脳血管障害＝脳卒中として扱われることも多い．

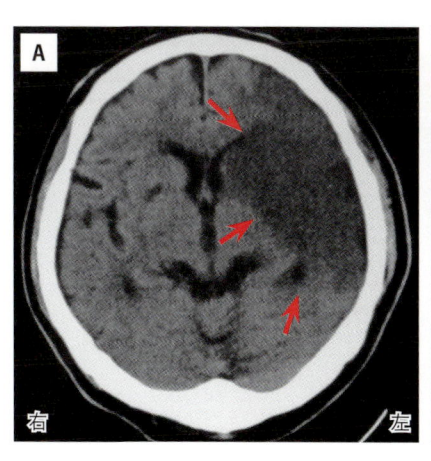

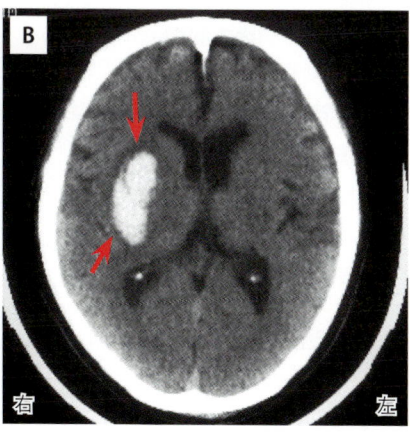

図1 ◆ 脳血管障害の医療画像（CT）
A：脳梗塞：黒っぽい部位（→）が虚血部位，B：脳内出血：白く見える部位（→）が出血部位

1 脳の組織（図2）

脳の神経組織は**神経細胞（ニューロン）**と**神経膠細胞（グリア細胞）**から構成され，神経膠細胞には**星状膠細胞（アストログリア）・稀突起膠細胞（オリゴデンドログリア）・小膠細胞（ミクログリア）・上衣細胞**がある．これらの細胞は，1日あたり約72Lの酸素と150gのグルコースを消費するといわれるが，酸素もグルコースも脳に貯蔵できないため，脳は常に血流を受け続ける必要がある．実際，成人の脳は毎分750mL（心拍出量の約15%）の血流を受けており，これが数分止まるだけで不可逆的変化（脳梗塞）に陥るといわれている．

2 脳に分布する動脈（図3）

脳に分布する動脈は，**内頸動脈**と**椎骨動脈**である．内頸動脈は第3〜4頸椎の高さで**総頸動脈**から分かれ，頸動脈管を通って頭蓋腔に入る（頭蓋腔の中に分布するから「内」頸動脈である）．一方，椎骨動脈は**鎖骨下動脈**の枝で，第6〜第1頸椎の横突孔および大後頭孔を通って頭蓋腔に入り，延髄の高

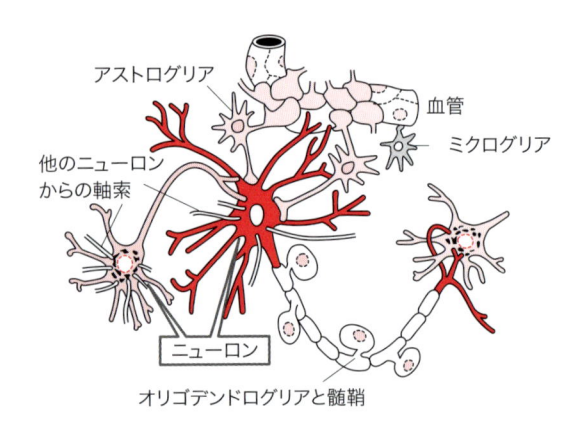

図2 ◆ 脳の組織

脳は活動に多くのエネルギーを必要とするため、豊富な血流を受けるが、同時にアストログリアなどによるバリア（血液脳関門）をもつ．

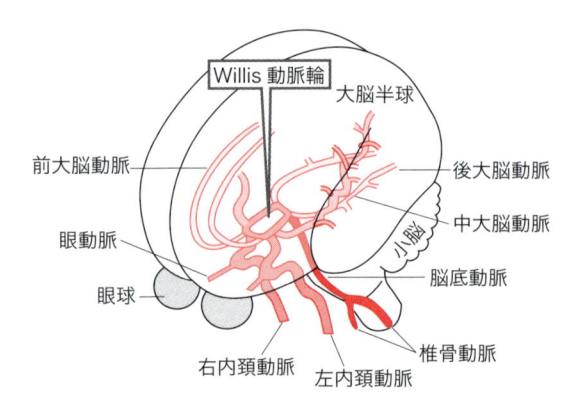

図3 ◆ 脳に分布する動脈

脳には，内頚動脈由来の枝と椎骨動脈由来の枝が分布し，脳下面でWillis動脈輪を形成する．

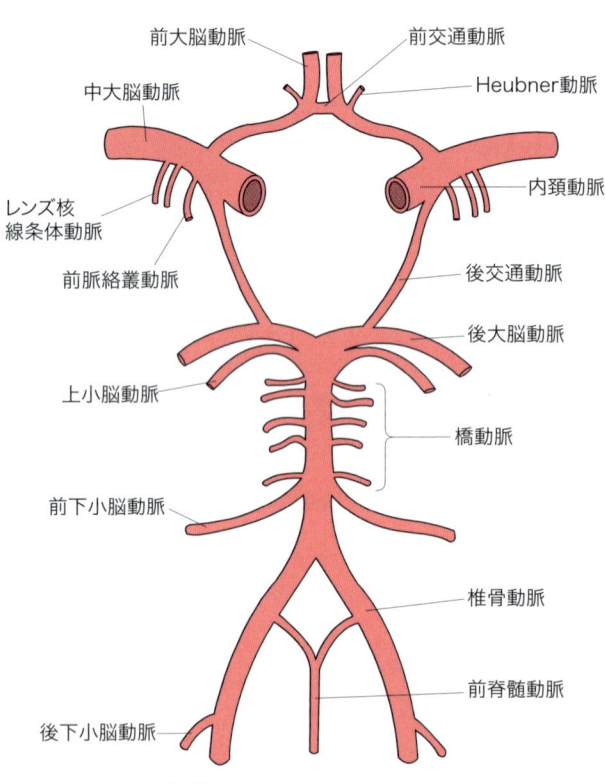

さで左右が合して**脳底動脈**となる．

脳底動脈は，脳幹（中脳〜延髄）や小脳に向かう枝を出しながら中脳レベルに達し，左右の**後大脳動脈**に分かれる．後大脳動脈は**後交通動脈**を介して左右の内頚動脈とその枝（**前交通動脈／前大脳動脈／中大脳動脈**）と連絡，**Willis動脈輪**（ウィリス）を形成する．脳の各領域に分布する動脈はこの動脈輪もしくは脳底動脈から分枝する．

３ Willis動脈輪とクモ膜下出血
（図4，5）

Willis動脈輪は大脳各部に分布する多くの枝を出すが，その分枝部は力学的に弱く，**脳動脈瘤を生じやすい**．また，脳動脈は**クモ膜下腔**を走るため，動脈瘤破裂による出血はクモ膜下腔に起こる（**クモ膜下出血**）．

クモ膜下腔は脳脊髄液で満たされる．このため，クモ膜下出血は血腫を形成せず，脳の隙間に沿って脳底部に広がり，CT画像では特徴的な星形（**ペンタゴン；ダビデの星**）を呈する．

図4 ◆ Willis動脈輪

椎骨動脈が形成する脳底動脈と，左右内頚動脈は脳底部でウィリス動脈輪を形成する．この付近のクモ膜下腔は広がっている．

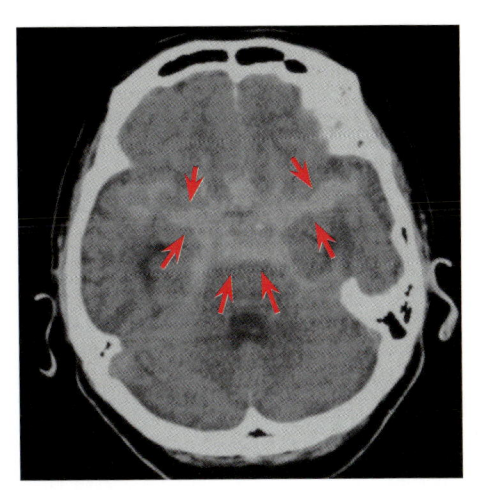

図5 ◆ クモ膜下出血のCT画像
脳底部のクモ膜下腔は5方向に広がっているため，この領域の出血は星形を呈する（→）．（注：ダビデの星ともよばれるが，実際のダビデの星は六芒星であり，形状が異なる）

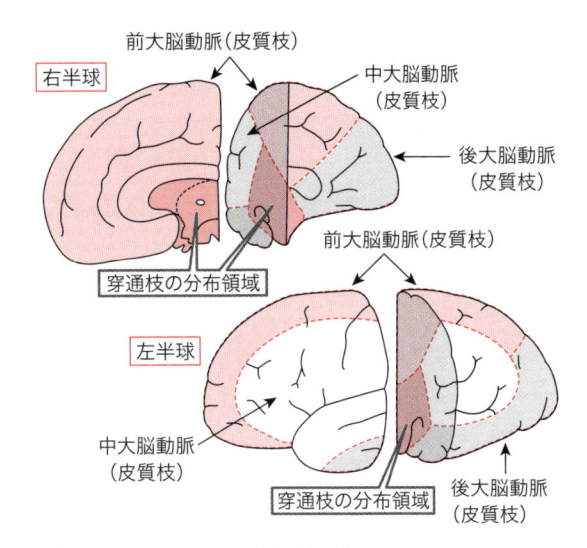

図6 ◆ 大脳の血管分布（皮質枝と穿通枝）
前-中-後大脳動脈は，大脳表層に分布する皮質枝と，深部（視床・内包・大脳基底核など）に分布する穿通枝をもつ．

4 皮質枝と穿通枝（図6～8）

大脳に分布する動脈のうち，大脳表面の皮質に分布する枝を**皮質枝**，脳深部に進入する枝を**穿通枝（中心枝）**という．大脳には前・中・後大脳動脈が分布するが，各動脈とも皮質枝と穿通枝を有している．

皮質枝は，前大脳動脈が半球内側面，中大脳動脈が外側面，そして後大脳動脈は後頭葉～側頭葉下面にそれぞれ分布する．

穿通枝では中大脳動脈の枝が臨床的にも重要で，主に内包（運動路や感覚路が通る）や視床，大脳基底核（運動調節に働く）に分布するため，脳出血を起こすと麻痺などの運動障害を生じる．

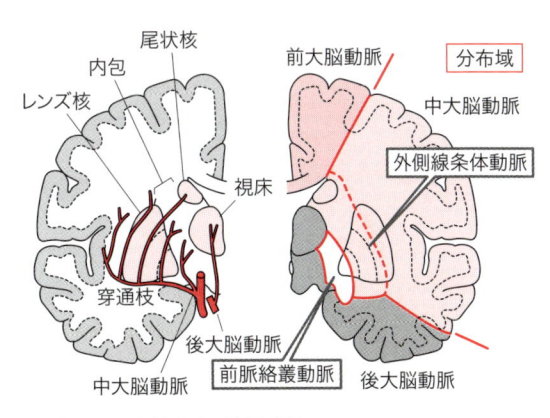

図7 ◆ 大脳の血管分布（前額断）

5 前大脳動脈の障害と症候（図7, 8）

前大脳動脈の皮質枝は大脳半球内側面に分布する．ここには反対側の下肢を支配する運動野や体性感覚野があるため，閉塞で反対側下肢の麻痺や感覚障害を生じる．一方，穿通枝は前頭葉深部に分布するほか，内包前部に向かう枝（**Heubner動脈**）を出しており，閉塞すると前頭葉や内包膝の皮質核路が障害され，**感情障害**や**人格変化**（前頭葉障害）とともに反対側の顔面や舌の麻痺を引き起こす．

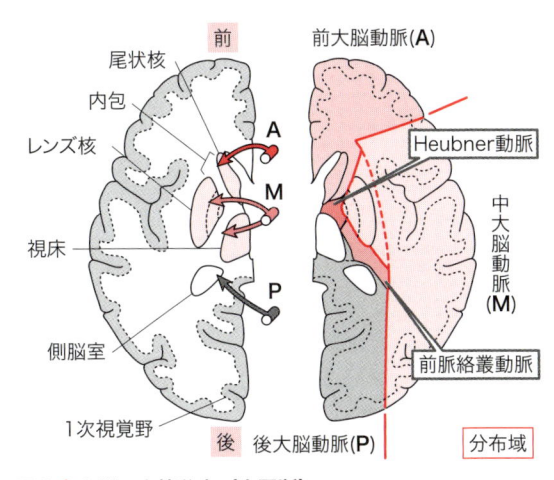

図8 ◆ 大脳の血管分布（水平断）

第8章 中枢神経系

6 中大脳動脈の障害と症候 (図7, 8)

　中大脳動脈は**外側溝（Sylvius裂）**を走行しながら皮質枝を出し，大脳半球外側面の大部分と島葉に分布する．ここには，前頭葉では**運動野**（反対側上肢・顔面）や**運動性言語中枢**（Broca領域；優位半球），頭頂葉では**体性感覚野**（反対側上半身）や優位半球の**感覚性言語中枢**（Wernicke領域；優位半球）そして視空間認識に働く**頭頂連合野**（劣位半球）があるため，反対側上半身の麻痺や感覚障害に加え，**運動失語**（正しい言葉を発せられない）や**感覚失語**（言葉を正しく理解できない），**左半側空間無視**（左側半分の世界を認識できない）などが起こる（p.241, 図7参照）．

　一方，中大脳動脈の穿通枝は**大脳基底核・内包・視床**に分布する．とくに**レンズ核**（被殻と淡蒼球）や内包に至る**レンズ核線条体動脈**は脳出血の好発部位とされ，**脳出血動脈（卒中動脈）**ともよばれる．このため，閉塞が起こると反対側の片麻痺や感覚障害（内包）や半盲（視覚路障害）などが起こる．

7 後大脳動脈の障害と症候 (図7, 8)

　後大脳動脈の皮質枝は側頭葉内側下面や後頭葉（**視覚中枢**）に分布し，穿通枝は中脳前面から進入して内包や視床後部などに向かう．このため，この領域に梗塞が起こると，**視野欠損**（視放線後部～視覚中枢の障害による**同名半盲**など）や**動眼神経麻痺**（中脳障害），そして錐体路障害（内包～大脳脚）による**反対側片麻痺**，視床障害による反対側半身の感覚障害などが起こる．

8 椎骨～脳底動脈領域の障害 (図9)

　椎骨～脳底動脈からは脳幹および小脳に分布する枝（**上小脳動脈・前下小脳動脈・後下小脳動脈**など）が分かれる．このため，これらの動脈が閉塞すると，脳幹を通る各種の伝導路障害として，**顔面感覚異常**（Ⅴ），**嗄声および嚥下障害**（Ⅹ），**味覚障害**（Ⅸ，Ⅹ）反体側半身の**温痛覚障害**（外側脊髄視床路）が起こるほか，小脳症状である**めまい，協調運動障害，企図振戦**（何かをしようとする際のふるえ）が出現する．とくに，前・後下小脳動脈は前庭と関連する小脳を栄養するため，これらの動脈が閉塞すると特徴的症状として**回転性めまい**が出現する．

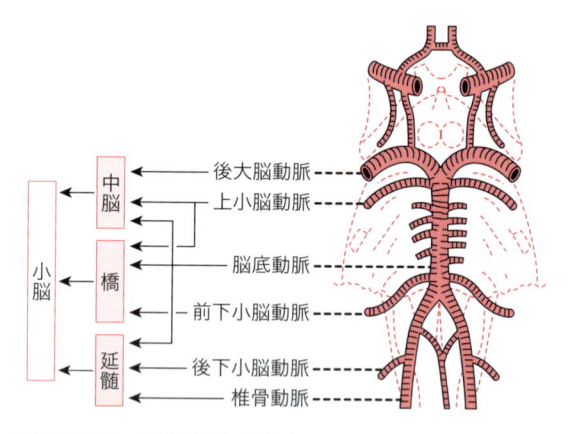

図9 ◆ 椎骨～脳底動脈の分布先

椎骨動脈～脳底動脈の枝は脳幹および小脳に分布する．

第8章 中枢神経系

2 脳死から探る脳幹

Keyword

【臨床トピック】（全）脳死・脳幹死・植物状態・脳幹反射・脳死判定
【解剖関連用語】脳幹・生命維持中枢・脳幹網様体・上行網様体賦活系・脳神経

▶ 脳死とは（表1）

大脳・小脳・脳幹（中脳/橋/延髄）からなる脳全体が不可逆的な機能停止に陥った状態を**（全）脳死**という．一般には全脳死を脳死とするが，一部の国では，**脳幹死**（脳幹の不可逆的な機能停止）をもって脳死とする概念が受け入れられている．全脳死，脳幹死いずれの場合においても，人工呼吸器がなければ血液の酸素化ができないため**呼吸停止**，心臓も数分以内に停止する（**心拍停止**）．以下に脳死判定基準を示す．

表1 ◆ 脳死判定基準

意識レベルはJCS（Japan coma scale）またはGCS（Glasgow coma scale）をもとに確認される．

脳死判定基準
①深昏睡：JCSで300，GCSで3
②瞳孔の固定・瞳孔径が左右とも4mm以上
③脳幹反射の消失 ・対光反射・角膜反射・毛様脊髄反射・眼球頭反射 ・前庭反射・咽頭反射・咳反射
④脳波平坦（少なくとも4導出で30分間以上）
⑤自発呼吸の消失（無呼吸テスト）
①〜④がすべて終了した後に行う

【Japan Coma Scale】

脳死判定ではⅢ-3（300）が条件となる．

JCS（Japan coma scale）：意識障害の深度分類
Ⅰ．覚醒している（1桁の点数で表現）
・0　意識清明 ・1（Ⅰ-1）見当識は保たれているが意識清明ではない ・2（Ⅰ-2）見当識障害がある ・3（Ⅰ-3）自分の名前・生年月日が言えない
Ⅱ．刺激に応じて一時的に覚醒する（2桁の点数で表現）
・10（Ⅱ-1）普通の呼びかけで開眼する ・20（Ⅱ-2）大声で呼びかけたり，強く揺するなどで開眼する ・30（Ⅱ-3）痛み刺激を加えつつ，呼びかけを続けると辛うじて開眼する
Ⅲ．刺激しても覚醒しない（3桁の点数で表現）
・100（Ⅲ-1）痛みに対して払いのけるなどの動作をする ・200（Ⅲ-2）痛み刺激で手足を動かしたり，顔をしかめたりする ・300（Ⅲ-3）痛み刺激に対し全く反応しない

【Glasgow Coma Scale】

脳死判定に際しては，E＋V＋M＝3点が条件となる．

Glasgow coma scale：GSC　E＋V＋M（満点15点）
開眼機能（eye opening：E）
4点　自発的に，またはふつうの呼びかけで開眼 3点　強く呼びかけると開眼 2点　痛み刺激で開眼 1点　痛み刺激でも開眼しない
言語機能（verbal response：V）
5点　見当識が保たれている 4点　会話は成立するが見当識が混乱 3点　発語はみられるが会話は成立しない 2点　意味のない発声 1点　発語みられず
運動機能（motor response：M）
6点　命令に従って四肢を動かす 5点　痛み刺激に対して手で払いのける 4点　指への痛み刺激に対して四肢を引っ込める 3点　痛み刺激に対して緩徐な屈曲運動 2点　痛み刺激に対して緩徐な伸展運動 1点　運動みられず

1 脳の区分 (図1)

　脳は**大脳（終脳＋間脳）・小脳・中脳・橋・延髄**に区分される．終脳は**大脳半球**を指し，感覚や運動に働くほか，記憶・判断などの高次機能を司る．間脳は第三脳室を囲む領域で，**視床**や**視床下部**からなり，感覚や運動の調節に与るほか内分泌系や自律神経系の中枢として働く．また，小脳は運動調節中枢としての役割をもち，姿勢の制御や運動の円滑化に働く．

　一方，中脳〜延髄をまとめて**脳幹**といい，脳神経核に加えて呼吸・循環に働く**生命維持中枢**を備える．このため，脳幹障害により脳神経機能や**脳幹反射**（脳幹の脳神経核を中枢とする）の消失が起こるほか，呼吸停止で生命維持機能が失われれば死に至る．**脳幹死**を脳死とする概念はここから生まれたもので，脳死判定の条件に脳幹死（呼吸停止や脳幹反射消失）が含まれる理由もここにある．

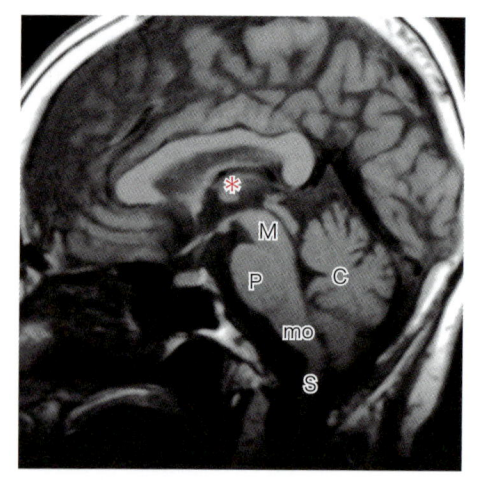

図1 ◆ 脳MRI正中断画像（T1強調像）

＊：間脳，M：中脳，P：橋，mo：延髄，S：脊髄，C：小脳．中脳・橋・延髄をまとめて脳幹とよぶ．

2 脳幹の解剖 (図2)

　脳幹は，**中脳水道〜第四脳室**とこれを囲む**中心灰白質**，背側部の**蓋**，そして腹側部の**被蓋**と**基底部**からなる．蓋は中脳では**中脳蓋**，橋・延髄では**上髄帆・下髄帆**をなし，基底部は中脳では大脳脚，橋では橋底部，延髄では錐体をなす．一方，被蓋には脊髄と大脳・小脳を連絡する多くの伝導路が走り，さらに中脳〜延髄を通して（**脳幹**）**網様体**とよばれる構造がみられる．

3 脳幹網様体 (図3)

　網様体は脳幹の中でも系統発生学的に古く（下等動物の段階からみられる），多数の神経核と神経線維網が連絡・交錯することからその名がある．網様体の線維は，その相互連絡により呼吸や循環の調節に働く**生命維持中枢（呼吸中枢・循環中枢）**としての機能をもつ．また，網様体は中枢神経系の各領域と連絡をもち，とくに大脳皮質に働いて意識レベル（睡眠や覚醒）を制御している（**上行網様体賦活系**）．

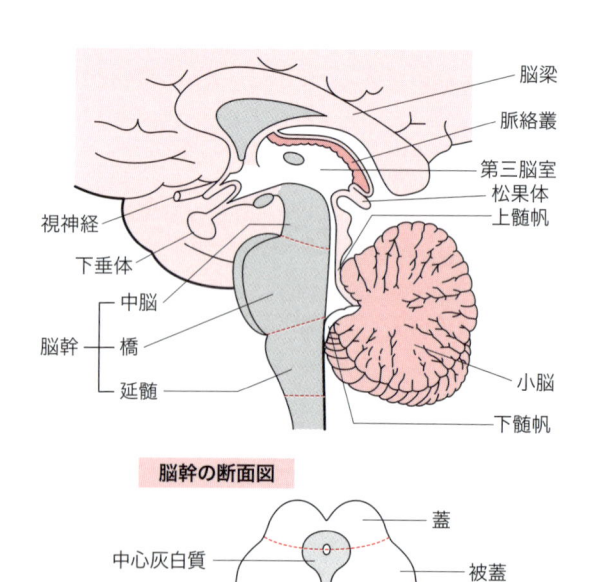

図2 ◆ 脳幹の区分

脳幹には第3〜12脳神経の核や網様体，各種伝導路が位置する．

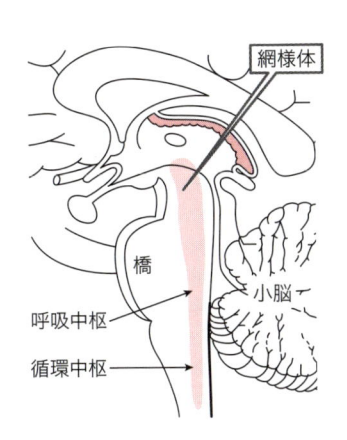

図3 ◆ 脳幹網様体

脳幹には神経核と神経線維の交錯する網様体とよばれる構造がみられる．網様体は，生命維持中枢をもつとともに，大脳皮質の覚醒や睡眠に関与する．

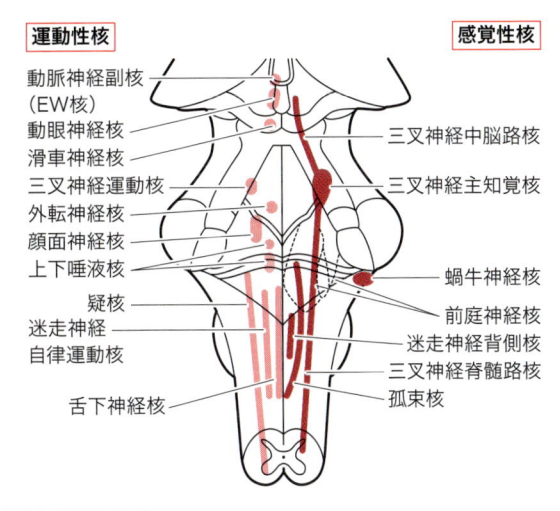

図4 ◆ 脳神経核

脳幹（中脳・橋・延髄）には動眼神経（Ⅲ）から舌下神経（Ⅻ）の神経核が位置する．

4 脳幹に出入りする脳神経（図4, 5）

脳幹には，網様体や伝導路とともに多くの脳神経核とその神経根が位置する．すなわち，眼筋を支配する**動眼神経**（Ⅲ）・**滑車神経**（Ⅳ）・**外転神経**（Ⅵ），顔面感覚や咀嚼筋を支配する**三叉神経**（Ⅴ），表情筋や涙腺・顎下腺・舌下腺を支配する**顔面神経**（Ⅶ），聴覚・平衡覚を司る**内耳神経**（Ⅷ），咽頭の感覚や血圧感知に働く**舌咽神経**（Ⅸ），軟口蓋や咽頭・喉頭を含む内臓に分布する**迷走神経**（Ⅹ），そして胸鎖乳突筋・僧帽筋を支配する**副神経**（Ⅺ）と舌の運動に働く**舌下神経**（Ⅻ）である．

これらの脳神経は互いに連絡をもち，頭頸部刺激に対する反射（**脳幹反射**）の反射弓および反射中枢として働く．

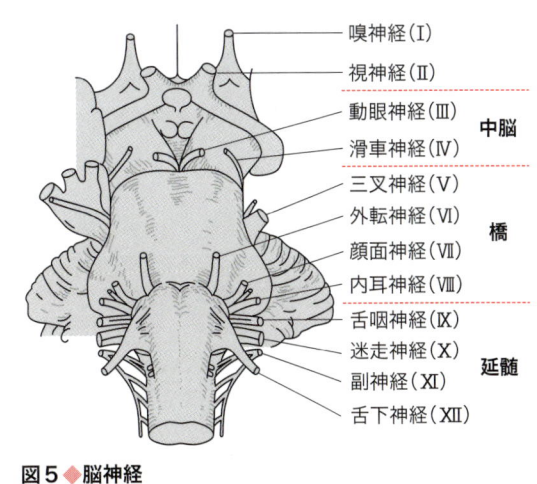

図5 ◆ 脳神経

嗅神経（Ⅰ）と視神経（Ⅱ）を除き，脳神経は主として脳幹に出入りする．

5 脳幹反射（図6, 7）

脳神経を反射弓とする反射の多くは，脳幹の脳神経核を反射中枢とするため**脳幹反射**とよばれる．脳幹の機能停止は脳死の前提であり，脳幹反射の消失は**脳死判定**の際の指標となる．通常，次の7つの反射の消失が脳死判定の条件として調べられる．

①**対光反射**：片眼への光刺激で両眼に縮瞳が生じる反射．反射弓は視神経と動眼神経，反射中枢はEdinger-Westphal核（EW核；動眼神経副核）である．

②**角膜反射**：角膜刺激で瞬目（まばたき）を起こす．反射弓は三叉神経と顔面神経．

③毛様（体）脊髄反射：頚部・前胸部などの皮膚痛覚刺激で両眼が散瞳する反射．反射弓は脊髄神経と交感神経，反射中枢は上位胸髄なので厳密には脳幹反射ではない．

④眼球頭反射：頭を急回旋させたときに眼球が反対側に向く反射（**人形の目現象**）．意識障害があっても脳幹機能が保持されていれば出現するが脳幹障害があると，眼球は頭と一緒に動いてしまう．反射弓は前庭神経と動眼・滑車・外転神経である．なお，この反射は正常では明らかな反応はみられない．

⑤前庭反射：外耳道に冷水（温水）を注ぐと眼球が反対側（刺激側）を向く反射．脳幹死では眼球運動はみられない．前庭神経と動眼・外転神経などが関与する．

⑥咽頭反射：咽頭後壁の刺激で咽頭筋が収縮し舌が後方に引かれる反射．刺激が強いと嘔吐運動を起こす（**催吐反射**）．舌咽神経と迷走神経が反射弓をなす．

⑦咳反射：気道粘膜刺激により咳を起こす反射．気管内吸引用カテーテル施行時によくみられる反射弓は迷走神経と呼吸筋の支配神経（横隔神経・肋間神経）である．

6 脳死と脳幹死と植物状態

脳幹機能が失われると自発呼吸不能となり（全）脳死に至るが，人工呼吸器の出現により脳死状態でも呼吸維持が可能となった．心臓には自動性があるため，脳死状態でも呼吸が維持されれば心機能の保持は一定期間可能である．すなわち，**脳死**は脳幹機能とくに呼吸の不可逆的停止（**脳幹死**）が前提となる．脳死は脳挫傷・頭蓋内出血・髄膜炎・脳腫瘍・心不全などで起こり，深昏睡や無呼吸をきたす．

一方，意識のない覚醒状態における遷延性の無反応を**植物状態**といい，**大脳**（大脳皮質・基底核・視床など）の広汎な障害で起こる．植物状態では，自律神経機能（呼吸・循環）や網様体機能（睡眠・覚

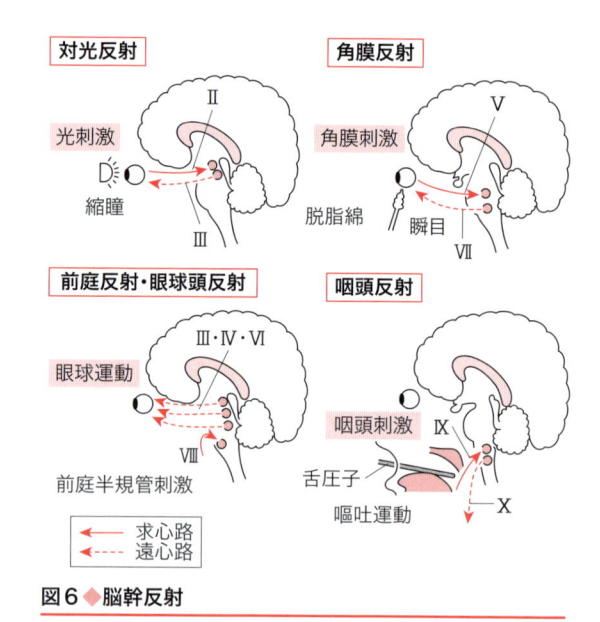

図6◆脳幹反射

脳幹に反射中枢をもつ反射を脳幹反射といい，脳死判定の際の脳幹機能確認に用いられる．

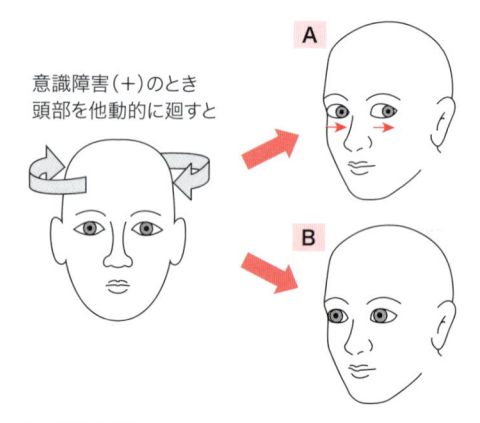

図7◆眼球頭反射

A：脳幹（外眼筋の神経路）障害がなければ，眼球は頭と反対方向に動く．眼球頭反射（＋）．
B：脳幹障害があると，眼球は頭と一緒に動く（人形の目現象消失）．

醒）および脳幹反射は維持されるが，大脳半球が関わる運動・感覚機能は欠如する．すなわち，**植物状態＝大脳の機能廃絶**である．

第8章 中枢神経系

3 硬膜外ブロックから探る脊髄髄膜

Keyword

【臨床トピック】神経ブロック・硬膜外ブロック・無痛分娩
【解剖関連用語】髄膜・脊髄硬膜・クモ膜・軟膜・硬膜外腔・硬膜嚢・クモ膜下腔・黄色靱帯

▶ 硬膜外ブロックとは (図1)

神経線維の異常興奮症状（疼痛など）を麻酔薬などで遮断する治療法を**神経ブロック**といい，脊髄**硬膜外腔（硬膜上腔）**に注入する手技を**硬膜外ブロック**という．硬膜外腔では脊髄神経根が集まって各レベル（脊髄分節）ごとに束をなして走るため，目指す脊髄レベルを選択的に麻酔して除痛することが可能であり，産科では**無痛分娩**にも利用されている．一回硬膜外注入法と，カテーテルを留置して注入する持続硬膜外注入法がある．

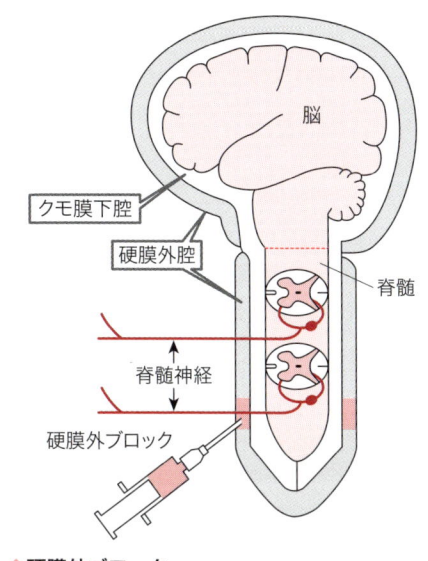

図1 ◆ 硬膜外ブロック
硬膜外腔では，脊髄神経根は脊髄分節ごとに束をなして走る．このため，目指す脊髄レベルを選択的に麻酔することができる．

1 脊髄髄膜について (図2)

脊髄は3葉の髄膜（外表側から**脊髄硬膜・脊髄クモ膜・脊髄軟膜**）で被われる．

1）（脊髄）硬膜

脳を包む**脳硬膜**は内外二重の膜からなり，その間に**硬膜静脈洞**がある．脊髄硬膜は脳硬膜の**内葉**からの連続部分であり，脳硬膜の**外葉**は大後頭孔で終わり，脊柱管内面の骨膜に連結する．

脊髄硬膜がつくる袋状構造を**硬膜嚢**といい，上端は大後頭孔辺縁と第2，3頸椎椎体後面に，前面は後縦靱帯に，下端は第2仙椎レベルで**脊髄硬膜糸**となって尾骨に付着する．また，側方は脊髄神経根に沿って伸び，**神経上膜**に移行する．これに対し，後方は完全な自由縁をなすため，硬膜嚢外には空隙（**硬膜外腔**）が形成される．

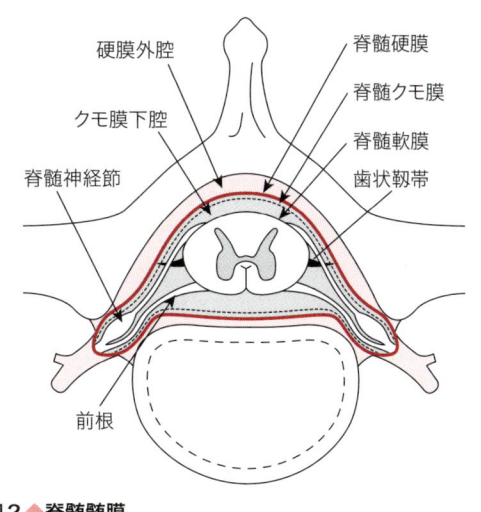

図2 ◆ 脊髄髄膜
脊髄を包む髄膜は外表側から硬膜・クモ膜・軟膜の3葉で構成される．

2）（脊髄）クモ膜

クモ膜は，名前の通りクモの巣状の膜で，大半は硬膜内面に密着する．このため，硬膜嚢の大部分は**クモ膜下腔**からなり，その下端は硬膜嚢下端と同じ第2仙椎レベルにある．すなわち，硬膜とクモ膜との間にあるされる**硬膜下腔**は，正常では「理論上の腔」とみなされる．なお，脊髄神経根に沿って伸びるクモ膜は**神経周膜**に移行する．

3）（脊髄）軟膜

脊髄および脊髄神経根は，その表面に密着する**脊髄軟膜**によって被われる．脊髄軟膜は，脊髄前根と後根の間で側方に**歯状靱帯**を出し，一部は脊髄クモ膜や硬膜に達してこれと連結する．すなわち，歯状靱帯は脊髄の支持装置といて働いている．

2 硬膜外腔の解剖 (図3, 4)

脊柱管と硬膜の間の空隙を**硬膜外腔（硬膜上腔）**といい，上は大後頭孔から下は仙骨裂孔まで達する．その容積はおよそ60mLとされ，腰椎〜仙骨部で広い．体表から硬膜外腔までの距離は，日本人の平均で約3.5cm（L3〜L4レベル）とされる（図3）．

硬膜外腔は脂肪組織によって満たされており，動脈や静脈（**内椎骨静脈叢**；Batson静脈叢の一部）に加えて，硬膜に包まれた脊髄神経根がその中を通る．通常，硬膜外腔は胸腔内圧の影響により弱い陰圧を示す（図4）．

内椎骨静脈叢は脳の**硬膜静脈洞**に相当する血管で，椎体静脈や脊髄静脈の血液を受け，奇静脈から上大静脈に還流する．内椎骨静脈叢は静脈弁を欠き，頭蓋腔から骨盤部に至る各部の静脈と連絡する．また，その血流は胸腔や腹腔内圧に影響されやすく，がんの骨転移や脳転移の経路となることもあるため，臨床的に重要である．

3 脊柱管周囲の解剖 (図5)

上下の脊椎は**椎間円板（椎間板）**と一対の**椎間関節**によって連結し，その周囲を補強する靱帯によって脊柱管が形成される（第5章-7, p.168参照）．脊柱管の内部には**硬膜嚢**に囲まれたクモ膜下腔があり，

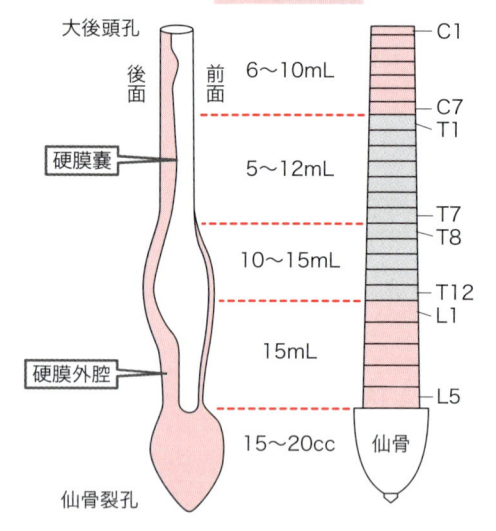

図3◆硬膜外腔の容量

硬膜外腔は大後頭孔から仙骨裂孔までの範囲にあり，全体でおよそ60ccとされる．一般に腰〜仙骨部で広い．

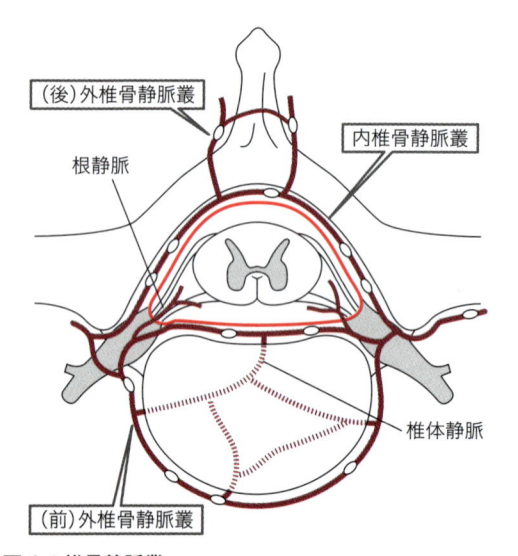

図4◆椎骨静脈叢

硬膜外腔には内椎骨静脈叢が位置し，脊柱の各レベルで椎骨周辺の静脈と連絡する．

その周囲に脂肪組織で満たされた**硬膜外腔**が位置する．硬膜嚢前面は椎体後面の**後縦靱帯**と付着するため，硬膜外腔は後方部で広く，その後方は**黄色靱帯**によって塞がれる．後方から穿刺する際，黄色靱帯の貫通が刺入の深さを判定する手応えとなる．

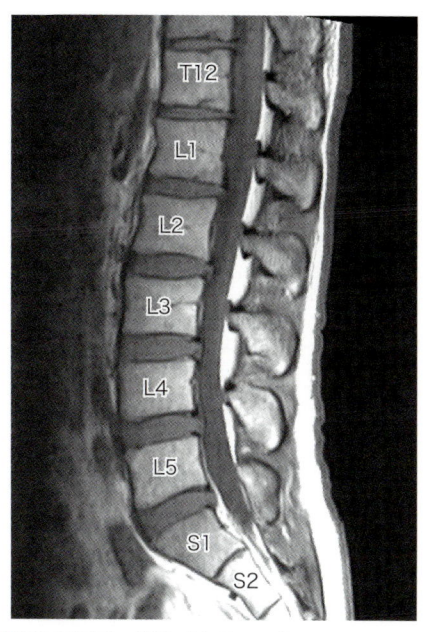

図5◆脊柱周辺部の構造（脊髄MRI）

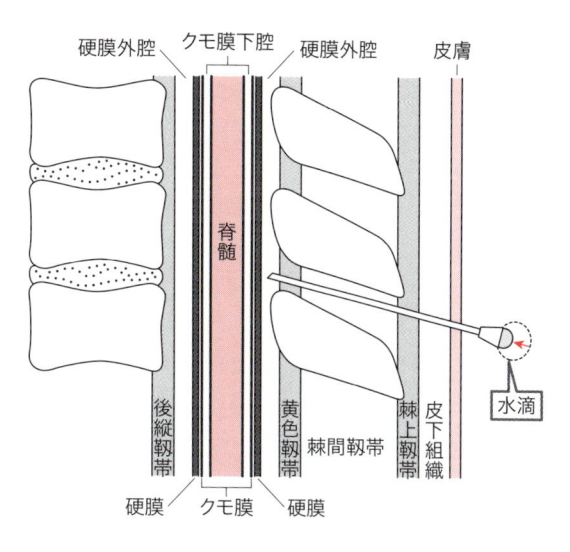

図6◆硬膜外ブロック（懸滴法）
硬膜外腔は陰圧であるため，刺入針の先が硬膜外腔に達すると接続部につけた水滴が吸い込まれる．

4 硬膜外ブロックの手技（図6, 7）

硬膜外ブロックの穿刺法には，棘突起間から刺入する**正中法**と，やや側方から刺入する**傍正中法**がある．一般に，棘突起が水平で棘間の広い腰部では正中法，棘突起が下向きの胸部では傍正中法が用いられる．

穿刺針が硬膜外腔に達したことを確認するには，**懸滴法**もしくは**抵抗消失法**が用いられる．いずれも「硬膜外腔が弱い陰圧である」ことを利用した方法である．すなわち，**懸滴法**では刺入針の接続部に水滴をつけ，水滴が針中に吸い込まれるサインから針先が硬膜外腔に達したことを確認する．一方，**抵抗消失法**では刺入針に生理食塩水を入れたシリンジを装着し，ピストンに感じる抵抗が消失するサインから針先の位置を確認する，というものである．

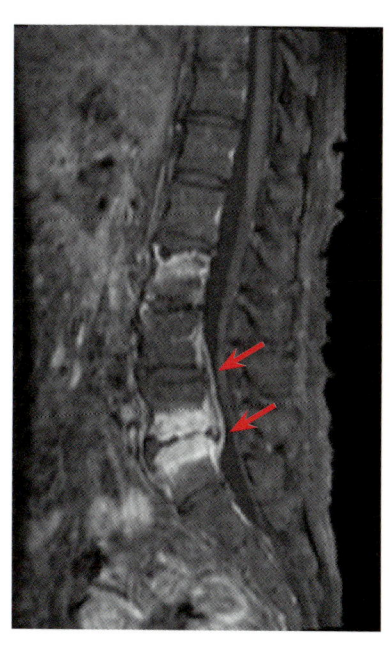

図7◆腰椎MRI像（脊椎硬膜外膿瘍の症例）
L4/5での椎間板炎と椎体炎であり，→の前方は硬膜外腔の蓄膿である．

5 硬膜外ブロックの作用

硬膜外腔に注入された麻酔薬などは硬膜から浸透し，脊髄神経や後根神経節，神経根に働く．すなわち，注入された麻酔薬は，これらの経路を介して脊髄神経を構成する神経線維に到達する．この方法でもたらされる鎮痛作用は，交感神経線維遮断による末梢血管拡張や，Naチャネルの遮断（Naの細胞内流入の抑制）による感覚線維のブロックによる．

硬膜外ブロックで最も早くブロックされるのは交感神経線維で，次いで温痛覚線維，運動線維，触圧覚線維の順に作用が発現する．交感神経線維や感覚線維に比べて有髄の運動線維における効果は低いため，鎮痛作用に比べて筋弛緩作用は弱い．

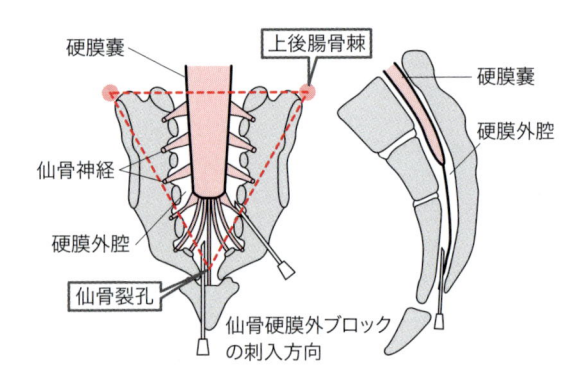

図8 ◆ 仙骨硬膜外ブロック

仙骨硬膜外ブロックでは，仙骨裂孔から刺入することが多い．この部は硬膜外腔が広く安全性が高いためである．

6 硬膜外ブロックの副作用（合併症）

- **血圧低下と徐脈**：交感神経ブロックの作用による末梢血管拡張や心拍出量低下で，血圧低下や徐脈が起こる．通常，ブロック施行後30分以内に発現する．
- **硬膜穿刺**：刺入時に硬膜を穿刺すると，脳脊髄液が漏出するために頭痛を生じる．また，麻酔薬がクモ膜下腔に入ると脊髄じたいが麻酔され，呼吸困難や意識消失に至るケースもある．
- **局所麻酔薬中毒**：麻酔薬の量が多い場合やクモ膜下腔内に注入されると，悪心，めまいに加え，ショック症状や呼吸停止が起こることもある．
- **血腫・感染**：硬膜外腔に血腫や感染を起こすことがあり，硬膜外腫瘍（図7）や椎間板炎，髄膜炎となるケースもある．このため，ブロック施行に際しては充分な消毒が必要となる．

7 仙骨硬膜外ブロック（図8）

頸椎から腰椎における硬膜外ブロックと異なり，**仙骨硬膜外ブロック**では仙骨裂孔から硬膜外腔穿刺を行うことが多い．仙骨裂孔は第5仙椎の融合が不完全なために生じた裂孔で，成人では尾骨尖端から約7 cm（新生児では約3 cm）の位置にあるが，左右の**上後腸骨棘**との間に正三角形を想定することでもおよその位置が確認できる．

硬膜嚢の下端は第2仙椎レベルにあり，その下方は硬膜外腔で占められるため，薬液を**クモ膜下腔**に注入する危険が比較的低いと考えられている．

第8章 中枢神経系

4 感覚解離から探る上行性伝導路

Keyword

【臨床トピック】 感覚解離・Brown-Séquard（ブラウンセカール）症候群・脊髄空洞症・前脊髄動脈症候群
【解剖関連用語】 上行性伝導路（感覚路）・温痛覚・識別型触圧覚・意識型深部感覚・外側脊髄視床路・長後索路・視床・体性感覚野

▶ 感覚について（図1）

身体内外の情報を刺激として感じとることを**感覚**という。**感覚受容器**で受けとられた刺激は神経インパルスに変換され，その多くは**視床**経由で**大脳皮質**に送られ，ここで意識にのぼる。送られてきた感覚情報は大脳皮質の広い領域（**連合野**）で記憶などと照合され，具体的に知覚・識別される。一方，一部の情報（筋緊張度など）は**小脳**を介して反射的な姿勢保持に働く。

これに対し，内臓の感覚（血圧・体温など）は自律神経を通って**辺縁系**や**視床下部**に送られる。内臓感覚は，空腹感や内臓痛をのぞいて大脳皮質には送られず（つまり意識にのぼらず），視床下部などで**自律神経系**と連絡することで**反射的調節**に働く。

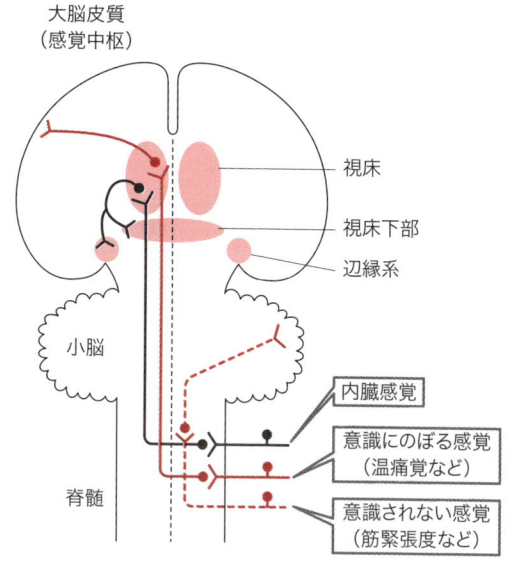

図1 ◆ 感覚伝導の概略
多くの感覚は大脳皮質に送られて意識にのぼるが，筋緊張度や血圧・体温などは視床下部や小脳などに連絡し（意識にのぼらず），反射的調節にあずかる。

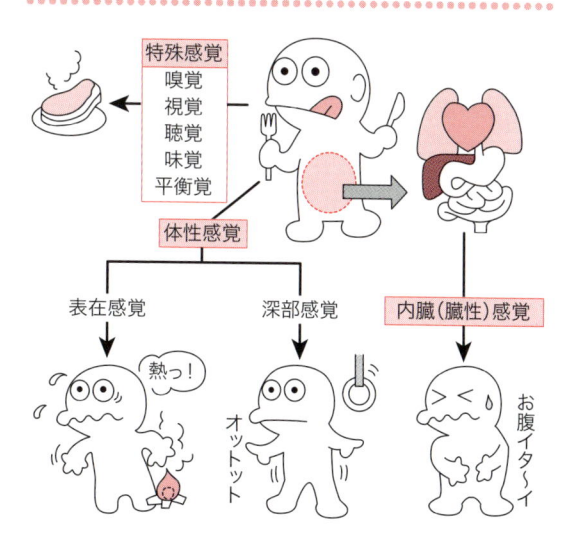

1 感覚の分類（図2）

感覚は**特殊感覚**と**一般感覚**に大別される。特殊感覚とは「頭部の特別な感覚器で感じとられる感覚」であり，**嗅覚・視覚・聴覚・平衡覚・味覚**を指す。これに対し，全身の広い領域で感じとられる感覚を**一般感覚**といい，体壁（皮膚・筋など）の感覚受容器が感じとる**体性感覚**と，内臓の感覚受容器が感じとる**内臓感覚（臓性感覚）**に区分される。

このうち，体性感覚には，体表で感じる**表在感覚（触圧覚・温痛覚）**のほか，筋や腱あるいは関節によって感じる**深部感覚（固有感覚）**がある。深部感

図2 ◆ 感覚の分類
感覚は，頭部に独特の特殊感覚と一般感覚（体性感覚・内臓感覚）に区分される。体性感覚にも内臓感覚にも，意識にのぼる感覚と意識にのぼらない感覚がある。

覚は，筋の張力や関節の曲がり具合により，手足の位置や姿勢を認識するための感覚で，自覚される振動覚や位置覚と，意識にのぼらず姿勢保持などに反射的に働くもの（筋緊張度など）がある．一方，内臓感覚にも，意識にのぼる感覚（便意・尿意・腹痛など）と意識にのぼらない感覚（血圧など）がある．これらの感覚のうち，臨床で対象となるのは主として患者さんの意識にのぼる感覚（**意識型深部感覚**）である．

2 上行性伝導路（感覚路）

感覚情報を上位中枢に送るニューロンの通り道を**上行性伝導路（求心路，感覚路）**という．感覚は後根から脊髄に入り，上位中枢へと送られるが，感覚によって脊髄内の通り道（伝導路）が異なる．

1）温痛覚の伝導路（図3）

温度や痛みの感覚はもっとも一般的な表在感覚で，末梢の神経終末で感受された刺激は**後根**から**脊髄後角**へと送られる．後角から始まる2次ニューロンは反対側に交叉して側索を上行（**外側脊髄視床路**），**視床VPL核（後外側腹側核）**に入り，再びニューロンを替えて大脳皮質の**体性感覚野**（中心後回の感覚中枢）に達する．

2）触圧覚の伝導路（図4）

表面の性状などの感触にかかわる表在感覚を**識別型精細触圧覚**という．受容された刺激は後根から脊髄に入り，同側の**後索**を上行して延髄の**後索核**に至る（**長後索路**）．後索核からの2次ニューロンは反対側に交叉し，**内側毛帯**と呼ばれる領域を上行して視床VPL核（後外側腹側核）を経由して大脳皮質体性感覚野に達する．

3）意識型深部感覚の伝導路（図4）

臨床で診察対称となるのは，**振動覚**や**関節の曲がり具合**など，意識にのぼる**深部感覚**で，識別型触圧覚と同じ経路で中枢に送られる．すなわち，**脊髄後索**を通って延髄の**後索核**に至り，2次ニューロンが反対側に交叉して視床に至った後，視床を経由して大脳皮質に至る．

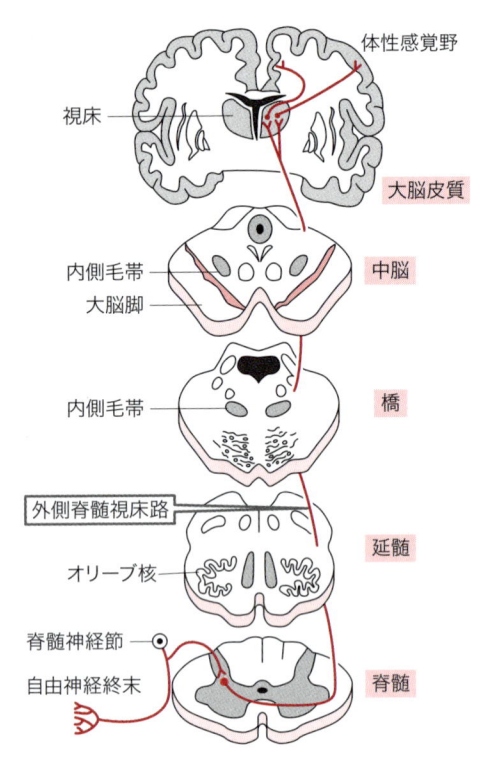

図3 ◆ 温痛覚の伝導路

皮膚などで感受された刺激は脊髄後角から起こる2次ニューロンによって視床へと送られ，さらに3次ニューロンにより大脳皮質（体性感覚野）に送られる．

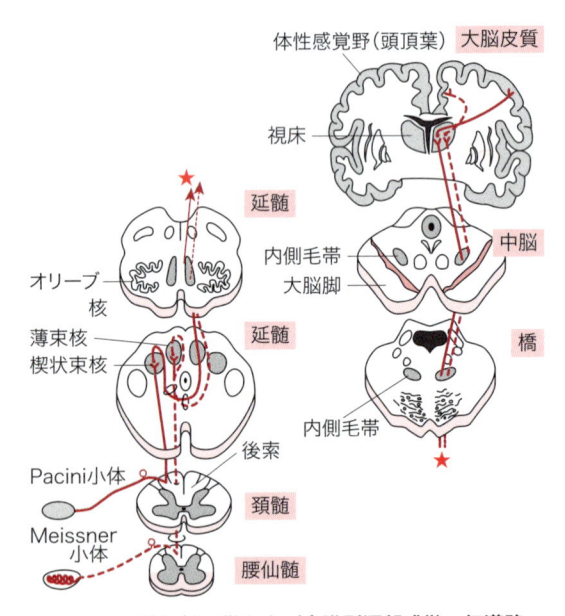

図4 ◆ 識別型精細触圧覚および意識型深部感覚の伝導路

精細触圧覚と意識にのぼる深部感覚は同じ経路で大脳皮質に至る．すなわち，1次ニューロンは脊髄から入って延髄の後索核に至り，後索核からの2次ニューロンは反対側に交叉して視床に送られ，3次ニューロンで大脳皮質に送られる．

3 感覚解離（解離性感覚障害）とは

体性感覚のうち「ある感覚は障害されるが，その他の感覚は正常に保たれている」状態を**感覚解離（解離性感覚障害）**といい，主に中枢神経系の部分的な障害によって生じる．それぞれの感覚によって伝導路の位置が異なるため，病巣の影響が及んだ範囲の伝導路だけが障害され，症状として現れる．感覚解離を呈する疾患としては，**Brown-Séquard症候群**，**脊髄空洞症**，**前脊髄動脈症候群**などが代表的である．

4 Brown-Séquard症候群（図5）

あるレベルで，脊髄の半側が障害された場合に生じる症候群をいう．①同側の障害レベル以下の**運動麻痺**（**外側皮質脊髄路**の障害）に加えて，②同側障害レベルの全感覚消失（**脊髄後根**の障害），③同側の障害レベル以下の**識別型精細触圧覚**および**意識型深部感覚**の障害（**脊髄後索**の障害），そして④反対側の障害レベル以下の**温痛覚**障害（**外側脊髄視床路**の障害）が起こる．

5 脊髄空洞症（図6，7）

脊髄の**中心管**が拡大するように空洞が生じ，中心管付近を通る神経線維が圧迫・障害を受けたものを**脊髄空洞症**という．ここは，後根から脊髄に入った温痛覚を伝える線維が反対側の**側索**（**外側脊髄視床路**）に向かって交叉する部位にあたるため，この高さの**温痛覚**が両側性に障害される．これより上あるいは下は障害されないため，典型例では**宙づり型感覚障害**がみられる．なお，脊髄後索は障害を免れるため，交叉せずに後索を上行する**意識型深部感覚**は保存される．

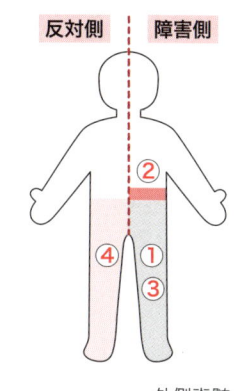

反対側　障害側

1：同側の障害レベル以下の運動麻痺
2：同側の障害レベルの全感覚消失
3：同側の障害レベル以下の精細触覚などの消失
4：対側障害レベル以下の温痛覚障害

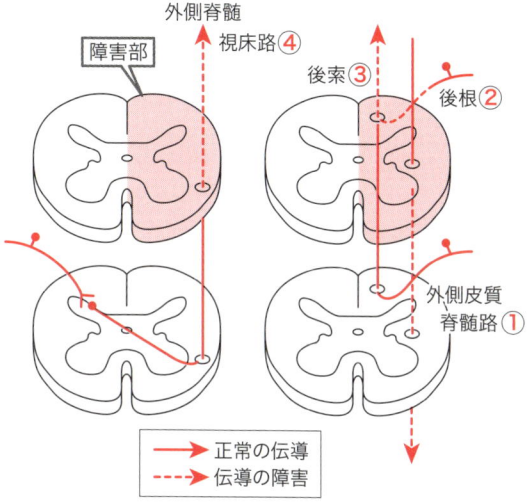

外側脊髄視床路④　後索③　後根②　障害部　外側皮質脊髄路①

→ 正常の伝導
--→ 伝導の障害

図5 ◆ Brown-Séquard症候群

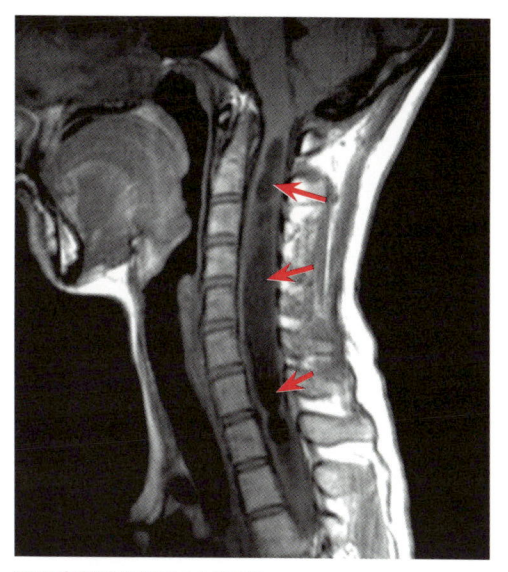

図6 ◆ 脊髄空洞症のMRI像

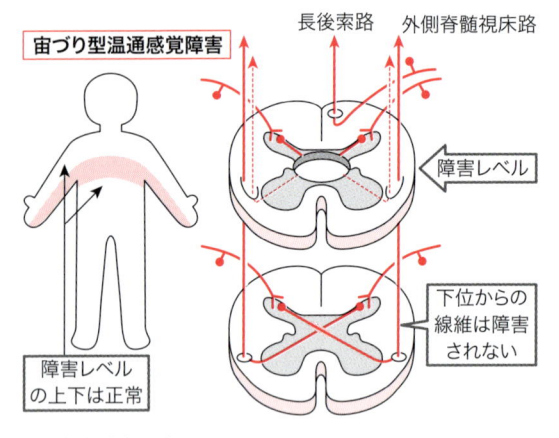

図7 ◆ 脊髄空洞症
障害レベルに限局した温痛覚障害がみられる．障害レベルの上下は保存されるため，宙づり型感覚障害とよばれる．

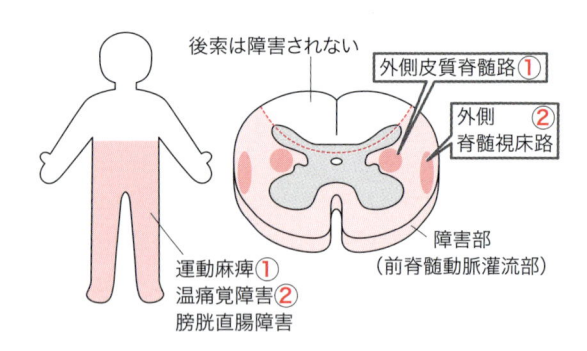

図8 ◆ 前脊髄動脈症候群
前脊髄動脈の閉塞などで，その灌流領域を通る外側皮質脊髄路（運動），外側脊髄視床路（温痛覚），自律神経路（膀胱直腸機能）などが障害される．

6 前脊髄動脈症候群（図8）

前脊髄動脈は脊髄の前3分の2を栄養するため，その閉塞によって脊髄前部が梗塞に陥る．このため，障害レベル以下の両側性**運動麻痺**（**皮質脊髄路**の障害）や両側の温痛覚障害（**外側脊髄視床路の障害**），膀胱直腸障害（**脊髄内自律神経路の障害**）などが起こるが，後索は保たれるため，**識別型精細触圧覚**や**意識型深部感覚**は保存される．

Column

Brown-Séquard 症候群

Brown-Séquard 症候群は，脊髄半側切断症候群とも呼ばれ，あるレベルの脊髄の半側障害時にみられる運動麻痺や感覚解離症状である．イギリスの医師・神経生理学者である Charles-Édouard Brown-Séquard（1817～1894）によって報告されたことにより，その名を冠する．

Brown-Séquard は，1817年，アメリカ人の父 Brown とフランス人の母 Séquard の間に生まれた．劇作家を志してパリに出るが，医学の道に転向，1840年に医師となり，1846年にパリ大学で学位を取得した後，フランス，イギリス，アメリカで診療と研究に従事した．パリでは Armand Trousseau（1801～1867）や Claude Bernard（1813～1878）のもとで生理学の研究を行っている．1854年，Broca 領域（運動性言語中枢）に名を残す Pierre Paul Broca（1824～1880）の推薦により，リッチモンド大学教授，1864年にハーバード大学教授，1867年にはパリ大学教授に就任し，1878年には Bernard の後を継いでコレージュ・ド・フランスの教授に就任している．

脊髄半側切断による同側運動麻痺と反対側知覚麻痺の出現（1849年）の他，交感神経切断による血管の麻痺と拡張（1852年），副腎摘出による動物の機能脱落と死亡（1856年）などの業績が知られる．

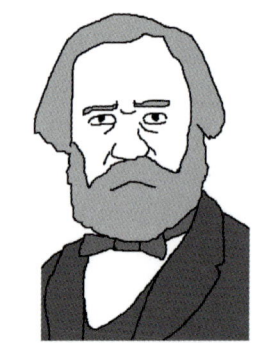

C.E.Brown-Séquard (1817～1894)

第8章 中枢神経系

5 片麻痺から探る運動路

Keyword

【臨床トピック】 片麻痺・運動麻痺・交叉性片麻痺・上交叉性片麻痺（Weber症候群）
【解剖関連用語】 錐体路・皮質核路（皮質延髄路）・皮質脊髄路・脊髄側索路・脊髄前索路・脳幹

▶ 片麻痺とは（図1）

頚髄より上位の中枢神経系の障害により，運動を支配する伝導路（**錐体路**）が侵され，一側の半身（とくに上下肢）が運動麻痺を示した状態を**片麻痺**という．上下肢の運動を支配する錐体路（**皮質脊髄路**）は，その85％が延髄下端（**錐体交叉**）で対側に交叉するため，延髄より上に病巣がある場合は反対側の片麻痺が起こる．

片麻痺は脳血管障害によるものが多く，発症初期には**弛緩性麻痺**を示すが，経過とともに**痙性麻痺**と

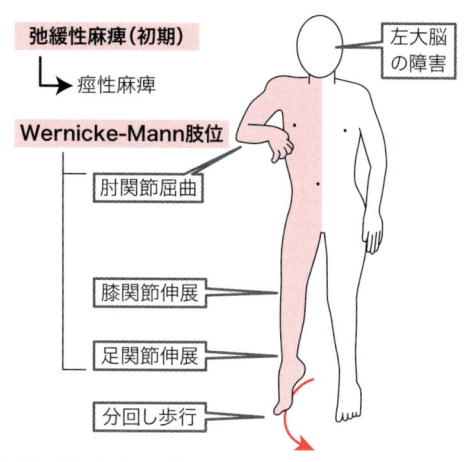

図1 ◆ 片麻痺の症状
慢性化するとWernicke-Mann肢位とよばれる姿勢をとる．

なる．慢性化すると上肢は肘で屈曲，下肢は膝と足首が伸展した姿勢（**Wernicke-Mann肢位**）をとり，鎌で草を刈るような歩行（**分回し歩行**）を示す．

1 錐体路（図2）

骨格筋の随意運動を支配する下行性伝導路を**錐体路**といい，脳神経を介して頭頚部の運動を支配する**皮質核路（皮質延髄路）**と，脊髄神経を介して体幹・体肢の運動を支配する**皮質脊髄路**に区分される．皮質延髄路，皮質脊髄路と言う場合は「起始核→終止核」の順に名前をつけることが多く，皮質脊髄路は「大脳皮質（運動野）→脊髄（**前角ニューロン**）」の伝導路という意味である．

2 皮質核路（図3）

皮質核路は大脳皮質の**中心前回外側部**（口腔顔面領域の運動中枢）から始まり，内包膝・大脳脚・橋底部中央を経て延髄の運動性脳神経核に至る伝導路である．原則として，脳神経核は反対側の錐体路か

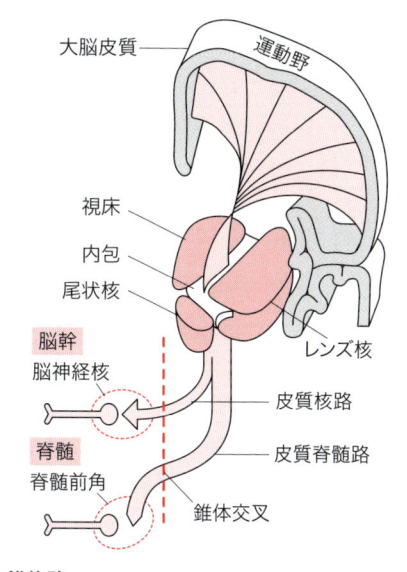

図2 ◆ 錐体路
骨格筋を支配する運動路を錐体路といい，運動性脳神経核に連絡する皮質核路（皮質延髄路）と，脊髄前角に連絡する皮質脊髄路に区別される．

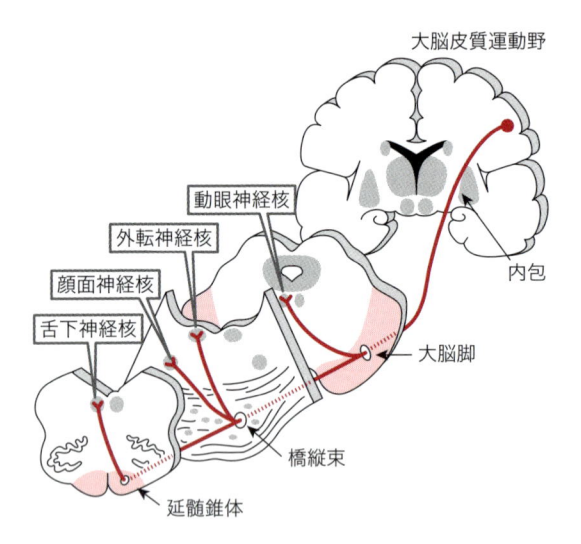

図3 ◆ 皮質核路

皮質核路（皮質延髄路）は脳幹まで下行した後，反対側の運動性脳神経核に連絡する（図では滑車神経核，三叉神経核は省略してある）．

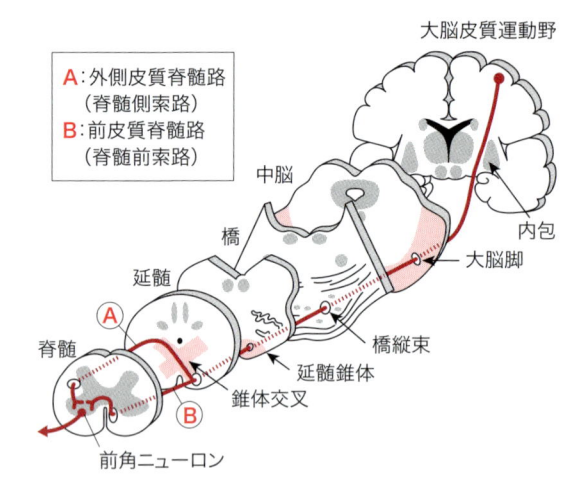

図4 ◆ 皮質脊髄路

皮質脊髄路の85％（A）は延髄の錐体交叉で，残りの15％（B）は脊髄で反対側に交叉して関髄前角の運動ニューロンに連絡する．

ら連絡を受けるため，皮質核路は脳幹レベルで反対側に交叉し，**動眼神経核（Ⅲ）・滑車神経核（Ⅳ）・三叉神経核（Ⅴ）・外転神経核（Ⅵ）・顔面神経核（Ⅶ）・舌下神経核（Ⅻ）**に連絡して頭頸部の筋（眼筋・咀嚼筋・表情筋・咽頭筋・舌筋）を支配する．

すなわち，神経核より上位で皮質核路が障害された場合，麻痺は原則として反対側に生じ，神経核じたいが障害された場合は病巣と同側の麻痺が起こる．

3 皮質脊髄路（図4）

これに対し，**皮質脊髄路**は大脳皮質中心前回の上部～内側部（体幹・体肢の運動中枢）から起こる運動路で，皮質核路と同様，内包前脚・大脳脚中央・橋底部を下行する．皮質脊髄路線維の約85％は延髄の錐体交叉で反対側に交叉し，脊髄の側索を下行して**外側皮質脊髄路（脊髄側索路）**となり，脊髄前角の運動ニューロンに連絡する．残りの15％は交叉せずに脊髄前索を下行して**前皮質脊髄路（脊髄前索路）**を形成，該当する脊髄レベルで反対側に移って下行し，脊髄前角ニューロンに連絡する．

すなわち，右（左）の大脳皮質から起始するニューロンは，反対側の脊髄前角ニューロンに連絡することで左（右）の半身（上下肢の運動）に関与する．

4 反対側の片麻痺が起こる理由（図5）

内包付近に脳出血や脳梗塞を生じると，必ずと言っていいくらい**運動麻痺**をきたす．内包を運動路である**錐体路**が通っているうえ，脳出血を起こしやすい動脈（**卒中動脈**とよばれる）が分布しているためである．また，内包を通る錐体路（皮質核路・皮質脊髄路）は中脳～脊髄まで下行してから反対側に交叉するため，内包の出血や梗塞で障害される錐体路は交叉前の部分となる．したがって，内包の病変によって起こる運動麻痺は病変部の反対側半身に出現する**片麻痺**ということになる．

これは内包より下位のレベルにおける錐体路障害でも同様である．脊髄に向かう皮質脊髄路の85％は**延髄下端（錐体交叉）**で反対側に交叉するため，延髄より上位のレベルで障害された場合には，常に反対側の片麻痺を呈することになる．

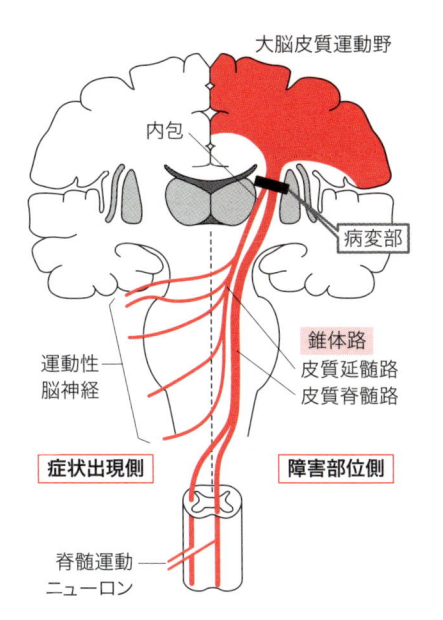

図5 ◆ 運動麻痺の対側出現

錐体路は脳幹〜脊髄で交叉し，反対側の骨格筋を支配する．したがって，障害部位が交叉する前であれば症状は反対側に出現する．

5 交叉性片麻痺（図6, 7）

　脳幹（中脳・橋・延髄）には，動眼神経〜舌下神経の脳神経核が存在する．おおざっぱに言えば，中脳には動眼神経と滑車神経，橋には三叉神経〜内耳神経，そして延髄には舌咽神経〜舌下神経の脳神経核が位置する．このため，脳幹の片側に出血などが生じると，錐体路と同時に病変のレベルにある脳神経が侵される．すなわち，反対側の**片麻痺**（皮質脊髄路障害）に加えて，病変側（障害側）の脳神経麻痺が発症することになる．このように，片麻痺と他側の脳神経麻痺が同時に起こるものを**交叉性片麻痺**といい，病変部位によって侵される脳神経が異なるため，症状から病変の局在を診断することが可能である．

［※注：従来は交代性片麻痺とよばれていたが，現在の用語では交叉性片麻痺となっている］

　例えば，中脳腹側部の病変で，動眼神経と大脳脚

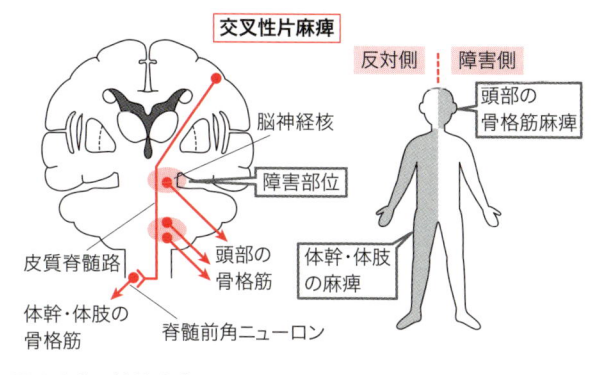

図6 ◆ 交叉性片麻痺

脳幹片側の病変により脳神経核と交叉する前の皮質脊髄路が障害されると，病変側の脳神経障害と反対側の片麻痺を生じる．

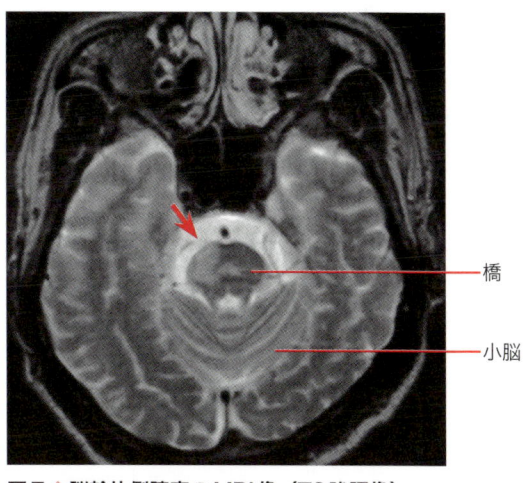

図7 ◆ 脳幹片側障害のMRI像（T2強調像）

高信号の部分（→）が梗塞巣である．

（交叉前の錐体路）が障害されて起こる片麻痺を**上交叉性片麻痺（Weber症候群）**といい，病巣側の動眼神経麻痺（眼球運動麻痺）と反対側の片麻痺を呈する．また，顔面神経核や舌下神経核に向かう皮質核路（交叉前）も大脳脚を通るため，中脳レベルで障害されると反対側の顔面麻痺や舌麻痺を生じる．これを逆に考えれば，左の片麻痺と右の動眼神経麻痺（眼球運動麻痺）を呈する例では，病変の局在は中脳の右側と診断できる．

第8章 中枢神経系

6 パーキンソン病から探る大脳基底核

Keyword

【臨床トピック】 運動失調・不随意運動・Parkinson(パーキンソン)病・パーキンソニズム
【解剖関連用語】 大脳基底核・尾状核・被殻・淡蒼球・レンズ核・（新）線条体・視床下核・黒質

▶ パーキンソン病とは (図1)

　黒質は中脳の灰白質で，随意運動の調節に働く大脳基底核（または大脳基底核関連核）に含まれる．この黒質の変性により，筋緊張の異常亢進や不随意運動をきたす神経変性疾患を**パーキンソン病**という．50代以降の初老期に発症することが多く（有病率：100人／10万人），日本では女性に多い（男：女＝1：1.5）．

　パーキンソン病は，**黒質（緻密部）**から**線条体（大脳基底核）**に向かうドパミン産生ニューロンの変性・脱落によって起こる．変性の原因は不明だが，線条体のニューロンに働く神経伝達物質ドパミンが不足するため，随意運動を調節する神経回路に不調を生じることで，筋収縮の調節障害を主体とする症状が現れる．病理組織では変性した神経細胞体に**Lewy(レヴィ)**とよばれる円形構造が認められる．

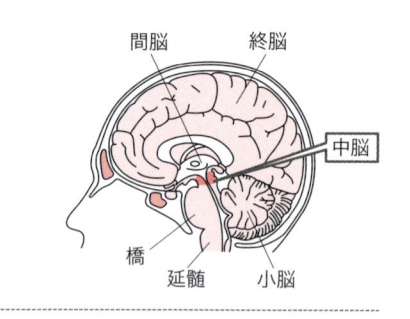

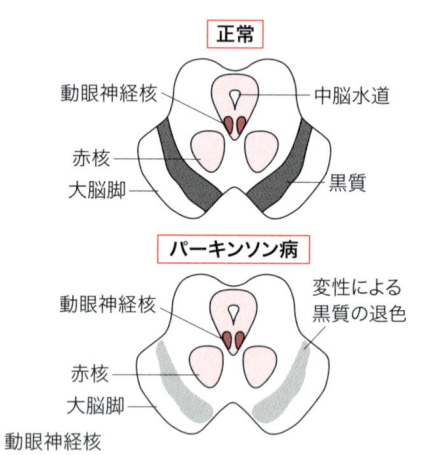

図1 ◆ パーキンソン病
パーキンソン病は中脳に位置する黒質の変性により，大脳基底核を中心とする運動調節系に異常を生じる疾患である．

1 パーキンソン病の診断 (表1, 2)

　パーキンソン病は，特定疾患（いわゆる難病）に指定されている．血液・尿・髄液検査やCT・MRIなどで特異的な異常が認められないため，症状を中心とした診断基準および認定基準が用いられるが，パーキンソン症状を示す他の疾患を除外診断するために画像検査は重要である．

2 パーキンソン病の症状 (図2)

　パーキンソン病の特徴的症状である**安静時振戦・筋固縮・無動**は，いずれも筋収縮の調節障害によって生じる．

1) 安静時振戦

　最も多い初発症状で，片側の指先から始まり，上肢→同側下肢→反対側の順に進行する．5 Hzほどの規則的なふるえで，運動時には減弱〜消失する．指先のふるえは，親指が他の指に対してリズミカルに動く特徴があり，丸薬をまるめる動作**pill rolling**

表1 ◆ パーキンソン病の診断基準

厚生省特定疾患・神経変性調査研究班（1996年）による．

①自覚症状
A：安静時のふるえ（四肢または顎にめだつ） B：動作がのろく拙劣 C：歩行がのろく拙劣

②神経所見
A：毎秒4～6回の安静時振戦 B：無動・寡動： 　a：仮面様顔貌 　b：低く単調な話し方 　c：動作の緩徐・拙劣 　d：姿勢変換の拙劣 C：歯車現象を伴う筋固縮 D：姿勢・歩行障害：前傾姿勢 　a：歩行時に手の振りが欠如 　b：突進現象 　c：小刻み歩行 　d：立ち直り反射障害

③臨床検査所見
A：一般検査に特異的な異常はない B：脳画像（CT, MRI）に明らかな異常はない

④鑑別診断
A：脳血管障害のもの B：薬物性のもの C：その他の脳変性疾患

診断の判定
（次の1～5のすべてを満たすものをパーキンソン病と診断する） 1．経過は進行性である． 2．自覚症状で，上記のいずれか1つ以上がみられる． 3．神経所見で，上記のいずれか1つ以上がみられる． 4．抗パーキンソン病薬による治療で，自覚症状・神経所見に明らかな改善がみられる． 5．鑑別診断で上記のいずれでもない．

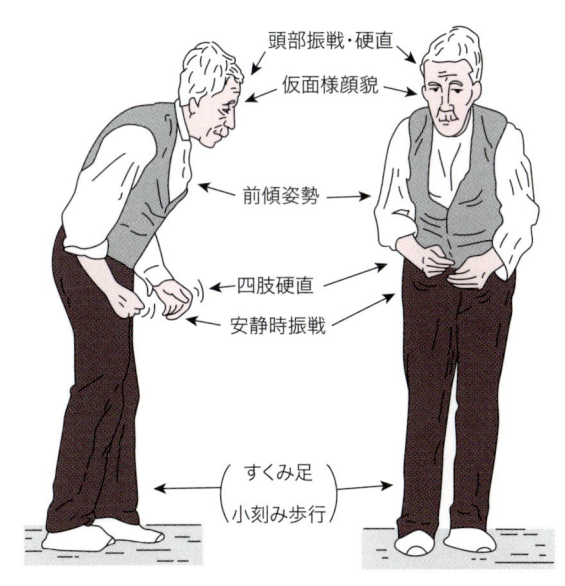

表2 ◆ パーキンソン病の特定疾患認定基準

1. パーキンソニズムがある[※1]
2. 脳CT又はMRIに特異的異常がない[※2]
3. パーキンソニズムを起こす薬物・毒物への曝露がない[※3]
4. 抗パーキンソン病薬にてパーキンソニズムに改善がみられる

以上4項目を満たした場合，パーキンソン病と診断する．1，2，3は満たすが，薬物反応を未検討の症例は，パーキンソン病疑いの症例とする．

[※1] パーキンソニズムの定義は，次のいずれかに該当する場合とする．
　①典型的な左右差のある安静時振戦（4～6Hz）がある．
　②歯車様筋固縮，動作緩慢，姿勢歩行障害のうち2つ以上が存在する．
[※2] 脳CT又はMRIにおける特異的異常とは，多発脳梗塞，被殻萎縮，脳幹萎縮，著明な脳室拡大，著明な大脳萎縮など他の原因によるパーキンソニズムであることを明らかに示す所見の存在をいう．
[※3] 薬物に対する反応はできるだけドーパミン受容体刺激薬又はL-DOPA製剤により判定することが望ましい．

図2 ◆ パーキンソン病の症状

頭部振戦・硬直
仮面様顔貌
前傾姿勢
四肢硬直
安静時振戦
すくみ足
小刻み歩行

パーキンソン病の症状は安静時振戦・筋固縮・無動に大別されるが，いずれも筋収縮の調節障害によって生じると考えられる．

signともよばれる．また，書字も振戦のために小さくなる（**小字症**）．

2）筋固縮

筋緊張の異常亢進により，力を抜いた状態で関節を他動（他の人が動かす）させると抵抗がみられる．この抵抗は断続性に生じるため**歯車様固縮**とよばれる．

3）無動

動作開始困難や動作緩慢がみられ，瞬目が減少して無表情（**仮面様顔貌**）になる．歩行開始困難（**すくみ足**）や**小刻み歩行**などがみられるが，緊張状態（床の目印線を目標に歩いたり，障害物をまたいだりする）が加わると，普通に歩行できる（**逆説性歩行，矛盾運動**）．

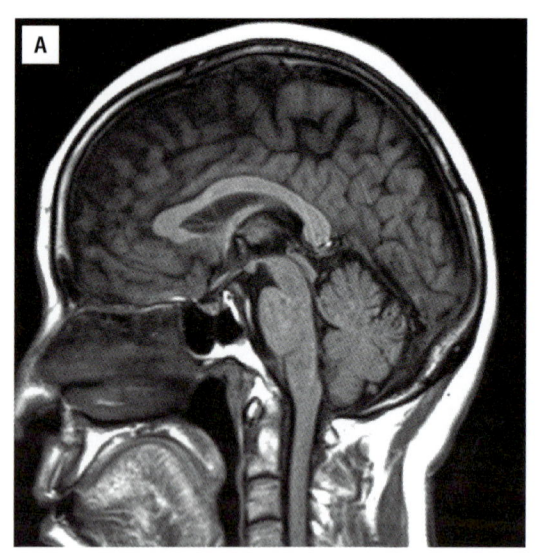

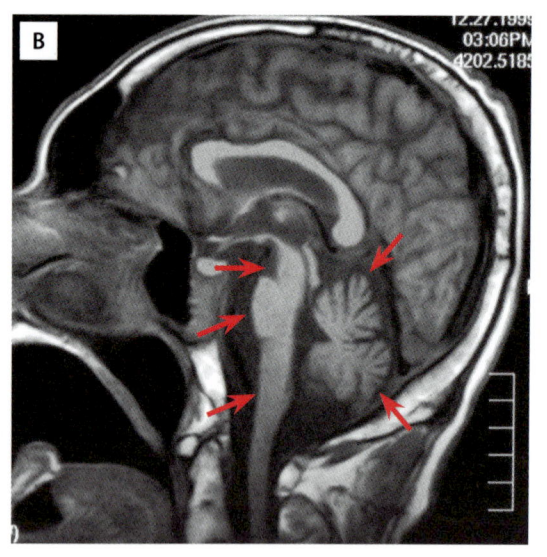

図3 ◆ 脳変性症MRI像
A：正常，B：小脳変性症．脳幹と小脳が全体に萎縮している（→）．

4）姿勢保持障害

立位では肘や膝を軽く屈曲した前傾姿勢をとり，前方や後方から軽く押されただけで簡単に倒れる（**姿勢保持反射障害**）．歩行開始後は前のめりとなって減速不能である（**突進現象**）．

5）その他の症状

起立性低血圧・便秘・発汗低下などの**自律神経症状**に加え，反応遅延・うつ状態などの精神症状が認められることもある．

③ 運動調節障害（図3）

運動障害は，錐体路（骨格筋を支配する神経の伝導路）や骨格筋自体の障害で起こる**運動麻痺**と，運動制御領域の異常で起こる**運動調節障害**に大別される．さらに，運動調節障害は，動作や姿勢保持などの協調運動が障害される**運動失調**と，**不随意運動**（自分の意思と関係なく現れる異常運動）とに区別される．

このうち，運動失調は主に**小脳**の障害で起こる徴候で，運動の正確性が損なわれることで，歩行障害・構音障害・企図振戦・平衡障害・四肢失調などの症状が出現する．これに対し，**大脳基底核**などの障害で生じる「意志と無関係な不合理運動」を不随意運動といい，静止時振戦・ジストニア（持続的な筋収縮）・バリスム（体肢全体の不随意運動）・ジスキネジア（体肢の舞踏様運動）などが含まれる．

④ 運動失調と不随意運動（図3）

小脳は，随時変化する筋の緊張度などの情報を受け，これをもとに全身の骨格筋の収縮を制御している．すなわち，全身の筋が協調して運動するための指令を出している．したがって，小脳を含む運動調節経路に異常が生じると**協調運動**の障害（**運動失調**）が現れる．小脳性運動失調でみられる症状としては①歩行障害（酔っぱらい歩行，よろめき歩行），②四肢協調運動障害（書字困難），③構音障害（言語不明瞭），④嚥下困難，⑤眼球運動障害（眼振），⑥企図振戦（動作時の振戦）などがある．

一方，**大脳基底核**には小脳のような情報入力はなく，出力も大脳皮質に送られる．すなわち，大脳基底核は大脳皮質を介して，筋収縮自体の調節（屈筋・伸筋の拮抗など）に働いている．このため，大脳基底核の経路に異常が生じると筋収縮がコントロールを失い，**不随意運動**が出現する．

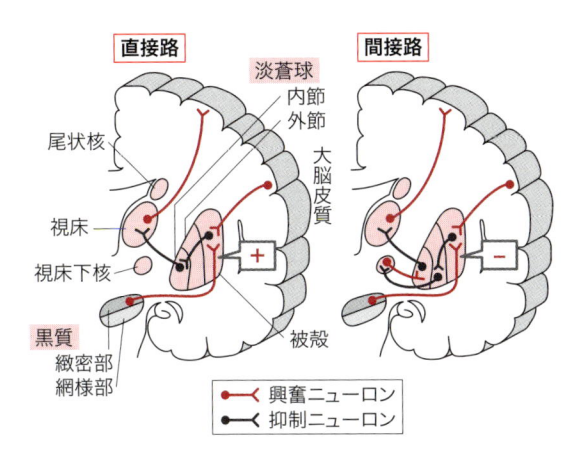

図4 ◆ 直接路と間接路
2つの抑制ニューロンからなる直接路が視床皮質線維を刺激するのに対し，3つの抑制ニューロンを含む間接路は抑制に働く．

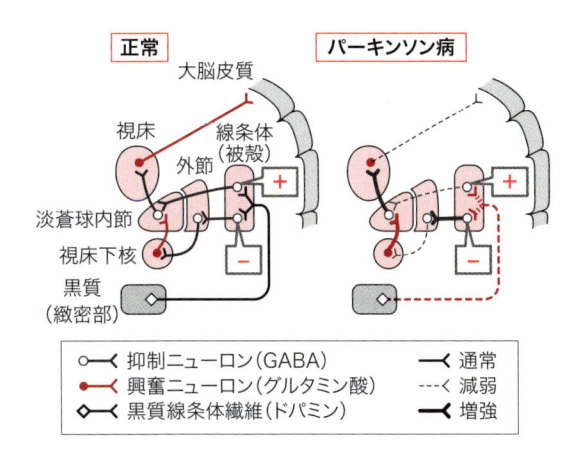

図5 ◆ パーキンソン症状の発現
パーキンソン病の症状である運動低下は，淡蒼球から視床に向かう抑制ニューロンの増強で起こる．

5 大脳基底核について（図4）

大脳（終脳）深部の灰白質塊を**大脳基底核**という．通常は視床の外側に位置する**尾状核**，**レンズ核（被殻・淡蒼球）**，**前障**を指し，同一発生起源である尾状核と被殻をまとめて**(新)線条体**とよぶ．さらに淡蒼球は外節と内節に細分され，基底核関連核として，**扁桃体，視床下核，黒質**を含めて広義の大脳基底核とすることも多い．

大脳基底核および基底核関連核は，大脳皮質や視床との間に線維連絡をもち，この連絡路によって大脳皮質からの出力（運動指令）を制御することで運動調節を行う．すなわち，大脳基底核は錐体路による随意運動の発現と制御に働く中枢といえる．

大脳基底核と大脳皮質とは視床を介する神経路によって連絡されるが，大脳基底核内の経路は2系統からなり，**直接路**および**間接路**とよばれる．このうち，直接路は2つの抑制ニューロンからなる［被殻→淡蒼球（内節）→視床］の経路で，最終的に**視床皮質線維**（視床→大脳皮質）を刺激（脱抑制）することで皮質活動レベルを上げる．一方，間接路は3つの抑制ニューロンを含む［被殻→淡蒼球（外節）→視床下核→淡蒼球（内節）→視床］の経路で，視床皮質線維を抑制することで皮質活動レベルを下げる．全身の屈筋・伸筋のバランスは，ここに示した2つの拮抗する経路によって調節されている．なお，黒質からのニューロンは直接路には興奮（＋），間接路に対しては抑制（－）に働く．

6 パーキンソン症状の発現（図4, 5）

大脳基底核には，グルタミン酸を伝達物質とする興奮ニューロンとγアミノ酪酸（GABA）を伝達物質とする抑制ニューロンによる回路が形成されている．また，黒質（緻密部）から大脳基底核に向かう黒質線条体線維はドパミンを伝達物質とするニューロンで，大脳基底核の直接路の興奮と間接路の抑制に働く．

パーキンソン病では，黒質緻密部のドパミン産生ニューロンの変性によって線条体に送られるドパミンが欠乏するため，淡蒼球内節や視床下核で過剰活動が生じる．これにより視床大脳皮質線維が過度に抑制され，運動野の活動低下から動作緩慢となる．また，淡蒼球から視床への出力の異常増大や異常発火が，振戦や筋固縮などの症状を引き起こすと考えられている．

第8章　中枢神経系

7 パーキンソン症候群とは（図6）

黒質の変性がなくともパーキンソン病様の症状が認められることがあり，パーキンソン病の主症状とされる①安静時振戦，②筋固縮，③無動，④姿勢保持障害のうち，2つ以上を呈するものを**パーキンソン症候群**または**パーキンソニズム**という．

[※注：パーキンソニズムには症状そのものを指す意味もある]

通常，パーキンソン症候群は，**本態性パーキンソニズム**と**症候性パーキンソニズム**に大別される．

1）本態性パーキンソニズム

パーキンソン症状の発症要因が不明のパーキンソニズムで，その大部分がパーキンソン病である．

2）症候性パーキンソニズム

パーキンソン症状の発症要因が明らかなもので，その原因から次のように分類される．

a. 脳血管障害性パーキンソニズム

ラクナ梗塞（脳深部に生じる小梗塞），とくに大脳基底核のラクナ梗塞が原因となって発症するものが多い．

b. 脳炎後パーキンソニズム

嗜眠性脳炎や日本脳炎脳炎以外の感染症（Creitzfeldt-Jacob病など）に合併する．

c. 薬剤性パーキンソニズム

ドパミン拮抗作用をもつ薬剤（抗うつ薬など）やレセルピン（血圧降下薬）などで生じる．

d. 中毒性パーキンソニズム

一酸化炭素，マンガン，水銀中毒などによって生じるパーキンソニズムをいう．

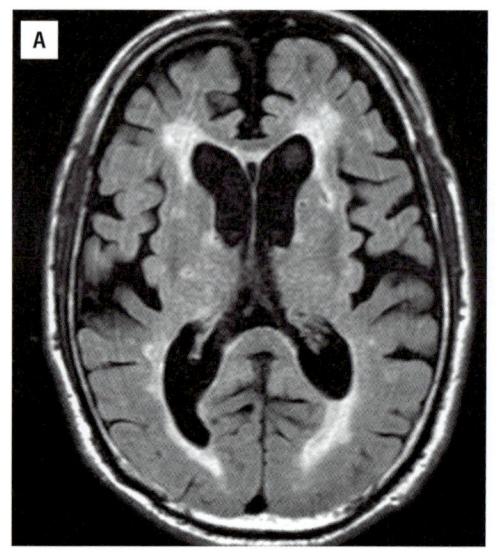

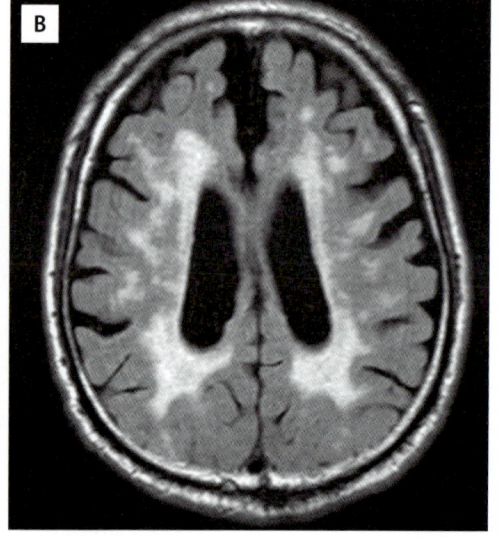

図6◆脳血管障害性パーキンソニズム
多数の虚血病変が高信号（白っぽく見える）を示している．脳血管障害によるパーキンソニズムでは，錐体路症状を伴うことが多い．

第8章 中枢神経系

7 水頭症から探る**脳脊髄液**

Keyword

【臨床トピック】非交通性水頭症・交通性水頭症・頭蓋内圧（脳圧）亢進

【解剖関連用語】脳脊髄液（髄液）・脳室・脈絡叢・第四脳室正中口（Magendie孔）・第四脳室外側口（Luschka孔）・クモ膜顆粒・中山の孔・脳室周囲器官

▶ 水頭症とは（図1）

　脳脊髄液（髄液）が過剰に貯留し，脳や脊髄を圧迫する病態を**水頭症**といい，脳室の髄液が過剰となる**内水頭症**と，クモ膜下腔に貯留する**外水頭症**に大別される．通常は内水頭症を指し，脳室内で髄液の流れがブロックされて起こる**非交通性水頭症**と，クモ膜下腔の閉塞や髄液の吸収障害で生じる**交通性水頭症**に分類される．髄液圧上昇による**頭蓋内圧（脳圧）亢進**，脳室拡大，脳実質萎縮などの症状が出現するが，髄液圧が正常な**正常圧水頭症**もある．

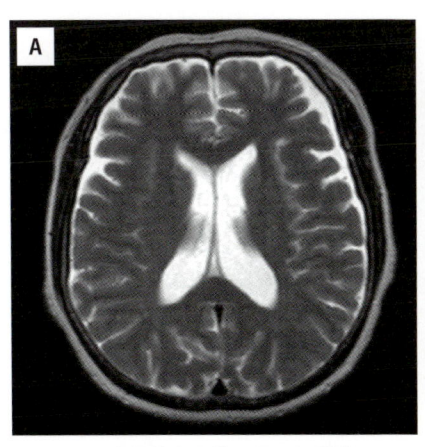

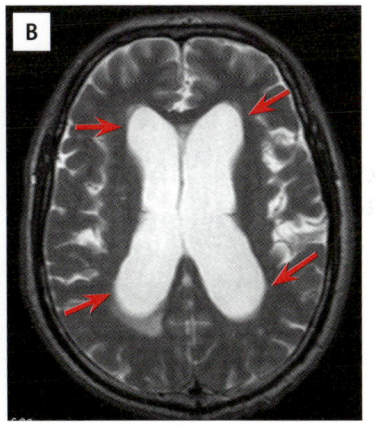

図1 ◆ 60歳代前半男性の脳MRI画像
正常（A）に比べて，内水頭症（B）では拡大した脳室が認められる（→）．

1 脳室系の全体像（図2）

　中枢神経系（脳・脊髄）は胎生期の**神経管**から形成されるが，発達とともにその形が変化し，管の内腔は**側脳室・第三脳室・中脳水道・第四脳室・脊髄中心管**を形成する．各脳室には脳脊髄液を産生する**脈絡叢**があり，第四脳室の背側にはクモ膜下腔に通じる**第四脳室正中口（Magendie孔）**と**第四脳室外側口（Luschka孔）**が開口する．脈絡叢で生成された髄液の大半は，これらの開口を通って**クモ膜下腔**に出るが，**脊髄中心管**の下端にも開口（**中山の孔**）があり，クモ膜下腔と連絡すると報告されている．

　なお，脳を包むクモ膜は頭頂部で脳硬膜を貫き，**上矢状静脈洞内**に**クモ膜顆粒（Pacchioni小体）**と呼ばれる突出をつくる．従来，クモ膜顆粒はクモ

膜下腔の髄液が静脈に吸収される場所と考えられていたが，最近はこれとは別の吸収部位（**脳室周囲器官**など）が有力視されている．

2 脳脊髄液と循環（図3）

　脳脊髄液（髄液） は比重1.005，pH約7.35の無色透明の液体で，脳表面のクモ膜下腔と脳室〜脊髄中心管を満たす．髄液は脳を浸すことで衝撃を吸収し，同時に脳の活動で産生される代謝産物を取り除く役割をもつ．なお，クモ膜は脳や脊髄だけでなく末梢神経周囲にも広がり（**神経周膜**），髄液もその下腔を満たしている．

　髄液は各脳室の**脈絡叢**で約500 mL/日産生され，**髄液圧（脳圧）** を100〜180 mmH$_2$Oに維持しながら脳室〜クモ膜下腔を循環している．脳脊髄液は全体でおよそ150 mLとされるため，髄液は1日に3〜4回交換されている計算になる．

3 脳脊髄液の産生と排出（図4, 5）

1）髄液の産生・分泌

　髄液は脳室の**脈絡叢**で産生される．脈絡叢は毛細血管とこれを包む**脈絡組織**が絨毛状構造を形成したもので，脈絡組織は**軟膜**と単層の**上衣細胞層（上皮性脈絡板）** からなる．髄液は，上皮性脈絡板を形成する**上衣細胞**により，毛細血管から取り込んだ血漿成分を用いて生成・分泌される．

　分泌された髄液は，側脳室→第三脳室→第四脳室に流れ，大半は外側口と正中口からクモ膜下腔に出る．一部の髄液は脊髄中心管を下行し，脊髄円錐下端の小孔（**中山の孔**）から脊髄クモ膜下腔に出る（図3参照）．

2）髄液の吸収・排出

　従来，髄液は**クモ膜顆粒**で吸収され，**上矢状静脈洞**に排出されると考えられてきた．しかしながら，クモ膜顆粒には髄液の移行に適した構造はみられず，標識物質を用いた実験でも脳脊髄液の産生量に見合う排出の証拠は認められていない．このため，現在は髄液の吸収部位がほかにあるという報告が支持されつつある．

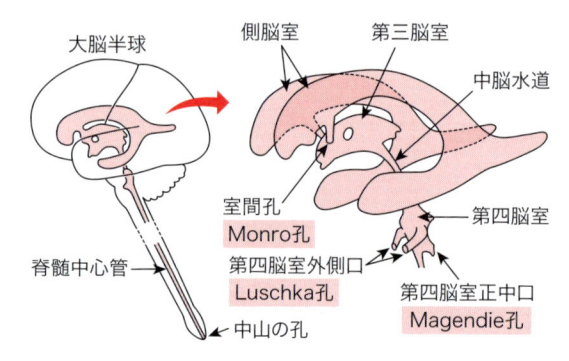

図2 ◆ 脳室系の概略
脳室および脊髄中心管は第四脳室および脊髄下端でクモ膜下腔と連絡する．

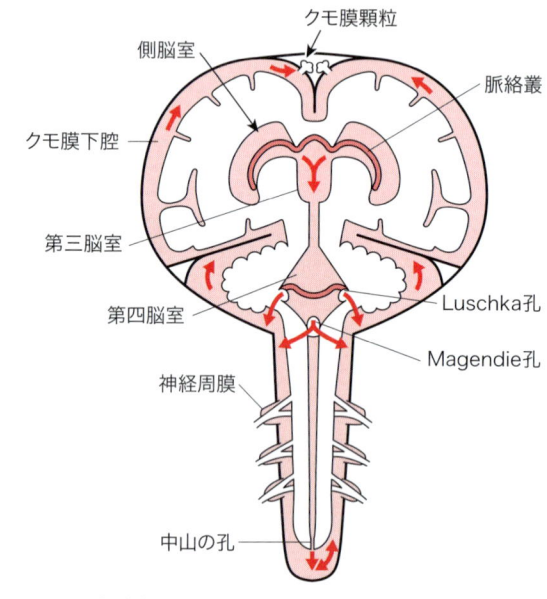

図3 ◆ 脳脊髄液の循環
脳脊髄液を容れる脳室系およびクモ膜下腔の総容量はおよそ150 mL，脈絡叢における産生量は500 mL/日とされる．

　髄液の吸収部位として有力視されているのは，**脳室周囲器官（脈絡叢・脳弓下器官・最後野・下垂体・松果体**など）や**脊髄神経根周囲**で，クモ膜下腔に接する毛細血管網に吸収されるといわれている．一般に，脳では**血液脳関門**により物質移行が制限されており，血管も**無窓性毛細血管**からなる．これに対し，脳室周囲器官には血液脳関門はなく，血管も**有窓性毛細血管**で物質移行に適した構造を示す．また，毛細血管はクモ膜下腔の髄液に接しているため，髄液排出に好都合となっている．

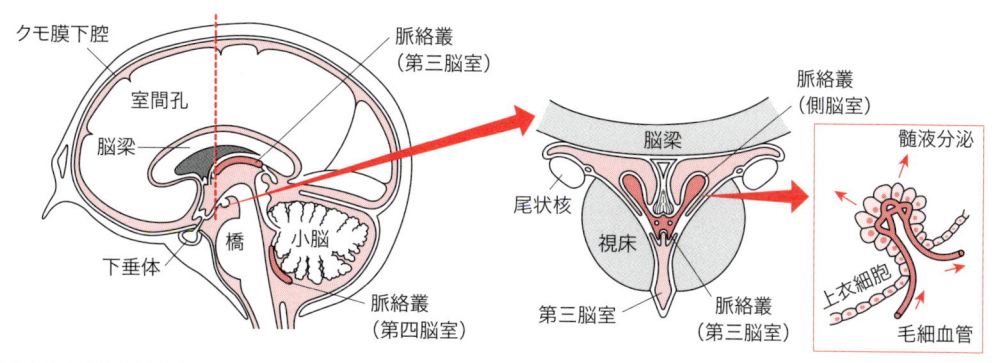

図4 ◆ 脳脊髄液の産生

脳脊髄液は脳室内の脈絡叢において産生される．

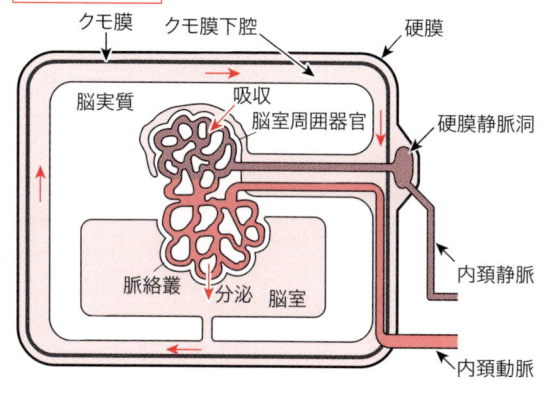

図5 ◆ 脳脊髄液の分泌と吸収

脳脊髄液は脈絡叢で産生・分泌され，主として脳室周囲器官の毛細血管から吸収・排出される．

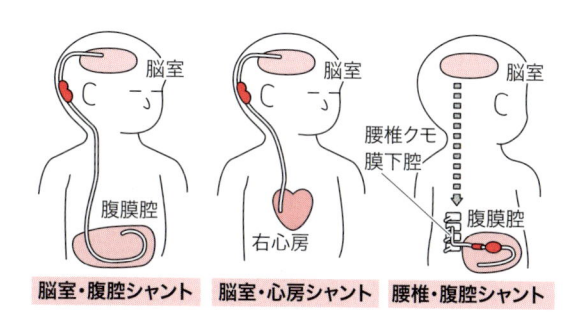

図6 ◆ 水頭症のシャント手術

水頭症のシャント手術は，排出部位により3種類に大別される．

4 水頭症について（図6）

水頭症には交通性と非交通性がある．**非交通性水頭症**は**室間孔**（側脳室と第三脳室の間）の閉塞や**第四脳室開口**（正中口・外側口）の狭窄，**交通性水頭症**はクモ膜下腔からの排出障害などで起こる．症状としては，脳圧亢進，頭痛，悪心，嘔吐などのほか，小児では大泉門膨隆，頭囲拡大，斜視もみられる．

治療としてはシャント（短路）手術が代表的で，**脳室・腹腔シャント**（脳室→腹腔），**脳室・心房シャント**（脳室→心房），**腰椎・腹腔シャント**（腰髄クモ膜下腔→腹腔）がある．ただし，腰椎・腹腔シャントは脊髄クモ膜下腔圧低下により脳ヘルニアをきたしやすいため，非交通性水頭症では禁忌である．

第9章

末梢神経系・感覚器系

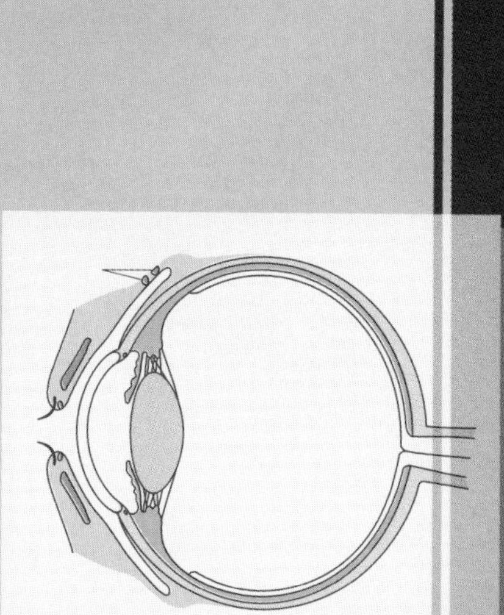

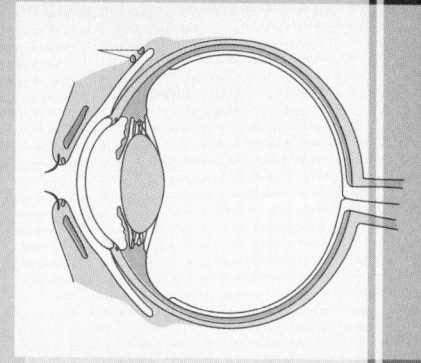

第9章 末梢神経系・感覚器系

末梢神経系・感覚器系の全体像

末梢神経系とは（図1）

中枢神経系（脳・脊髄）に出入りするニューロンの束を**末梢神経系**といい，末梢の**感覚受容器**が感じとった情報を中枢に伝えたり，中枢からの指令を末梢の筋や腺（**効果器**）に送る経路として働く．すなわち，中枢神経系が情報の処理（認識・判断・反応）に働くのに対し，末梢神経系は情報の伝送にかかわる部位である．

末梢神経は，見た目では**脳神経**と**脊髄神経**とに区別される．脳神経とは頭蓋の孔から出入りする12対の末梢神経の線維束であり，脊髄神経とは**椎間孔**から出入りする31対の末梢神経を指す．一般には「脳から出入りする神経を脳神経」「脊髄から出入りする神経を脊髄神経」と記されているが，脊髄から出る脳神経（副神経脊髄根）もあるため，この定義では混乱を招きやすい．

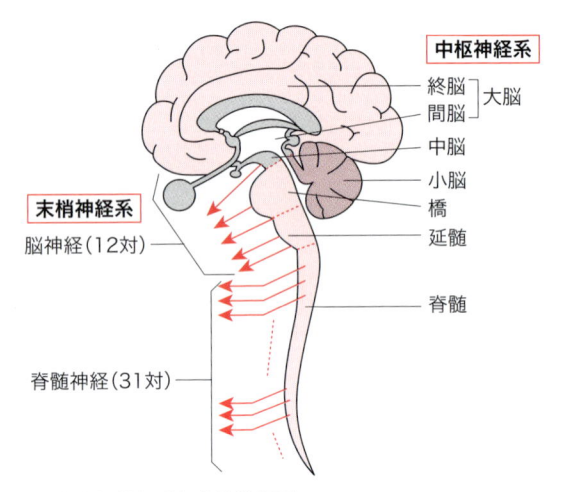

図1 ◆ 中枢神経系と末梢神経系
末梢神経系は中枢神経系から出入りするニューロンの総称で，脳神経12対と脊髄神経31対に区別される．

1 神経系の役割（図2）

道で千円札をみつけたとき，拾うまでの数秒間に**神経系**では次のような現象が起こっている．すなわち，**眼（感覚器）** に入った千円札の映像は視神経（**末梢神経**）によって**脳（中枢神経）** に送られ，ここで「千円札だ，拾え！」という認識→指令への変換が起こる．その後，指令は末梢神経を介して**筋（効果器）** に送られ，拾う動作が実行される．つまり，神経系は「感覚器と効果器を結ぶ情報・指令の伝達路」であり，認識を指令に変える役割を**中枢神経系（脳・脊髄）** が担っている．

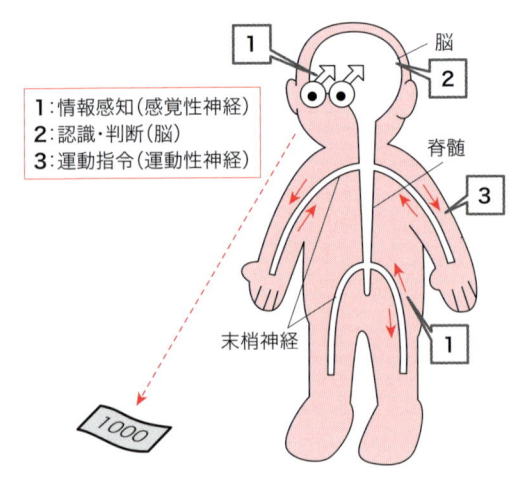

1：情報感知（感覚性神経）
2：認識・判断（脳）
3：運動指令（運動性神経）

図2 ◆ 神経系の役割
中枢神経は脳・脊髄からなり，末梢神経（中枢神経に出入りする神経束）はその役割から感覚性神経・運動性神経に大別される．

2 末梢神経の線維成分

ふつう，末梢神経には数種類の**ニューロン（神経線維）**が含まれている．それぞれの神経に含まれるニューロンは，末梢における分布域・機能・刺激の伝導方向によって分類され，その組み合わせで表現される（**線維成分**）．たとえば，視神経（第Ⅱ脳神経）には**特殊体性求心性（感覚性）線維**が含まれるが，これは ① 特殊域（頭部の特別な領域）に分布し，② 外界の情報を感受し，③ 中枢へ情報を伝えるニューロンであることを意味している．［※注：ニューロンとは，神経細胞体とそこから出る神経線維を含めた神経細胞全体を意味するが，上記のように，神経線維と同義に用いられることも多い．］

3 神経線維の分類 (図3, 表1, 2)

神経の線維成分は，下記の3つの分類の組み合わせで表現される．多くの末梢神経は，これらのニューロンの何種類かが含まれた「混合神経」である．

1）「特殊」と「一般」

頭部の**特殊感覚**（嗅覚・視覚・聴覚・平衡覚・味覚）の受容器と，胎生期のエラ（**鰓弓**）に由来する領域（顔～咽頭の周辺）は，身体の他の部分（**一般域**）と比べて独特な機能や発生を示すので，**特殊域**とよばれる．そして，この区分により，身体の各領域に分布するニューロンも**特殊**と**一般**とに区別される．特殊域は頭頸部に限られるため，ここに分布するニューロンは一部の**脳神経**に含まれるが，**脊髄神経**には含まれていない．

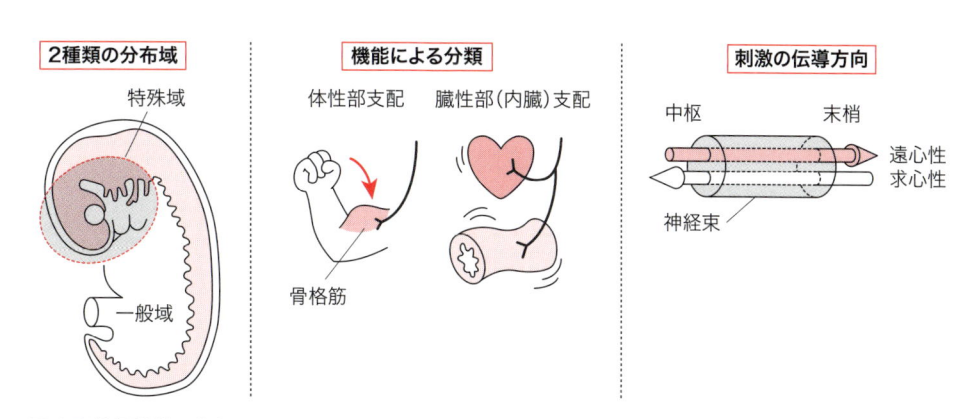

図3 ◆ 神経線維の分類
神経線維は分布先（特殊域・一般域），機能（体性部・臓性部），刺激の伝導方向（遠心性・求心性）によって分類される．

表1 ◆ 神経線維の分類表
神経線維の種類は，特殊・一般，体性・臓性，遠心性（運動性）・求心性（感覚性）により区別される．

		感覚神経（求心性）	運動神経（遠心性）	
体性神経系	外界の情報	皮膚感覚など	骨格筋・眼筋・舌筋	一般域
		視覚・聴覚・平衡覚	なし	特殊域（頭頸部の一部）
臓性神経系	体内の情報	嗅覚・味覚	鰓由来の骨格筋	
		内臓感覚	平滑筋・心筋・腺	一般域

体性神経系：外界情報と体外活動，臓性神経系：体内情報と内臓機能，自律神経系：平滑筋・心筋・腺の支配神経（広義…内臓からの感覚線維も含む）

表2 ◆ 末梢神経の種類と分類

脳神経および脊髄神経に含まれる神経線維は，SE，GSA，GVE，GVA，SSA，SVE，SVA の7種類に区分される．

末梢神経	分布域	神経区分	線維成分	記号	脳神経											
					I	II	VIII	III	IV	VI	XII	V	VII	IX	X	XI
脳神経	特殊域 (S)	体性神経 (S)	遠心性 (E)													
			求心性 (A)	SSA		○	○									
		臓性神経 (V)	遠心性 (E)	SVE								○	○	○		○
			求心性 (A)	SVA	○								○	○	○	
	一般域 (G)	体性神経 (S)	遠心性 (E)	SE				○	○	○	○					
			求心性 (A)	GSA								○	○	○	○	
		臓性神経 (V)	遠心性 (E)	GVE				○					○	○	○	
			求心性 (A)	GVA										○	○	
					頭部の三大特殊感覚器			脊髄前根に相当する運動性神経				もともと鰓に由来する領域を支配する神経				

特殊域は鰓（エラ）由来という特殊な内臓領域であるため，体性遠心性（運動）神経は分布していない．
自律神経とは一般体性遠心性神経を指すが，脊髄神経のGVAを自律神経の感覚線維とよぶことがある．

末梢神経	分布域	神経区分	線維成分	記号	脊髄神経
脊髄神経	一般域 (G)	体性神経 (S)	遠心性 (E)	SE	脊髄前角→前根（いわゆる運動神経）
			求心性 (A)	GSA	脊髄（後根）神経節（いわゆる感覚神経）
		臓性神経 (V)	遠心性 (E)	GVE	胸髄側角（交感神経）/仙髄側角（副交感神経）→前根
			求心性 (A)	GVA	脊髄（後根）神経節（いわゆる自律神経の感覚成分）

2）「体性」と「臓性」

外界からの情報受容や外に向かった運動に関与する神経を**体性神経**といい，体内の情報や内臓機能の調節に働く神経を**臓性（内臓）神経**という．手足の運動に働く骨格筋は体性神経，消化管運動を起こす平滑筋は臓性神経に支配されるが，例外的に，咀嚼筋など特殊域の骨格筋は口という内臓の運動にかかわるため，臓性神経支配とされる．なお，とくに一般域に分布する臓性神経を**自律神経**という．

3）「求心性」と「遠心性」

末梢の感覚受容器で受けた刺激を中枢に伝えるニューロンを**求心性（感覚）線維**，中枢からの指令を末梢の効果器（筋・腺など）に送るニューロンを**遠心性（運動）線維**という．

これらの区分により，脳神経および脊髄神経に含まれる神経線維は，一般体性遠心性（SE），一般体性求心性（GSA），一般臓性遠心性（GVE），一般臓性求心性（GVA），特殊体性求心性（SSA），特殊臓性遠心性（SVE），特殊臓性求心性（SVA）に区分される．ただし，特殊域の筋は内臓筋であるため，体性遠心性（運動）神経線維は存在しない．したがって「体性遠心性」という場合はすべて「一般体性遠心性」である．

4 脳神経の解剖（表2, 図4）

　頭蓋の孔から出入りする神経を**脳神経**といい，嗅神経（Ⅰ），視神経（Ⅱ），動眼神経（Ⅲ），滑車神経（Ⅳ），三叉神経（Ⅴ），外転神経（Ⅵ），顔面神経（Ⅶ），内耳神経（Ⅷ），舌咽神経（Ⅸ），迷走神経（Ⅹ），副神経（Ⅺ），舌下神経（Ⅻ）の12対がある．【※記憶法：［急］［止］する［動］く［車］が［三］［転］し，［顔］［耳］［喉］切り［冥］［福］［した］】
　脳神経は，その機能や線維成分から次の3群に分けられる．

1）頭部の三大感覚器に分布する脳神経

　目・鼻・耳に分布する**嗅神経**，**視神経**，**内耳神経**が属する．いずれも特殊求心性線維からなる脳神経である．このうち，嗅神経と視神経は終脳に直接入るため，脳幹に出入する他の脳神経と区別されることもある．

2）脊髄前根と等価の運動性脳神経

　脊髄前根と同様，遠心性（運動）線維のみからなる脳神経で，外眼筋を動かす**動眼神経**（Ⅲ），**滑車神経**（Ⅳ），**外転神経**（Ⅵ）および舌を動かす**舌下神経**（Ⅻ）が属する．
【※記憶法：三四郎（Ⅲ・Ⅳ・Ⅵ）の舌】

3）鰓由来領域を支配する脳神経（鰓弓神経）

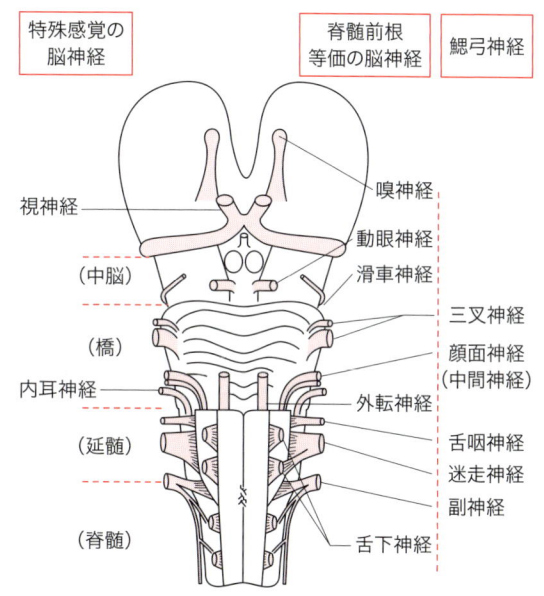

　鰓由来の領域を支配するニューロンを含む脳神経で，**三叉神経**，**顔面神経**，**舌咽神経**，**迷走神経**，**副神経**の5種類がある．各神経は，鰓由来の咀嚼筋（Ⅴ），顔面筋（Ⅶ），茎突咽頭筋（Ⅸ），咽頭筋・喉頭筋（Ⅹ），胸鎖乳突筋・僧帽筋（Ⅺ）を支配するニューロンのほか，味覚線維や自律神経線維（Ⅶ・Ⅸ・Ⅹ）を含む．

図4◆脳神経
嗅神経（Ⅰ）と視神経（Ⅱ）を除く脳神経（Ⅲ～Ⅻ）はいずれも脳幹（中脳・橋・延髄）から出入りする．

5 脊髄神経の解剖（図5）

　脊椎間孔を通って出入りする末梢神経を**脊髄神経**といい，その高さから**頚神経**8対（C1～C8），**胸神経**12対（T1～T12），**腰神経**5対（L1～L5），**仙骨神経**5対（S1～S5）および**尾骨神経**1対（Co）に分節区分される（第1章-3, p.00参照）．

　それぞれの脊髄神経は，**運動（遠心性）線維**からなる**前根**と，**感覚線維（求心性）**からなる**後根**によって構成される．すなわち，前根は脊髄前角から起こる**体性運動ニューロン**と，側角から起こる**自律神経**

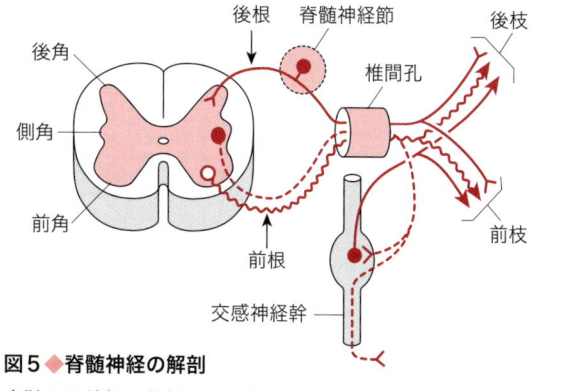

図5◆脊髄神経の解剖
脊髄から前根・後根として出入りし，椎間孔を通る末梢神経を脊髄神経という．

ニューロンを，後根は**脊髄神経節**の中枢性突起を含む．前根と後根は脊柱管内で合し，椎間孔を出たのち**前枝**と**後枝**に分かれる．前枝および後枝は運動線維と感覚線維をともに含んでおり，前枝は脊柱より腹側の広い部分（上肢・下肢を含む）に，後枝は脊柱より背側の部分（脊柱の保持に働く**固有背筋**とその表面の皮膚）に分布する．なお，自律神経ニューロンの一部は前枝から分かれ，自律神経節を経由する独自の経路をとって内臓・血管・汗腺などに向かう．

6 脊髄神経叢 (図6)

脊髄神経は分節状に脊髄を出るため，31対に区分される．しかし，手足の筋などは各神経の単独支配ではなく，複数の分節から出る脊髄神経によって協同支配される．このため，脊髄神経は**脊髄神経叢**とよばれるネットワークを形成し，それぞれの神経がさまざまな筋や領域を重なり合うように支配する仕組みをつくっている．

脊髄神経叢は，上肢・下肢とその基部を中心に分布する**脊髄神経前枝**によって形成され，**頚神経叢**（C1〜C4），**腕神経叢**（C5〜T1），**腰神経叢**（L1〜L4），**仙骨神経叢**（L4〜S3）などに区分される．胸神経の前枝はそのまま**肋間神経**となるため，神経叢の形成にはあずからない．また，項〜仙骨部に分布する後枝も分節状のまま分布し，神経叢は形成しない．すなわち，脊髄神経叢は脊髄神経前枝のつくるネットワークと定義される．

7 デルマトーム (図7)

皮膚に分布する脊髄神経の末梢枝を**皮神経**といい，その分布領域は脊髄分節に応じた規則的な配列を示す．これを**デルマトーム（皮膚分節）**といい，皮膚における脊髄神経の分布地図とみなされている．隣接する領域の境界は必ずしも明瞭ではないが，その位置はほぼ一定であり，感覚障害の診断や麻酔効果の目安として用いられる．

なお，皮神経には皮膚感覚を司る**感覚神経線維**に加え，皮膚血管や汗腺に分布する**交感神経線維**も含まれている．すなわち「皮神経＝感覚神経」ではない．

8 自律神経系 (図8)

心筋・平滑筋・腺分泌を支配し，身体の内部環境（呼吸・循環・消化など）を調節する神経系を**自律神経系**という．ニューロンの分類でいえば，一般域の内臓に分布する神経（一般臓性神経）を**自律神経**というが，一般域の内臓筋は心筋と平滑筋であり，これと腺分泌を支配する神経を自律神経とよんでいる．

自律神経系の中枢は**視床下部**にあり，ここからの指令が末梢の自律神経ニューロンを介して内臓に送られる．このように，本来は「内臓の自律的調節」に働く遠心性神経を意味するが，通常は一緒に走る求心性（感覚）線維も「自律神経の感覚線維」として含めることが多い．

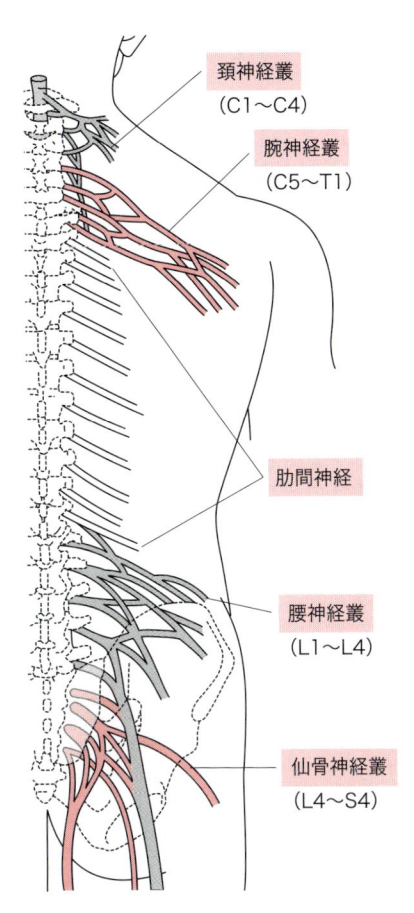

図6 ◆ 脊髄神経叢

肋間神経となる胸神経を除き，他の脊髄神経の前枝は4種類の脊髄神経叢（頚神経叢・腕神経叢・腰神経叢・仙骨神経叢）を形成する．

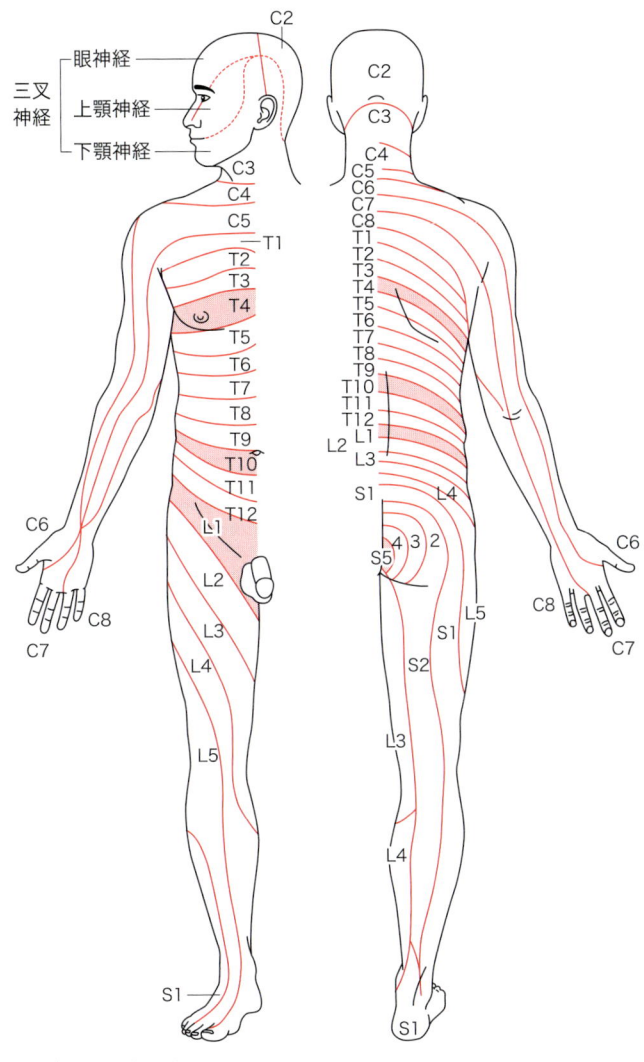

図7 ◆ デルマトーム

脊髄各分節から出る皮枝（皮神経）の分布領域はデルマトームとよばれる．T4は乳頭の高さ，T10は臍の高さ，L1は鼠径部と憶えておくとよい．

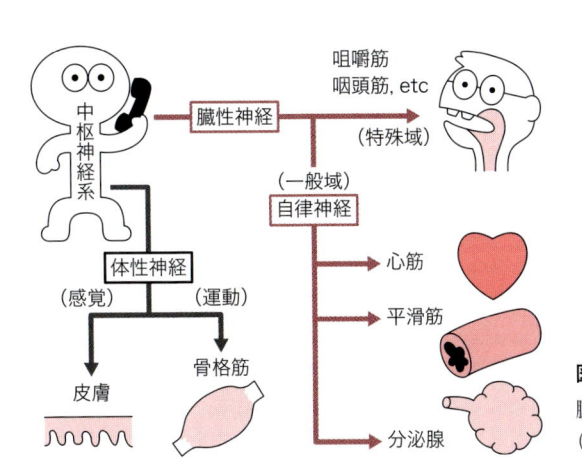

図8 ◆ 自律神経系

臓性神経系のうち，心筋・平滑筋・分泌腺を支配する神経系（一般臓性神経）をとくに自律神経系という．

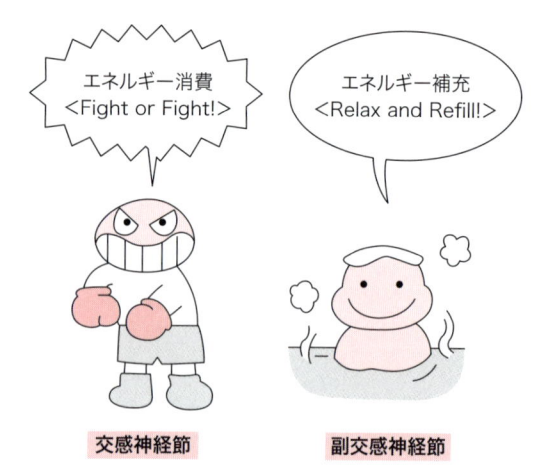

9 交感神経系と副交感神経系 (図9)

自律神経系は**交感神経系**と**副交感神経系**に区分される．そのはたらきは多様であるため理解しにくいが，基本的には以下の原則に基づいている．

①交感神経はエネルギーを消費する

交感神経は，獲物を追いかけたり敵と闘う際に働く（**闘争あるいは逃走**；Fight or Flight！）．すなわち，骨格筋や心臓の働きが促進されてエネルギー消費が起こる（心拍亢進，血圧上昇）．この結果，骨格筋への血流は増加するが内臓への血流は減少し，消化機能などは抑制される．

②副交感神経はエネルギーを貯える

副交感神経は，次の交感神経興奮状態に備えたエネルギーの補充に働く（Relax and Refill！）．すなわち，骨格筋や心臓は安静状態となり（心拍現象，血圧低下），反対に消化機能は刺激されて栄養吸収が進む．これは次に活動するための準備である．

図9 ◆ 交感神経系と副交感神経系
交感神経系は身体活動すなわちエネルギー消費に，副交感神経は安静とエネルギー補充に働く．

10 交感神経系の解剖 (図10)

末梢器官に向かう**交感神経線維（ニューロン）**は胸髄〜腰髄から起こる．このため，胸腹部から離れた頭頸部・上肢・骨盤部・下肢に向かうには，上下方向に線維を延長する必要がある．すなわち，**交感神経幹**は，胸腰髄から出た交感神経線維を全身に送る縦の連絡路としての役割をもつ．

胸髄〜腰髄の側角から出た交感神経線維は，**交感神経幹神経節（椎傍神経節）**または**椎前神経節（腹腔神経節・上腸間膜神経節**など）でニューロンを替えて各器官に分布する．すなわち，末梢の交感神経は連結する2つの神経線維からなり，神経節までの線維を**節前線維**，交代した神経節から先の線維を**節後線維**という．

胸髄上部から出た交感神経線維は交感神経幹を上行し，頸部交感神経節（**上-中-下頸神経節**）でニューロンを替えた後，頭頸部・心臓・肺などに分布する．一方，胸髄中・下部からの線維は交感神経幹を経て**大・小内臓神経**を形成し，動脈分岐部を中心とする椎前神経節（**腹腔神経節・上腸間膜神経節**など）でニューロンを替えて腹部臓器に至る．また，腰髄からの交感神経線維は腰内臓神経を通って**下腸間膜神経節**に入り，腹部〜骨盤部に分布する．なお，皮膚血管や汗腺に分布する交感神経線維は，交感神経幹神経節でニューロンを交代する．

11 頸部交感神経幹 (図11) [➡本章-1 (p.289)]

頸部の**交感神経幹**は総頸動脈の後側にあり，途中に**上-中-下頸神経節**をもつ．**上頸神経節**は第3頸椎レベルにある交感神経幹の上端部で，ここからの線維は心臓に向かうほか，内頸動脈に沿って（**内頸動脈神経叢**）頭蓋腔に入り，眼球・涙腺・唾液腺などに分布する．**中頸神経節**は第5〜6頸椎の高さにあり，頸部や心臓に向かう節後線維を出す．

一方，**下頸神経節**は第7頸椎の高さで鎖骨下動脈の後方にあり，心臓や肺に向かう線維を出す．なお，下頸神経節は第1胸神経節と融合することがあり，**頸胸神経節**もしくはその形から**星状神経節**とよばれる．星状神経節からの**ニューロン（節後線維）**は腕神経叢を介して顔面〜上肢の血管などにも分布するため，この領域の疼痛性疾患や末梢循環障害に**星状神経節ブロック**が実施される．

12 副交感神経系の解剖（図10）

末梢の副交感神経ニューロンは脳幹の脳神経核および仙髄側角に起始する．すなわち，脳幹から起こる**動眼神経（Ⅲ），顔面神経（Ⅶ），舌咽神経（Ⅸ），迷走神経（Ⅹ）**と，仙髄（S2〜S4）から起こる**骨盤内臓神経（勃起神経）**に副交感神経の**節前線維**が含まれる．一般に，脳幹から出る副交感神経が臓器内あるいは臓器近くの**副交感神経節**で節後線維に連絡するのに対し，仙髄からのニューロンは**下下腹神経叢（骨盤神経叢）**で節後線維に連絡する．

1）脳幹から起こる副交感神経（図12, 13）

① **動眼神経（Ⅲ）**：動眼神経には**動眼神経副核（Edinger-Westphal核）**から毛様体神経節に向かう節前神経が含まれる．神経節からの節後線維は，瞳孔括約筋，毛様体筋へ向かい，対光反射や輻輳反射における**縮瞳**に関与する．

② **顔面神経（Ⅶ）**：**上唾液核**からの節前線維が顔面神経を通って**翼口蓋神経節**と**顎下神経節**に向かい，ここから出る節後線維は涙腺や唾液腺（顎下腺・舌下腺）に分布する．

③ **舌咽神経（Ⅸ）**：**下唾液核**からの節前線維は顎関節の内側に位置する**耳神経節**に至り，ここで節後線維となって耳下腺に向かう．

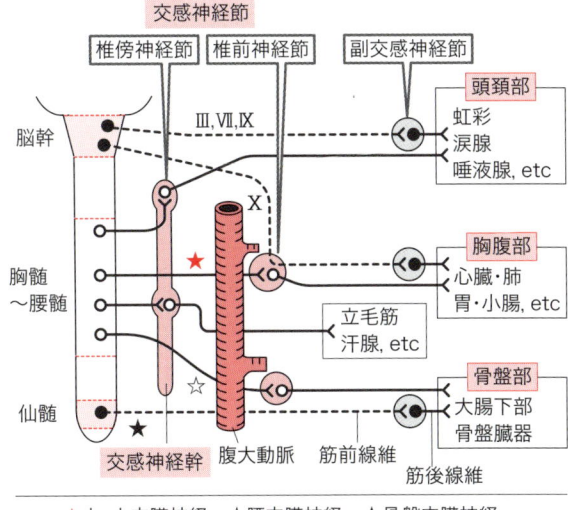

図10 ◆ 自律神経の連絡
胸〜腰髄から起こる交感神経節前線維は，椎傍神経節（交感神経幹神経節）や椎前神経節（動脈分岐部の神経節）で節後線維に連絡し，各内臓に分布する．一方，脳幹および仙髄から起こる副交感神経節前線維は臓器近くもしくは臓器内神経節（壁内神経節）で節後線維に連絡する．

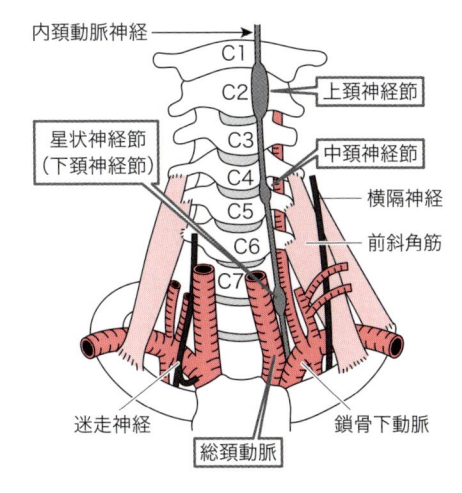

図11 ◆ 頸部交感神経幹
交感神経幹の最上部である上頸神経節からは内頸動脈に沿って頭部に分布する内頸動脈神経が出る．

④**迷走神経（X）**：迷走神経の副交感ニューロンは**迷走神経背側核**に起始する．途中，咽頭や喉頭に枝を送ったのち胸腹部に向かい，臓器近くまたは**臓器内神経節（壁内神経節）**でニューロンを替え，内臓筋や分泌腺に分布する（図13）．よく知られている臓器内神経節として，消化管の蠕動に与るAuerbach神経叢（筋間神経叢）や，消化管粘膜の腺分泌にあずかるMeissner神経叢（粘膜下神経叢）がある（第2章，p.42参照）．

2）仙髄から起こる副交感神経（図14）

仙髄から起こる副交感ニューロン（節前線維）は，仙骨神経として脊髄から出た後，途中で分かれて**骨盤内臓神経（勃起神経）**となり，交感神経とともに骨盤内臓（結腸下部〜直腸・膀胱・子宮など）に至り，主に**下下腹神経叢**で節後線維に連絡する．

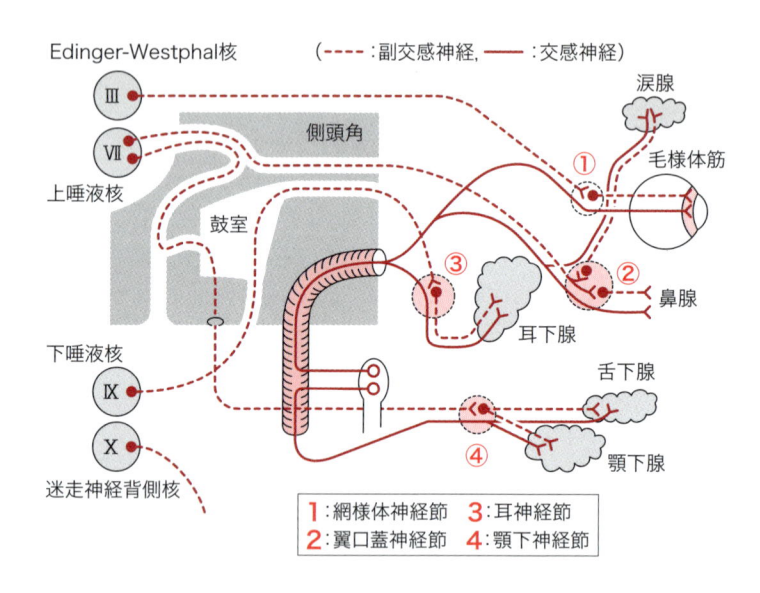

図12 ◆ 頭部の自律神経系
頭部の内臓（唾液腺・涙腺）や平滑筋（毛様体）にはⅢ，Ⅶ，Ⅸ脳神経から副交感神経線維が，上頚神経節から交感神経線維が分布する．

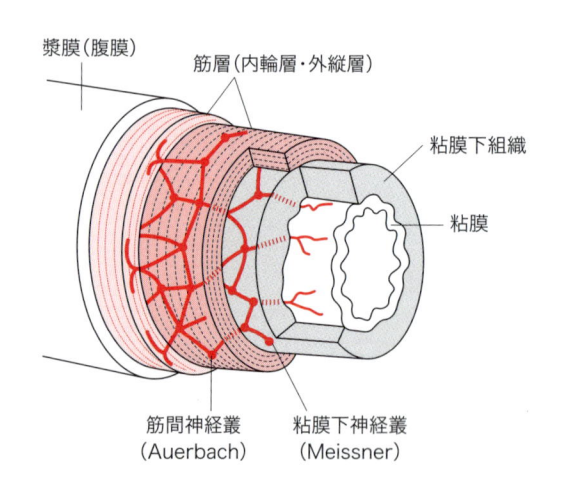

図13 ◆ 壁内（臓器内）神経叢（神経節）
消化管に分布する副交感神経は，臓器内（壁内）で神経叢（神経節）を形成する．

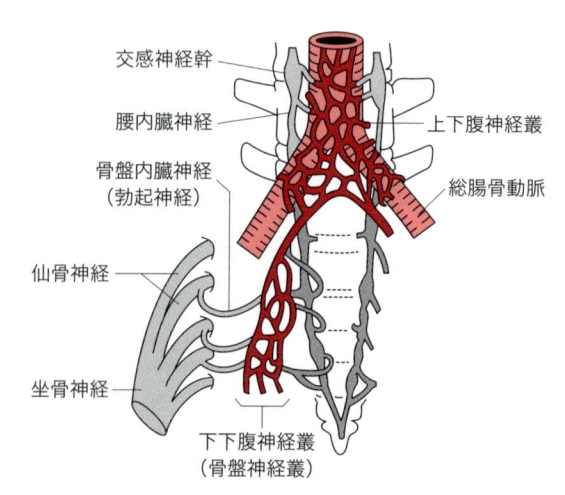

図14 ◆ 骨盤部の自律神経
骨盤部の臓器は，上下腹神経叢から分布する交感神経線維と，仙髄から起こる副交感神経（骨盤内臓神経）によって支配される．

13 感覚器系

　身体の器官系のうち，感覚情報の受容器に働く器官系を**感覚器系**という．受容器で受け取られた感覚情報は，神経インパルス（**電気信号**）に変換され，感覚神経線維によって中枢神経系に送られる．この際，大部分の感覚情報は大脳皮質の特定領域（**感覚中枢**）に送られて意識にのぼるが，一部の感覚（筋や腱の緊張度，体温や血圧など）は大脳皮質には到達しないため，意識にものぼらない．

　大脳皮質に送られた感覚（意識にのぼる感覚）は，大脳皮質の広い領域（**連合野**）において，記憶などをもとに詳細に認識（知覚）される．これに対し，大脳皮質に到達しない感覚（意識にのぼらない感覚）は，下位の中枢（脊髄・脳幹・小脳）から自律神経や運動神経に連絡することで**反射的調節**に働く（**図15**）．

14 感覚の分類（表3）

　感覚とは「身体内外の情報を刺激として感じ取ること」であり，**特殊感覚・体性感覚・内臓感覚**の3種類に大別される．特殊感覚とは「頭部にある特別な感覚受容器で受容される感覚」を指し，**嗅覚・視覚・聴覚・平衡感覚・味覚**が含まれる．

　体性感覚とは外界情報を受け取る感覚で，皮膚や粘膜が受け取る**表在感覚（皮膚感覚）**と，筋・腱・関節などで感じ取られる**深部感覚（固有感覚）**に区分される．このうち，皮膚感覚は全身の皮膚で受容されるもっとも馴染み深い感覚で，**触覚・圧覚・温度覚・痛覚**が属す．また，深部感覚（固有感覚）は筋の緊張度や関節の曲がり具合から手足の位置などを認識するための感覚（**位置覚・振動覚**）をいう．

表3 ◆ 感覚の分類

特殊感覚				嗅覚・視覚・聴覚・平衡覚・味覚
一般感覚	体性感覚	表在感覚（皮膚感覚）		触覚・圧覚・温度覚・痛覚
		深部感覚（固有感覚）	意識される	手足の位置感覚，振動覚など
			意識されない	筋緊張度，関節内圧など
	臓性感覚（内臓感覚）		意識される	尿意・便意・腹痛など
			意識されない	血圧・体温など

感覚は，頭部の特別な感覚器で受容される特殊感覚とそれ以外の一般感覚とに区分され，一般感覚はさらに，皮膚や粘膜が受け取る表在感覚（皮膚感覚）と，筋・腱・関節などで感じとる深部感覚（固有感覚）とに区分される．

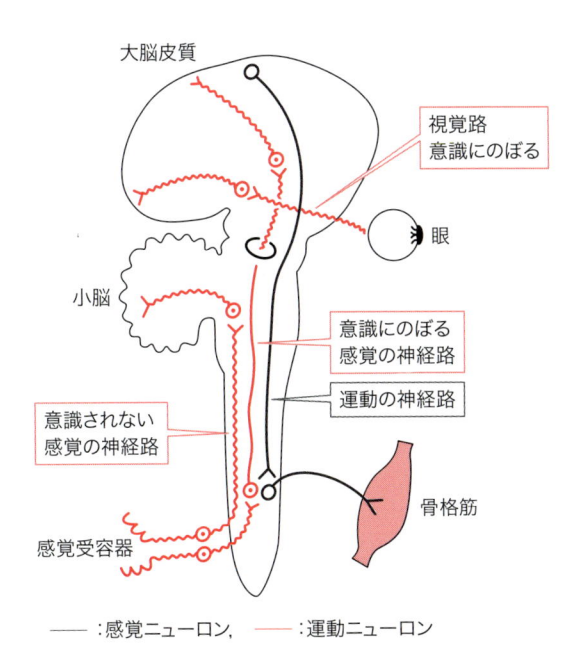

図15 ◆ 感覚を伝える神経路
感覚は大脳皮質に到達することで意識にのぼる．意識されない感覚は，小脳などの下位中枢に送られ，反射的調節に働く．

一方，内臓平滑筋の収縮具合・血圧・体温などの感覚は内臓感覚とよばれる．内臓感覚には，意識にのぼる感覚（**尿意・便意・腹痛**など）と意識されない感覚（**血圧・体温**など）がある．

15 感覚器の種類

　感覚情報を受け取る装置を**感覚受容器**といい，眼や耳のように独立した器官をなすものをとくに**感覚器**という．皮膚感覚や深部感覚の受容器は，感覚情報の種類によって様々であるが，いずれの受容器も受容刺激を神経インパルス（電気信号）に変えるしくみを備えており，刺激の強さはインパルスの頻度に変換して中枢に送られる．代表的な感覚器には以下のようなものがあり，一般に「五感」とよばれている．

1) 視覚器：眼　　　　　　　　　　　　　　[➡**本章-3**（p.295），**4**（p.299），**5**（p.302），**6**（p.305）]

　視覚器の役割は動物の生活環境で大きく異なり，光を感じるだけのものから，色・形・遠近などを認識できるものまである．その機能においても，ネコなどは暗闇のわずかな光でも認識できる眼をもっており，馬などは360°近い視野を有している．ヒトの眼にはこのような機能はないが，色の認識においてはすぐれた働きを示す．

2) 嗅覚器：鼻（図16）

　鼻は呼吸器の入口であると同時に**嗅覚器**でもある．ヒトの嗅覚受容器は鼻腔の天井部にあり（**嗅粘膜**），ここに約500万個の**嗅細胞**が備わっている．嗅細胞は鼻腔に向かって突起を出し，その先端から10本ほどの**嗅毛**を鼻腔内面の粘液層内に伸ばしている．一方，嗅細胞の基底側（上面）は軸索となって伸び，約20本ずつ集まって**嗅神経**を形成する．嗅神経は鼻腔天井部の小孔を通って頭蓋腔に入り，前頭葉底面の嗅球に達したのち，嗅索を通って中枢へ向かうニューロンに連絡する．

　嗅細胞は，空気中の匂い物質が嗅毛の嗅覚受容体に結合すると興奮し，これを電気信号に変換して脳に送る．1個の嗅細胞にある受容体は1～数種類の匂い物質としか結合しないが，ヒトには全部で数百種類の受容体があり，匂い物質が結合する受容体の組み合わせによって数万種類もの匂いを嗅ぎ分けている．

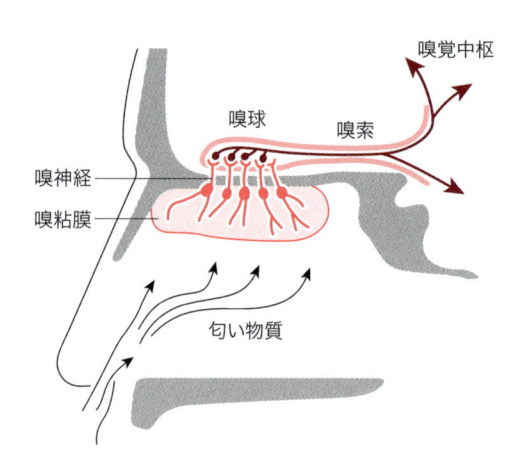

図16◆嗅覚器
鼻腔に入った匂い物質は嗅粘膜の嗅細胞に捉えられ，その情報は電気信号に変換されて嗅覚中枢へと送られる．

3) 聴覚・平衡覚器：耳
[➡本章-7（p.309），8（p.312），9（p.316）]

耳は「音を聞く聴覚器」であり，同時に「身体の回転や傾きを感じとる平衡覚器」としての役割を担っている．一般に，耳は外耳・中耳・内耳に区分されるが，外耳〜中耳が聴覚器に属するのに対し，内耳は聴覚器である**蝸牛**と平衡覚器である**前庭・半規管**とから構成される．同様に，聴覚情報を中枢に送る聴神経と，平衡覚情報を伝える前庭神経も別々の神経であるが，内耳から脳まで伴行して走るため，あわせて**内耳神経**（英語では vestibulocochlear nerve；前庭蝸牛神経）とよばれる．

4) 味覚器：味蕾（図17）

口腔〜咽頭は消化器の入口をなし，咀嚼・嚥下に働くが，その粘膜には**味蕾**とよばれる味覚受容器が備わっており，これによって味を感じ取る味覚器としても働く．味蕾は口腔〜咽頭に5,000〜10,000個あるとされるが，その80％は舌に存在する．

味蕾は高さ約70μm，幅約40μmの蕾形の構造で，味物質を受容する**味細胞（味覚受容細胞）**などから構成される．1個の味蕾に含まれる味細胞は50〜100個で，基底細胞から分化し約10日の寿命をもつ．味細胞の先端には小突起があり，粘膜表面の開口（**味孔**）で口腔内に露出している．この突起には味物質に対する受容体があり，それぞれ5つの**基本味**（塩味・酸味・甘味・苦味・うま味）に対して特異的に反応する．水や唾液中の味物質がこの受容体に結びつくと，味細胞に電気的興奮が生じ，その興奮は味細胞と連絡する神経線維に伝えられ，神経インパルスとなって中枢（**頭頂葉の味覚野**）に送られる．

5) 表在感覚：皮膚

「肌」ともよばれる皮膚は，身体表面をおおう細胞層からなるが単なる膜ではなく，毛髪，爪，汗腺，立毛筋，感覚受容器などを含む器官系を構成する．すなわち，皮膚は侵害刺激に対するバリアであると同時に，外界の情報を受け取る感覚器としても働き，ここで受け取る感覚を**表在感覚（皮膚感覚）**という．

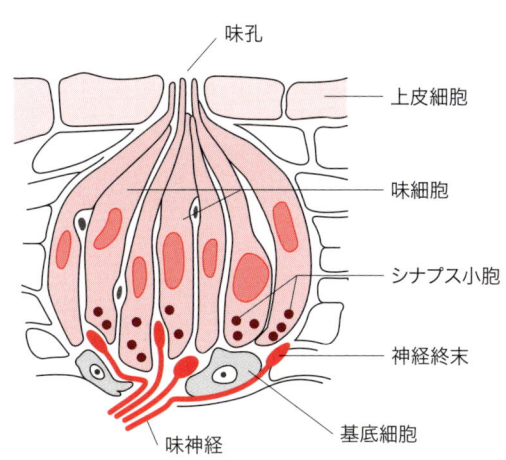

図17 ◆ 味蕾
味蕾を構成する味細胞は，味物質と結びつくことで興奮し，電気信号に変換して大脳皮質の味覚中枢へと送る．

16 皮膚の感覚受容器

皮膚に存在する感覚受容器で受容される感覚を皮膚感覚といい，その情報は大脳皮質に送られて意識にのぼる．皮膚感覚は温度覚・痛覚・触圧覚に分けられ，別々の感覚受容器によって受け取られる．これらの感覚受容器は皮膚に点状に散在しており，その位置は**感覚点**（温点・冷点・触圧点・痛点）

とよばれる．感覚点は全身の皮膚にみられるが，その密度は感覚の種類や部位で異なり，痛点は平均100個/cm²，温点は約15個/cm²，冷点は約10個/cm²とされる．また，触圧点は，手指や顔面では100個/cm²以上だが，殿部では約10個/cm²である．

1）温度覚（温覚・冷覚）（図18）

熱さや冷たさは複雑な受容装置をもたない**自由神経終末**で感受される．温覚は30～45℃，冷覚は10～30℃でもっとも敏感に反応するが，皮膚温にも影響される（例：同じ温度のお風呂でも身体が冷えていると熱く感じる）．

2）痛覚

皮膚に対する物理的・化学的侵襲は，温度覚と同様，自由神経終末において痛みとして感受される．温度覚との共通点が多いため，極端に熱かったり冷たかったりすると痛みとして感じ取られる．

3）触圧覚（図19）

機械受容器とよばれる種々のタイプの受容器で受け取られる．すなわち，**Merkel盤**は軽い接触，**Ruffini小体**は皮膚の伸展，**Meissner小体**は圧による表皮の小変形，**Pacini小体**は皮下に加わる圧変化，**毛包受容器**は毛髪の傾きを感じる．

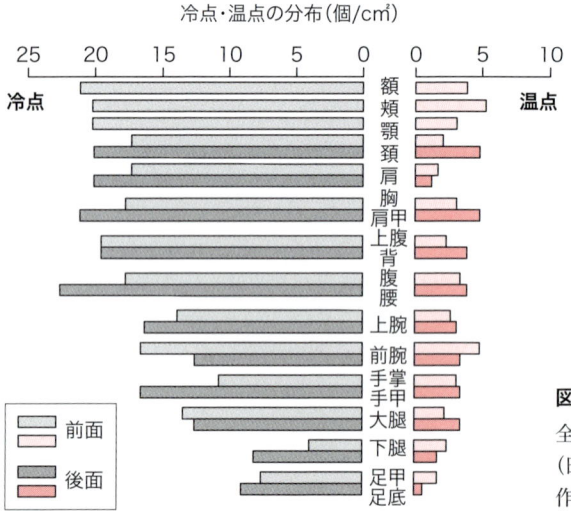

図18◆冷点と温点の分布
全身皮膚の各部における冷点および温点の分布を示す．
（田村昭子 編著：「衣環境の科学」（建帛社），2004をもとに作成）

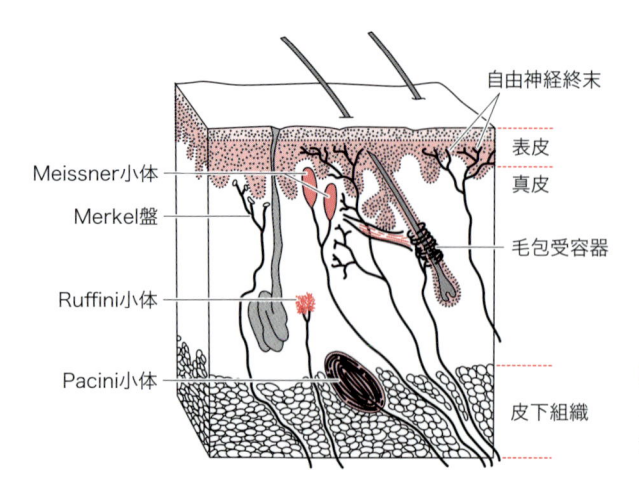

図19◆皮膚の感覚受容器
皮膚感覚は感覚の種類により別々の受容器によって感受される．

第9章 末梢神経系・感覚器系

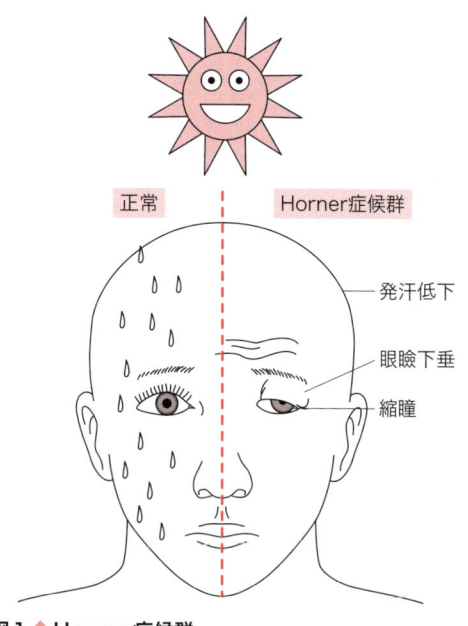

1 Horner症候群から探る頚部交感神経系

Keyword

【臨床トピック】Horner（ホルネル）症候群・眼瞼下垂・縮瞳・発汗低下・Pancoast（パンコースト）腫瘍・星状神経節ブロック

【解剖関連用語】頚部交感神経幹・瞼板筋（Muller（ミューラー）筋）・瞳孔散大筋・上・中・下頚神経節・星状神経節・内頚動脈神経・外頚動脈神経

▶ Horner症候群とは （図1）

眼瞼下垂（眼裂狭小）・縮瞳・顔面の発汗低下などを主要徴候とする症候群をHorner（ホルネル）症候群という．いずれも頚部交感神経の機能不全症状で，それぞれ瞼板筋，瞳孔散大筋，顔面の汗腺および血管平滑筋の機能低下で起こる．視床下部〜眼・顔面の交感神経路のどこが障害されても起こるため，脳腫瘍や脳幹虚血，Pancoast（パンコースト）腫瘍や胸大動脈瘤，内頚動脈瘤などで生じ，**星状神経節ブロック**は効果確認に用いられる．

図1 ◆ Horner症候群
顔面の発汗低下，眼瞼下垂，縮瞳などの頚部交感神経機能不全徴候が認められる．

1 頚部交感神経路 （図2）

交感神経路は3つのニューロンで構成され，頭頚部に分布する交感神経も，1次ニューロン（中枢性ニューロン；視床下部→上位胸髄），2次ニューロン（節前線維；胸髄側角→頚部交感神経幹神経節），3次ニューロン（節後線維；頚神経節→眼・顔面）からなる．

視床下部から起こる中枢性ニューロンは脳幹を下行し，第1〜2胸髄の側角に至る．このため，脳幹や頚髄の障害でこのニューロンが侵されるとHorner症候群が出現する．

上位胸髄から出た2次ニューロンは交感神経幹を上行し，**上−中−下頚神経節**でニューロンを替える．頚部交感神経幹は縦隔や肺尖に接するため，縦隔腫瘍や肺尖部がん（**Pancoast腫瘍**）の浸潤により

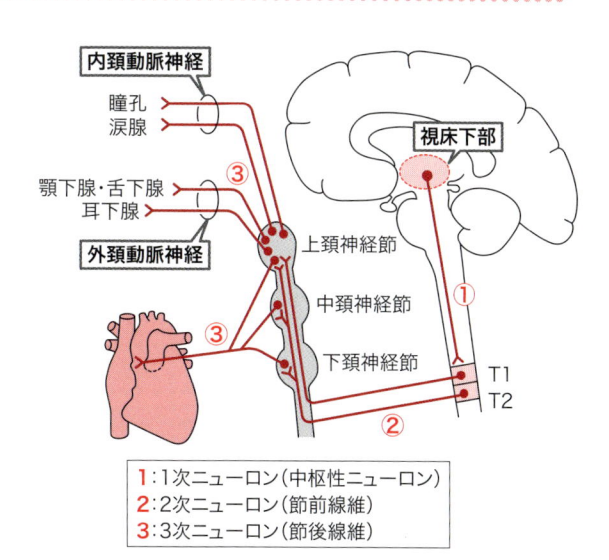

図2 ◆ 頚部交感神経路
視床下部に始まる交感神経路は3つのニューロンで構成される．

1：1次ニューロン（中枢性ニューロン）
2：2次ニューロン（節前線維）
3：3次ニューロン（節後線維）

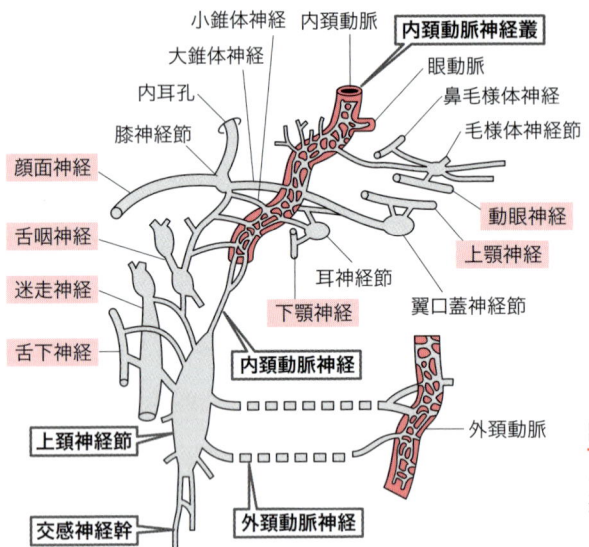

図3 ◆ 内頚動脈神経と外頚動脈神経

上頚神経節から起こる節後線維（3次ニューロン）は，内頚動脈および外頚動脈に沿って走り，頭頚部の内臓に向かう．

Horner症候群を生じる．

　上−中−下神経節からの節後線維は，頭頚部・心臓・肺などに分布する．上頚神経節は交感神経幹の上端で第3頚椎レベルにあり，**内頚動脈神経**や**外頚動脈神経**を出す．中頚神経節は第6頚椎の高さにあり，頚部〜上肢および心臓に向かう枝を出す．また，下頚神経節は第7頚椎の高さで鎖骨下動脈の後方にあり，上肢や心臓・肺に枝を送る．なお，下頚神経節は第1胸神経節と融合することがあり，これを**星状神経節**という．

２　内頚動脈神経と外頚動脈神経（図3）

　上頚神経節から起こる枝として内頚動脈神経と外頚動脈神経がある．

　内頚動脈神経は**内頚動脈**とともに頭蓋腔に入り，動脈周囲に神経叢を形成しながら，涙腺や鼻腺に分布する枝（深錐体神経）や耳下腺への枝（頚鼓神経）を出す．眼球に向かう枝は海綿静脈洞の前端付近で**内頚動脈神経叢**から分かれ，上眼窩裂から眼窩に入った後，直接あるいは毛様体神経節を経由して**瞼板筋**，**毛様体筋**および**瞳孔散大筋**に分布する．すなわち，内頚動脈神経に機能不全が起こると，眼瞼下垂や縮瞳が出現することになる．

　一方，**外頚動脈神経**は上頚神経節の前縁から分かれ，**外頚動脈**とその枝の周囲に神経叢をつくりながら進み，その灌流領域に向かう．外頚動脈神経は耳下腺・顎下腺・舌下腺などに枝を送るほか，**顔面動脈**とともに顔面の汗腺などに分布する．このため，外頚動脈神経が障害されると，顔面の発汗低下などが起こる．

３　Horner症候群（図4）

　Horner症候群（Bernard-Horner症候群）は，視床下部から眼・顔面に至る頚部交感神経路の障害で生じる．1次（中枢性）ニューロン，2次ニューロン（節前線維），3次ニューロン（節後線維）のいずれの障害でも起こるため，領域ごとに発症の原因となる疾患が区分される．

　1次ニューロンの障害は，**脳腫瘍・脳幹虚血・脊髄空洞症**などの中枢神経病変で生じる．頚部以外の交感神経路も障害されるため，半身の発汗消失などが起こる．

　2次ニューロンの障害は，**Pancoast腫瘍・頚部リンパ節腫脹・大動脈解離**などで起こり，頚胸部病変による交感神経幹の圧迫・浸潤が原因となる．眼

瞼下垂や縮瞳に加え，片側の顔面〜頸部の発汗低下や紅潮がみられる．

3次ニューロンの障害は，**内頸動脈瘤**や**頭蓋外傷**などで生じる．眼瞼下垂（瞼板筋麻痺）や縮瞳（瞳孔散大筋麻痺）などの眼症状は**内頸動脈神経**，発汗低下などの顔面症状は**外頸動脈神経**の障害による．

❹ 星状神経節 （図5）

下頸神経節と**第1胸神経節**が融合して形成される神経節を**星状神経節（頸胸神経節）**という．頸部交感神経幹の最下部に位置するため，頸部交感神経幹を通る節前ニューロンのすべてがここを通る．星状神経節は第1胸椎の高さで肋骨頸に接するように位置するため，肺尖部や縦隔の腫瘍の浸潤で障害されやすい．

星状神経節に局所麻酔薬を注入し，交感神経の節前および節後ニューロンを遮断する手技を**星状神経節ブロック**という．頭頸部，顔面，上肢および上胸部に効果をもたらし，同領域の疼痛性疾患や末梢循環障害などに有効である．

星状神経節ブロックにより，**交感神経遮断効果**

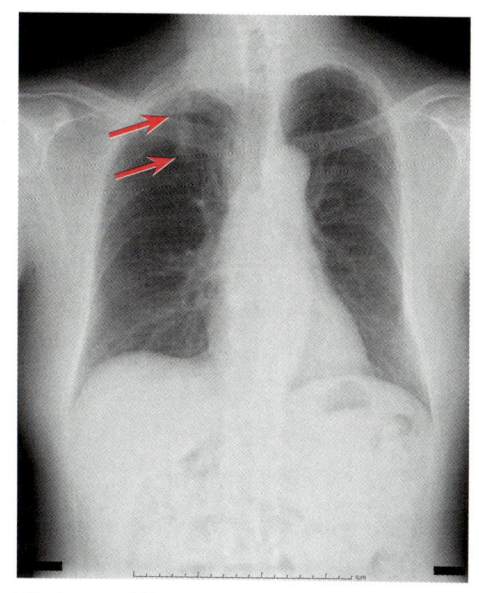

図4 ◆ Horner徴候を示すPancoast腫瘍（胸部単純X線写真）

（ブロック側で顔面の紅潮，上肢温の上昇，鼻粘膜の充血による鼻閉，コリン作動性交感神経の遮断による発汗停止，結膜充血，Horner徴候など）が出現する．

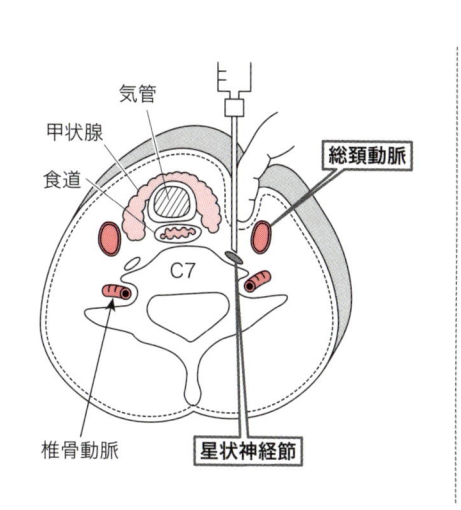

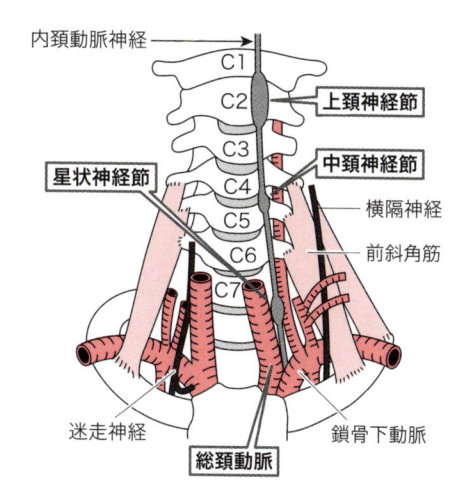

図5 ◆ 星状神経節ブロック

星状神経節は第7頸椎〜第1胸椎（C7〜T1）横突起付近に位置するので，その近傍に麻酔薬を注入することで交感神経幹が麻酔され，顔面にHorner徴候が認められる．

第9章　末梢神経系・感覚器系

2 三叉神経痛から探る**顔面感覚**

Keyword

【臨床トピック】三叉神経痛・trigger point・root-entry zone（REZ）・片側顔面痙攣・微小血管減圧術

【解剖関連用語】三叉神経・三叉神経節・眼神経・上顎神経・下顎神経・上小脳動脈・前下小脳動脈

▶ 三叉神経痛とは（図1）

突発的に起こる顔面部の電撃痛を**三叉神経痛**という．副鼻腔炎・齲歯（むしば）・感染なども原因となるが，多くは蛇行した脳血管が三叉神経を圧迫することで起こる．三叉神経は橋の外側から出入するが，ここには**上小脳動脈**や**前下小脳動脈**が隣接しており，その圧迫が疼痛を誘発する．特に上小脳動脈が責任動脈となることが多く，三叉神経根を外側上方から圧迫するため，疼痛は片側の三叉神経第2枝，3枝領域に生じる．ただし，腫瘍による圧迫もあるのでMRIやMRA検査が有用となる．

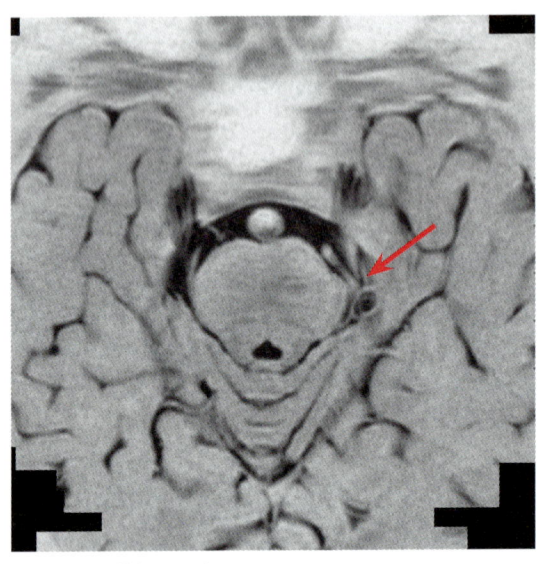

図1 ◆ 三叉神経の圧迫
MR cisternographyで左側の三叉神経のroot entry zoneを上小脳動脈が圧排している（→）．

1 三叉神経の概略（図2）

三叉神経（V）は，大部分が感覚神経線維からなる脳神経（V脳神経）で，顔面領域の感覚（一部は硬膜に分布）と咀嚼筋などを支配する．三叉神経は橋の外側部から現れ，**三叉神経節（半月神経節；Gasser神経節）**を形成した後，その名の通り3本の枝〔第1枝：**眼神経**（V_1），第2枝：**上顎神経**（V_2），第3枝：**下顎神経**（V_3）〕に分かれる．

三叉神経から出た3枝は，口腔・鼻腔・副鼻腔・歯を含む顔面各部に分かれて分布する．**眼神経**は上眼窩裂から眼窩に入った後，鼻腔・上部副鼻腔・眼窩の感覚および前頭部〜鼻背領域の皮膚感覚を支配する枝に分かれる．一方，**上顎神経**は正円孔から上

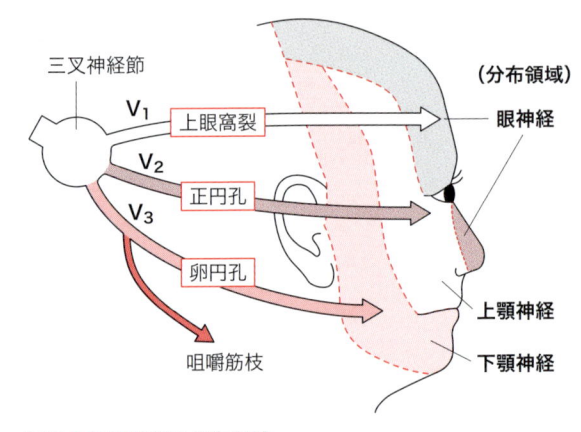

図2 ◆ 三叉神経の分布領域
三叉神経の各枝は，顔面および眼窩，鼻腔，副鼻腔，歯牙に分布する．なお，下顎神経の運動線維は咀嚼筋などを支配する．

顎部に進入し，眼窩下縁〜頬部から出て，上顎領域・頬部・上唇の皮膚や上顎歯および上顎洞の感覚にあずかる．また，**下顎神経**は下顎歯や下唇など下顎領域の感覚を司るほか，3枝のなかで唯一運動線維を含み，**咀嚼筋**などを支配する（咀嚼筋枝）．

2 頭蓋腔における三叉神経 (図1, 3, 4)

三叉神経は橋の中央外側から神経根として出る．通常，神経線維は髄鞘で包まれているが，**神経根部**（中枢神経と末梢神経の境界部）には髄鞘を欠く領域がある．三叉神経におけるこの領域を**root-entry zone（REZ）**といい，ここに動脈が触れると，その拍動が刺激となって神経痛が誘発されやすい．

三叉神経の神経根は，トルコ鞍の外側後方で**三叉神経節**に移行した後，3枝（V_1〜V_3）に分かれる．その際，各枝は内側前上方から外側後下方に向かって眼神経・上顎神経・下顎神経の順に並ぶが，この配列は三叉神経痛の疼痛と関連している．すなわち，三叉神経の頭側上方には**上小脳動脈**が走っており，その蛇行は三叉神経の上外側部を圧迫することが多い．このため，三叉神経の外側に位置する上顎神経次いで下顎神経が刺激されることが多く，上顎〜下顎に疼痛が生じやすい．

3 三叉神経痛について (図5)

三叉神経痛は「突然の発現と終了を特徴とする片側顔面の電撃痛」と表現され，主として頬より下の領域（上顎〜下顎領域）に生じる．発症は50歳以降で，女性にやや多く，化粧・会話・食事・歯磨きなどの日常生活動作により，突然，敏感な部位（**trigger point**）が刺激されて誘発されることも多い．痛みの持続時間は数秒から長くても1分程度であるが，反復することが多く，症状が年余にわたって続くことも珍しくない．疼痛は三叉神経の第2枝および第3枝の支配領域（上顎〜下顎）を中心にみられ，第1枝（前頭部）は少ない．

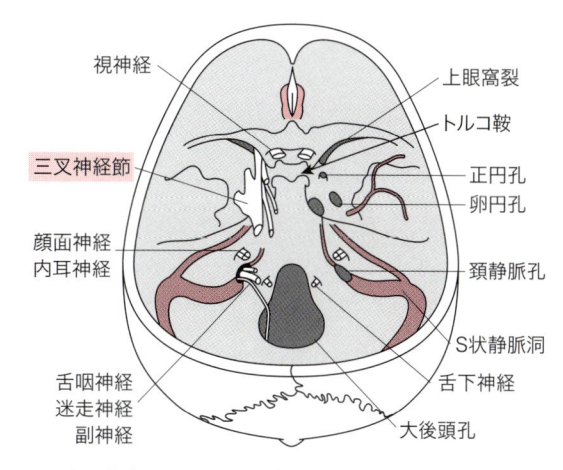

図3 ◆ 頭蓋底における三叉神経
三叉神経根および神経節はトルコ鞍の外側に位置する．

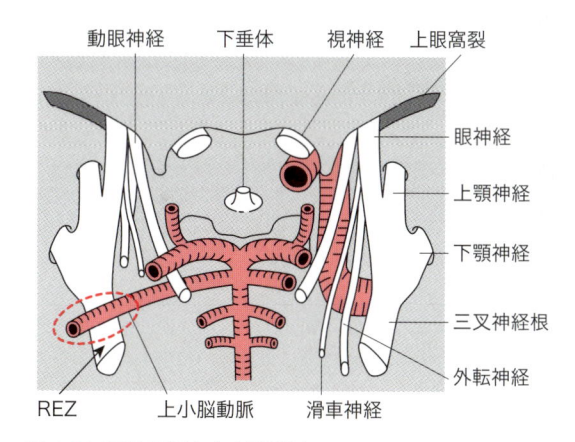

図4 ◆ 三叉神経根と上小脳動脈
三叉神経根の上を走る上小脳動脈により神経根部root-entry zobe（REZ）が圧迫されやすい．

三叉神経痛は，脳腫瘍や脳動脈瘤を原因とする**症候性三叉神経痛**と，蛇行血管の圧迫で生じる**特発性（典型的）三叉神経痛**とに分類されるが，大部分は後者とされる．多くの場合（70〜80％），**上小脳動脈**が責任血管とされるが，**前下小脳動脈**が原因となる場合は，三叉神経の下方で橋下部から出る顔面神経を圧迫することがあり，**片側顔面痙攣**を起こすこともある．

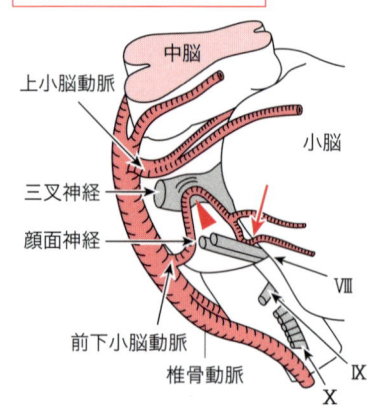

図5 ◆ 動脈蛇行による三叉神経の圧迫

上小脳動脈による圧迫（A：▶），次いで前下小脳動脈による圧迫（B：▶）が多い．後者の場合，顔面神経が同時に圧迫されることもある（→）．

4 三叉神経痛の治療 （図6, 7）

　三叉神経痛の治療法には，内服治療，**三叉神経節ブロック**，放射線治療（**ガンマナイフ**），手術療法（**微小血管減圧術**）などがある．従来，ペインクリニックで三叉神経節ブロックが行われる例が多かったが，三叉神経痛の原因の多くが血管による圧迫であることから，最近は脳神経外科で微小血管減圧術が行われる例が多い．

　三叉神経節ブロックでは，X線透視下で確認しながら注射針を三叉神経節に刺入し，局所麻酔薬で効果を確認した後，神経破壊薬などで神経節をブロックする．効果は永続的ではないため，数カ月〜数年ごとに再治療が必要となる．一方，手術療法としては，三叉神経を圧迫している血管を移動する手術（**微小血管減圧術**）が行われ，90％の症例で症状改善〜消失がみられる．

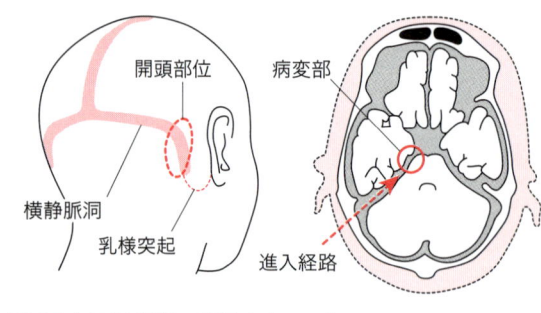

図6 ◆ 三叉神経痛の手術アプローチ

耳の後ろの後頭骨を直径3cmほど開頭し，顕微鏡下で小脳と骨の隙間から三叉神経を圧迫している動脈に到達する．

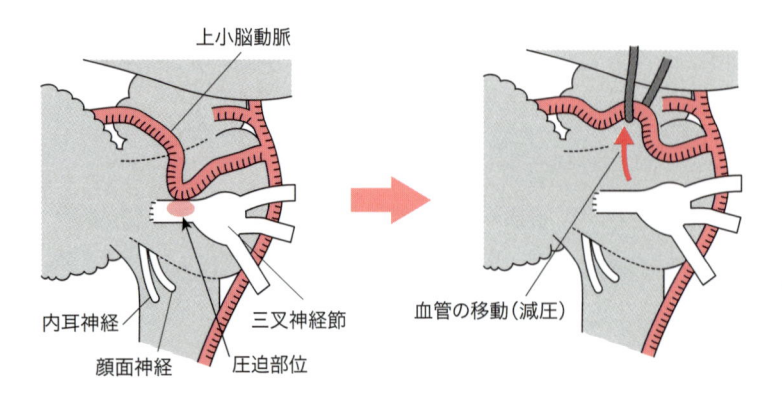

図7 ◆ 微小血管減圧術

三叉神経痛の責任血管を移動し，テープあるいはクッションなどで圧迫部位から離すことで減圧を行う．

第9章 末梢神経系・感覚器系

3 複視から探る眼球運動

Keyword

【臨床トピック】複視・視線・MLF症候群・PPRF症候群
【解剖関連用語】外眼筋・動眼神経・滑車神経・外転神経・内側縦束（MLF）・傍正中橋網様体（PPRF）

▶ 複視とは（図1）

固視している対象が二重に見える病態を**複視**といい，両側網膜の対応する点に映るべき像が左右でずれて映るために生じる．さまざまな原因で生じるが，特に脳血管疾患や腫瘍などで外眼筋の支配神経（**動眼神経・滑車神経・外転神経**）が障害されて起こることが多い．通常は両眼視の際にみられる（**両眼複視**）が，強度の乱視や水晶体亜脱臼などの異常では単眼視でも複視が生じる（**単眼複視**）．

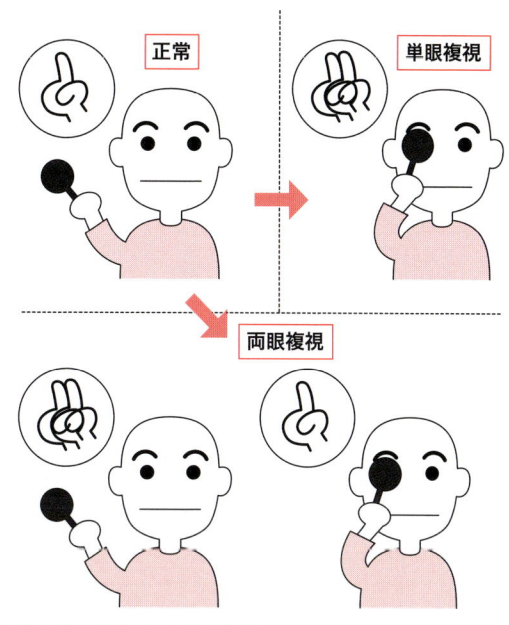

図1 ◆ 両眼複視と単眼複視
単眼視で複視が出現するものを単眼複視，単眼視ではみられないが両眼視で複視が出現するものを両眼複視という．

1 網膜対応と複視（図2）

正常視では対象が網膜の**中心窩**に映るように眼球が固定される（対象～中心窩間の線を**視線**という）．対象は両眼の中心窩に結像し，対象周囲の情報も両眼網膜の対応する点に投影される（**網膜対応**）．

対応する点に投影された1対の像は中枢において一体として認識（**融像**）されるため，通常は二重に見えることはない．しかし，左右網膜上の像がずれて映ると融像されないため，**複視**を生じることになる．

2 外眼筋の位置（図3）

融像は中枢の機能であるが，視線が中心窩に入るように眼球を動かすのは外眼筋の役割である．外眼筋は4種類の直筋（**上直筋・下直筋・外側直筋・内**

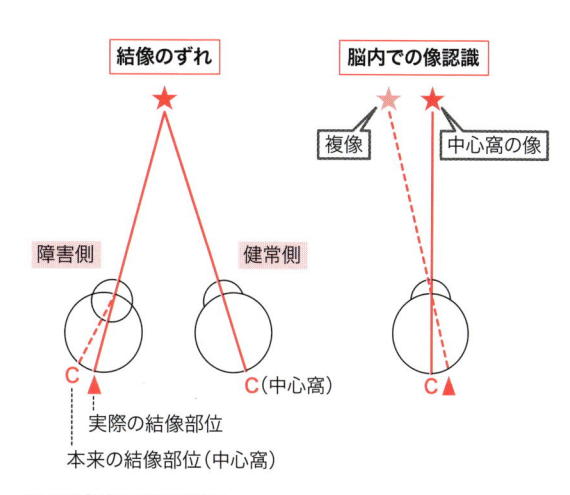

図2 ◆ 複視の発現機序
目標物を注視する際，視線は網膜の中心窩に集まるが，何らかの原因で片眼の結像部位が中心窩からずれると2つの像が中枢に送られるため像が二重になる．これを複視という．

第9章 末梢神経系・感覚器系 295

側直筋）と2種類の斜筋（**上斜筋・下斜筋**）からなり，眼球壁に付着して眼球運動に働く．

正面視では，視線の軸と眼窩軸にはズレがある．すなわち，遠方視における視線は左右とも正面を向くが，**眼窩軸**はこれから約23°外側を向いている．上直筋および下直筋は眼窩軸に平行するため，その運動方向も正面から23°ずれる．一方，上斜筋と下斜筋は正面から約51°内側を向いて走るため，運動方向は上・下直筋とほぼ直交する方向（約74°）となる．

③ 外眼筋と眼球運動（図4）

眼球運動には6種の外眼筋が働く．

1）内側直筋と外側直筋

内側直筋は眼球内側面に付着し，収縮によって眼球を鼻側に向ける（**内転**）．一方，**外側直筋**は眼球外側面に付着し，眼球を耳側に向ける（**外転**）．眼球の外転および内転は両筋の協調で起こり，内転時には外側直筋が，外転時には内側直筋が弛緩する．

2）上直筋と下直筋

上直筋は眼球の上面，**下直筋**は下面に付着する．両筋の走向は眼球が23°外転した位置で視線と一致するため，上転作用（上直筋）および下転作用（下直筋）はこの位置で最大となる．すなわち，上直筋（下直筋）は外転位の眼球を上転（下転）する．

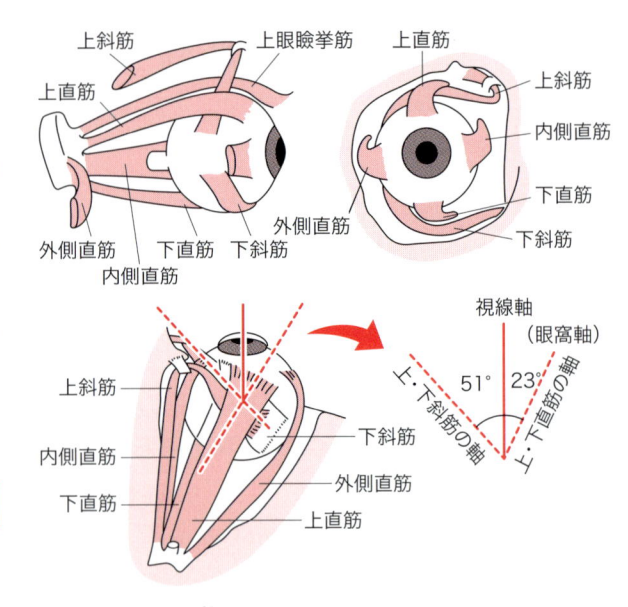

図3 ◆ 外眼筋の位置

上-下直筋は眼窩軸に沿って走り，視線の軸から23°外側に向いている．上-下斜筋は視線の軸から51°内側に向いている．

3）上斜筋と下斜筋

上斜筋は眼球上面，**下斜筋**は眼球下面に前内側51°の方向から付着する．このため，両筋とも眼球が51°内転した位置で走向が視線と一致し，作用も最大となる．すなわち，上斜筋は内転位の眼球の下転，下斜筋は内転位の眼球の上転に働く．

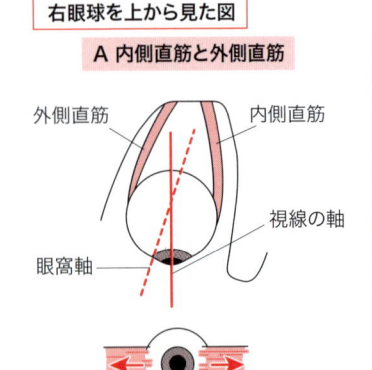

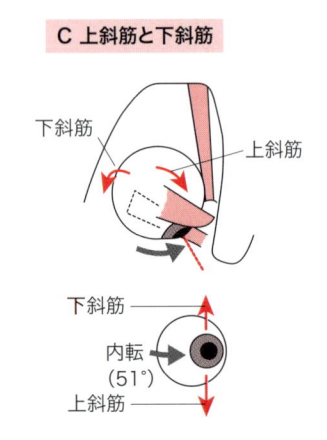

図4 ◆ 外眼筋と眼球運動

外眼筋のうち，上-下直筋は外転位で上-下斜筋は内転位で眼球の上下運動に働く（本文参照）．

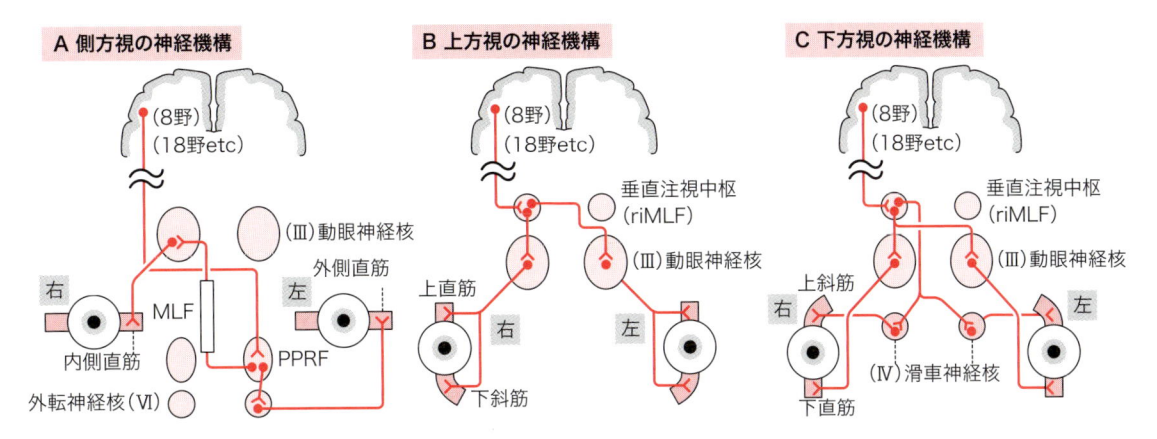

図5 ◆ 両眼視における眼球運動の機構

A：左側方視において，左眼では外転神経により外側直筋が，右眼は動眼神経により内側直筋が支配される．側方視では，傍正中橋網様体（PPRF）が中枢として働く．
B：上方視の際には，神経機構によって両眼の上直筋と下斜筋が働く．この際，垂直注視中枢として ri MLFが働く．
C：下方視の際には，両眼の下直筋（動眼神経支配）と上斜筋（滑車神経支配）が働く．垂直注視中枢は ri MLFである．

4 両眼運動と複視（図5, 6）

両眼運動は6種12個の外眼筋の協調によって起こり，これには支配神経の連絡が密接に関与している．すなわち，外眼筋は**外転神経**（外側直筋）・**滑車神経**（上斜筋）・**動眼神経**（その他の外眼筋）に支配されるが，各神経が別々に働くのではなく，左右の眼球が共同運動するように調節される．

眼球の共同運動の中枢は**大脳皮質**（8野など）にあり，ここからの指令が外眼筋を支配する左右の脳神経核に同時に送られることで共同運動が起こる．

1）側方視

一側の**外転神経**（外側直筋）と対側の**動眼神経**（内側直筋）が働く．大脳皮質からの指令は反対側の**傍正中橋網様体**（PPRF：paramedian pontine reticular formation）に入った後，一部はPPRF側の**外転神経核**，他の一部は**内側縦束**（MLF：medial longitudinal faciculus）を通って皮質側の**動眼神経核**に送られる．

すなわち，MLFが障害されると病巣側の動眼神経麻痺により内転不能が生じ，健側への側方視で**複視**が生じる（**MLF症候群；核間性眼筋麻痺**）．若年者の場合，原因疾患としては多発性硬化症が多く，しばしば両側性にみられる．また，PPRFの障害では病巣側の外転神経と健側の動眼神経が麻痺するため，病巣側への側方視不能が起こる（**PPRF症候群**）．

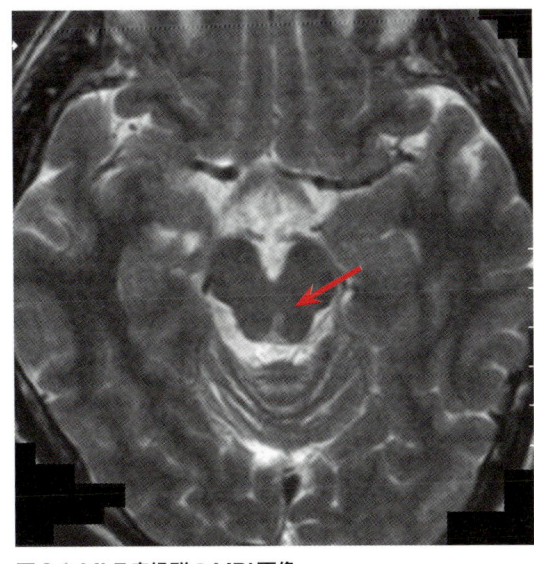

図6 ◆ MLF症候群のMRI画像

右側優位のMLF症候群を示した多発性硬化症の症例．中脳下部背側左寄りに脱髄巣が高信号を示して見える（→）．

2）上方視

大脳皮質からの指令は中脳の**視蓋前域**にある**垂直注視中枢（riMLF：rostral interstitial nucleus of MLF）**を経て左右の**動眼神経核**に入り，上直筋・下斜筋に送られる．このため，視蓋前域の障害で**上方視**が不能となる．なお，動眼神経の麻痺では，**上斜方視**（上直筋と下斜筋による）も障害される．

3）下方視・下斜方視

指令によってriMLF経由で送られる両眼の下直筋（**動眼神経**）と上斜筋（**滑車神経**）が働くが，近くを見下ろす場合は上斜筋が主となる．すなわち，手もとや足もとを見るときに複視が生じる場合は滑車神経障害が疑われる．滑車神経は中脳の背側から出る神経で，走行距離が長いため障害を受けやすい．

なお，**下斜方視**には一側の下直筋と対側の上斜筋が働く．滑車神経障害では対側の下斜方視が不能なため，首を傾けて側方視を行う独特の頭位をとる．

Column

網膜 retina と Mariotte 盲点

網膜は，ターヘルアナトミア翻訳の折（1771〜1774年），オランダ語のnetvliesから翻訳されたとされ，現在の医学用語retinaもラテン語のrete（網）に由来する．さらに歴史を遡ると，網膜という用語は，紀元前300年頃，エジプトはアレキサンドリアの医師Herophilosによって命名されていたとされる．また，網膜の「網」の由来については「網膜神経細胞の樹状突起が連絡してつくるモザイク模様」との説もあるが，顕微鏡のない時代に名付けられたとすれば否定的にならざるを得ない．むしろ「網膜の毛細血管が網目状に広がる様子」から命名されたと考える方が妥当である．

一方，視野における欠損としての盲点は，1660年，ディジョン（仏）の修道院長で，フランス科学アカデミーの初代メンバーの一人であったEdme Mariotte（1620〜1684）によって発見された．Mariotteは自分の研究成果を4巻からなるEssais de physiqueとして発表しており，盲点については第2巻に記載されている．

かつて人気の野球漫画では「消える魔球」という定番のテーマがよく使われていた．「向かってきたボールの軌道が盲点に入ることで見えなくなる」という理屈らしいが，ボールが止まっていない限り「消えた」と感じるまでボールが盲点に留まっていることは考えにくい．

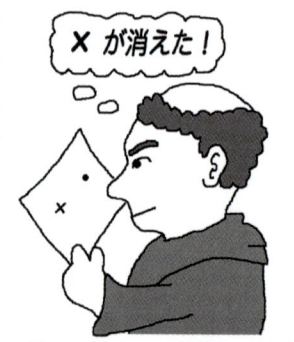

Edme Mariotte（1620〜1684）

第9章 末梢神経系・感覚器系

4 白内障から探る眼球

Keyword

【臨床トピック】 白内障・視力低下・屈折異常（近視・遠視・乱視）
【解剖関連用語】 眼球壁・角膜・前眼房・後眼房・水晶体・水晶体嚢（包）・毛様体小帯（チン小帯）・毛様体筋

▶ 白内障とは（図1）

何らかの原因で**水晶体**（レンズ）が白色ないし黄褐色に混濁した病態を**白内障**という．眼に入る光が遮られたり散乱を起こしたりするため，**視力低下**，かすみ目，**羞明**（眩しい），**複視**（二重に見える），視界が白くなる，などの自覚症状を訴える．先天性白内障のほか，外傷，糖尿病，薬の副作用，アトピーなどによっても生じるが，詳細な原因は不明で，ほとんどは老化現象によると考えられている（**老人性白内障**）．

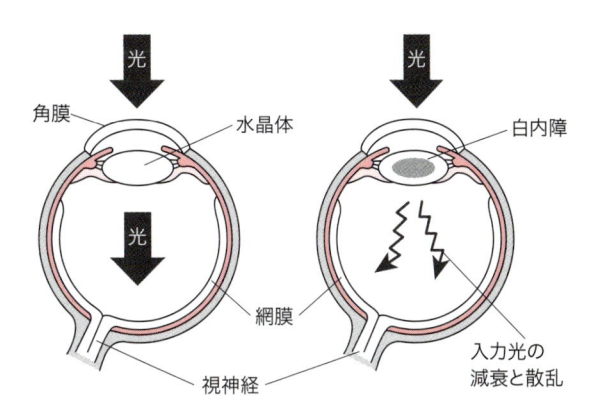

図1 ◆ 白内障
水晶体の混濁により，入力光の減衰と散乱が起こり，視力低下，かすみ目，羞明などが生じる．

1 眼球の構造（図2, 3）

眼球は直径約25mmの球状器官で，3層構造（**強膜・脈絡膜・網膜**）を示す**眼球壁**とその中を満たす眼球内容（**水晶体・硝子体**）からなる．強膜は光が入る正面部では透明な**角膜**に移行し，その後方の**水晶体**との間に**眼房**とよばれる腔を形成する（図2）．

角膜を通って眼球に入った光は網膜の**黄斑（中心窩）** に結像する．黄斑は網膜で最も**視細胞**に富み，ここで感受した視覚情報は最も明瞭な**中心視野**の形成にあずかる．

なお，眼房は**（眼）房水**とよばれる透明な液体で満たされ，脈絡膜の前縁をなす**虹彩**によって**前眼房**と**後眼房**に区画される．眼房水は虹彩の後面周縁にある**毛様体**で生成され（2〜6μL/分），角膜辺縁

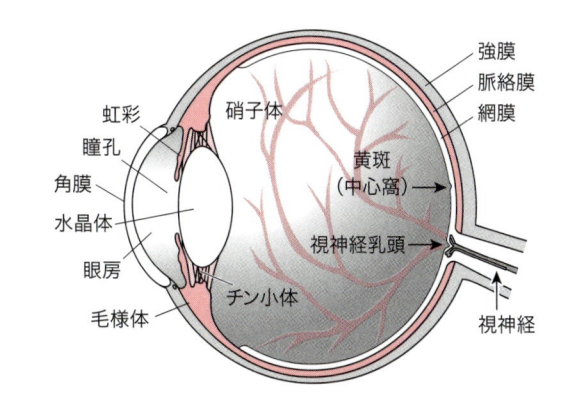

図2 ◆ 眼球の構造
右眼球の水平断面を上方からみた図．黄斑は網膜のほぼ中心（視神経乳頭の約5mm外側）に位置する．

の**隅角（虹彩角膜角）**に位置する**Fontana腔**から**静脈叢（Schlemm管）**に吸収される．眼房水は**眼球内圧（眼圧）**の形成にかかわっており（正常値：10〜20mmHg），眼房水の生成・排出バランスが崩れると眼圧の亢進をもたらす．眼圧の亢進は視神経障害を生じる**緑内障**の一因となる．

② 角膜と水晶体 (図4)

外界からの光は**角膜**から**瞳孔**を通り，**水晶体**を透過して眼球内に入った後，眼球内を満たす**硝子体**を縦断して**網膜**に達する．このため，基本的に光の通路上にある角膜，水晶体，硝子体には血管分布はみられない．また，角膜の弯曲度および水晶体の厚みは光の屈折に密接に関与しており，網膜上に明瞭な像を結ぶための条件となっている．とくに水晶体は**屈折率**が大きく，その厚みの調節は結像に重要な役割をもつ．

水晶体は直径約9mm，厚さ約4mmの凸レンズ形を示し，**毛様体小帯（チン小帯）**を介して連結する**毛様体筋**の収縮によって厚さを変える．水晶体の表面は弾力性に富む**水晶体嚢（包）**で被われ，その直下には**水晶体上皮**，そして内部は特有の配列を示す**水晶体線維**で満たされる．水晶体の中心部は古い水晶体線維からなる硬い部分（**水晶体核**）で，その周囲を新しい線維からなる**水晶体皮質**が囲む．

③ 近視・遠視・乱視 (図5)

水晶体は普段は薄い状態（遠方視の状態）にあり，近くをみる時にその厚みを増す．このように，水晶体はその厚みを変えることで光の屈折を調節し（**遠近調節**），網膜上に明瞭な像を映すのに働く．このため，水晶体の厚み調節が不十分だと網膜上に結像できなくなる．このような状態を**屈折異常**といい，正常状態（**正視**）に対して**近視・遠視・乱視**とよばれる．

近視では屈折性が強く，焦点は網膜の前に結ぶ．薄い水晶体を厚くするのに比べてさらに薄くするのは困難なため，近くのものは網膜上に結像するが，遠方視には凹レンズによる矯正が必要となる．

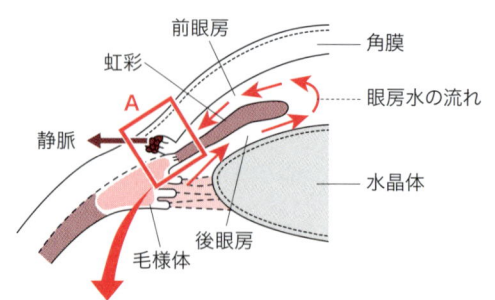

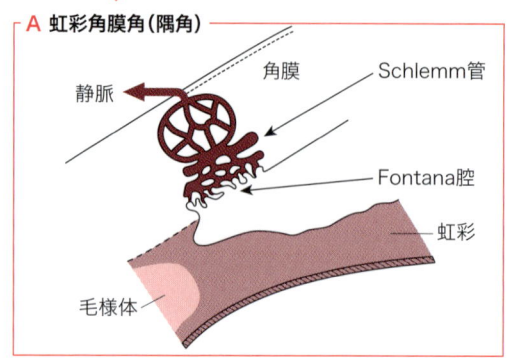

図3 ◆ 眼房水の産生と排出

眼房水は眼球内圧の形成に関与している．

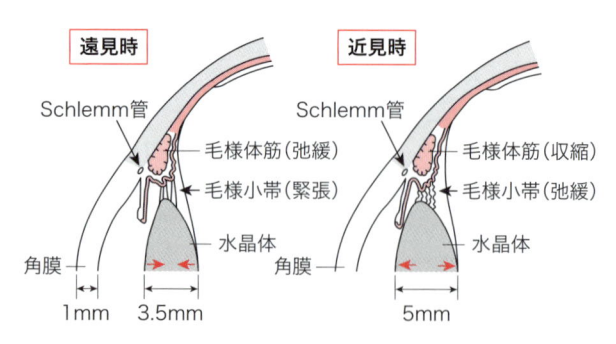

図4 ◆ 水晶体の厚さ調節

遠見時の水晶体は薄いが，近見時には毛様体筋の収縮により水晶体はその厚さを増す．

遠視では屈折性が弱く，焦点は網膜の後方に合う．この場合，遠近いずれも水晶体を厚くすることで調節できるため「遠くも近くも見える」ことになる．ただ，加齢により水晶体の弾力が失われ，厚み調節が不良になると「遠くも近くも見えにくい」状態となる．

なお，**乱視**は角膜表面の歪みを原因とする屈折異常である．簡単にいえば，垂直方向と水平方向での角膜の弯曲が異なるため，各方向で屈折性が変わり，焦点が一点に定まらない状態となる．

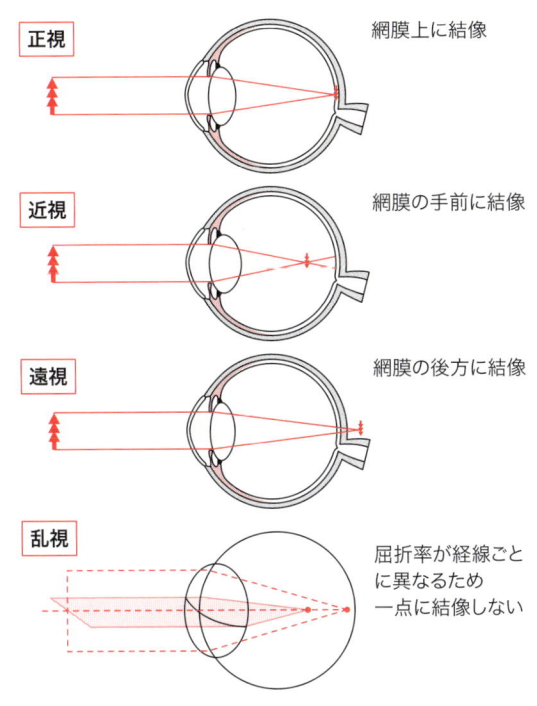

図5 ◆ 近視・遠視・乱視

水晶体や角膜の屈折率で，網膜上に正しく結像できない状態を屈折異常といい，近視，遠視，乱視に大別される．

4 白内障の原因（図6）

白内障の混濁は，水晶体を構成する水溶性蛋白質**クリスタリン**が変性し，不溶性となることで起こる．正常のクリスタリンは40個ほどが塊になって存在するが，変性クリスタリンが**可視光線**の波長（0.35～0.8μm）より大きな塊となると，光は透過できずに乱反射を起こす．この塊が水晶体内に蓄積すると白濁が生じ，入力光は減衰・散乱するため，視界が白くかすむようになる（とくに日中に強い）．

クリスタリンの変性は不可逆的であるため，白内障が自然回復することはない．早期には，進行を遅らせる目的で点眼液を使用するが，無効な場合は手術適応となる．

5 白内障の手術（図7）

水晶体の混濁を除去して**眼内レンズ**を挿入する手術が行われる．手術手技は通常，以下の通りである．
① **角膜**辺縁を3mmほど切開した後，**水晶体嚢（包）**の前面を直径5mmほどの円形に切り取る．

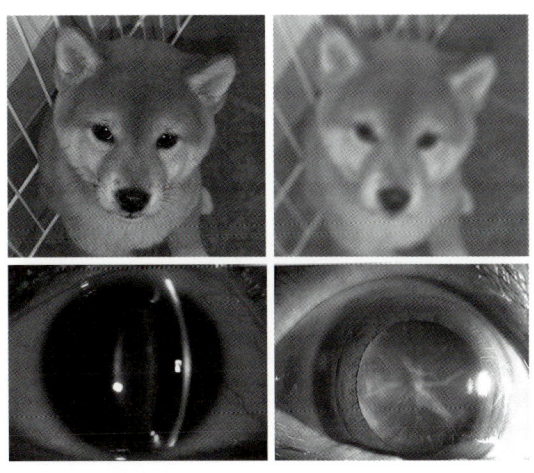

図6 ◆ 白内障の症状

白内障の自覚症状は視界にモヤがかかったようなかすみ目であることが多い（左：正常，右：白内障）．
[巻頭 Color Atlas K 参照]
（金沢医科大学客員教授／いばらき眼科クリニック 茨木信博先生のご厚意による）

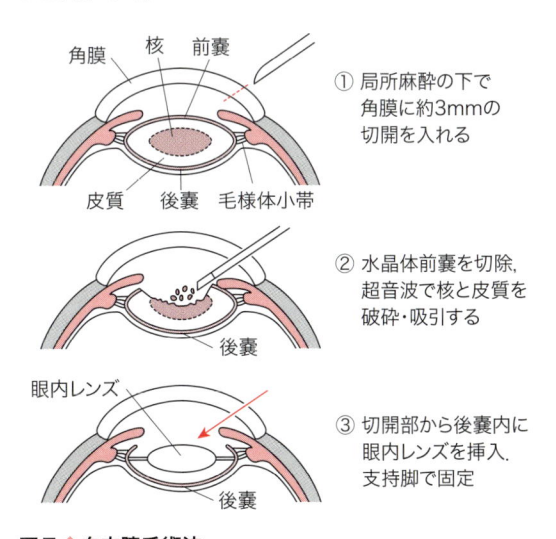

図7 ◆ 白内障手術法

水晶体嚢を除去せずに残し，中に眼内レンズを挿入する方法．

② 水晶体に白濁した水晶体の核を超音波で乳化破砕して吸引除去する．
③ 水晶体包の中に眼内レンズを挿入する．
④ 眼内レンズを水晶体包の中で伸展させ，脚で固定する．

一般に切開が小さいので**無縫合手術**のことが多い．現在は手術時間も10～40分と短縮され，いわゆる「日帰り手術」が可能となったため，患者への負担も軽減されている．

第9章　末梢神経系・感覚器系

5 ドライアイから探る涙

Keyword

【臨床トピック】ドライアイ症候群（乾性角結膜炎）・Sjögren症候群（シェーグレン）
【解剖関連用語】涙腺・主涙腺・副涙腺（Walfring腺（ウォルフリング）・Krause腺（クラウゼ））・涙膜（油層・涙液層・ムチン層）・涙液・基礎分泌・反射性分泌

▶ ドライアイとは (図1)

涙液（なみだ）の分泌低下や性状変化で眼球表面のなみだ（**涙膜**）が不足し，角膜や結膜の乾燥症状が現れたものを**ドライアイ症候群（乾性角結膜炎）**という．涙液は，眼球表面の洗浄のほか，乾燥防止，酸素供給，角膜の保護にも働く．ドライアイでは，眼球乾燥・異物感・粘着感・掻痒感に加え，充血・視力低下・眼疲労などの症状を訴える．原因不明のものもあるが，ウィルスや自己免疫，薬の副作用，パソコン作業による瞬目（まばたき）の減少も原因となる．

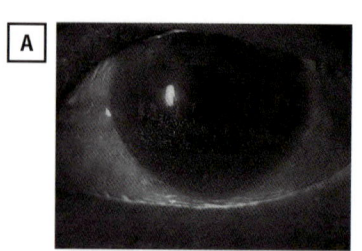

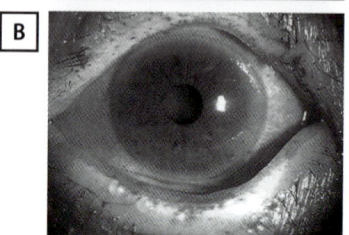

図1 ◆ ドライアイの検査
A：フルオレセイン染色．下方角膜にドライアイによる点状の角膜上皮障害が存在するため，障害部分に取り込まれたフルオレセインが黄色く光って見える．涙液メニスカスが，僅かしかなくなっている．涙液層の破綻により，黒く抜けている所がみられる．
B：ローズベンガル染色．ドライアイには結膜上皮障害も必発するため，障害部分が赤く染色されている．
[巻頭 Color Atlas L 参照]
（杏林大学医学部眼科学　井之川宗右先生のご厚意による）

1 眼と周囲の構造 (図2)

眼球は透明な物質（**硝子体**）を含む直径約25mmの球状器官で，その大半は眼窩内にかくれており，光が通る正面部も眼瞼によって保護されている．光の透過部は透明な**角膜**と**水晶体**からなり，光量調節に働く**虹彩**が備わっている．角膜表面は規則的に並ぶ**角膜上皮**からなり，周辺（白目）部では強膜表面の**結膜**につづく．角膜には感覚神経が豊富に分布しているため，ホコリなどで刺激されると瞬間的に目を閉じる（**角膜反射**）ほか，反射的に涙液が分泌される．

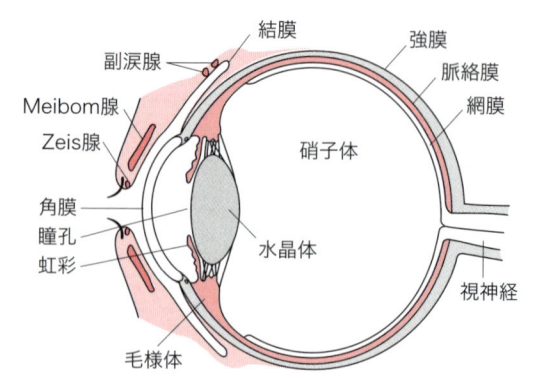

図2 ◆ 眼の構造
角膜は強膜から続く透明な構造で，表面には感覚神経が豊富に分布している．

2 涙腺と眼瞼（まぶた）（図3〜5）

　角膜の表面は**涙液**（なみだ）によって常に濡れた状態にある．この涙液を分泌する腺を**涙腺**といい，**主涙腺**（いわゆる涙腺）と**副涙腺**とに大別される．

　主涙腺は眼窩の上外側に位置し，上部（眼窩部）と下部（眼瞼部）に分けられるが，両部は連絡しており，12〜15本の導管によって上眼瞼裏側の天井部外側に開口している．一方，主涙腺とは別に，眼瞼には**Wolfring腺**または**Krause腺**という腺（機能的に同一の腺である）があり，まとめて**副涙腺**とよばれる．このほか，眼瞼内にある**Meibom腺（瞼板腺）**や結膜の**杯細胞**からの分泌液も眼球表面における涙液の乾燥防止などに働いている．

　眼瞼（まぶた）は眼球を保護する蓋で，眼瞼裂を境に**上眼瞼**と**下眼瞼**があり，眼瞼裂の内側端を**内眼角**（めがしら），外側端を**外眼角**（めじり）という．眼瞼は周期的に瞬目（まばたき）しており（成人で平均20回/分），これによって涙液を眼球表面に行き渡らせている．また，瞬目の際，眼瞼は外側から内側に向かって閉じるため，涙腺から分泌された涙液は内眼角に向かって流れ，**涙点**から**涙小管・涙嚢・鼻涙管**を通って下鼻道へ排泄される．

　通常，涙腺から分泌された涙液の90％は鼻涙管に注ぐが，10％は眼球表面から蒸発する．瞬目回数が減ると，涙液の蒸発が進むとともに涙液の眼球表面への拡散が一様でなくなり，乾燥が促進される．

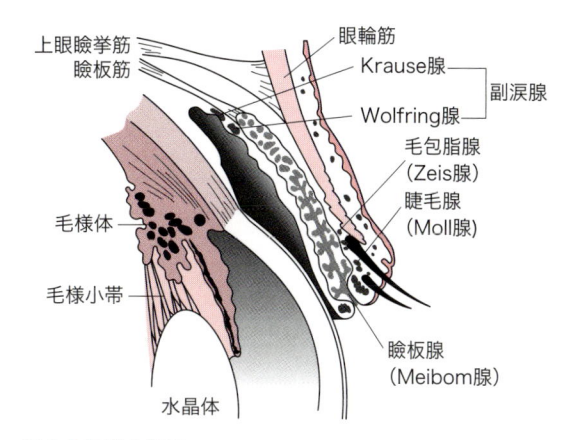

図3◆眼瞼の構造

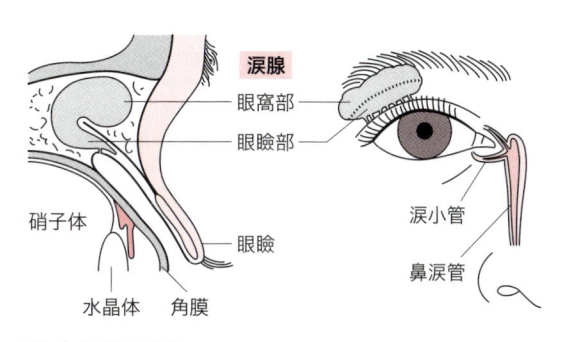

図4◆涙腺の構造
主涙腺は眼窩の上外側にあり，12〜15本の導管によって上眼瞼裏側の天井部外側に開口している．

3 涙液とその分泌（表1）

　涙液は血液から作られるので，**血清**に似ていて塩辛い．pH≒8.0の弱アルカリ性で，電解質（ナトリウム・カリウム他），感染防御物質（ラクトフェリン・リゾチーム・IgA他），角膜に働く細胞成長因子（TGF・EGF他）などきわめて多くの物質が溶け込んでいる．このため，人工涙液は未だに完成しておらず，重症のドライアイには自分の血清を点眼することもある．

　涙液分泌には，常時分泌されて角膜表面を潤す**基礎分泌**と，異物や精神的刺激で起こる**反射性分泌**とがある．基礎分泌は**副交感神経（顔面神経）**にコントロールされ，1日約1 mL（睡眠中は0）分泌さ

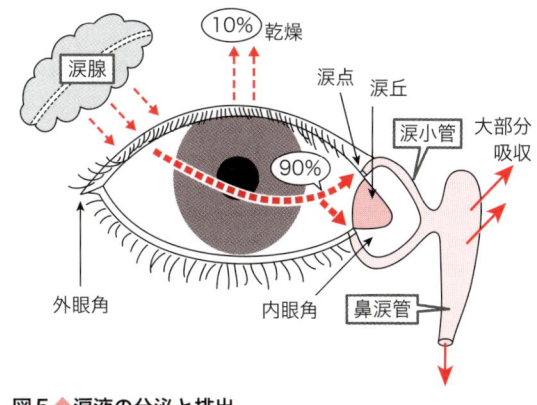

図5◆涙液の分泌と排出
眼球表面からの涙液蒸発量は，一般に分泌された涙液の10％ほどを占める．

表1 ◆ 涙液水層の成分組成

成分	濃度
水	98.2%
ナトリウム	145 mEq/L
カリウム	46〜95 mEq/L
pH	6.5〜7.6
浸透圧	302 mOsm/L
蛋白質	5〜9 mg/mL
リゾチーム	2.4〜4.6 mg/mL
ラクトフェリン	1.5〜2.4 mg/mL
涙液特異的プレアルブミン	1.2 mg/mL
分泌型IgA	0.4 mg/mL

稲富勉：涙液の構造―最近の考え方―．
眼科診療プラクティス77，2001より引用

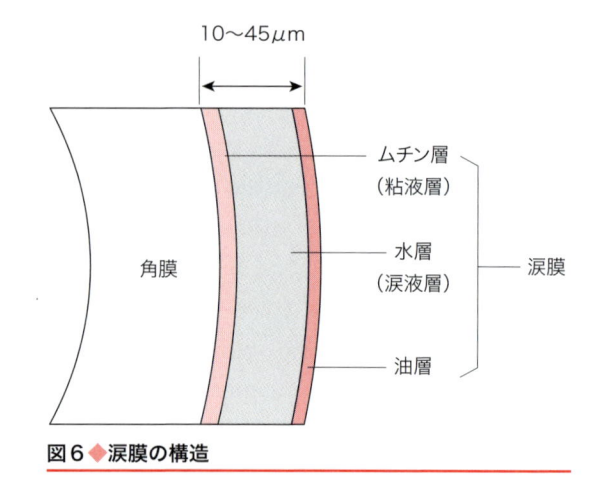

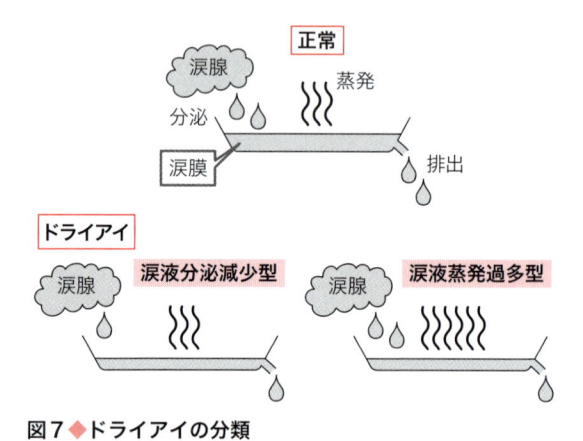

図6 ◆ 涙膜の構造

図7 ◆ ドライアイの分類

ドライアイは，涙液分泌の減少によるものと涙液蒸発過多によるものに大別される．

れる．分泌された涙液は周期的な瞬目により角膜表面に約7μL（7/1,000mL）の涙液からなる厚さ10〜45μmの層（涙膜）をつくる．

一方，種々の刺激に対する反射性分泌は主に主涙腺から分泌され（**流涙反射**），ホコリが目に入ったり悲しいときに「泣く」ことによって出る．

4 涙膜について（図6）

基礎分泌によって分泌された涙液が，瞬目によって角膜表面に広げられてできる厚さ10〜45μmの層を涙膜といい，表層から**油層・涙液層・ムチン層（粘液層）**の3層を区別する．油層は眼瞼にある**Meibom腺（瞼板腺）**の分泌液で，涙膜表面を覆って涙液の蒸発を防ぐ．涙液層は主涙腺および副涙腺（**Wolfring腺・Krause腺**）から分泌される漿液で，目の乾燥を防ぐほか，角膜に必要な酸素や栄養を提供する．ムチン層は結膜の**杯細胞**の分泌成分を含み，涙液層を眼球結膜に定着させる役割をもつ．

5 ドライアイの分類（図7）

ドライアイは，涙液の分泌が減少するものと，涙液の蒸発が過剰に起こるものとの2つのタイプに大別される．

1) 涙液分泌減少型

典型的な例として，自己免疫疾患であるSjögren（シェーグレン）症候群がある．涙腺を含む全身の外分泌腺を自らの免疫が攻撃するために機能障害が起こる（**自己免疫疾患**）．

2) 涙液蒸発過多型

- **Meibom腺機能低下**：Meibom腺の分泌低下により，涙膜表面の油層が形成されず，眼球表面で涙液の蒸発が進む．
- **パソコン作業による瞬目の減少**：平常時20回/分の瞬目が，画面の凝視により約5回に低下し，涙液が蒸発しやすくなる．
- **コンタクトレンズ**：ソフトレンズは涙を吸収して表面から蒸発するためドライアイになりやすい．ハードレンズは水分蒸発がほとんどないのでソフトレンズよりドライアイに適する．

第9章 末梢神経系・感覚器系

6 視野欠損から探る視覚路

Keyword

【臨床トピック】視野欠損・全盲・両耳側半盲・両鼻側半盲・同名半盲・四半盲
【解剖関連用語】視野・中心窩・視力・Landolt環（ランドルト）・視覚路・外側膝状体・視索・Meyerのループ・1次視覚野

▶ 視野欠損と視野（図1）

網膜が感受した情報を視覚野に送る神経路（**視覚路**）が障害され，視野に欠落を生じた病態を**視野欠損**という．広い意味では暗点や視野狭窄も視野欠損に含まれるが，通常は**一側全盲・両耳側半盲・両鼻側半盲・同名半盲・四半盲**などを指す．両眼視では左右の視野の大部分が重なるため，実際の症状は「視野の欠損」ではなく「視野の暗さ」として自覚されることが多い．

医学領域でいう**視野**とは，視線を動かさずに視認できる範囲をいう．一眼の視野は一定で，健常者では，上方に60°，下方に75°，鼻側に60°，耳側に100°とされる．左右の視野を合わせたものを**両眼視野**といい，左右の情報が脳内で互いに補足するため，片眼が障害されても視野異常に気づかないことも多い．視野欠損があっても自覚しにくいのはこのためである．

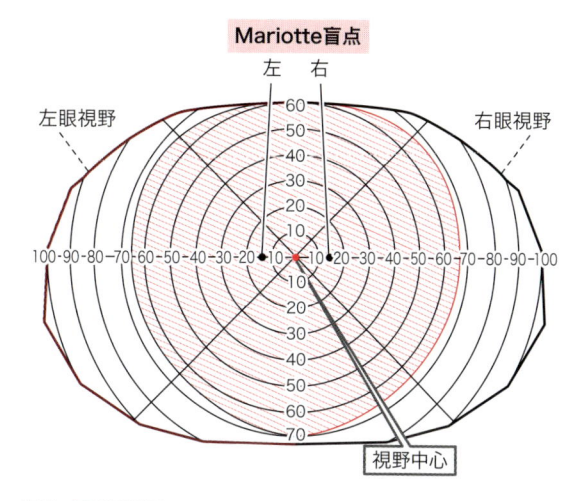

図1 ◆ 両眼視野
健常者の視野は，上方に60°，下方に75°，鼻側に60°，耳側に100°とされ，視野中心から15°耳側に盲点が位置する．

1 視野と視力（図2）

一般に，対象物を注視する際には，網膜の**黄斑（中心窩）**に像を結ぶように自動的に眼球の位置が調節される．この領域には多数の視細胞があり，最も鮮明に像を感知できるからである．このため，通常，視力という場合は網膜の中心窩の視力を指し，**中心視力**とよばれる．

なお，視野の中心から約15°耳側に，径約5°の視覚をもたない領域があり，**Mariotte盲点（マリオット）**とよばれる．盲点は，**視神経乳頭**（視神経や血管の出入口にあたる領域）に結像する部分であるが，この領域には視細胞が備わっておらず，ここに映った像は視覚

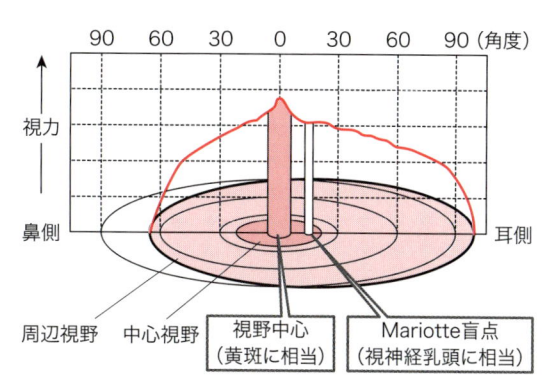

図2 ◆ 視野の鋭敏性
視野において，視野中心（黄斑に相当）から約20°の範囲を中心視野といい，周辺視野に比べて視力が高い．

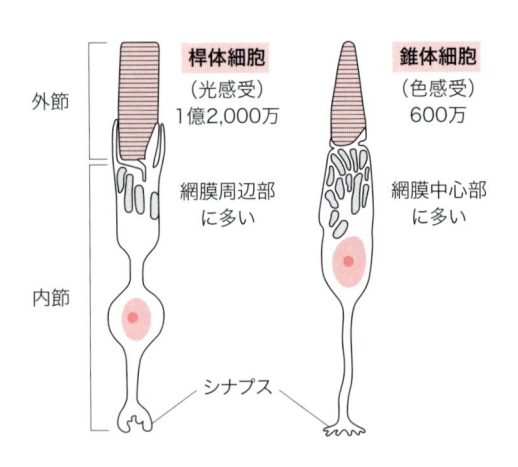

図3 ◆ 桿体細胞と錐体細胞

視細胞は，感受部の性状により，光を感受する桿体細胞と色を感受する桿体細胞とに区別される．

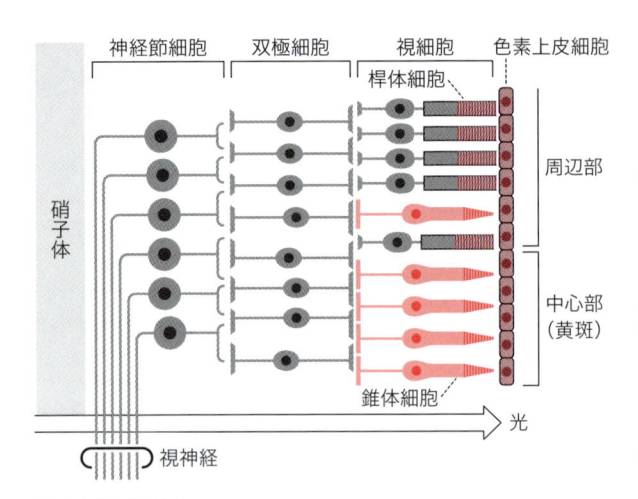

図4 ◆ 網膜の構造

網膜は連続する3つの細胞（視細胞・双極細胞・神経節細胞）で構成され，最後面は色素上皮細胞によって裏打ちされている．最深部の視細胞は進入した光を感受する．

野に送られることがないため，視覚情報として認知することができない．

❷ 視細胞について （図3, 4）

視覚刺激を感受する網膜細胞を **視細胞** といい，鋭敏に光を感じとる **桿体細胞** と，鋭敏さに劣るものの色を感じとる **錐体細胞** がある．視細胞は網膜全体で1億以上（桿体細胞：1億2,000万，錐体細胞：600万）あり，視野中心部とくに黄斑で **錐体細胞** が多い．一方，視野周縁部は桿体細胞が優位である．すなわち，色の情報は視野の中心部で感受されている．

錐体細胞は桿体細胞に比べて鋭敏さに劣るため，感受には明るさが必要となる．夕暮れ時に色が判りにくくなるのは，光量不足により錐体細胞が働かないためである．

❸ 視力の測定 （図5）

物体の存在や形状を感受する眼の能力を **視力** という．視力は1909年，国際眼科学会で定められた「直径7.5mmの環で切れ目幅が1.5mmの **Landolt**

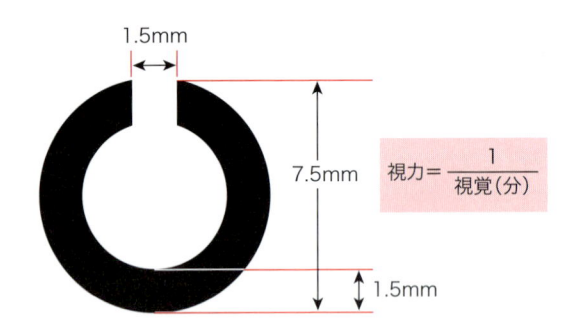

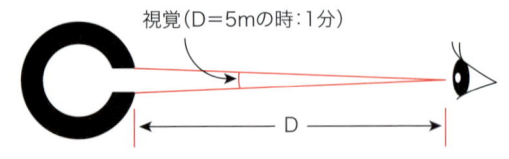

$$視力 = \frac{1}{視覚（分）}$$

図5 ◆ 視力の測定

5mの距離で図のLandolt環の切れ目を判別できる場合を基準（視力1.0）とする．

環」を基準として表される．すなわち，切れ目を判別できる最長距離が5m（このときの視角は1分）の場合の視力を1.0とするものである．同じLandolt環を判別できる最長距離が10mの場合の視力は2.0，反対に2.5メートルに近づかないと判別できない場合，視力は0.5となる．

4 視覚路 (図6)

網膜の**視細胞**は光刺激を受けて興奮し，**双極細胞**（1次ニューロン）から**神経節細胞**（2次ニューロン）に伝えられる．神経節細胞の軸索は集まって**視神経**を形成，刺激を視覚情報として大脳の**視覚中枢**へと送る．網膜の神経節細胞に始まり，視覚中枢に至る神経路を**視覚路**という．

視神経は眼窩の奥にある**視神経管**を通って頭蓋腔内に入り，下垂体の前で軸索の半分が左右交叉した後（**視交叉**），**視索**となって**外側膝状体**に至る．外側膝状体から始まる**3次ニューロン**は視放線とよばれる束を形成，頭頂葉および側頭葉内を通って**後頭葉の視覚中枢**（**1次視覚野**）に入る．側頭葉内を通る部分は**Meyerのループ**とよばれるUターン部をなし，視野の上半部の情報を視覚野に伝える．

5 障害部位と視野欠損 (図7)

視覚路は血管障害や腫瘍により障害されることがあり，その部位によって異なる**視野欠損**がみられる．視野の各部からの情報を伝える神経は視覚路においても一定配列を保っており，障害範囲を通る神経が伝える視野だけが欠けるためである．

〔障害部位と視野欠損のタイプ〕

①一側の**視神経**が視交叉より前で障害された場合，障害側の視野は**全盲**となる．

②**視交叉**内側の障害では両側視野の耳側部からの神経が侵され，**両耳側半盲**となる．

③一側の**視索**が障害された場合，両側視野の反対側半分が欠損する（**同名半盲**）．

④側頭葉（図では右側）を通る視放線（**Meyerのループ**）は視野の左上4分の1部からの神経であり，障害されると**左同名上四半盲**を生じる．

⑤頭頂葉（図では右側）を通る視放線は視野の左下4分の1部からの神経であり，障害されると**左同名下四半盲**を生じる．

⑥一側の**後頭葉皮質（視覚野）**付近の障害では，両側視野の反対側半分が欠損するが，視野中心部は保存される（**黄斑回避**）．視野中心部からのニューロンは視覚野の広い領域に投射しており，残存

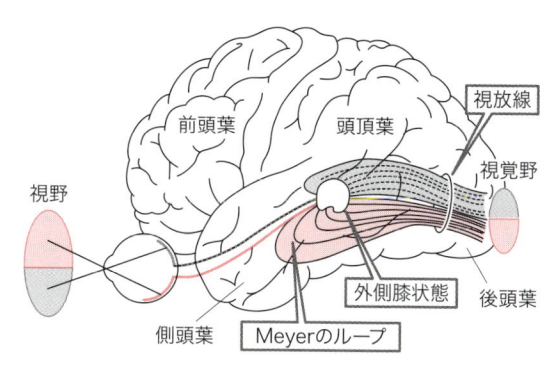

図6 ◆ 視覚路

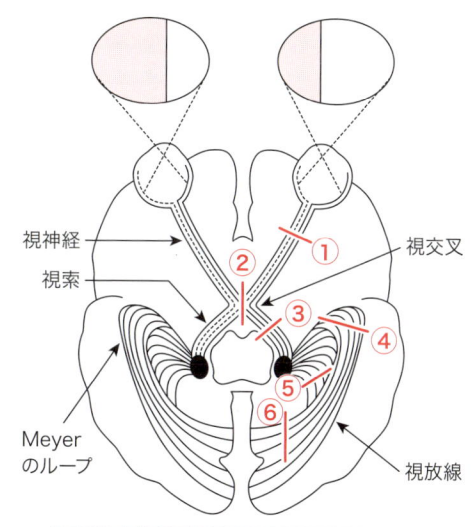

図7 ◆ 視覚路の障害部位と視野欠損

視覚路の障害部位によって視野欠損の状態が異なる．

ニューロンが障害ニューロンを代償するために黄斑回避が起こると考えられている．

6 下垂体腫瘍と視野欠損（図8）

視神経は下垂体の前縁近くで視交叉を形成するが，その際，視交叉の内側縁には交叉する視神経線維が，外側縁には交叉しない視神経線維が通る．すなわち，視交叉で左右交叉する線維は両眼視野の耳側半からの情報を伝え，交叉しない線維は両眼視野の鼻側半からの情報を伝える．通常，下垂体腫瘍が腫大すると，視交叉〜視索の内側縁が圧迫されることが多い．このため，下垂体腫瘍による障害は視交叉で反対側に交叉する線維すなわち両眼視野の耳側半からの情報が遮断されやすい．典型的な下垂体腫瘍の圧迫で生じる視野欠損が**両耳側半盲**とよばれるのはこのためである．

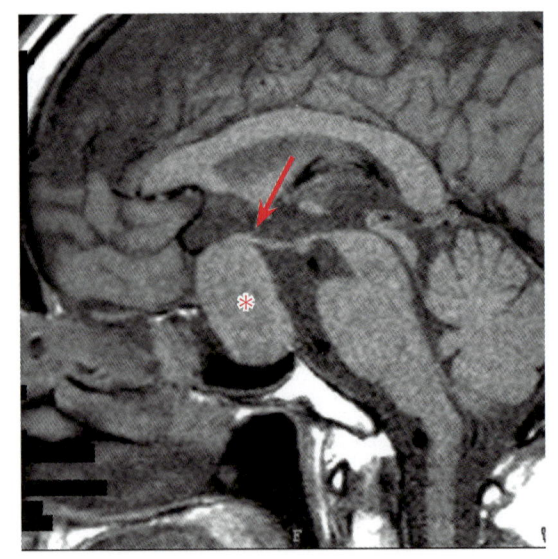

図8 ◆ 下垂体腺腫のMRI像
下垂体腺腫による視交叉の強い圧排（→）がある．
中央に蝶形骨洞に侵入する巨大な下垂体腺腫（＊）が認められる．

Column

Meyerのループ

視神経は外側膝状体においてニューロンを替え，視放線を形成して後頭葉の1次視覚野に向かう．この視放線のうち，側頭葉の白質内で側脳室を迂回するUターン部をMeyerのループといい，視野の対側上四半部からの情報を伝えるニューロンから構成される．報告者であるアメリカの精神科医Adolf Meyer（1866〜1959）の名を冠する．

Adolf Meyerは1866年にスイスで生まれ，チューリッヒ大学で医学を学び，スペインのSantiago Ramón y Cajal（1852〜1934）とともにニューロン説に貢献したスイスの精神科医Auguste-Henri Forel（1848〜1931）に師事した．その後，延髄内側症候群やDejerine-Klumpke麻痺などで知られるパリのJoseph Jules Dejerine（1849〜1917）の下での研鑽を経て1892年に渡米し，各地の州立病院で診療や病理に従事した後，1904年にはコーネル大学精神科の，1913年にはジョンズホプキンス大学精神科の教授に就任した．Sigmund Freud（1856〜1939）の精神分析学を評価する一方，精神疾患を「周囲に対する個人の不適応反応」とみなす説を提唱，アメリカ精神医学の中心的役割を果たした．

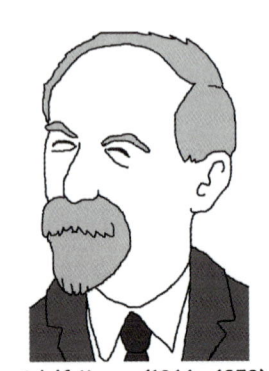

Adolf Meyer（1866〜1959）

7 難聴から探る聴覚路

Keyword

【臨床トピック】難聴・聾・伝音性難聴・感音性難聴
【解剖関連用語】外耳・中耳・ツチ骨・キヌタ骨・アブミ骨・蝸牛・コルチ器・蝸牛神経・内側膝状体・聴覚野

▶ 難聴とは（表1）

難聴とは聴力が低下した状態で，一般には30dB以下の音が聞こえない状態を**難聴**，100dB以上の音が聞こえない状態を**聾・失聴**という．検査法によって異なるが，**オージオグラム検査**では，**平均聴力レベル**（健常：25dB以下）が26～39dBの**軽度難聴**，40～69dBの**中等度難聴**，70dB以上の**高度難聴**に区分される．また，難聴は，障害部位から**伝音難聴**（外耳～内耳の異常に起因）と**感音難聴**（内耳～神経系の異常に起因）に大別されるが，外耳から入った音刺激が**聴覚野**に到達するまでのどこに病変があっても起こる．

表1 ◆ 聴覚障害の区分

種々の分類があるが，通常は聞き取れる最低の音量（dB）から区分される．

db	25	40	60	70	80	90	100
WHO分類	健聴 Grade0	軽度難聴 Grade1	中度難聴 Grade2	高度難聴 Grade3		重度難聴 Grade4	
聴力レベル	健聴	軽度難聴	中度難聴		高度難聴		聾（ろう）
身体障害者等級			（両側耳）	6級※	4級	3級	2級

※または一側耳の聴力レベル90dB以上，他側の聴力レベル50dB以上のもの

[補足]
同一の等級について2つの重複する障害がある場合は，1級上の級とする．ただし，2つの重複する障害が特に本表中に指定されているものは，該当等級とする．
異なる等級について2つ以上の重複する障害がある場合については障害の程度を勘案して，当該等級より上の級とすることができる．

（「身体障害者施行規則第七条第3号別表第5号」の「身体障害者障害程度等級表」より）

1 外耳について（図1）

耳は外耳・中耳・内耳に区分され，**外耳**は耳介と外耳道からなる．**耳介**は弾性軟骨を支柱とする特有の形を示し，種々の方向からの音を集め，反射させて外耳道に送り込む．**外耳道**はゆるいS字状を示すトンネルで，音波（空気の振動）の共鳴管であると同時に伝導管でもあり，**鼓膜**に向かって音を伝える役割をもつ．

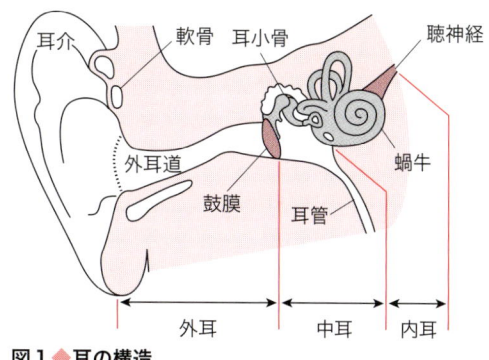

図1 ◆ 耳の構造

耳は外耳（耳介～鼓膜），中耳（鼓室，耳管）そして内耳（蝸牛，前庭・半規管，聴神経）に区分される．

2 中耳の構造（図2）

　中耳は鼓膜の内側に位置する**鼓室**と3つの**耳小骨**（**ツチ骨・キヌタ骨・アブミ骨**）および**耳管**からなる．**鼓膜**は外耳道と鼓室を隔てる厚さ約0.1mmの線維性膜で，外面は外耳道の皮膚，内面は鼓室粘膜で覆われる．鼓膜は内側に向かって陥凹し，中心部（**鼓膜臍**）内面には**ツチ骨柄**の先端が付着して鼓膜の振動を受ける．

　鼓膜から**ツチ骨**に伝わった振動は，**キヌタ骨**から**アブミ骨**へと伝えられる．この際，耳小骨のテコの原理と，鼓膜とアブミ骨底の面積比により，鼓膜の振動は約20倍に増幅して伝えられる．また，ツチ骨には**鼓膜張筋**，アブミ骨には**アブミ骨筋**とよばれる横紋筋が付着しており，強い音刺激の際には反射的に収縮して耳小骨の動きを抑え，増幅を制限して内耳を保護する．

図2◆中耳の役割
空気の振動は鼓膜から耳小骨を経て内耳（蝸牛）へと送られ，蝸牛管内のコルチ器で受け取られる．

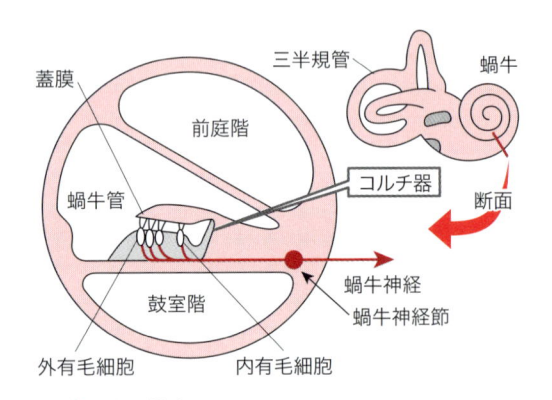

3 内耳の構造（図3, 4）

　内耳は**蝸牛**（聴覚器）と**前庭・半規管**（平衡覚器）からなる．蝸牛は側頭骨内にある渦巻き管で，内部には膜性の**蝸牛管**（聴覚器の本体）が納まっている．蝸牛内部は**外リンパ**で満たされるため，蝸牛管は外リンパに浸った状態にある．蝸牛は**卵円窓**（前庭窓）と**正円窓**（蝸牛窓）で鼓室に開口しており，卵円窓はアブミ骨底，正円窓は結合組織の膜で塞がれる．

　アブミ骨に伝わった振動は前庭窓から蝸牛内に伝わり，外リンパの振動として蝸牛内を奥へと進む．外リンパの振動は各部で蝸牛管に伝わり，聴覚受容器である**コルチ器**を刺激する．コルチ器には**蝸牛神経**（Ⅷ）に連絡する**内・外有毛細胞**があり，刺激は電気信号となって中枢に送られる（図3）．

　コルチ器が感受する音の高さは，蝸牛管の部位ごとに決まっている．一般に，鼓室に近い所では**周波数**の高い音，奥の方では周波数の低い音を感受する．各部位からの聴神経は互いに混ざり合うことなく中枢に向かうため，聴覚野においても周波数の順に神経細胞が並んでいる（図4）．

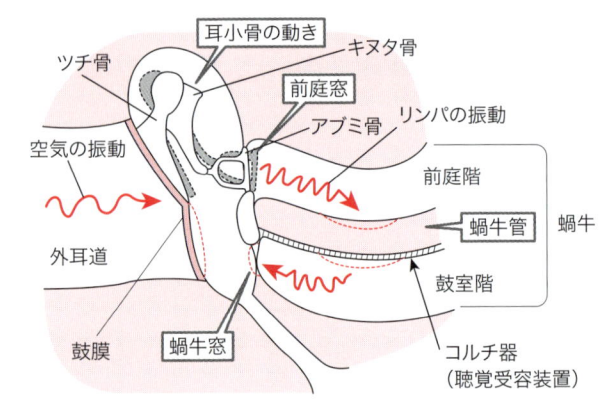

図3◆蝸牛の構造
蝸牛は，前庭階・蝸牛管・鼓室階の3階構造を示し，聴覚受容装置であるコルチ器は蝸牛管内に位置する．前庭階に入った振動はコルチ器に伝わり，ここで感受される．

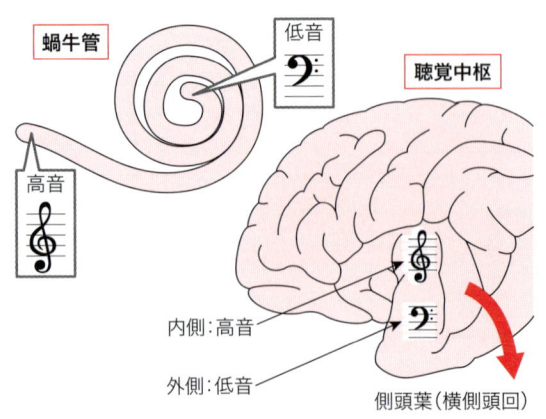

図4◆音の感受
コルチ器が感受する音の周波数は，部位ごとに決まっており，奥ほど低音を感受する．この配列は聴覚中枢においても保たれ，横側頭回の内側部ほど高音の音情報がもたらされる．

4 聴覚路について（図5）

蝸牛の**コルチ器**で感受された音刺激は，電気信号となって**蝸牛神経**を伝わる．聴覚の神経路は複雑だが，基本的には4つのニューロンによって反対側の大脳皮質（**聴覚野**）に至る経路をなす．

らせん神経節に細胞体をもつ1次ニューロンはコルチ器から始まり，延髄の（腹側・背側）**蝸牛神経核**に終わる．蝸牛神経核からの2次ニューロンは，反対側（一部は同側）の**上オリーブ核**を経由して**下丘**（中脳）に達し，ここでニューロンを替える．下丘からの3次ニューロンは**内側膝状体**に至り，ここからの4次ニューロンは側頭葉の**横側頭回**にある聴覚野に投射する．

聴覚路はその途中で頻繁に交叉するため，聴覚野には両側の内耳から情報が入る．これは音源の方向を感知するしくみの1つとして働いている．

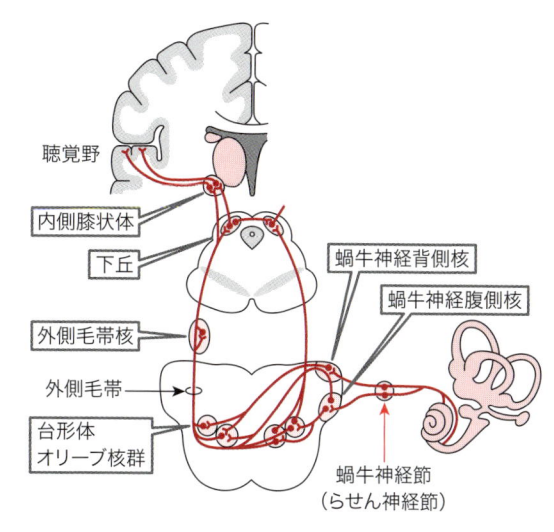

図5 ◆ 聴覚伝導路

蝸牛で感受された聴覚情報は，通常，4～5つのニューロンによって両側の側頭葉上側頭回にある聴覚野に送られる．

5 難聴の分類（図6）

1）伝音性難聴（伝音難聴）

外耳と鼓膜および中耳の障害による難聴を**伝音性難聴**という．中耳炎などによる難聴がこれに含まれる．内耳や聴神経には異常がないため，**骨伝導**による補聴器でかなり聞こえるようになる．

2）感音性難聴（感音難聴）

内耳およびこれに続く聴覚路の障害で起こる難聴を**感音難聴**という．感覚難聴は，内耳の障害で起こる**内耳性難聴**（迷路性難聴）と，**聴神経～聴覚野**の障害による**後迷路性難聴**とに分けられる．内耳炎やMeniere病による難聴，老化による感覚上皮の萎縮やコルチ器の有毛細胞の減少，ストレプトマイシンなどの薬剤障害で生じる難聴は内耳性難聴に，聴神経腫瘍などで起こる難聴は後迷路性難聴に含まれる．内耳性難聴では，**補充現象**（小さい音は聞えないのに，あるレベルを超えると大音量に感じる現象）陽性であるが，後迷路性難聴では陰性である．

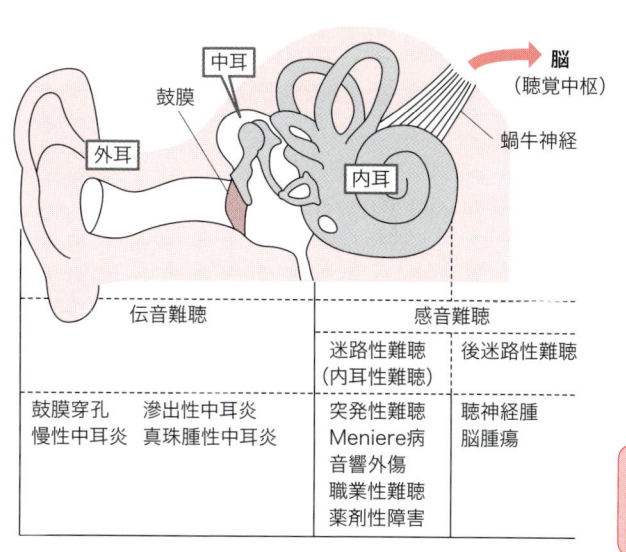

伝音難聴	感音難聴	
	迷路性難聴（内耳性難聴）	後迷路性難聴
鼓膜穿孔　滲出性中耳炎 慢性中耳炎　真珠腫性中耳炎	突発性難聴 Meniere病 音響外傷 職業性難聴 薬剤性障害	聴神経腫 脳腫瘍

図6 ◆ 難聴の分類

難聴は障害（病巣）の部位により，伝音難聴および感音難聴（迷路性難聴・後迷路性難聴）に大別される．

第9章　末梢神経系・感覚器系

8 めまいから探る平衡感覚路

Keyword

【臨床トピック】 めまい（眩暈・目眩）●真性めまい●回転性めまい●非回転性めまい●Meniere病●前庭神経炎

【解剖関連用語】 前庭（卵形嚢・球形嚢）●三半規管（前半規管・後半規管・外側半規管）●平衡斑●平衡砂●膨大部稜●クプラ

① 視覚情報
② 前庭・半規管からの信号
③ 深部感覚

↓

脳幹・小脳などを介して

↓

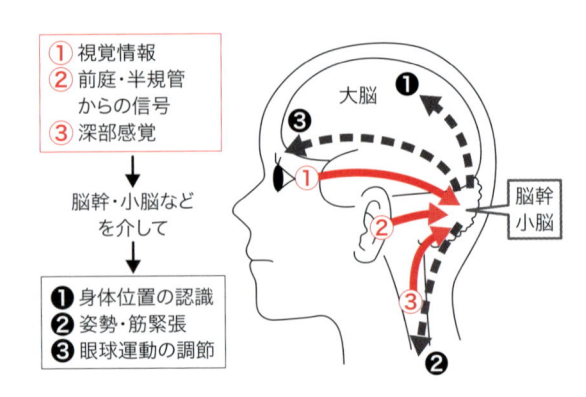

❶ 身体位置の認識
❷ 姿勢・筋緊張
❸ 眼球運動の調節

図1 ◆ 身体位置の認識と姿勢制御
内耳・小脳・眼球運動およびその連絡路に異常が生じるとめまいが起こる．

▶ めまいについて（図1）

視界が揺れ動いて定まらない不快感を自覚する症状をめまいという．脳は，①視覚情報，②内耳（前庭半規管）からの信号，③筋や関節の感覚情報（深部感覚）を受けることで空間における身体の位置を認識すると同時に，姿勢や**筋緊張**，**眼球運動**などを調節する．とくに，内耳からの信号は姿勢保持に重要で，内耳やその神経路が障害されると，実際の姿勢とは異なる誤情報が発信され，これにもとづいた反射が起こる．この反射は，ほかの視覚情報や関節などからの感覚情報と一致しないため，アンバランスを生じ，**めまい**として自覚される．

1 めまいの定義と分類（図2）

平衡感覚や姿勢保持機能の障害により，姿勢異常を自覚する状態を**めまい（眩暈，目眩）**といい，回転・傾斜・昇降など動揺性の違和感を伴う．

めまいは**真性めまい（回転性めまい）**と**めまい感（非回転性めまい）**に区分される．**真性めまい**は，周りの世界が回転する感覚を生じるもので，姿勢保持不能に加えて，嘔気や冷汗などの**自律神経症状**を示す．内耳疾患で生じることが多いが，脳幹・小脳など中枢神経障害を原因とすることもある．これに対し，**めまい感**は身体のふらつき（動揺感）や浮揚感を感じるものと「**立ちくらみ**」とに区分される．

めまいの多くは，平衡感覚を伝える**前庭・半規管**に始まる神経路とこれに続く姿勢・頭位・眼球運動

A) めまいの分類

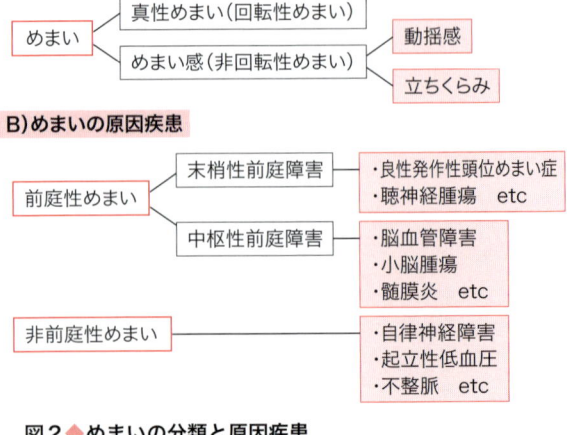

めまい ─┬─ 真性めまい（回転性めまい）
　　　　└─ めまい感（非回転性めまい） ─┬─ 動揺感
　　　　　　　　　　　　　　　　　　　　└─ 立ちくらみ

B) めまいの原因疾患

前庭性めまい ─┬─ 末梢性前庭障害 ── ・良性発作性頭位めまい症／・聴神経腫瘍　etc
　　　　　　　└─ 中枢性前庭障害 ── ・脳血管障害／・小脳腫瘍／・髄膜炎　etc

非前庭性めまい ── ・自律神経障害／・起立性低血圧／・不整脈　etc

図2 ◆ めまいの分類と原因疾患

の調節に働く中枢神経系の障害で起こる**前庭性めまい**であるが，自律神経障害や起立性低血圧，心臓疾患などで起こるもの（**非前庭性めまい**）もある．ただし，めまいは自覚症状であるため，その感覚には個人差がある．

2 良性発作性頭位めまい症（図3）

内耳に起因するめまいのうち最も多いタイプで，寝返りなどの頭位変換時に発作性に起こる．三半規管内に生じる結石が原因と考えられており，平衡斑から脱落した耳石によるともいわれるが，結石の正体は不明である．高齢者や女性で罹患率が高いことから，加齢による退行変性やホルモンの影響なども関与するとされる．

突然発症する回転性めまいを特徴とし，目覚めて起き上がる際などに首を動かすと起こる．発作自体は頭の動きを止めることで数十秒で治まるが，少しでも頭の向きを変えるとめまい発作が再発する．

3 内耳とMeniere病（図4）

内耳は，聴覚器である**蝸牛**と平衡覚器である**前庭半規管**からなる．これらの器官は**内リンパ（液）**を含む膜性の管構造（**膜迷路**）で，**外リンパ（液）**で満たされた側頭骨内の腔（**骨迷路**）に納まっている．膜迷路内の感覚受容器が感受した感覚情報（聴覚および平衡覚）は**内耳神経**（**聴神経**および**前庭神経**）によって中枢へと伝えられる．

めまいを主症状とする代表的疾患である**Meniere病**は，内リンパの過剰貯留（**内リンパ水腫**）により蝸牛管や前庭，とくに球形嚢が障害されて生じるとされる（三半規管の水腫は軽度である）．これに対し，前庭神経に炎症を生じたものを**前庭神経炎**といい，強いめまいを起こすが，蝸牛神経に波及しない限り蝸牛症状（耳鳴・難聴など）は伴わないことが多い．

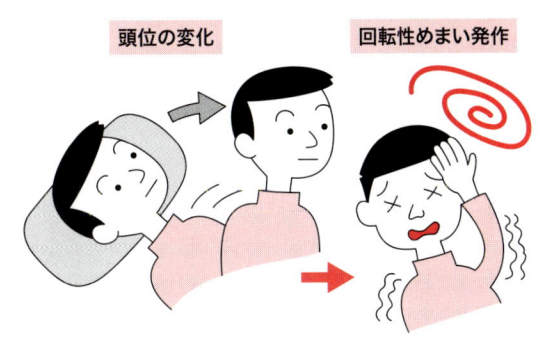

図3 ◆ 良性発作性頭位めまい症
頭の向きを変えると発作性に起こるめまいで，内耳内の結石が原因と考えられている．

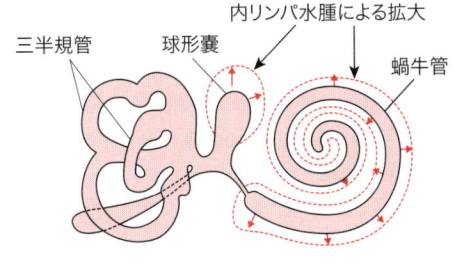

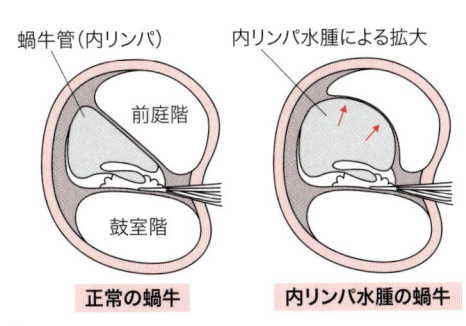

図4 ◆ Meniere病の内耳
Meniere病の詳細な原因は不明だが，内リンパの産生・吸収バランスが崩れ，内リンパ水腫が形成されて起こる．

4 前庭の構造とはたらき （図5）

平衡感覚器は**前庭**と**半規管**から構成される．このうち，前庭は**卵形嚢・球形嚢**という袋状構造をなし，内部に**平衡斑（卵形嚢斑・球形嚢斑）**とよばれる重力や直線加速度の受容装置をもつ．平衡斑は前庭神経に連絡する**有毛細胞**とその表面に並ぶ**平衡砂（耳石）**からなり，直線的加速や身体の傾き（重力の方向変化）で平衡砂が動くと，有毛細胞がこれを感受する．

卵形嚢斑は水平位，球形嚢斑は垂直位にあり，それぞれ水平方向および垂直方向の加速を感受する．下りのエレベーターで感じる浮遊感は球形嚢斑が感受して生じる．

5 半規管の構造とはたらき （図6）

半規管には**前半規管，後半規管，外側半規管**の3つがあり，あわせて**三半規管**とよばれる．半規管の基部の一方には膨らみ（**膨大部**）があり，内部に頭の回転を感じとる受容装置（**膨大部稜**）を備える．膨大部稜は前庭神経に連絡する**有毛細胞**の集合体で，**クプラ**というゼラチン物質の中に長い**動毛**を伸ばす形をしており，頭部の運動に伴って生じる内リンパ液の流れを感じとるしくみとなっている．

各半規管は互いに直交して位置するため，三次元空間のすべての面における回転を感受する．すなわち，首を回すなどの**頭位変換**によっていずれかの半規管にリンパ流が生じ，膨大部稜のクプラが偏位することで有毛細胞が刺激される．

6 前庭神経の経路 （図7，8）

前庭・半規管で感受された感覚情報は連絡する神経線維に伝えられる．この部の神経線維は**前庭神経節**に細胞体をもつ**双極性ニューロン**の末梢側突起で，中枢側突起は前庭神経となって脳幹の**前庭神経核**（一部は小脳）に向かう．

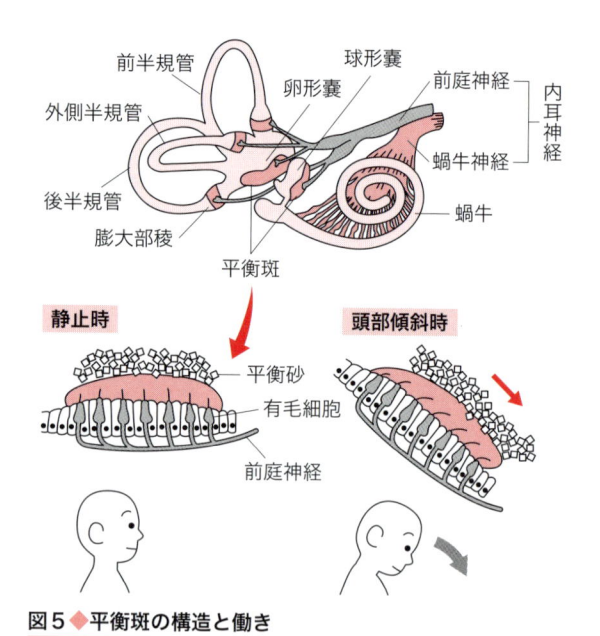

図5 ◆ 平衡斑の構造と働き
前庭の平衡斑は直線加速度や身体の傾きを感じとることで身体の平衡に働く．

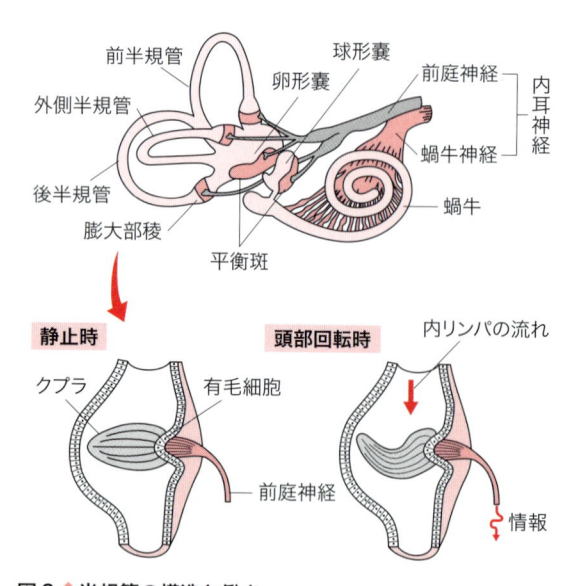

図6 ◆ 半規管の構造と働き
半規管の基部に位置する膨大部稜には前庭神経につづくクプラという装置がある．内リンパの流れがこのクプラを動かすことで頭の回転を感知する．

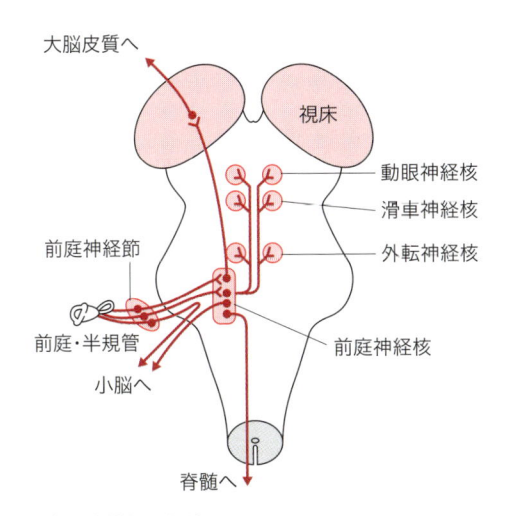

図7◆前庭神経の経路
前庭・半規管からの情報は，前庭神経核を経て大脳皮質に送られるとともに，小脳や眼球運動の脳神経核に伝えられ，反射的な身体平衡や眼球運動の調節が行われる．

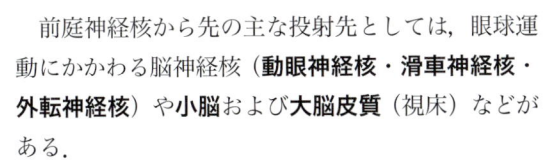

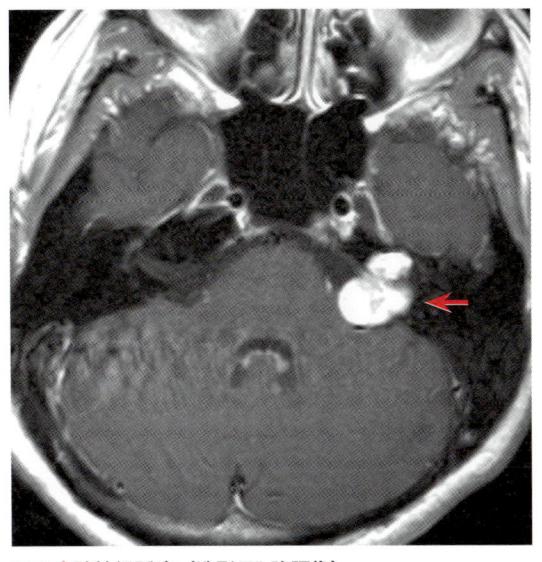

図8◆聴神経腫瘍（造影T1強調像）
聴神経腫瘍（←）は，神経線維を包むシュワン細胞から発生する．良性の腫瘍だが，聴神経や前庭神経を圧迫して難聴やめまいなどの症状を起こす．

　前庭神経核から先の主な投射先としては，眼球運動にかかわる脳神経核（**動眼神経核・滑車神経核・外転神経核**）や**小脳**および**大脳皮質**（視床）などがある．
　特に頭を動かす際の視線の安定に働く**前庭眼反射**は，内耳からの情報を眼球運動に働く脳神経核に送り，眼球の位置を調節する役割を担う．内耳疾患（**前庭神経炎やMeniere病**）にみられる**眼振**（眼球の細かな揺れ）は，この経路を介して起こる．
　前庭神経は脳幹を経て小脳にも投射している．小脳は運動調節反射（姿勢のコントロールなど）の中枢であり，内耳からの感覚情報をもとに身体バランスや姿勢の保持に働く．このため，脳幹〜小脳の障害（小脳梗塞など）でこの経路が侵されると**めまい**や**運動失調**を生じる．めまいが強い患者さんにCT検査を行う理由はここにある．

第9章　末梢神経系・感覚器系

9　中耳炎から探る中耳

Keyword

【臨床トピック】急性中耳炎●慢性中耳炎●滲出性中耳炎●真珠腫性中耳炎●急性乳様突起炎

【解剖関連用語】中耳●鼓室●鼓膜●耳管●乳突洞●乳突蜂巣●耳小骨

▶ 中耳炎とは（図1）

中耳を構成する鼓室，乳突洞，乳突蜂巣および耳管，鼓膜などの炎症を**中耳炎**という．感染で起こる**急性中耳炎**と，鼓膜穿孔が残ってしまった**慢性中耳炎**に大別されるが，病態としては**滲出性中耳炎**や**真珠腫性中耳炎**などに区別される．

耳管経由で鼓室に感染を生じるケース（**経耳管感染**）がほとんどで，耳管の走向からとくに幼少児に多くみられる．炎症が乳突蜂巣に波及したり（**急性乳様突起炎**），**内耳炎**から**髄膜炎**を生じることもある．

正常鼓膜　　　急性中耳炎

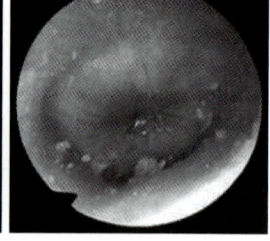

図1◆鼓膜の耳鏡所見
中耳炎では，鼓膜に発赤などの炎症所見が認められる．
[巻頭Color Atlas M参照]
（おがた耳鼻咽喉科クリニック 小形哲也先生のご厚意による）

1　中耳の構造（図2, 3）

耳は，耳介から鼓膜に至るまでの**外耳**，鼓室を中心とする**中耳**，蝸牛と前庭・半規管から構成される**内耳**に大別される．外耳と中耳が音の伝導装置であるのに対し，内耳は音を感受する聴覚器と姿勢や運動を感受する平衡覚器からなる．

鼓室と**鼓膜・耳管・乳突洞・乳突蜂巣**からなる含気腔を**中耳**といい，鼓膜の振動を内耳（**前庭窓**）に伝える**耳小骨**（ツチ骨・キヌタ骨・アブミ骨）を備える．

1）鼓膜

直径約1 cm（厚さ0.1mm）の薄い膜で，やや外前方に傾いて位置し，外面は外耳道の皮膚の続き，内面は粘膜によって覆われる．**鼓膜**は，その内面には舌咽神経（IX），外面には下顎神経（V_3）や迷走神経（X）の感覚枝が分布しており，きわめて鋭敏である．

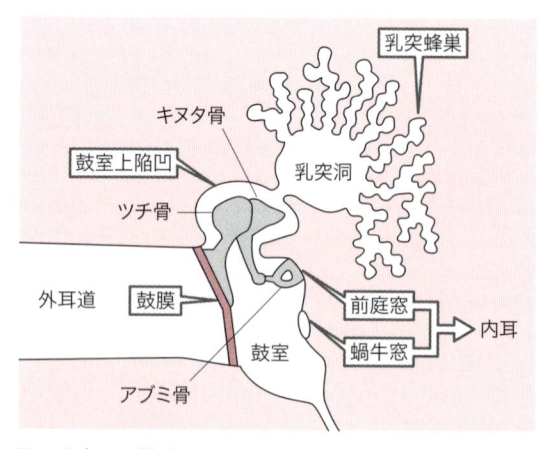

図2◆中耳の構造
鼓膜の内側で，鼓室・耳管・乳突洞・乳突蜂巣からなる空洞を中耳という．

2）耳管

鼓室の前壁には**耳管鼓室口**があり，鼻咽頭（**耳管咽頭口**）との間を**耳管**が連絡する．耳管は鼓室内の湿度や気圧の調節に働いており，閉塞して鼓室内が陰圧化すると，鼓膜が鼓室側に陥凹して振動しにくくなり，音が聞こえにくくなる．また，耳管の開閉機能不全が起こると，咽頭から鼓室への感染波及経路となることもある．

咽頭が未成育な乳幼児では耳管が太く短いうえ，傾斜が水平に近いため，咽頭の炎症が中耳に波及しやすい．乳幼児が中耳炎を発症しやすい理由となっている．

3）乳突洞と乳突蜂巣

鼓室の後上方にある径1 cmほどの空洞を**乳突洞**といい，下方の乳突蜂巣に連絡する．乳突蜂巣は側頭骨乳様突起内の小腔で，炎症（乳様突起炎）が起こると，薬剤が効きにくく治療が困難となる．

2 中耳の役割（図4, 5）

音（空気の振動）は外耳道を伝わって鼓膜を振動させ，次いで**耳小骨**の機械的振動となって内耳（蝸牛）に伝えられる．音は水面で反射するため，そのままではリンパ液で満たされた蝸牛には伝わらない．そのため，中耳は「空気振動を機械的振動に変え，内耳のリンパ液に伝える」ための装置として働いている．

耳小骨は鼓膜の振動を増幅して内耳に伝えるが，同時にその動きを調節する**鼓膜張筋**（三叉神経支配）や**アブミ骨筋**（顔面神経支配）が付着している．両筋には，強大音に対して反射的に緊張し，過度の振動エネルギーが内耳に伝わらないように制限する役目がある（**耳小骨筋反射**）．

また，耳管には鼓室内圧を調節する役割がある．高所に上ると耳がつまったような違和感を覚えるが，外耳道の気圧が外気圧とともに変わるのに対し，鼓室内の気圧は変化せず，鼓膜内外に圧差が生じるためである．このとき，嚥下運動をすると軟口蓋の筋（口蓋帆張筋や口蓋帆挙筋）の収縮で**耳管**が開き，圧差が解消され違和感も消える．

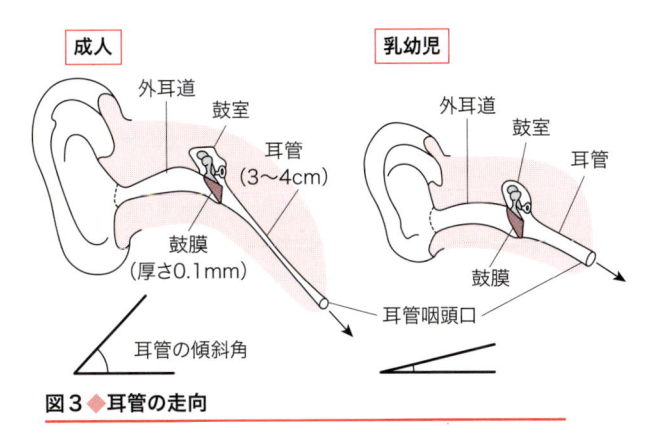

図3◆耳管の走向

成人の耳管は長さ3〜4cmで約40°の傾斜角を示すが，乳幼児の耳管は短く，傾斜も水平に近い走向を示す．

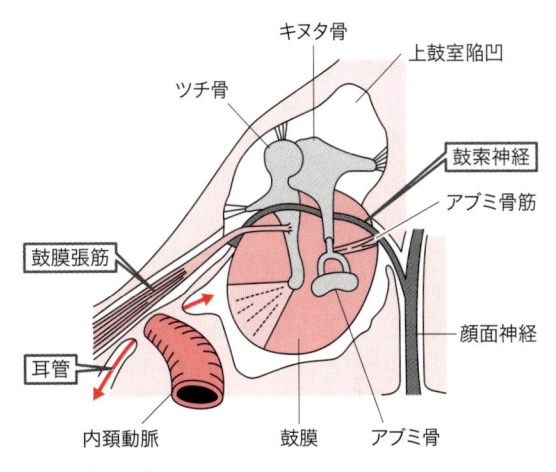

図4◆中耳の機能

右側中耳鼓室内から鼓膜内面をみた図．中耳は鼓膜に伝わった音振動を蝸牛に伝える役割をもつ．

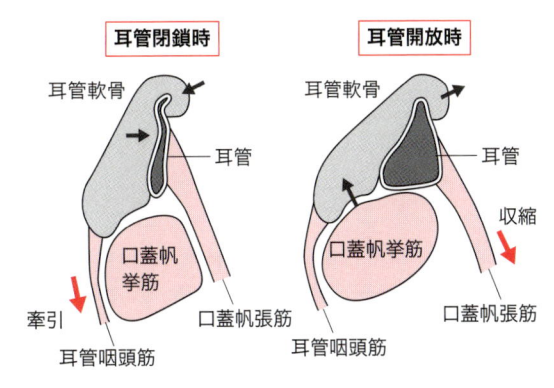

図5◆耳管の開閉

耳管は，通常は軟骨の圧力などによって閉じた状態にあるが，嚥下に伴う口蓋帆張筋などの収縮によって開く．

③ 中耳炎について（図6）

中耳はもともと無菌であり，耳管や鼓室粘膜の線毛運動や酵素による感染防御機構が働いている．これが，鼻腔や咽頭感染などに耳管の機能不全が合併すると，起炎菌は容易に中耳に浸入する（**経耳管感染**）．経過などから下のように分類されるが，起炎菌は乳幼児では**インフルエンザ菌**※が多く，ほかに**溶血性連鎖球菌**や**肺炎球菌**，**ブドウ球菌**などがあげられる．

[※注：呼吸器や中耳に感染するグラム陰性桿菌．インフルエンザという名称がついているがインフルエンザの病原体ではない]

1）急性（化膿性）中耳炎

風邪や副鼻腔炎から経耳管感染によって生じる中耳炎．鼓膜発赤に加え，耳閉塞感や耳痛，発熱（38℃前後），難聴，耳漏などの症状を呈する．

2）滲出性中耳炎

炎症に耳管機能不全や耳管狭窄が加わり，滲出液の排出低下を生じたもの．急性炎症症状（耳痛・発熱など）はないが，滲出液貯留により耳小骨の可動性が低下し，難聴や耳閉塞感を訴える．

3）真珠腫性中耳炎

中耳炎の反復により，鼓膜の陥凹から中耳内に皮膚組織が進入して塊状肉芽を生じたもの．肉芽断面が真珠のような層状構造を示すことから**真珠腫**といわれる．増殖すると周囲の骨を破壊し，悪臭のある耳漏や難聴を生じ，周囲の浸食により頭痛，めまい，顔面神経麻痺，髄膜炎などを起こす．アデノイドや化膿性中耳炎に併発しやすい．

4）慢性（化膿性）中耳炎

急性中耳炎の反復などで生じる．鼓膜の穿孔により慢性的に続く膿性耳漏と難聴を特徴とし，内耳に波及するとめまいや頭痛を起こす．

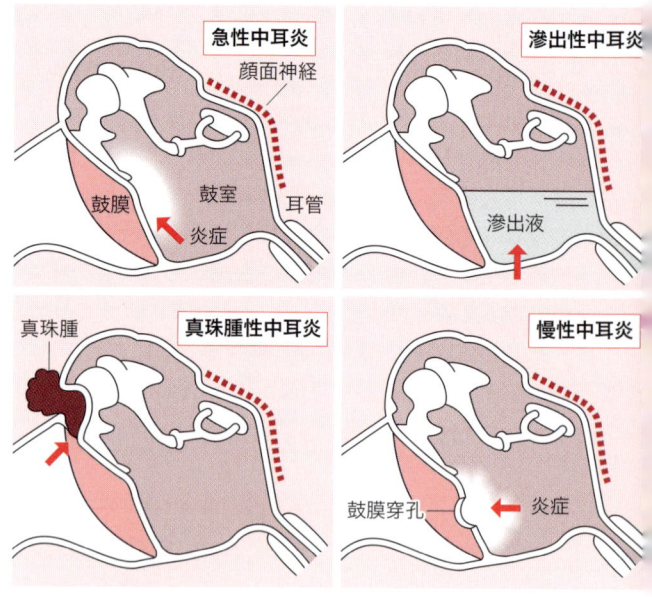

図6 ◆ 中耳炎の分類

中耳炎は，急性中耳炎と慢性中耳炎に大別されるが，病態からは滲出性中耳炎や真珠腫性中耳炎などに分類される．

参考図書

- 荒木　勤：「最新産科学　正常編　改訂第22版」，文光堂，2002
- 荒木　勤：「最新産科学　異常編　改訂第21版」，文光堂，2008
- 泉　孝英（編集）：「標準呼吸器病学」，医学書院，2000
- 石倉　浩（監訳）：「人体病理学」，南江堂，2002
- 伊藤　隆：「組織学　改訂19版」，南山堂，2005
- 内田淳正（監修）：「標準整形外科学　第11版」，医学書院，2011
- 大地陸男：「生理学テキスト　第6版」，文光堂，2010
- 岡田泰伸（監訳）：「ギャノング生理学　原書23版」，丸善，2011
- 香川　征：「標準泌尿器科学　改訂8版」，医学書院，2010
- 杉浦昭克：「扁桃-50のQ&A」，南山堂，1988
- 加藤　征ほか：「Qシリーズ　新解剖学　第6版」，日本医事新報社，2010
- 北島政樹（監修）：「標準外科学　第12版」医学書院，2010
- 坂井建雄／岡田隆夫：「系統看護学講座 専門基礎分野　人体の構造と機能［1］解剖生理学　第8版」，医学書院，2009
- 坂井建雄／川上速人（監訳）：「ジュンケイラ組織学　第3版」，丸善，2011
- 坂井建雄／松村讓兒（監修）：「プロメテウス解剖学アトラス　解剖学総論／運動器系　第2版」，医学書院，2011
- 坂井建雄／大谷　修（監修）：「プロメテウス解剖学アトラス　頸部／胸部／腹部／骨盤部」，医学書院，2008
- 坂井建雄／河田光博（監修）：「プロメテウス解剖学アトラス　頭部／神経解剖」，医学書院，2009
- 坂井建雄／河原克雅（総編集）：「カラー図解　人体の正常構造と機能」，日本医事新報社，2008
- 佐藤達夫／坂井建雄（監訳）：「臨床のための解剖学」，MEDSI，2008
- 塩田浩平ほか（訳）：「グレイ解剖学　原書第1版」，エルゼビアジャパン，2007

- 下地恒毅（監訳）：「麻酔科医のための解剖学」，西村書店，1989
- 鈴木淳一ほか：「標準耳鼻咽喉科頭頸部外科学」，医学書院，1997
- ステッドマン医学大辞典編集委員会（編）：「ステッドマン医学大辞典　改訂第6版」，メジカルビュー社，2008
- 錫谷　徹：「法医診断学　改訂第2版」，南江堂，1985
- 瀬口春道ほか（訳）：「ムーア人体発生学　原書第8版」，医歯薬出版，2011
- 髙橋　昭（監訳）：ヘインズ神経科学―その臨床応用―原著第3版」，エルゼビアジャパン，2008
- 竹内昭博：「Qシリーズ　新生理学　改訂第5版」，日本医事新報社，2010
- 田崎義昭：「ベッドサイドの神経の診かた　改訂17版」，南山堂，2010
- 土屋一洋（監修）：「頭部CTMRI診断のキーワード99」，メジカルビュー社，2001
- 坪田一男：「涙のチカラ」，技術評論社，2008
- 日本解剖学会（監修）：「解剖学用語　改訂13版」，医学書院，2007
- 日本医学会医学用語管理委員会（編）：「医学用語辞典　英和　改訂第3版」，南山堂，2007
- 根木　昭（編）：「眼のサイエンス　視覚の不思議」，文光堂，2010
- 根木　昭（編）：「眼のサイエンス　眼疾患の謎」，文光堂，2010
- 日本救急医学会（監修）：「標準救急医学　第4版」，医学書院，2009
- 福島弘文：「法医学　改訂2版」，南山堂，2009
- 松村讓兒：「イラスト解剖学　第7版」，中外医学社，2011
- 松村讓兒：「解剖学イラスト事典　第3版」，中外医学社，2011
- 安田峯生（訳）：「ラングマン人体発生学　第10版」，MEDSI，2010
- 吉田　修ほか：「新泌尿器科手術のための解剖学」，メジカルビュー社，2006
- 鰐淵康彦／安達秀雄：「重要血管へのアプローチ　外科医のための局所解剖アトラス　第2版」，MEDSI，2005

索 引

記 号

- Ⅰ音 ··· 124
- Ⅱa ··· 125
- Ⅱp ··· 125
- Ⅱ音 ··· 124
- Ｖ1～Ｖ3 ··· 293
- Ｖ脳神経 ··· 292
- β_2受容体 ··· 81
- βブロッカー（β受容体遮断薬）81

番 号

- 1次孔欠損 ··· 127, 128
- 1次運動野 ··· 240
- 1次視覚野 ··· 305, 307
- 5P ··· 165

欧 文

A

- Adams-Stokes症候群 ··· 117
- Altzheimer病 ··· 241
- APUD細胞 ··· 44, 46
- ASD：atrial septal defect ··· 127
- Auerbach神経叢 ··· 49, 51
- Auerbach神経叢（筋間神経叢）284
- Austin-Flint雑音 ··· 126
- A（α）細胞 ··· 65

B

- Bartholin管 ··· 229
- Becker型筋ジストロフィー ··· 32
- Bell麻痺 ··· 213, 214
- Bochdalek孔 ··· 96, 97, 98
- Bochdalek孔ヘルニア ··· 96, 97, 98
- Boyden括約筋 ··· 47
- Bowman嚢 ··· 183, 187
- Broca領域 ··· 250
- Brown-Séquard症候群 ··· 259, 261
- B（β）細胞 ··· 65, 66

C

- Calot三角 ··· 47
- Cannon点 ··· 42, 72, 73
- Cantlie線 ··· 46, 56, 57
- Chopart関節 ··· 143
- Couinaudの肝亜区域 ··· 55, 57
- Crohn病 ··· 72
- CT（検査） ··· 57, 99, 123, 184
- C線維（Ⅳ群線維） ··· 30

D

- DeBakey Ⅰ型 ··· 116
- DeBakey分類 ··· 116
- DNES細胞 ··· 44, 46
- Douglas窩（直腸子宮窩） ··· 61, 62, 63, 178
- Douglas窩膿瘍 ··· 63, 178
- Duchenne型筋ジストロフィー ··· 32
- D（δ）細胞 ··· 65

E・F

- Erb-Duchenne麻痺 ··· 152
- Felson区分 ··· 99
- Fontana腔 ··· 300
- Frey症候群 ··· 229

G

- Gardenの分類 ··· 161
- Gerota筋膜 ··· 189
- GFR ··· 186
- Gowers徴候 ··· 32
- Grisson鞘（小葉間結合組織） ··· 56
- Guthmann法 ··· 177

H

- Havers管 ··· 25, 26
- Healeyの肝区分 ··· 56
- Helicobacter pylori ··· 52, 54
- Hesselbach三角 ··· 190, 191
- Heubner動脈 ··· 249
- Hirschsprung病（先天性巨大結腸症） ··· 43, 46, 49, 51
- Hodge骨盤平行平面区分法 ··· 193
- Horner症候群（Bernard-Horner症候群） ··· 90, 92, 289, 290

I～K

- IgA抗体 ··· 79
- Jacoby線 ··· 13
- Klumpke麻痺 ··· 152
- Krause腺 ··· 303, 304
- Kochの三角 ··· 118

L

- Landolt環 ··· 305, 306
- Langerhans島（膵島） ··· 64, 65
- Larrey孔 ··· 96, 97, 98
- Lasègue徴候 ··· 171
- LES ··· 49
- Lewy ··· 266
- Leydig細胞 ··· 178
- Lisfranc関節 ··· 143
- Louis角平面 ··· 101

M・N

- Mackenrodt靱帯 ··· 198
- MALT ··· 216
- Mariotte盲点 ··· 305
- Martius法 ··· 177
- Meckel憩室 ··· 41
- Meibom腺（瞼板腺） ··· 303, 304
- Meibom腺機能低下 ··· 304
- Meissner小体 ··· 288
- Meissner神経叢 ··· 51
- Meissner神経叢（粘膜下神経叢） ··· 284
- Meniere病 ··· 312, 313, 315
- Merkel盤 ··· 288
- Meyerのループ ··· 307
- MLF ··· 297

INDEX

MLF症候群	295, 297	
Morgani孔	96, 97, 98	
Morison窩（肝腎陥凹）	61, 63	
MRA	123	
MRI	99	
M字	151	
NSAIDs	52, 54	

O・P

Oddi括約筋	47
Pacini小体	288
Pancoast症候群	79
Pancoast腫瘍	289, 290
PaO₂	82
Parkinson病	244, 266
PA像	100
perfect O	157
Phalen徴候	156, 157
pill rolling sign	266
PPRF	297
PPRF症候群	295, 297
PSA	180, 202
Purkinje線維	117, 119
P波	119

Q・R

QRS波	119
Ramsay-Hunt症候群	213, 214
REZ（root-entry zone）	292, 293
riMLF	298
Rivinus管	229
Rosenmüllerのリンパ節	191
Ruffini小体	288

S

Schlemm管	300
SCJ	197
Sertoli細胞	178
Sharpey線維	34
Sjögren症候群	304
Stanford A	116
Stanford B	116
Stanford分類	116
Stensen管	229
STL	232
S状結腸	40, 46, 68, 69
S状静脈洞	245

T・U

Treitz筋	131
trigger point	292, 293
Ul-Ⅰ	52
Ul-Ⅱ	52
Ul-Ⅲ	52
Ul-Ⅳ	52

V

Vater乳頭	47
Volkmann管	25, 26
Volkmann拘縮	165, 166

W

waiter's tip position	152
Warthin腫瘍（腺リンパ腫）	229, 231
Wernicke-Mann肢位	263
Wernicke中枢	241
Wernicke領域	250
Wharton管	229
Willis動脈輪	232, 245, 247, 248
Wolfring腺	303, 304

X～Z

X染色体	33
Y染色体	33
Zollinger-Ellison症候群	64, 65

和文

あ

亜鉛	179
アカラシア	49, 51
アキレス腱反射	171
悪性腫瘍	21
悪性新生物	21
悪性リンパ腫	90, 91
アクチン	23, 32
アクチンフィラメント	33
あくび	85
足の底側	13
足の背屈	14
足の背側	13
亜脱臼	35, 37, 140
頭	12
圧覚	285
アデノイド切除術	216, 218
アデノイド（腺様増殖症）	216
アテローム（粥状）動脈硬化	114, 115
アドレナリン作動性ニューロン	81
アブミ骨	309, 310
アブミ骨筋	310, 317
甘味	287
鞍関節	36, 142
安静時振戦	266
暗点	305

い

胃	40, 44, 52
胃潰瘍	52
胃角	44
異型狭心症	120, 123
異型性	21
移行域（内腺）	179, 200, 201
移行上皮	22
移行上皮癌	21
移行帯	197
胃酸	52, 54

縊死 ………………………… 222, 224	咽頭収縮筋 ………………………… 220	運動麻痺 ……… 261, 262, 263, 264, 268
意識型深部感覚 …… 259, 260, 261, 262	咽頭静脈叢 ………………………… 217	運動野 …………………………… 246, 250
意識障害 ……………………………… 92	咽頭神経叢 ………………………… 218	
意識障害（昏睡）…………………… 84	咽頭痛 ……………………………… 115	
意識清明期 ………………………… 234	咽頭反射 …………………………… 254	**え**
胃・十二指腸潰瘍 …………………… 52	咽頭鼻部（鼻咽頭）………………… 84	鋭縁枝 ……………………………… 122
胃小窩 …………………………… 44, 53	咽頭扁桃 …………………………… 216, 218	栄養血管 ………………………… 56, 59, 80
胃小区 ……………………………… 44	陰嚢 ………………………………… 178	会陰 ………………………… 174, 193, 194
異常歩行 …………………………… 32	インピンジメント症候群 ……… 153, 155	会陰切開 …………………………… 193
異所性刺激 ……………………… 117, 119	陰部神経 ……… 71, 132, 193, 194, 195	会陰裂傷 …………………………… 193
胃体 ………………………………… 44	陰部神経ブロック ……………… 193, 195	腋窩神経 ………………………… 150, 152
胃体管 ……………………………… 45		腋窩線 ……………………………… 13
位置覚 ……………………………… 285		腋窩動脈 …………………………… 151
一側全盲 …………………………… 305	**う**	エコノミークラス症候群 ……… 133, 135
一軸性関節 ………………………… 36	上オリーブ核 ……………………… 311	HR ………………………………… 109
一次孔 ……………………………… 128	右冠動脈 ………………………… 118, 120	エラ（鰓）……………………… 76, 207
一次中隔 …………………………… 128	右脚 ……………………………… 97, 118	エラ（鰓）呼吸 ………………… 76, 215
一次肺小葉 ………………………… 88	烏口下滑液包 ……………………… 155	Erbの領域 ……………………… 124, 125
一次リンパ器官 …………………… 216	烏口肩峰アーチ ………………… 153, 155	遠位 ………………………………… 13
一回換気量 ………………………… 76	烏口肩峰靱帯 ……………………… 138	遠位指節間関節（DIP関節）……… 142
一回拍出量 ………………………… 109	烏口上腕靱帯 ……………………… 138	遠位趾節間関節（DIP関節）……… 143
一過性脳虚血発作 ………………… 247	烏口腕筋 …………………………… 145	円回内筋 …………………………… 145
溢血点 ……………………………… 224	右枝 ………………………………… 56	遠近調節 …………………………… 300
一酸化窒素（NO）………………… 85	右心縁 ……………………………… 100	嚥下 …………………… 43, 209, 219
一般域 ……………………………… 277	右心房 ……………………………… 129	嚥下障害 ………………………… 219, 250
一般感覚 ………………………… 28, 259	右肺動脈 …………………………… 91	嚥下反射 …………………………… 220
胃底 ………………………………… 44	右心系 ……………………………… 105	遠視 ………………………………… 300
胃底腺 …………………………… 44, 54	右心不全 ………………………… 111, 113	遠心性線維 ……………………… 278, 279
遺伝情報 …………………………… 16	内返し …………………………… 14, 148	遠心性（運動）ニューロン ……… 238
胃粘膜 ……………………………… 44	うっ血 …… 69, 91, 92, 108, 131, 222	延髄 …………… 19, 220, 228, 239, 244, 252
いびき ……………………………… 84	うっ血性心不全 ………………… 111, 112	円錐枝 …………………………… 121, 122
胃泡 ………………………………… 44	うま味 ……………………………… 287	円柱上皮 ………………………… 22, 42, 197
陰窩 ………………………………… 217	ウロビリノーゲン ………………… 60	エントリー ………………………… 115
陰窩膿瘍 …………………………… 74	ウロビリン ………………………… 60	円板状メニスカス ……………… 162, 163
陰茎 ………………………………… 178	運動線維 ………………………… 278, 279	
陰茎部 ……………………………… 181	運動失語 …………………………… 250	
インスリノーマ …………………… 65	運動失調 ………………… 242, 266, 268	**お**
インスリン ……………………… 65, 66	運動性 ……………………………… 153	横隔胸膜 ………………………… 93, 95
咽頭 ………… 40, 84, 219, 220, 222, 223	運動性言語野（Broca中枢， 　　運動性言語中枢）………… 240, 250	横隔神経 ……………… 82, 91, 96, 97
咽頭筋 …………………………… 219, 221	運動調節障害 ……………………… 268	横隔膜 ……… 62, 82, 83, 90, 96, 100, 101
咽頭口部（中咽頭）……………… 220		横隔膜下腔（陥凹）………………… 62
		横隔膜下膿瘍 …………………… 61, 62

INDEX

横隔膜前部 ……………………… 97
横隔膜ヘルニア ………………… 96
横下腿筋間中隔 ………………… 167
横橋線維 ………………………… 244
横筋筋膜 ……………………… 190, 191
横行結腸 ……………… 40, 46, 68, 69
横-斜披裂筋（横筋）…… 210, 227
横静脈洞 ………………………… 245
黄色靱帯 ……………… 169, 255, 256
横手根靱帯（屈筋支帯）… 141, 156, 157
横舌筋 …………………………… 208
横足根関節 ……………………… 143
横側頭回 ………………………… 311
黄疸 ………………… 58, 60, 64, 66
横断裂 …………………………… 162
横中隔 ………………………… 96, 97
横突間靱帯 ……………………… 169
黄斑回避 ………………………… 307
黄斑（中心窩）……………… 299, 305
横紋筋 ……………………… 23, 33, 132
横紋筋肉腫 ……………………… 23
オージオグラム検査 …………… 309
悪心 ………………………………… 52, 64
オトガイ下三角 ………………… 205
オトガイ舌筋 …………………… 208
オリーブ ………………………… 245
オリーブ核 ……………………… 245
温痛覚 ……………… 245, 259, 261
温痛覚障害 ……………………… 250
温点 ……………………………… 287
温度覚 …………………………… 285

か

外陰 ……………………… 193, 194
外咽頭収縮筋 …………………… 209
外果 ……………………………… 143
回外 ………………………………… 14
外眼角 …………………………… 303
外眼筋 ……………………… 207, 295
外頸静脈 ………………………… 223

外頸動脈 ……… 210, 216, 217, 222, 223, 290
外頸動脈神経 ………… 289, 290, 291
外結合線 ………………………… 176
外口蓋静脈 ……………………… 217
外肛門括約筋 ……………… 130, 132
外耳 ……………………… 309, 316
外痔核 …………………………… 130
外子宮口 ………………………… 197
外耳道 …………………………… 309
外傷性横隔膜ヘルニア ………… 97
外傷性ヘルニア ………………… 96
外水頭症 ………………………… 271
咳嗽 ………………………………… 92
外舌筋 …………………………… 208
回旋 ………………………………… 14
外旋 ……………………… 14, 145, 153, 163
外腺 ……………………… 179, 201, 202
回旋筋群 ………………………… 148
回旋筋腱板（ローテーター・カフ）
　………………………… 138, 153, 154
外側顆 …………………………… 159
外側胸筋神経 …………………… 151
外側区 ……………………………… 56
外側溝（Sylvius裂）…… 240, 250
外側後神経束 …………………… 150
外側骨折 ………………………… 159
外側骨端動脈 ………… 159, 161, 183
外側膝状体 …………… 242, 305, 307
外側手根側副靱帯 ……………… 141
外側神経束 …………………… 150, 151
外側脊髄視床路
　………………… 245, 259, 260, 261, 262
外側側副靱帯 ………… 140, 143, 162
外側鼡径窩 ……………………… 190
外側直筋 ……………… 207, 295, 296
外側半規管 ……………………… 314
外側半月（板）…… 143, 162, 163, 164
外側皮質脊髄路 …………… 261, 264
外側翼突筋 ……………………… 208
外側輪状披裂筋（側筋）… 210, 227
外鼡径（間接）ヘルニア ……… 191

回腸 ……………………… 40, 45, 68
外腸骨静脈 …………………… 136, 189
外腸骨リンパ節 ………………… 199
外転 ……………… 14, 148, 153, 296
外転神経 ……………… 253, 279, 295, 297
外転神経（Ⅵ脳神経）………… 207
外転神経核 …………………… 297, 315
外転神経核（Ⅵ）……………… 264
回転性めまい …………………… 312
回内 ……………………………… 14
外胚葉 ……………… 18, 19, 230, 239
外反 ……………………………… 14
外鼻孔 …………………………… 84
外腹斜筋 ………………………… 190
外分泌腫瘍 ……………………… 64
外分泌部 ………………………… 65
外閉鎖筋 ………………………… 148
外方回旋 ………………………… 145
解剖学的右葉 …………………… 46
解剖学的正位 …………………… 13
解剖学的内子宮口 ……………… 197
外膜 ……………… 42, 50, 69, 106, 115
海綿骨 …………………………… 25, 26
海綿静脈洞 ……………………… 245
怪網 ………………………… 108, 188
回盲口 …………………………… 46
回盲弁（Bauhin弁）…………… 46
潰瘍 ……………………………… 52, 74
潰瘍性大腸炎 …………………… 72
解離性大動脈瘤 …………… 114, 115
外輪層 …………………………… 132
外リンパ（液）……………… 310, 313
外肋間筋 ………………………… 82, 83
下顎縁枝 ………………………… 213
下顎神経（三叉神経第3枝：V3）
　………… 208, 210, 220, 231, 292, 293
下顎骨 …………………………… 206
下下腹神経叢（骨盤神経叢）
　………………………………… 194, 283
顆間窩 …………………………… 162
下眼瞼 …………………………… 303

下関節突起	168
下気道	78, 84, 87
下丘	244, 311
蝸牛管	310
蝸牛神経（Ⅷ）	309, 310, 311
蝸牛神経核	311
架橋静脈	232, 234
顎下三角	205, 230
顎下神経節	230, 283
顎下腺	42, 213, 229
顎下腺管（Wharton管）	230
核間性眼筋麻痺	297
顎関節	206
顎舌骨筋	230
拡張型分類	49
拡張期	106, 111, 112
拡張期ランブル	126
拡張期雑音	124
拡張度分類	49
顎動脈	211
角膜	299, 300, 301, 302
角膜上皮	302
角膜反射	253, 302
下頸神経節	282, 283, 289, 291
下行結腸	40, 46, 68
下行性伝導路（運動路）	245
下喉頭神経	226, 227, 228
下骨端動脈	161
下肢	12
可視光線	301
下肢伸展挙上テスト	171
下肢帯（寛骨）	142
下斜筋	207, 296
下斜方視	298
下縦隔	90
過剰心音	125
下小脳脚	242
下食道括約筋	40
下神経幹（C8・T1）	150, 151, 152
下膵十二指腸動脈	64
下垂体	272, 308

下垂体腫瘍	308
下髄帆	252
ガス交換	76
ガストリン産生腫瘍	65
下制	14, 145
嗄声	92, 226, 250
仮性大動脈瘤	115
仮性ヘルニア	98
下双子筋	148
肩	12
下大静脈	129, 133, 136, 199
下唾液核	283
肩関節（肩甲上腕関節）	153
肩関節周囲炎	153
蝸牛	287, 309, 310, 313, 317
下腸間膜静脈	135
下腸間膜神経節	282
下腸間膜動脈	19, 42, 69, 72, 73
下直筋	207, 295, 296
下直腸静脈	130
下直腸神経	132
下直腸動脈	130
滑液	35, 36
滑車神経（Ⅳ脳神経）	207, 253, 279, 295, 297, 298
滑車神経核（Ⅳ）	264, 315
滑動	162
滑膜性連結	35
下殿神経	148
果糖	179
可動結合	35
下橈尺関節	140
下内臓枝	182
下鼻甲介	84, 206
過敏性腸症候群	68, 70
下腹部	13
下腹壁動脈	190
下部食道括約筋	49
下部尿路結石	183
下吻合静脈（Labbe静脈）	245
壁（傍）細胞	44

上丘	244
仮面様顔貌	267
カルシウム	25, 27
カルチノーマ（carcinoma）	21
下肋部	13
肝	134
がん	21
肝亜区域切除術	56
肝円索裂	57
感音（性）難聴	309, 311
眼窩下部	204
感覚	259
感覚解離（解離性感覚障害）	259, 261
感覚器	286
感覚器系	285
感覚失語	250
感覚受容器	259, 276, 286
感覚障害	157
感覚情報	29
感覚（神経）線維	279, 280
感覚性言語中枢	250
感覚中枢	285
感覚点	287
感覚路	245
眼窩軸	296
眼窩部	204
肝鎌状間膜	46, 57, 62
肝管	47
肝冠状間膜	62
換気	76
眼球	299
眼球運動	312
眼球壁	299
眼球乾燥	213
眼球頭反射	254
眼球内圧（眼圧）	300
肝区域	55, 56, 57
肝区域切除術	56
冠血流量	120

眼瞼	303	
眼瞼下垂	92, 289	
眼瞼結膜	224	
肝硬変	58, 59	
寛骨	174	
肝細胞癌	55	
肝細胞性黄疸	60	
間質液（組織液）	104	
間質細胞	178	
間質性肺炎	87, 89	
間質性肺疾患	87	
癌腫	21, 196	
感情障害	249	
冠状静脈口	118	
冠状静脈洞	120	
冠状動脈（冠動脈）	120	
肝静脈	55, 56	
肝小葉	56, 58	
眼振	315	
肝腎陥凹	63	
眼神経	210, 292	
肝神経叢	66	
灌水様雑音	126	
がん性疼痛	66	
関節	35, 36	
関節円板	36, 140	
関節窩	36, 153	
関節腔	36	
関節血症	164	
関節上腕靱帯	138	
肝切除術	55	
関節唇	153	
関節水症	164	
関節頭	36	
関節内靱帯	36	
関節軟骨	36	
関節半月	36, 162	
間接（非抱合型）ビリルビン	60	
間接ヘルニア	191	
関節包	36	
間接路	269	
感染	258	
肝臓	40, 46, 134	
肝臓がん（肝がん）	55	
桿体細胞	306	
肝動脈	55, 56, 59	
冠動脈（冠状動脈）	120	
冠動脈造影	120, 121, 123	
肝動脈塞栓術	55	
嵌頓（非還納性）ヘルニア	190, 191	
管内体液	104	
眼内レンズ	301	
間脳	19, 239, 242	
肝不全	56	
肝部分切除術	56	
眼房	299	
間膜	61	
間膜ヒモ	69	
ガンマナイフ	294	
肝三つ組	58	
顔面感覚異常	250	
顔面筋	207, 213, 214, 221	
顔面骨	205, 206	
顔面神経（CN Ⅶ）	208, 213, 214, 229, 220, 230, 253, 279, 283	
顔面神経核（Ⅶ）	264	
顔面神経管	213	
顔面神経麻痺	213, 231	
顔面動脈	211, 290	
肝門	56	
肝門脈	108, 129	
還流血液量	112	
肝類洞	58	
関連痛	28, 30, 115, 185, 210	

き

記憶法	279
器官	16
気管	76, 84, 91, 100
気管入口	226
気管筋	78
器官系	16
気管呼吸	76
気管支	84, 91
気管支樹	88
気管支腺	79
気管支喘息	89
気管支動脈	80
気管支軟骨	79
気管支肺炎（小葉性肺炎）	87, 88
気管支芽	19, 77
偽関節	159, 161
気管切開	84, 86
気管腺・気管支腺	84
気管内挿管	85, 86
気管分岐	100
気管分岐部（大動脈交叉部）	43
気管竜骨（気管カリナ）	78
気胸	93
偽腔	115
奇形種	21
起坐呼吸	92, 113
奇静脈弓	91
奇静脈系	90, 92
偽小葉	58, 59
基靱帯（子宮頸横靱帯）	181, 196, 198
基靱帯リンパ節	199
基礎分泌	302, 303, 304
基底核関連核	242
基底板	33, 34
気道	78, 84, 87
気道確保	84, 85
気道分泌液	79
企図振戦	250
稀突起膠細胞（オリゴデンドログリア）	247
キヌタ骨	309, 310
機能血管	56, 59
機能失調	219
機能血	80
機能的右葉	46, 55, 56

機能的左葉	55, 56	
気嚢胞	93, 94	
基本味	287	
気門	76	
脚間窩	243	
逆説性歩行	267	
逆流	221	
逆流性拡張期雑音	126	
逆流性雑音	124	
逆流性収縮期雑音	126	
逆流性食道炎	98	
逆行性尿路造影	183, 184	
臼蓋形成不全	37	
嗅覚	204, 259, 285	
嗅覚器	286	
球関節	36, 142, 153, 160	
球形嚢	312, 314	
球形嚢斑	314	
嗅細胞	286	
吸収	40	
臼状関節	36, 142, 159, 160	
嗅神経	279, 286	
求心性（感覚）線維	278, 279	
求心性（感覚）ニューロン	238, 279	
急性硬膜下血腫	235	
急性心不全	113	
急性腎不全	186	
急性大動脈解離（解離性大動脈瘤）	114, 115	
急性中耳炎	316	
急性乳様突起炎	316	
急性肺動脈血栓塞栓症	135	
嗅粘膜	286	
球麻痺	219, 220	
嗅毛	286	
橋	19, 220, 239, 244, 252	
橋核	242, 244	
胸郭	93	
胸郭上口	90	
胸郭出口	150	
胸郭出口症候群	150	

胸管	105	
頬筋枝	213	
胸腔内臓器	93	
胸腔	12, 93	
胸骨角（Louis角）	78	
胸骨角平面	13, 101	
胸骨後ヘルニア	98	
頬骨枝	213	
胸骨線	13	
狭骨盤	176, 177	
頬骨部	204	
胸鎖関節	138, 154	
胸鎖乳突筋	223	
橋縦束	244	
胸神経	279	
狭心症	120, 123	
狭心痛	31, 123	
胸髄	240	
胸腺	91	
胸腺腫	90, 91	
胸大動脈	100	
胸大動脈瘤	114, 115	
協調運動	268	
協調運動障害	250	
胸椎	168	
胸痛	95	
橋底部	244	
橋動脈	232, 245	
胸背神経	151	
橋背部	244	
峡部	180	
胸腹壁静脈	92	
胸腹膜ヒダ	96, 97	
胸腹裂孔ヘルニア	96, 98	
胸部単純X線写真	99	
強膜	299	
胸膜	94	
胸膜液	93, 94	
胸膜腔	93, 94, 97	
胸膜弾性板	94	

胸肋三角	96, 97, 98	
棘下筋	145, 154	
棘間径	176	
棘間靱帯	169	
棘上筋	145, 154, 155	
棘上筋腱	154	
棘上靱帯	169	
局所的調節	109	
局所麻酔薬中毒	258	
曲尿細管	187	
虚血性心疾患	120	
虚血性大腸炎	73	
距骨	143	
距骨下関節	143	
挙上	14, 85, 145, 164	
距踵舟関節	143	
近位	13	
近位指節間関節（PIP関節）	142	
近位趾節間関節（PIP関節）	143	
筋間（Auerbach）神経叢	42, 46, 49, 50	
筋緊張	312	
筋型動脈	106	
筋原線維	33	
筋固縮	266	
筋細胞膜	33, 34	
筋三角	205	
近視	300	
筋ジストロフィー	32, 34	
筋線維	32	
筋線維（筋細胞）	23, 32, 33	
筋線維束	33	
筋層	42, 50, 73	
筋組織	21, 22, 23	
筋肉内注射	133	
筋皮神経	150, 151	
筋フィラメント	33	
筋膜	34	
筋膜切開	165	
筋裂孔	191	

INDEX

く

区域気管支	77, 78, 80, 84, 87
隅角（虹彩角膜角）	300
空腸	40, 45, 46
駆出期	124, 126
駆出性雑音	124, 126
駆出性収縮期雑音	126
口呼吸	84, 85
屈曲	14, 145, 148, 153
屈折異常	299, 300
屈折率	300
頚	12, 138, 204
首吊り	224
クプラ	312, 314
クモ膜	255, 256
クモ膜下腔	232, 235, 248, 255, 256, 271
クモ膜下出血	232, 247, 248
クモ膜下槽	235
クモ膜顆粒（Pacchioni小体）	271, 272
クララ細胞	79
クリスタリン	301
グルカゴノーマ	65
グルカゴン	65
グルクロン酸抱合	59
くる病	25, 27

け

頚横神経	210
頚胸神経節	283
経口投与	133
脛骨	142, 143
脛骨神経	147, 148, 167
頚三角	204
頚枝	213
経耳管感染	316, 318
憩室	41
頚静脈孔	228
頚静脈孔症候群	226, 228
経静脈性尿路造影	184
頚神経	210, 279
頚神経叢	280
頚髄	240
頚髄離断	224, 225
痙性麻痺	263
頚切痕	101
頚体角	160
経直腸的走査法	202
頚椎	168, 204, 223
頚椎損傷	85
頚椎脱臼	224
頚椎椎間板ヘルニア	168
頚動脈管	211
頚動脈三角	205, 223
頚動脈鞘	223
頚動脈小体	82
頚動脈洞	211, 222, 223, 224
頚動脈洞枝	82
頚動脈洞性失神	224
頚動脈洞反射	223
頚動脈マッサージ	224
軽度屈曲位	163
茎突咽頭筋	209
茎突舌筋	208
軽度難聴	309
経皮的エタノール注入術	55
頚部血管の圧迫	224
頚部交感神経幹	289
頚部骨折（内側骨折）	159, 161
頚部神経	224
頚部リンパ節腫脹	290
頚膨大	240
頚肋	150
血圧	109, 112, 127, 286
血圧受容器	223
血圧調節	106
血圧低下	195, 224, 258
血液就下	222
血液循環系	112
血液透析	186, 189
血液脳関門	107, 272
血管抵抗	127
血管容量	109
血管裂孔	191
月経周期	197
血行性転移	199
結合組織	21, 22, 23
血腫	258
血漿	23
月状骨	141
血清	303
結石	183
結石疝痛	183
結節間溝	155
血栓	123
血栓性静脈炎	92, 130, 131
結腸	72
結腸間膜	69
結腸切痕	72, 73
結腸半月ヒダ	73
結腸ヒモ	68, 69, 73
結腸膨起（Haustra）	69, 72, 73
結腸溝	69
血尿	202
結膜	302
血流分配	106
下肺野	99, 100
下痢	42, 70
腱	32, 34, 215
肩関節	138, 153
肩関節複合体	153, 154
肩甲下角平面	13
肩甲下筋	145, 154
肩甲下神経	151
肩甲下線	13
肩甲胸郭関節	138, 153, 154
肩甲挙筋	145
肩甲骨	100, 101, 138
肩甲鎖骨三角	205
肩甲上神経	151
肩甲上腕関節（第一肩関節）	

……………………………………… 138, 153, 154	交感神経遮断効果 ……………………… 291	後退 ………………………………………… 14
肩甲背神経 ……………………………… 151	交感神経線維（ニューロン）	高代謝回転 ……………………………… 27
肩鎖関節 ………………………… 138, 154	………………………………………… 280, 282	後大脳動脈 ………………… 232, 245, 247, 248
腱索 ……………………………………… 124	交感神経路 ……………………………… 289	叩打痛 …………………………………… 183
原始腸管 …………………………… 19, 41	後眼房 …………………………………… 299	後腸 ………………………………… 19, 41, 130
剣状突起 ………………………………… 101	口峡 ……………………………… 216, 220	後腸動脈 ……………………………… 19, 42
腱中心 …………………………………… 96	後距腓靱帯 ……………………………… 143	交通性水頭症 ………………………… 271, 273
懸滴法 …………………………………… 257	咬筋 ……………………………………… 208	喉頭 …………………… 84, 219, 220, 222, 223, 226
原尿 ……………………………………… 183	後区 ………………………………………… 56	喉頭蓋 ……………………………… 220, 226
原発性肝がん …………………………… 55	口腔 ………………………………… 40, 206	後頭蓋窩 ………………………………… 206
瞼板筋（Muller筋）…………… 289, 290	口腔乾燥 ………………………………… 213	喉頭筋 …………………………………… 221
肩峰 ……………………………………… 154	口腔前庭 ………………………………… 229	喉頭腔 …………………………………… 227
肩峰下（滑液）包 … 140, 153, 154, 155	後屈 ………………………………………… 14	喉頭原音 …………………………… 226, 227
肩峰下滑液包炎 ………………… 153, 155	後頸三角 ………………………………… 204	後頭骨 …………………………………… 205
肩峰下関節 …………… 138, 153, 154, 155	後頸部（項）………………………… 13, 204	後頭三角（外側三角）………………… 205
	攻撃因子 ………………………………… 54	喉頭前庭 ………………………………… 227
	後交通動脈 ……………………………… 248	後頭動脈 ………………………………… 211
こ	後骨間神経 ……………………………… 166	喉頭軟骨 ………………………………… 226
	後骨間動脈 ……………………………… 166	後頭部 …………………………………… 204
高円柱上皮 ……………………………… 197	後根 ……………………………… 31, 260, 279	後頭葉 ……………………… 240, 241, 307
口窩 ……………………………………… 230	虹彩 ……………………………… 299, 302	後頭葉皮質（視覚野）………………… 307
仰臥位AP像 …………………………… 100	後索 ……………………………… 246, 260	高度難聴 ………………………………… 309
口蓋咽頭筋 ……………………………… 209	後索核 …………………………… 246, 260	広背筋 …………………………………… 145
口蓋筋 …………………………………… 220	後索内側毛帯路（長後索路）……… 245	後半規管 ………………………………… 314
口蓋骨 …………………………………… 206	交叉性片麻痺 …………………… 263, 265	後鼻孔 …………………………………… 84
口蓋垂筋 ………………………………… 209	後産 ……………………………………… 193	高ビリルビン血症 ………………… 58, 60
口蓋舌筋 ………………………………… 209	後産期 …………………………………… 193	後腹膜器官 ……………………………… 186
口蓋帆挙筋 ……………………………… 209	後耳介筋 ………………………………… 208	後腹膜臓器（腹膜後器官）……… 61, 62
口蓋帆張筋 ……………………………… 209	後耳介動脈 ……………………………… 211	後方コンパートメント ……………… 167
口蓋扁桃 ………………………… 216, 218	絞死（殺）………………………… 222, 225	後方障害 ………………………………… 111
口蓋扁桃摘出術 ………………… 216, 218	後縦隔 ……………………………………… 90	硬膜 ……………………………………… 233
効果器 …………………………………… 276	後十字靱帯 ……………………… 141, 162	硬膜外腔（硬膜上腔）………… 255, 256
後角 ……………………………………… 163	後縦靱帯 ………………………… 169, 256	硬膜外出血（血腫）…………… 232, 233
後下行枝 ………………………………… 122	後縦靱帯骨化症 ………………………… 169	硬膜外板（骨膜性硬膜）……… 233, 234
膠芽腫（グリオブラストーマ）…… 24	後上膵十二指腸静脈 …………………… 65	硬膜外ブロック ……………………… 255
後下小脳動脈 …………… 232, 245, 250	鈎状突起 …………………………………… 64	硬膜外麻酔 ……………………… 193, 195
後下膵十二指腸動脈 …………………… 65	甲状軟骨 ………………………………… 220	硬膜外無痛分娩 ……………………… 195
交感神経 ………………………… 81, 229	甲状披裂筋 ……………………………… 210	硬膜下腔 ………………………………… 256
交感神経幹 ……………………… 91, 282	梗塞（虚血壊死）……………………… 108	硬膜下出血（血腫）…………………… 232
交感神経幹神経節（椎傍神経節）	拘束性換気障害 ………………………… 89	硬膜静脈洞 …………… 232, 234, 245, 255, 256
……………………………………………… 282	後束神経束 ……………………… 150, 151	硬膜穿刺 ………………………………… 258
交感神経系 ……………………… 112, 282		

INDEX

硬膜囊	255, 256, 258
後迷路性難聴	311
肛門	40, 130
肛門窩	130, 131
肛門管	46, 69, 130, 131, 181
肛門挙筋	181
肛門挙筋（骨盤隔膜）	130, 132
肛門クッション	69, 130, 131
肛門柱	130, 181
絞扼感	123
絞扼性ヘルニア	190
後輪状披裂筋（後筋）	210, 227
後弯	169
混合腺	79
誤嚥	84, 85, 219, 220, 221
股関節	159, 160, 174
股関節脱臼	35
小刻み歩行	267
呼気時撮影	95
呼吸	76, 243
呼吸運動	93
呼吸器	76
呼吸筋	83
呼吸困難	92, 95
呼吸細気管支	78, 79, 80, 84, 87, 88
呼吸中枢	82, 252
呼吸停止	251
呼吸部	87, 88
黒質	242, 243, 266, 269
黒色便（メレナ）	70
固視	295
鼓室	310, 316
五十肩	153, 154
骨化	19
骨格筋	23, 32, 33
骨吸収	25, 27
骨形成	25, 27
骨細胞	26
骨産道	193
骨髄組織	26
骨粗鬆症	25, 27

骨代謝回転	27
骨単位	26
骨伝導	311
骨軟化症	25, 27
骨盤	174, 175
骨盤（内）臓器	178
骨盤隔膜	174
骨盤下口（出口）	174, 176
骨盤腔	12, 174, 178, 193
骨盤上口（入口）	174, 193
骨盤臓器	196
骨盤底筋	193, 194
骨盤内臓神経（勃起神経）	50, 70, 130, 132, 194, 283
骨盤膿瘍	61
骨盤部	174
骨盤リンパ節	199
骨迷路	313
骨転移	202
骨梁	25, 26
骨量	25
鼓膜	309, 310, 316
鼓膜臍	310
鼓膜張筋	310, 317
固有胃腺	52
固有胃腺（胃底腺）	44, 53
固有感覚	28
固有口腔	229
固有背筋	280
固有卵巣索	180
コラーゲン線維	34, 106, 107
コリン作動性ニューロン	82
コルチ器	309, 310, 311
混合腫瘍	21
コンタクトレンズ	304
コンパートメント（筋区画）症候群	165
コンビチューブ	85

さ

サーファクタント	79

細管期	77
細気管支	78, 80, 84, 87, 88
鰓弓	277
鰓弓筋	215
鰓弓神経	215
最後野	272
最終月経初日	17
臍静脈	127, 129
再生結節	58, 59
催吐反射	254
臍部	13
サイフォン部	245
臍ヘルニア	192
細胞	16, 44
細胞外基質（細胞間質）	23
細胞外液	104
細胞核	16
細胞間質（細胞外マトリックス）	104
臍輪	192
サイレント・ストーン	185
左肝静脈	57
左脚	97, 118
索状痕	222
鎖骨	100
鎖骨下筋神経	151
鎖骨下静脈	92, 205
鎖骨下動脈	105, 205, 210, 232, 247
坐骨棘	193, 195
坐骨棘間線	194
鎖骨上神経	210
鎖骨上リンパ節	205
鎖骨上三角	205
坐骨神経	147, 148
坐骨神経痛	168
坐骨大腿靱帯	142
鎖骨中線	13
坐骨直腸窩	195
坐剤	133, 135
左枝	56
左心系	105, 112

左心不全 ……………………… 111, 113	耳下腺管（Stensen管）……… 230	子宮肉腫 ……………………………… 196
左心房 …………………………………… 43	耳下腺神経叢 …………………… 213, 230	子宮部（間質部）…………………… 180
刷子縁 …………………………………… 46	耳下腺乳頭 ……………………………… 230	子宮傍組織 ………………… 196, 198, 199
左右shunt …………………………… 127	耳管 ……………………………… 310, 316, 317	死腔 ……………………………………… 77
左葉 ……………………………………… 46	耳管咽頭筋 …………………………… 209	刺激伝導系 ……………………… 117, 120, 122
ザルコーマ（sarcoma）…………… 21	耳管咽頭口 ……………………… 216, 317	視交叉 ……………………………… 307, 308
猿手 ……………………………… 156, 157	耳管鼓室口 …………………………… 317	指骨 …………………………………… 138
三角筋 ………………………………… 145	弛緩性麻痺 …………………………… 263	篩骨 ……………………………… 205, 206
三角筋下（滑液）包 ………… 153, 155	耳管扁桃 …………………………… 216	趾骨 …………………………………… 142
三角筋下包炎 ………………………… 155	敷石状変化 …………………………… 72	自己免疫疾患 ………………………… 304
三角骨 ………………………………… 141	敷石像 ………………………………… 74	視細胞 ………………… 299, 305, 306, 307
三角靱帯 ……………………………… 143	識別型（精細）触圧覚	視索 ……………………………… 305, 307
残気量 …………………………………… 77	……………………… 259, 260, 261, 262	示指伸筋 ……………………………… 145
三叉神経（V）210, 220, 253, 279, 292	子宮 ……………………………… 16, 180, 196	支持組織 …………………………… 21, 23
三叉神経核（V）…………………… 264	子宮円索 …………………… 180, 181, 190	視床 …… 239, 242, 245, 246, 250, 252, 259
三叉神経節（半月神経節，Gasser 神経節）…………………… 292, 293	子宮外膜（腹膜）…………………… 197	視床VPL核（後外側腹側核）…… 260
	子宮下部（子宮峡部）………… 193, 196	視床下核 ………………… 242, 266, 269
三叉神経節ブロック ……………… 294	子宮がん ……………………………… 196	視床下部 ……… 239, 242, 252, 259, 280
三叉神経痛 ……………………………… 292	子宮筋層 ……………………………… 197	耳小骨 ……………………… 310, 316, 317
三尖弁 …………………………………… 124	子宮腔 ………………………………… 196	耳小骨筋反射 ……………………… 317
三層性胚盤 ………………………… 18, 239	子宮頸（部）………… 180, 181, 194, 196	視床上部 ……………………………… 242
産痛 ……………………………… 193, 194	子宮頸横靱帯 ……………………… 181, 198	歯状靱帯 ……………………………… 256
産道 …………………………………… 193	子宮頸管 ………………………… 193, 197	歯状線 ………………………………… 181
三半規管 ……………………… 312, 314	子宮頸がん …………………… 196, 197	視床皮質線維 ………………………… 269
酸味 …………………………………… 287	子宮口 ………………………………… 180	矢状面 ………………………………… 13
	子宮広間膜 …………………………… 180	視神経 ……………………… 279, 307, 308
	子宮静脈 ……………………………… 199	視神経管 ……………………………… 307
し	子宮静脈叢 …………………………… 199	耳神経節 ………………………… 230, 283
塩味 …………………………………… 287	子宮仙骨靱帯 ……………………… 181, 198	視神経乳頭 …………………………… 305
耳介 ……………………………… 204, 309	糸球体 ………………………… 183, 187	ジストロフィン ……………… 32, 33, 34
視蓋前域 ……………………………… 298	子宮体（部）………… 180, 181, 194, 196	姿勢保持反射障害 ………………… 268
耳介側頭症候群（Frey症候群）231	子宮体がん（子宮内膜がん）	趾節間関節 …………………………… 143
耳介側頭神経 ………………………… 229	……………………………… 196, 197	視線 …………………………………… 295
耳介部 ………………………………… 204	糸球体毛細血管 ……………… 186, 188	自然気胸 ……………………………… 93
視覚 …………………………… 204, 259, 285	糸球体濾過値 ………………………… 186	舌 ……………………………… 219, 220
痔（核）………………………… 69, 130, 131	子宮 ……………………………………… 69	下顎挙上 ……………………………… 85
視覚器 ………………………………… 286	子宮腟部 ………………………… 180, 197	痔帯 …………………………………… 131
視覚中枢 ………………………… 250, 307	子宮底 ……………………………… 180, 196	死体腎移植 ………………………… 189
視覚野 …………………………… 241, 305	子宮動脈 ……………………………… 181, 198	膝蓋腱反射 ………………………… 171
視覚路 ………………………… 305, 307	子宮内膜 …………………………… 196, 197	膝蓋骨 ………………………………… 142
耳下腺 ………………………… 42, 213, 229	子宮内膜がん ………………………… 196	膝蓋靱帯 ……………………………… 143

INDEX

膝蓋大腿関節	162
室間孔	273
膝関節	159, 162
膝十字靱帯	36
櫛状線（歯状線）	130, 131, 181
失聴	35
児頭下降度	193, 194
児頭骨盤不適合	176
死斑	222
四半盲	305
脂肪	40
脂肪被膜	186
視野	305
視野狭窄	305
尺骨神経	145, 150, 151, 156, 157, 166
尺骨神経深枝	158
尺骨神経浅枝	157, 158
尺骨動脈	166
尺側手根屈筋	145
尺側手根伸筋	145
尺側	13
視野欠損	250, 305, 307
車軸関節	36
射精	16
射精管	178, 181, 200
尺屈	14
尺骨	138, 140
尺骨神経管（Guyon管）	156, 157, 158
尺骨神経管症候群（Guyon管症候群）	156, 158
縦隔	90, 99, 111
縦隔胸膜	93, 95
縦隔腫瘍	90, 91
縦隔面	79
自由下肢骨	142
習慣性扁桃炎	216, 218
充血	222
集合管	183
集合リンパ小節（Peyer板）	46
収縮期	106, 111, 112
収縮期雑音	124
収縮中期雑音	126
舟状骨	141, 156
自由上肢骨（上腕骨）	138
自由神経終末	288
周生期（周産期）	17
縦舌筋	208
縦走潰瘍	74
重層扁平上皮	42, 131
縦断裂	162
終動脈	73, 108, 120
十二指腸	40, 42, 45, 52
十二指腸空腸曲	53
終脳（大脳半球）	239
周波数	310
周皮細胞	107
自由ヒモ	69
終末細気管支	78, 84, 87
終末嚢期	77
充満期	124, 126
羞明	299
シュウ酸カルシウム	184
（主）気管支	78
縮瞳	92, 283, 289
手根管	141, 156
手根管症候群	156
手根骨	138
手根中央関節（遠位手根関節）	141
主細胞	44, 53
主膵管（Wirsung管）	64
受精	16
授精	16
受精卵	16
受精卵期	18
出血傾向	46
出血性素因	218
出生（分娩）	17
手内筋	158
腫瘍（新生物）	21
腫瘍マーカー	202
主涙腺	302, 303
循環器系	104
循環障害	108
循環中枢	243, 252
循環不全	111
瞬目	253
上衣細胞	247, 272
上衣細胞層（上皮性脈絡板）	272
上胃部（心窩部）	53
上咽頭収縮筋	209
漿液性半月	230
小円筋	145, 154
消化	40
消化液	42
消化管	40, 42
消化管出血	70
消化管ホルモン	44
消化器系	40
上顎神経	210, 218, 292
消化酵素	48, 65
上下肢の運動	264
消化性潰瘍	52
消化腺	42
松果体	272
上顎骨	206
上眼瞼	303
上関節突起	168
小気管支	87
上気道	78, 84, 87
小胸筋	145
踵距靱帯	143
掌屈	14
上頚神経節	218, 282, 289, 290
小結節	155
上行咽頭動脈	210, 217
小口蓋神経	218
上行結腸	40, 46, 68
上行口蓋動脈	217
小膠細胞（ミクログリア）	247
上交叉性片麻痺（Weber症候群）	263, 265
上甲状腺動脈	210

INDEX

上行性伝導路（求心路，感覚路） 245, 259, 260
症候性パーキンソニズム 270
上行大動脈 91
上行大動脈瘤 90
上後腸骨棘 258
小後頭神経 210
上喉頭神経 210
上喉頭神経外枝 227
上喉頭神経内枝 227
上行網様体賦活系 242, 243, 251, 252
上骨端動脈 161
小骨盤（骨盤腔） 174, 175
小坐骨孔 195
上肢 12
上耳介筋 208
小指外転筋 158
小指球 158
小指球筋 158
小字症 267
上矢状静脈洞 245, 272
小指伸筋 145
硝子体 299, 300, 302
上肢帯 138
小指対立筋 158
上室性頻拍 224
硝子軟骨（気管軟骨） 78
上斜方視 298
上斜筋 207, 296
上縦隔 90, 91
上縦隔の臓器 101
小十二指腸乳頭 64
鞘状突起 191
上小脳脚 242
上小脳動脈 232, 245, 250, 292, 293
上神経幹 150, 151, 152
小腎杯 183
上膵十二指腸動脈 64
上髄帆 252
小舌下腺 230
小舌下腺管（Rivinus管） 230

上前腸骨棘 191
掌側 13
掌側外転 14, 156
掌側骨間筋 158
掌側コンパートメント 166
掌側尺骨手根靱帯 141
掌側手根靱帯 157
上側双子筋 148
掌側橈骨手根靱帯 141
上大静脈 90, 91, 129
上大静脈口 117, 118
上大静脈症候群 79, 90, 91, 92
上唾液核 283
小唾液腺 229
小腸 40, 45
上腸間膜神経節 66, 282
上腸間膜神経叢 66
上腸間膜動脈 19, 42, 65, 69, 72, 73
上跳躍関節 143
上直筋 207, 295, 296
上直腸静脈 130, 133, 135
上直腸動脈 130, 182
上殿筋 148
上殿神経 148
上橈尺関節 140
上内臓枝 182
上内臓神経 282
小脳 19, 239, 242, 252, 259, 268, 315
小脳橋角部 244
小脳虫部 242
小脳半球 242
上肺野 99, 100
上鼻甲介 84
上皮性腫瘍 21
上皮組織 21, 22
上腹部 13
上腹壁ヘルニア 192
上部尿路結石 183
上吻合静脈（Trolard静脈） 245
上膀胱動脈 182
上方視 298

漿膜（腹膜） 69, 73
静脈 105, 106, 112, 180
静脈圧亢進 92
静脈角 105
静脈管（Arantius管） 127, 129
静脈還流 91, 92, 111
静脈還流量 109
静脈性尿路造影 183
静脈叢 131
静脈内注射 133, 134
静脈弁 107
静脈血 112
静脈瘤 130, 131
小網 62
小葉間結合組織（Grisson鞘） 58, 80
小葉間静脈 56, 58
小葉間導管 58
小葉間動脈 56, 58
踵立方関節 143
小菱形骨 141
上腕筋 145
上腕骨 154
上腕骨頭 154
上腕三頭筋 145
上腕二頭筋 145, 155
上腕二頭筋長頭（腱） 154
初回通過効果 133, 134
触圧点 287
食塊 220
食道 40, 43, 91, 219, 228
食道アカラシア 43
食道入口 220
食道がん 226
食道間膜 96, 97
食道内輪層 45
食道裂孔 96, 101
食道裂孔ヘルニア 96
植物機能 12
植物状態 251, 254
鋤骨 206

INDEX

触覚 ... 285	神経伝達物質 ... 238	心臓弁 ... 124
徐脈 ... 224, 258	神経頭蓋 ... 205	靱帯 ... 36
自律神経 ... 130, 132, 278, 280	神経板（神経外胚葉）... 19	心タンポナーデ ... 111, 113
自律神経系 ... 259, 280	神経ブロック ... 255	腎周脂肪組織 ... 186
自律神経症状 ... 268, 312	神経分泌型神経細胞 ... 238	陣痛 ... 193, 194
自律神経叢 ... 66	神経路 ... 245	伸展 ... 14, 145, 148, 153
自律神経ニューロン ... 279	真結合線（産科結合線）... 176	浸透圧性下痢 ... 68, 70
自律神経反射 ... 30	深後方コンパートメント（後区画深部）... 167	振動覚 ... 260, 285
視力 ... 305, 306	人工腎臓 ... 189	腎動脈 ... 116, 189
視力低下 ... 299	進行性筋ジストロフィー ... 32	腎乳頭 ... 183
塵埃細胞 ... 79	人工透析膜 ... 189	心嚢 ... 111
腎移植 ... 186, 189	腎後性腎不全 ... 186	心嚢液 ... 111
腎盂（腎盤）... 183	深在性静脈（深部静脈）... 133, 135	腎杯 ... 183
深（内）鼡径輪 ... 190	心雑音 ... 124, 126	心拍出量（CO）... 109, 111, 112
腎盂尿管移行部 ... 184	深指屈筋 ... 145, 157	心拍数 ... 109
心音 ... 124	心室 ... 111	心拍停止 ... 251
侵害受容器 ... 29, 31	心室充満性雑音 ... 126	深腓骨神経 ... 147, 167
人格変化 ... 249	心室性頻拍 ... 119	深腓骨神経固有域 ... 167
腎下垂症 ... 186	心室中隔 ... 118	腎皮質 ... 187
心窩部痛 ... 52	心周期 ... 124	深部感覚（固有感覚）... 28, 259, 260, 285
心基部 ... 124, 125	真珠腫 ... 318	深部静脈血栓症 ... 135
心筋 ... 23, 32, 33	真珠腫性中耳炎 ... 316	心不全 ... 111
心筋虚血 ... 120	滲出性下痢 ... 68, 70	腎不全 ... 186
心筋梗塞 ... 111, 113, 120, 123	滲出性中耳炎 ... 316	心房 ... 111
腎筋膜（Gerota筋膜）... 186	浸潤 ... 21	腎傍脂肪組織 ... 186, 189
真腔 ... 115	腎小体 ... 183, 186, 187	心房シャント ... 273
神経管 ... 19, 239, 271	腎静脈 ... 188, 189	心房収縮期 ... 126
神経膠細胞（グリア細胞）... 24, 247	腎髄質 ... 187	心房性ナトリウム利尿ペプチド ... 110
神経膠腫（グリオーマ）... 24	腎錐体 ... 183, 187	心房中隔 ... 127
神経根部 ... 293	新生児黄疸 ... 60	心房中隔欠損症 ... 127, 128
神経細胞（ニューロン）... 24, 247	新生児期 ... 17	心房内伝導路 ... 118
神経細胞体 ... 277	腎性腎不全 ... 186	心膜腔 ... 97, 111
神経周膜 ... 256, 272	真性大動脈瘤 ... 115	心膜腹膜管 ... 97
神経上皮細胞 ... 24	真性ヘルニア ... 98	腎門 ... 184, 186
神経上膜 ... 255	真性めまい（回転性めまい）... 312	心理的要因 ... 219
神経性調節 ... 109	（新）線条体 ... 266, 269	
神経節細胞 ... 307	腎前性腎不全 ... 186, 188	**す**
神経線維 ... 277	心臓 ... 104, 111	随意運動 ... 220
神経組織 ... 21, 22, 24	腎臓 ... 183, 186	膵液 ... 65
神経堤 ... 19, 51	心臓血管系 ... 104, 112	
神経堤細胞 ... 51		

髄液圧（脳圧）	272	
髄核	168, 169	
膵がん	64	
膵管がん	64, 66	
膵十二指腸静脈	65	
膵腫瘍	64	
水晶体	299, 300, 302	
水晶体核	300	
水晶体上皮	300	
水晶体線維	300	
水晶体嚢（包）	299, 300, 301	
水晶体皮質	300	
膵静脈	65	
膵全摘術	67	
膵臓	48, 64	
錐体	245	
錐体交叉	263, 264	
錐体細胞	306	
膵体尾部がん	64, 66	
膵体尾部切除術	67	
錐体路	246, 263, 264	
垂直舌筋	208	
垂直注視中枢	298	
垂直面（縦断面）	13	
膵頭十二指腸切除術	67	
水頭症	271	
膵頭神経叢	64, 66	
膵頭部	66	
膵頭部がん	64, 66	
水平断裂	162	
水平面（横断面）	13	
髄膜	255	
髄膜炎	316	
睡眠時無呼吸症候群	84	
水様便	70	
頭蓋冠	205	
頭蓋骨	205	
頭蓋底	206	
頭蓋内圧（脳圧）亢進	232, 271	
頭蓋内占拠病変	232	
スキップ・リージョン	72, 74	
すくみ足	267	
頭痛	92	
ステルコビリン	60	
スパスム	123	
滑り説	32, 33	

せ

正円窓（蝸牛窓）	310
精管	178
正期産	17
精丘	181, 200
精細管	178
精細触圧覚	245
精細胞	178
精索	178, 190
正視	300
精子	16
正常圧水頭症	271
星状膠細胞（アストログリア）	247
星状神経節（頸胸神経節）	283, 289, 290, 291
星状神経節ブロック	283, 289, 291
生殖細胞（配偶子）	16
精神予防性無痛分娩	195
性染色体	33
精巣	178
精巣上体	178
精巣上体管	178
精巣小葉	178
精巣中隔	178
精巣動脈	178, 179
精巣網	178
精巣輸出管	178
声帯	220, 226, 227
声帯筋（甲状披裂筋；内筋）	227
生体腎移植	189
声帯ヒダ	226
声帯麻痺	79, 226
正中神経	145, 150, 152, 156, 166
正中線	13

正中法	257
正中面（正中矢状面）	13
精嚢	178
精嚢液	179
性ホルモン	201
生命維持中枢	239, 244, 251, 252
声門	220, 227, 228
声門開大筋	226, 227
声門下腔	227
声門緊張筋	226, 227
声門閉鎖筋	226, 227
声門裂	227
生理的狭窄部	183, 184, 185
生理的弯曲	168, 169
脊髄	206, 238, 239, 240, 255
脊髄円錐	240
脊髄下端	169
脊髄空洞症	259, 261
脊髄クモ膜	255
脊髄後角	30, 260
脊髄後根	261
脊髄後索	260, 261
脊髄硬膜	255
脊髄硬膜糸	255
脊髄視床路	30
脊髄小脳	242
脊髄神経	31, 168, 276, 277, 280
脊髄神経根周囲	272
脊髄神経節	280
脊髄神経叢	145, 280
脊髄前角	246
脊髄前索路	263, 264
脊髄側索	245
脊髄側索路	263, 264
脊髄中心管	239, 271
脊髄内自律神経路	262
脊髄軟膜	255, 256
脊柱	168
脊柱管	168, 238
咳中枢	82
脊椎（椎骨）	100, 168

INDEX

責任動脈	120
咳反射	254
舌咽神経（Ⅸ脳神経）	82, 209, 210, 218, 223, 228, 230, 253, 279, 283
石灰沈着性肩関節周囲炎	155
石灰沈着性腱板炎	153
舌下錠	133, 135
舌下小丘	230
舌下神経（Ⅻ脳神経）	208, 219, 220, 228, 253, 279
舌下神経核（Ⅻ）	264
舌下腺	42, 213, 229
舌下ヒダ	230
舌筋	208, 220
節後線維	282, 283
舌骨	206, 219, 220
舌骨舌筋	208
舌根	84, 220
舌根沈下	84
舌小胞	217
舌静脈	217
舌神経	218
節前線維	282, 283
舌動脈	211, 217
舌背静脈	217
舌扁桃	216
舌麻痺	219, 221
線維化	58, 59
線維性連結	35
線維軟骨	153, 169
線維被膜	186, 189
線維輪	117, 118, 124, 168, 169
前角	163
前角ニューロン	263
前下行枝	121
前下小脳動脈	232, 245, 250, 292, 293
前下膵十二指腸動脈	65
腺癌	21, 196, 202
前眼房	299
前鋸筋	145
前距腓靱帯	143
前区	56
前屈	14
前脛骨筋	148, 171
前脛骨筋症候群（前脛骨区画症候群）	167
前脛骨動脈	167
前頚部	13
前傾三角	204
浅後方コンパートメント（後区画浅部）	167
前交通動脈	248
仙骨	174
仙骨硬膜外ブロック	258
仙骨神経	168, 169, 279
仙骨神経叢	148, 280
仙骨リンパ節	199
前耳介筋	208
浅指屈筋	145, 157
前十字靱帯	143, 162
前縦隔	90, 91
全収縮期雑音	126
前縦靱帯	169
前障	242, 269
前上膵十二指腸動脈	65
線条体（大脳基底核）	242, 266
腺上皮	22
仙髄	71, 240
前頭蓋窩	206
前脊髄動脈	262
前脊髄動脈症候群	259, 261
前仙骨孔	
漸増漸減性雑音	126
浅側頭動脈	211
浅（外）鼠径輪	190, 191
全体像	175
前大脳動脈	232, 245, 247, 248
剪断力	160
浅中大脳静脈	245
前腸	19, 41, 77
前腸動脈	19, 42
疝痛	185
穿通枝（中心枝）	247, 249
穿通動脈	235
疝痛発作	184
前庭	312, 314
前庭蝸牛神経	287
前庭眼反射	315
前庭小脳	242
前庭神経	313
前庭神経炎	312, 313, 315
前庭神経核	314
前庭神経節	314
前庭性めまい	313
前庭窓	316
前庭・半規管	287, 310, 312, 313
前庭反射	254
先天性（発達性）股関節脱臼	35
先天性横隔膜ヘルニア	96
先天性巨大結腸症	46, 51
蠕動運動	43, 220
前頭骨	205
前頭部	204
前頭面（前額面，冠状面）	13
前頭葉	240
前頭連合野	240
前乳頭筋	118
前捻角	160
前脳胞	19, 239
前半規管	314
浅腓骨神経	147, 167
前皮質脊髄路	264
前負荷	112
前部線維筋性間質	201
前方コンパートメント	167
腺房細胞	48, 65
腺房細胞がん	64, 66
前方障害	111
腺房中心細胞	48, 65
全盲	305, 307
線毛上皮	87
線毛上皮細胞	180
前立腺	178, 200

前立腺液	179
前立腺炎	202
前立腺管	200
前立腺がん	200
前立腺洞	200
前立腺特異抗原（PSA）	180, 200, 202
前立腺肥大	179, 200, 201, 202
前立腺肥大結節	201
腺リンパ腫	231
前弯	169
前腕屈筋	145
前腕骨間膜	140

そ

双顆関節	36, 143, 162, 206
臓器内神経節（壁内神経節）	284
双極細胞	307
双極性ニューロン	314
総頚動脈	210, 222, 223, 228, 232, 247
早産	17
総指伸筋	145
増殖	21
臓性（内臓）神経	278
臓側胸膜（肺胸膜）	93, 94
臓側腹膜	61
総胆管	47, 64, 66
総腓骨神経	147
僧帽筋	145
僧帽弁	124
側臥位（回復体位）	85
側角	132
側屈	14
側頚部	13
足根骨	142
足根中足関節	143
足細胞	187
側索（外側脊髄視床路）	260, 261
足底	13
側頭筋	208
側頭骨	205

側頭葉	241
側頭連合野	241
側脳室	239, 271
足背	13
側副血行路	90, 92
側副溝	240
側副循環（側副路）	108
側腹部	13
鼠径管	178, 190, 191
鼠径三角	190, 191
鼠径靱帯	190, 191
鼠径部	13
阻血性拘縮	166
阻血性大腿骨頭壊死	161
組織	16, 21
組織学的内子宮口	197
組織間質液	112
咀嚼筋	206, 208, 221, 293
咀嚼筋枝	293
卒中動脈	264
外がえし	14, 148
外側コンパートメント	167
外側体壁	97
外縦層	42, 45, 50
外鼠径ヘルニア	190, 191
外窒息	224

た

第1〜2虫様筋	158
第1〜2腰椎	64
第1期（開口期）	193
第1胸神経節	291
第1鰓弓	208
第1第2鰓弓症候群	215
第1中手骨	142
第2平行平面	193
第2期（娩出期）	193
第2鰓弓	207, 215
第3〜4虫様筋	158
第三後頭神経（C3）	210

第三脳室	239, 271
第3平行平面	193
第四脳室	239, 271
第四脳室外側口（Luschka孔）	271
第四脳室正中口（Magendie孔）	271
第4平行平面	193
体液	104
体液性調節	110
体液の恒常性（ホメオスターシス）	186
大円筋	145
対角結合線	176
対角枝	121
体幹	12, 138
大胸筋	145
大結節	155
大後頭孔	206, 238
大後頭神経（C2）	210
対光反射	253
大骨盤	174, 175
体細胞	16
大鎖骨上窩	205
大坐骨切痕	176
体肢	12, 138
胎児	193
大耳介神経	210
胎児期	17
代謝	41
体重減少	64
大十二指腸乳頭（Vatert乳頭）	64
体循環（大循環）	105, 111, 112, 127
帯状溝	240
大静脈孔	96, 101
大腎杯	183
体性運動ニューロン	279
体性感覚	28, 131, 259, 285
体性感覚野	245, 250, 259, 260
体性神経	278
体性痛	28, 194
体性部	12
体節	19

INDEX

大舌下腺管（Bartholin管） 230
大前根動脈（Adamkiewicz動脈）
 ...... 114, 116
大蠕動 71
対側損傷 235
大腿二頭筋 148
大腿管 190, 191
大腿筋膜張筋 148
大腿脛骨関節 162
大腿骨 142, 174
大腿骨頸（部） 159, 160, 183
大腿骨頸部骨折 159
大腿骨頭 159, 183
大腿骨頭壊死 159
大腿骨頭窩 159
大腿骨頭靱帯 36, 142, 159, 160
大腿直筋 148
大腿静脈 136, 191
大腿神経 147, 148, 191
大腿動脈 191
大大脳静脈（Galen静脈） 245
大腿ヘルニア 190, 191
大腿方形筋 148
大腿輪 191
大唾液腺 229
大腸 40, 46, 68
大殿筋 148
耐糖能 66
大動脈 114
大動脈解離 290
大動脈弓 91, 210
大動脈洞（Valsalva洞） 120
大動脈弁 124, 125
大動脈瘤 90, 91, 114
大動脈裂孔 96, 101
大内臓神経 282
大内転筋 148
大脳基底核
 ...... 239, 242, 250, 266, 268, 269
大脳脚 243
大脳（終脳＋間脳） 239, 252, 254

大脳縦裂 240
大脳小脳（橋小脳） 242
大脳動脈輪 245
大脳半球 19, 239, 240, 252
大脳皮質
 ...... 29, 132, 239, 240, 259, 297, 315
胎盤 193
体尾部 66
対麻痺 116
大網ヒモ 69
大腰筋 184
大葉性肺炎 88
大菱形骨 141, 142, 156
唾液小体 217
唾液腺 42, 229
唾液腺腫瘍 229
楕円関節 36, 140, 142
多形性腺腫（混合腫瘍） 229, 231
多細胞生物 25, 104
多軸性関節 36
立ちくらみ 312
脱臼 35, 37
脱抱合 60
ダビデの星 248
多列線毛円柱上皮 79
痰 79
胆管細胞癌 55
単細胞生物 25, 104
胆汁 47
胆汁うっ滞性黄疸 60
短小指屈筋 158
炭水化物 40
弾性型動脈 106, 114
弾性線維 106, 114, 131
単層円柱上皮 68, 131
淡蒼球 266, 269
短橈側手根伸筋 145
短内転筋 148
胆嚢 47
胆嚢管 47
胆嚢動脈 47

タンパク質 40
短母指外転筋 156, 157, 158
短母指屈筋 156
短母指伸筋 145

ち

恥骨下角 176
恥骨下曲 181
恥骨弓 200
恥骨筋 148
恥骨頸靱帯 181, 198
恥骨結合下縁 193
恥骨結節 191
恥骨大腿靱帯 142
恥骨膀胱靱帯 181
恥骨前曲 181
腟 16, 193, 196
腟下部 194
腟上部 194, 197
腟静脈叢 199
窒息 222
窒息の三大徴候 222
腟動脈 181, 198
緻密骨 25
着床 17
中咽頭収縮筋 209
中隔縁柱 118
中隔穿通枝 121
中間気管支幹 100
中肝静脈 57
中頸神経節 282, 289
中硬膜動脈 232, 233, 234
中耳 309, 310, 316, 318
中耳炎 316
注射投与 133
中縦隔 90
中手間関節 142
中手筋 158
中手骨 138
中小脳脚 242

中心域	179, 200, 201
中心窩	295, 305
中心灰白質	252
中心管	261
中神経幹	150, 151
中心後回	260
中心溝（Rolando溝）	240
中心視野	299
中心静脈	58
中心視力	305
中心前回	263
中心乳ビ腔	46
虫垂	69
中枢神経系	19, 238
中足骨	142
中足趾節関節	143
中大脳動脈	232, 245, 247, 248
中腸	19, 41
中腸動脈	19, 42
中直腸動脈	130
宙づり型感覚障害	261
中殿筋	130
中頭蓋窩	206
中等度難聴	309
肘内障	140
中内臓枝	182
中脳	19, 239, 243, 252
中脳蓋	252
中脳水道	239, 252, 271
中脳胞	19, 239
中肺野	99, 100
中胚葉	18, 19, 239
中鼻甲介	84
中膜	106, 114
虫様筋	158
中輪層	45
腸陰窩	72, 73
超音波検査法	200, 202
聴覚	204, 259, 285
聴覚異常	213
聴覚野	241, 309, 311

腸管神経節	50, 51
腸間膜小腸	45
腸管無神経節症	51
長胸神経	151
蝶形骨	205
長後索路	259, 260
腸骨大腿靱帯	142
腸骨稜頂線	13
長趾伸筋	171
腸重積	46
腸絨毛	46, 68
長掌筋	145
聴神経	311, 313
腸腺	46, 68
腸恥筋膜弓	191
長橈側手根伸筋	145
蝶番関節	36, 143
長内転筋	148
腸内分泌細胞	46
長母指外転筋	145
長母趾伸筋	145, 171
腸腰筋	148, 191
直静脈洞	245
直接ヘルニア	191
直接（抱合型）ビリルビン	58, 59
直接路	269
直腸	40, 46, 68
直腸がん	135
直腸肛門境界線（Herrmann線）	130
直腸子宮窩	62, 178, 196
直腸静脈叢（痔静脈叢）	69
直腸内指診	200
直腸膀胱窩	62
直腸膀胱中隔（Denonvillier筋膜）	200
直腸膨大部	69, 200
直尿細管	187
陳旧性脱臼	35

つ

椎間（円）板	168, 169, 256
椎間関節	168, 256
椎間孔	168, 169, 276
椎間板ヘルニア	168
椎弓	168
椎孔	168
椎骨静脈	223
椎骨動脈	212, 222, 223, 224, 232, 245, 247
椎前神経節	66, 282
椎体	168
通過管	193
痛覚	285
痛点	287
ツチ骨	309, 310
ツチ骨柄	310
蔓状静脈叢	178, 179

て

底屈	14, 148
定型的縊死	224
抵抗消失法	257
低出生体重児	17
泥状便	70
底側踵舟靱帯（スプリング靱帯）	143
低代謝回転	27
Tinel徴候	156, 157
手の背屈	14
手の背側	13
テラトーマ（teratoma）	21
デルマトーム（皮膚分節）	280
転移	21
転移性肝がん	55
伝音（性）難聴	309, 311
電気信号	285
転子部／転子下骨折（外側骨折）	159, 161
伝導路	245

INDEX

と

頭位変換 ……314
頭蓋外傷 ……291
頭蓋腔 ……205, 232
頭蓋腔内 ……238
頭蓋内出血 ……232
橈側コンパートメント ……166
導管細胞 ……48, 65
動眼神経（Ⅲ脳神経）
　……207, 243, 253, 279, 283, 295, 297, 298
動眼神経核（Ⅲ）……264, 297, 298, 315
動眼神経副核（Edinger-Westphal核）……283
動眼神経麻痺 ……250
橈屈 ……14
頭頸部 ……204
洞結節枝 ……118, 122
瞳孔 ……300
瞳孔散大筋 ……289, 290
橈骨 ……138, 140
橈骨神経 ……145, 150, 152, 166
橈骨輪状靱帯 ……140
島細胞がん ……64, 66
豆状骨 ……140, 156, 157
動静脈吻合 ……108
洞性徐脈 ……118, 119
洞性頻脈 ……119
洞性不整脈 ……117, 119
透析療法 ……189
橈側 ……13
橈側外転 ……14
橈側手根屈筋 ……145
橈側皮静脈 ……134
頭側（吻側） ……13
糖タンパク質複合体 ……34
頭頂後頭溝 ……240
頭頂骨 ……205
頭頂部 ……204
頭頂葉 ……240, 241
頭頂葉の味覚野 ……287

洞調律 ……117
頭頂連合野 ……241, 250
疼痛 ……66
頭部 ……34, 204
頭部後屈 ……85
頭部後屈顎先挙上法 ……85
頭部中胚葉 ……19
動物機能 ……12
洞（房）結節（洞結節；Keith-Flack結節）……117, 118, 120, 224
洞房ブロック ……118
動脈 ……105, 106, 112
動脈管（Botallo管）……127, 128, 129
動脈血圧 ……109
動脈硬化 ……120, 123
動脈静脈吻合 ……131
動脈弁 ……125
動脈瘤 ……114
動脈血 ……112
同名半盲 ……250, 305, 307
動毛 ……314
投与 ……133
島葉 ……241
等容性弛緩期 ……124
等容性収縮期 ……124
特殊域 ……277
特殊感覚 ……28, 259, 277, 285
特殊心筋 ……117
特殊体性求心性（感覚性）線維 ……277
突進現象 ……268
特発性自然気胸 ……93
特発性（典型的）三叉神経痛 ……293
登攀性起立 ……32
ドライアイ症候群（乾性角結膜炎）……302
鈍縁枝 ……121

な

内陰部動脈 ……73
内果 ……143

内喉頭筋 ……210, 226, 227
内眼角 ……303
内胸静脈 ……90, 92
内頸静脈
　……92, 105, 217, 223, 228, 232, 245
内頸動脈 ……210, 217, 222, 223, 224, 232, 245, 247, 290
内頸動脈神経 ……289, 290, 291
内頸動脈神経叢 ……282, 290
内頸動脈瘤 ……291
内肛門括約筋 ……40, 130, 132
内細胞塊 ……18
内耳 ……316
内耳炎 ……316
内痔核 ……130
内耳神経 ……253, 279, 287, 313
内耳性難聴 ……311
内シャント ……189
内水頭症 ……271
内舌筋 ……208
内旋 ……145, 148, 153
内腺 ……179, 201
内転 ……14
内臓 ……12
内臓うっ血 ……222
内臓感覚（臓性感覚）……28, 259, 285
内臓痛 ……28, 30, 194, 195
内臓頭蓋 ……205
内側顆 ……159
内側胸筋神経 ……151
内側区 ……56
内側骨折 ……159
内側骨端動脈 ……161
内側膝状体 ……242, 309, 311
内側縦束（MLF）……295, 297
内側上腕皮神経 ……151
内側神経節 ……150, 151
内側前腕皮神経 ……151
内側側副靱帯 ……140, 143, 162
内側鼠径窩 ……190, 191
内側大腿回旋動脈 ……159, 161, 183

な

内側直筋	207, 295, 296
内側半月（板）	143, 162, 163, 164
内側毛帯	246, 260
内側翼突筋	208
内鼡径（直接）ヘルニア	190, 191
内窒息	224
内腸骨静脈	133, 135
内腸骨動脈	69, 189
内腸骨リンパ節	199
内椎骨静脈叢（Batson 静脈叢）	256
内転	14, 153, 296
内転筋群	148
内胚葉	18, 19, 77, 239
内反	14
内皮細胞	107
内服	133
内腹斜筋	190
内分泌腫瘍	64
内分泌調節	110
内分泌部	65
内閉鎖筋	148
内包	247, 250
内方回旋	145
内膜	106, 114
内リンパ（液）	313
内リンパ水腫	313
内肋間筋	83
中山の孔	271, 272
ナッツクラッカー現象	186
ナッツクラッカー症候群	186
軟口蓋（口蓋筋）	219, 220, 221
軟口蓋麻痺	219
軟骨	87
軟骨結合	206
軟骨性骨	26
軟骨性連結	35
軟骨内骨化	25, 26
軟産道	193
難聴	309
軟膜	255, 272

に

苦味	287
肉芽腫形成性肺疾患	87
肉腫	21, 23
二軸性関節	36
二次孔	128
二次孔欠損	127, 128
二次中隔	128
二次リンパ器官	216
偽ポリポージス	72, 74
二層性胚盤	18
ニトログリセリン	123
入口部	43
乳糖不耐症	68, 70
乳突洞	316, 317
乳突蜂巣	316
乳ビ	105
乳ビ槽	105, 199
乳様突起部	204
ニューロン	24
尿意	181, 286
尿管	183, 184
尿管口	181
尿細管	183
尿細管周囲毛細血管	188
尿生殖隔膜	200
尿道	183, 200
尿道口	181
尿道（前立腺部）	178, 200
尿道稜	200
尿毒症	186, 198
尿閉	202
尿路	183
尿路結石症	183
人形の目現象	254
妊娠	17
妊娠期間	17

ね

熱交換器	85

粘液腺	53
捻挫	35, 143
粘表皮癌	229, 231
粘膜	42, 50, 73
粘膜下神経叢（Meissner 神経叢）	42, 46, 49, 50
粘膜下層	73
粘膜下組織	42
粘膜関連リンパ組織	216
粘膜筋板	42
粘膜固有層	42
粘膜上皮	42
粘膜漿膜下溢血点	222

の

脳	206
脳回	240
脳幹	223, 239, 251, 252, 263, 265
脳幹死	251, 252, 254
脳幹反射	251, 252, 253
脳幹網様体	251
脳弓下器官	272
脳血管障害	219, 220, 232, 247
脳溝	240
脳梗塞	247
脳硬膜	255
脳死	251, 252, 254
脳室	271, 273
脳室周囲器官	271, 272
脳死判定	251, 253
脳出血	247
脳出血（卒中）動脈	247, 250
脳腫瘍	24
嚢状動脈瘤	114
脳神経	251, 276, 277, 279
脳震盪	232
脳頭蓋	205
脳脊髄液（髄液）	271, 272
脳塞栓	247
脳卒中	84, 247

INDEX

脳底動脈 　212, 232, 245, 247, 248
脳動脈瘤 　235, 248
脳動脈瘤破裂 　232
脳内出血 　232, 235, 247
脳浮腫 　92
脳ヘルニア 　232
脳梁溝 　240
脳冷却機構 　84, 85

は

パーキンソニズム 　266, 270
パーキンソン病 　266
パーキンソン症候群 　270
肺 　79, 91, 101, 102
肺うっ血 　113
肺炎 　87, 88
肺炎球菌 　318
肺芽 　19, 77
肺活量 　77
肺がん 　90, 91, 226
肺間質（肺中隔） 　87, 88
肺気腫 　89
肺胸膜 　93, 94
肺虚脱 　93, 95
背屈 　148
肺高血圧 　127
肺呼吸 　76
肺根 　94
杯細胞 　46, 68, 73, 74, 79, 303, 304
肺細葉 　80, 88
胚子期 　17
胚子前期 　18
肺実質 　87
肺循環（小循環，右心系）
　　　105, 111, 112, 127
肺静脈 　80, 81
肺小葉 　80, 88
肺神経叢 　82
肺水腫 　111, 112
肺尖 　79
肺線維症 　89

肺尖野 　99, 100
背側コンパートメント 　166
背側骨間筋 　158
背側橈骨手根靱帯 　141
背側部 　97
肺弾性板 　94
肺中隔 　87
肺底 　79
肺動脈 　80
肺動脈拡張 　127
肺動脈弁 　124, 125
排尿障害 　179, 200, 202
背腹像（PA像） 　99
背部痛 　115
排便中枢（S2～S4） 　132
排便反射 　70, 71, 132
肺胞 　19, 76, 78, 87
肺胞腔 　88
肺胞上皮 　77
肺胞上皮細胞 　88
肺胞性肺炎 　88
肺胞毛細血管 　81
肺門 　94
肺門陰影 　100
排卵 　16
排臨 　194
薄筋 　148
白線（正中腹壁）ヘルニア 　192
白内障 　299, 301
白膜 　178
歯車様固縮 　267
バケツ柄状断裂 　162
バゾプレシン 　110
発音 　227
バッカル錠 　133, 135
発汗低下 　289
発声 　227
発声器官 　84
発生 　16
発生母地 　22
発達性股関節脱臼 　37
発痛物質 　28, 29, 31

馬尾 　168, 169, 240
馬尾症候群 　168, 170
ハムストリングス 　148
バランス説 　52, 54
バリウム造影 　49
反回神経 　91, 210, 226, 227, 228
半月板（関節半月） 　162
半月板損傷 　162
半月弁 　124
半月弁結節 　124
半腱様筋 　148
反射性分泌 　302, 303
反射的調節 　285
伴性遺伝性疾患 　32, 33
半側空間無視 　241
反対側片麻痺 　250
半膜様筋 　148

ひ

鼻咽頭（上咽頭） 　219, 220
被蓋 　252
被蓋細胞 　187
非外傷性ヘルニア 　96
非回転性めまい 　312
被殻 　266, 269
皮下注射 　133
非還納性ヘルニア 　190
非乾酪性類上皮肉芽腫 　72, 74
眉弓 　204
皮筋 　207, 215
鼻腔 　84, 206
非交通性水頭症 　271, 273
鼻呼吸 　84, 85
腓骨 　142, 143
尾骨 　174
鼻骨 　206
尾骨神経 　279
尾骨先端 　193
皮質核路（皮質延髄路） 　246, 263
皮質骨（緻密骨） 　25, 26
皮質枝 　247, 249

皮質脊髄路	246, 262, 263, 264
微弱陣痛	195
微絨毛	46
尾状核	242, 266, 269
微小血管減圧術	292, 294
非上皮性腫瘍	21
皮静脈	133, 134
脾静脈	135
尾状葉	56
皮神経	280
非前庭性めまい	313
ビタミンD	27
左回旋枝	121
左下肋部	53
左冠動脈	120, 121, 122
左結腸曲	68
左主気管支	100
左総頸動脈	116
左心縁	100
左聴診三角	43
左同名下四半盲	307
左同名上四半盲	307
左半側空間無視	250
左右三角間膜	62
鼻中隔	84
避腸投与	133
非定型縊死	224
脾動脈	64, 65
鼻粘膜	85
皮膚感覚	28
腓腹筋	148, 171
皮膚呼吸	76
表在感覚（皮膚感覚）	28, 259, 285, 287
表情筋	206, 213, 214
表層粘液細胞	44
びらん	74
ビリルビン（胆汁色素）	59
鼻涙管	303
披裂喉頭蓋筋	210, 227
非連続性毛細血管	108

| 脾弯曲 | 68 |
| 貧血性梗塞 | 120 |

ふ

フィラメント	23
腹横筋	190
腹腔口	180
腹腔神経節	66, 282
腹腔神経叢	66
腹腔動脈	19, 42, 65, 116
腹腔内注射	133
腹腔	12, 61
副交感神経	42, 47, 50, 81, 229
副交感神経系	282
副交感神経節	283
副交感神経線維	213
副交感神経ニューロン	283
腹腔シャント	273
副細胞	44, 53
伏在裂孔	190, 191
複視	207, 295, 297, 299
副腎	189
副神経	253, 279
副神経（Ⅺ脳神経）	228
副膵管（Santorini管）	64
腹大動脈瘤	114, 115
腹痛	64, 286
副伝導路	117, 119
腹背像（AP像）	99
腹部ヘルニア	190
腹膜	61, 191
腹膜腔	61, 62, 97
腹膜後器官	52, 53, 64, 183
腹膜刺激症状	61
腹膜（漿膜）	43, 73
腹膜垂	69
腹膜透析	186, 189
腹膜妊娠	196
腹膜膿瘍	196
副涙腺（Walfring腺・Krause腺）	

	302, 303
浮腫	91, 92, 113
不随意運動	220, 266, 268
不正性器出血	197
不整脈	117
不全脱臼	35
附属器	40, 42
腹腔内膿瘍（急性限局性腹膜炎）	61
ブドウ球菌	318
不動結合	35
ブラ	93, 94
ブラジキニン	29
ブレブ	93, 94
プロスタグランジン	179
ブロック	117, 119
分界線	174, 193
吻合	108, 120
分配動脈	106
分泌性下痢	68, 70
分泌腺	87
糞便	68
分娩	193
分回し運動	14
分回し歩行	263
噴門	43, 44, 53
噴門腺	44
分類不能型	68

へ

平滑筋	23, 32, 33, 87, 106, 132
平滑筋（Treitz筋）	131
平滑筋肉腫	23
平均聴力レベル	309
平衡覚	259
平衡感覚器	314
平衡砂（耳石）	312, 314
平衡斑	312, 314
閉鎖	220
閉鎖管	192
閉鎖孔ヘルニア	192

閉鎖循環系 ··· 105	方形葉 ··· 57	膜内骨化 ··· 25, 26
閉塞性黄疸 ··· 60	膀胱 ··· 69, 183	膜迷路 ··· 313
閉塞性換気障害 ··· 89	縫工筋 ··· 148	マクロファージ ··· 79
平面関節 ··· 36, 141	膀胱頚 ··· 181	末梢域（外腺）··· 200, 201, 202
ペースメーカー ··· 117	膀胱子宮窩 ··· 178, 196	末梢神経系 ··· 19, 238, 276
壁細胞 ··· 53	膀胱子宮靱帯 ··· 181	末梢性顔面神経麻痺 ··· 213, 214
壁側胸膜 ··· 93, 94	膀胱刺激症状 ··· 202	慢性気管支炎 ··· 89
壁側腹膜 ··· 61	膀胱尖 ··· 181	慢性硬膜下血腫 ··· 235
ペプシン ··· 52, 54	膀胱底 ··· 181	慢性腎不全 ··· 186
ペルオキシダーゼ ··· 79	膀胱壁貫通部 ··· 184	慢性中耳炎 ··· 316
ヘルニア ··· 190	房室結節枝 ··· 118, 122	
ヘルニア嵌頓 ··· 190	房室結節（田原結節）	**み**
ヘルニア内容 ··· 190	··· 117, 118, 120, 224	ミオシン ··· 23, 32
ヘルニア嚢 ··· 98, 190	房室束（His束）··· 117, 118	ミオシンフィラメント ··· 33
ヘルニア被膜 ··· 190	房室ブロック ··· 118	味覚 ··· 204, 213, 259, 285
ヘルニア門 ··· 190	房室弁（僧帽弁と三尖弁）··· 124	味覚障害 ··· 213, 250
便意 ··· 71, 132, 286	放射線治療 ··· 55	味覚線維 ··· 213
辺縁域（外腺）··· 179, 200, 201, 202	傍食道型 ··· 98	右肝下面膿瘍 ··· 61, 63
辺縁系 ··· 259	房水 ··· 299	右肝静脈 ··· 57
辺縁葉 ··· 240, 241	紡錘状動脈瘤 ··· 114	右結腸曲 ··· 68
変形性関節症 ··· 163	傍正中橋網様体（PPRF）··· 295, 297	右左shunt ··· 127
変形と関節運動障害 ··· 37	膨大部 ··· 16, 180, 314	右主気管支 ··· 100
娩出力 ··· 194	膨大部稜 ··· 312, 314	右上葉気管支 ··· 100
片側顔面痙攣 ··· 292, 293	傍虫部 ··· 242	右肺動脈 ··· 91
ペンタゴン ··· 248	乏尿 ··· 186	右リンパ本幹 ··· 105
扁桃 ··· 216	胞胚 ··· 18	味孔 ··· 287
扁桃周囲膿瘍 ··· 218	頰部 ··· 204	味細胞（味覚受容細胞）··· 287
扁桃体 ··· 242, 269	母指CM関節 ··· 142	脈管の血管 ··· 115
扁桃摘出術 ··· 216	母指球 ··· 158	脈絡叢 ··· 271, 272
便秘型 ··· 68	母指球萎縮 ··· 156	脈絡組織 ··· 272
扁平円柱上皮境界（SCJ）··· 196, 197	母指対立筋 ··· 156, 157, 158	脈絡膜 ··· 299
扁平上皮 ··· 22	母指球筋 ··· 156, 157, 158	味蕾 ··· 287
扁平上皮化生 ··· 197	母指内転筋 ··· 156	
扁平上皮癌 ··· 21, 196	補充現象 ··· 311	**む**
片麻痺 ··· 263, 264, 265	骨 ··· 25, 101, 102	無汗症 ··· 92
片葉小節葉 ··· 242	洞（房）結節（Keith-Flack結節）··· 117	無血管性 ··· 163
ほ		無血管組織 ··· 160
防御因子 ··· 54	**ま**	矛盾運動 ··· 267
傍胸骨裂孔ヘルニア ··· 98	膜性骨 ··· 26	無症候性ヘルニア ··· 168
方形回内筋 ··· 145	膜性壁 ··· 78	無漿膜野 ··· 62

め

ムスカリン型受容体	82
ムチン層（粘液層）	304
無痛分娩	193, 195, 255
無尿	186
無窓性毛細血管	272
無窓内皮細胞	107

め

眼	299
迷走神経（X脳神経）	42, 50, 82, 209, 210, 218, 219, 220, 223, 226, 227, 228, 253, 279, 283, 284
迷走神経背側核	284
めまい感（非回転性めまい）	312
めまい（眩暈・目眩）	92, 250, 312, 313

も

毛細血管	76, 104, 105, 107, 133, 134
毛細血管（床）	105, 108, 112
毛細リンパ管	105
盲腸	40, 46, 68
毛包受容器	288
網膜	299, 300, 307
毛様（体）脊髄反射	254
毛様体	299
網様体	243, 244, 252
毛様体筋	290, 299, 300
毛様体小帯（チン小帯）	299, 300
毛様体神経節	283
門脈	40, 55, 56, 59, 65, 108, 133, 134
門脈圧亢進	58, 59
門脈右枝（右肝動脈）	56
門脈左枝（左肝動脈）	56

や・ゆ

扼殺	222, 225
優位半球	241
有鈎骨	141, 156, 157
融像	295
遊走腎	186
有窓性毛細血管	272
有痛性肩関節制動症	153
有頭骨	141
有毛細胞	314
幽門	44, 53
幽門括約筋	40, 44, 45
幽門管	44
幽門腺	44, 54
幽門前庭（幽門洞）	44
幽門部	44
輸出細動脈	186, 188
油層	304
輸入細動脈	186, 188

よ

葉気管支	19, 77, 78, 80, 84, 87
溶血性黄疸	60
溶血性連鎖球菌	318
腰神経	168, 169, 279
腰神経叢	280
腰髄	240
腰椎	168, 273
腰椎椎間板ヘルニア	168
腰背部痛	64
腰膨大	240
容量血管	107
容量負荷	112
腰リンパ節（大動脈周囲リンパ節）	199
腰肋三角	96, 97
翼口蓋神経節	218, 283
予備吸気量	77
予備呼気量	77
与薬	133

ら

ラクターゼ	70
らせん関節	143
らせん神経節	311
ラリンジアルマスク	85
卵円窩	128
卵円孔	127, 128, 129
卵円孔開存	127, 128
卵円窓（前庭窓）	310
卵黄茎	41
卵黄腸管	41
卵黄嚢	19, 41
卵割	18
卵管	16, 196
卵管間膜	198
卵管采	180
卵管ヒダ	180
卵形嚢	312, 314
卵形嚢斑	314
乱視	300
卵子	16
卵巣静脈	199
卵巣（精巣）動脈	182
卵巣提索	180
卵巣動脈	181, 198
卵母細胞	16

り

リエントリー	119
梨状筋	148
梨状筋下孔	195
リソゾーム酵素	79
立方線毛上皮	79
リパーゼ	59
リモデリング（骨改築）	27
流行性耳下腺炎	230
流産	17
流涙反射	304
両眼	206
両眼視野	305
両眼複視	295
菱形筋	145
両耳側半盲	305, 307
良性結節性過形成	200

INDEX

良性腫瘍 ………………………… 21
菱脳胞 …………………………19, 239
両鼻側半盲 ……………………… 305
緑内障 …………………………… 300
輪状咽頭筋 ……………………… 220
輪状甲状筋（前筋）……210, 227, 228
輪状甲状靭帯切開 ………………… 86
輪状靭帯 …………………………… 78
輪状ヒダ（Kerckringヒダ）……… 45
輪転様雑音 ……………………… 126
リンパ管系 ……………………… 104
リンパ器官 ……………………… 216
リンパ性咽頭輪（Waldeyer咽頭
　輪）…………………………… 217
リンパ節 …………………………… 91
リンパ本幹 ……………………… 105
リン酸カルシウム ………………… 23

る

涙液 …………………………302, 303
涙液層 …………………………… 304
ルイ角平面 ………………………… 99
涙骨 ……………………………… 206

類骨 ………………………………26, 27
涙小管 …………………………… 303
涙腺 …………………………213, 302, 303
涙点 ……………………………… 303
類洞 ………………………………… 56
涙嚢 ……………………………… 303
涙膜 ……………………………… 302

れ

冷点 ……………………………… 287
劣位半球 ………………………… 241
レニン-アンジオテンシン系
　…………………………… 110, 112
連合野 …………………239, 240, 259, 285
レンズ核（被殻+淡蒼球）
　…………………………242, 250, 266, 269
レンズ核線条体動脈 …………… 250
連続性雑音 …………………… 124, 126

ろ

聾 ………………………………… 309
労作性狭心症 …………………… 123
老人性白内障 …………………… 299

漏斗 ……………………………… 180
肋間神経 ………………82, 83, 95, 280
肋骨 ……………………………… 100
肋骨下平面 ………………………… 13
肋骨脊柱角 ……………………… 183
肋骨部 ……………………………… 97
肋骨面 ……………………………… 79

わ

鷲手 ……………………………… 152
弯曲移行部 ……………………… 169
腕尺関節 ………………………… 140
腕神経叢 ………145, 150, 205, 280, 283
腕神経叢下部損傷（Klumpke麻
　痺）……………………………150, 152
腕神経叢上部損傷（Erb-Duchenne
　麻痺）…………………………150, 152
腕神経叢麻痺 …………………… 152
腕橈関節 ………………………… 140
腕橈骨筋 ………………………… 145
腕頭静脈 …………………………… 92
腕頭動脈 ……………………… 116, 210

著者プロフィール

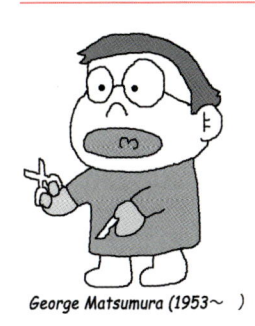

松村讓兒 杏林大学教授（医学部解剖学教室）

昭和28年，国立東京第二病院で4,100gの巨大児として出生．大きさの割にひ弱で，種々の病気をくり返す．幼少期の夢は高給取りのパイロット．その後，学者志望に転向．55年，北海道大学医学部卒業．勤労意欲がなく大学院へ．59年，大学院卒業．偶々空いていた解剖学教室助手に採用され，肉眼解剖学の世界へ．昭和末期，連合王国に留学．宇野首相のスキャンダル，天安門事件，昭和天皇崩御などが続く中，発生学を学ぶ．平成5年4月より現職．

George Matsumura (1953〜　)

心に残っている師からの言葉

①お前は天才ではない．だから勉強しなくてはいけない（中学・高校の校長先生）
②悪いことも良いこともコッソリやりなさい（同上）
③常識がないのは構わんが，良識を失ってはいかんよ（大学院の恩師）
④誰もやっていないことをやれば君が世界一だ（同上）
⑤研究に来たと思うな．2年間の休暇だと思いなさい（留学先の恩師）

■書籍の発行にあたりご協力いただいた先生
（敬称略）

土屋　一洋	杏林大学医学部放射線医学教室
横山　健一	杏林大学医学部放射線医学教室
仲村　明恒	杏林大学医学部放射線医学教室
平岡　祥幸	杏林大学医学部放射線医学教室
本谷　啓太	杏林大学医学部放射線医学教室
岩元香保里	杏林大学医学部放射線医学教室
林　　真弘	杏林大学医学部放射線医学教室
大原　有沙	杏林大学医学部放射線医学教室
渡辺　　由	杏林大学医学部放射線医学教室
今井　昌康	杏林大学医学部放射線医学教室
高篠　　智	杏林大学医学部法医学教室
前原　光夫	まえはらこどもクリニック
小形　哲也	おがた耳鼻咽喉科クリニック
茨木　信博	金沢医科大学客員教授／いばらき眼科クリニック
井之川宗右	杏林大学医学部眼科学教室

臨床につながる解剖学イラストレイテッド

2011年8月 1日　第1刷発行	著　者	松村讓兒
2017年5月10日　第4刷発行	協　力	土屋一洋
	発行人	一戸裕子
	発行所	株式会社　羊　土　社
		〒101-0052
		東京都千代田区神田小川町 2-5-1
		TEL　　03（5282）1211
		FAX　　03（5282）1212
		E-mail　eigyo@yodosha.co.jp
ⓒ YODOSHA CO., LTD. 2011		URL　　www.yodosha.co.jp/
Printed in Japan	装　幀	堀　直子（ホリディデザイン事務所）
ISBN978-4-7581-2025-8	印刷所	株式会社平河工業社

本書に掲載する著作物の複製権，上映権，譲渡権，公衆送信権（送信可能化権を含む）は（株）羊土社が保有します．
本書を無断で複製する行為（コピー，スキャン，デジタルデータ化など）は，著作権法上での限られた例外「私的使用のための複製」など）を除き禁じられています．研究活動，診療を含み業務上使用する目的で上記の行為を行うことは大学，病院，企業などにおける内部的な利用であっても，私的使用には該当せず，違法です．また私的使用のためであっても，代行業者等の第三者に依頼して上記の行為を行うことは違法となります．

JCOPY ＜（社）出版者著作権管理機構　委託出版物＞
本書の無断複写は著作権法上での例外を除き禁じられています．複写される場合は，そのつど事前に，（社）出版者著作権管理機構（TEL 03-3513-6969，FAX 03-3513-6979，e-mail : info@jcopy.or.jp）の許諾を得てください．

memo

レジデントノート

プライマリケアと救急を中心とした総合誌

月刊 毎月1日発行　B5判　定価（本体2,000円＋税）

日常診療を徹底サポート！

医療現場での実践に役立つ
研修医のための必読誌！

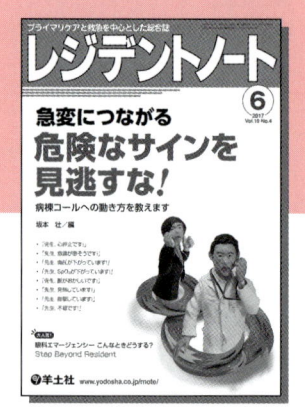

研修医指導にも役立つ！

特徴
1. 医師となって**最初に必要となる"基本"や"困ること"**をとりあげ, ていねいに解説！
2. **画像診断, 手技, 薬の使い方**など, すぐに使える内容！日常の疑問を解決できる
3. 先輩の経験や進路選択に役立つ情報も読める！

詳細はコチラ ▶ www.yodosha.co.jp/rnote/

□ **年間定期購読料**（国内送料サービス）
- 通常号（月刊）　　　　　　　　　　　　：定価（本体24,000円＋税）
- 通常号（月刊）＋WEB版（月刊）　　　　：定価（本体27,600円＋税）
- 通常号（月刊）＋増刊　　　　　　　　　：定価（本体52,200円＋税）
- 通常号（月刊）＋WEB版（月刊）＋増刊　：定価（本体55,800円＋税）

総合診療のGノート
General Practice

患者を診る　地域を診る　まるごと診る

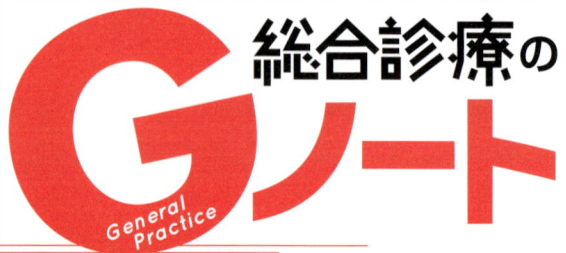

隔月刊 偶数月1日発行　B5判　定価（本体2,500円＋税）

あらゆる 疾患・患者さんを まるごと診たい！

そんな医師のための「**総合診療**」の実践雑誌です

- **現場目線の具体的な解説**だから, かゆいところまで手が届く
- 多職種連携, 社会の動き, 関連制度なども含めた**幅広い内容**
- 忙しい日常診療のなかでも, **バランスよく知識をアップデート**

詳細はコチラ ▶ www.yodosha.co.jp/gnote/

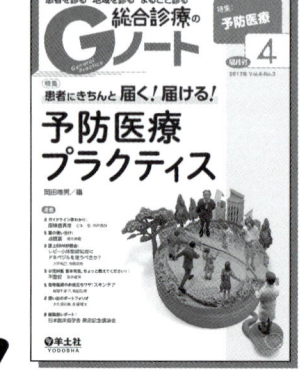

□ **年間定期購読料**（国内送料サービス）
- 通常号（隔月刊年6冊）　　：定価（本体15,000円＋税）
- 通常号＋WEB版※　　　　　：定価（本体18,000円＋税）
- 通常号＋増刊（年2冊）　　：定価（本体24,600円＋税）
- 通常号＋WEB版※＋増刊　　：定価（本体27,600円＋税）

※WEB版は通常号のみのサービスとなります

発行 羊土社 YODOSHA
〒101-0052　東京都千代田区神田小川町2-5-1　TEL 03(5282)1211　FAX 03(5282)1212
E-mail：eigyo@yodosha.co.jp
URL：www.yodosha.co.jp/

ご注文は最寄りの書店, または小社営業部まで

基礎から臨床まで役立つ羊土社の書籍

実験医学別冊 もっとよくわかる！シリーズ
もっとよくわかる！免疫学

河本 宏／著

"わかりやすさ"をとことん追求！免疫学を難しくしている複雑な分子メカニズムに迷い込む前に，押さえておきたい基本を丁寧に解説．最新レビューもみるみる理解できる強力な基礎固めがこの一冊でできます！

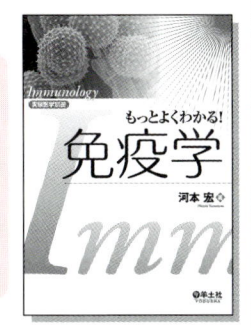

- ■ 定価（本体4,200円＋税）
- ■ B5判　■ 222頁　■ ISBN 978-4-7581-2200-9

実験医学別冊 もっとよくわかる！シリーズ
もっとよくわかる！感染症
病原因子と発症のメカニズム

阿部章夫／著

感染症ごとに，分子メカニズムを軸として流行や臨床情報まで含めて解説．病原体のもつ巧妙さと狡猾さが豊富な図解でしっかりわかる！感染症の完全制御をめざす著者が綴る，基礎と臨床をつなぐ珠玉の1冊です！

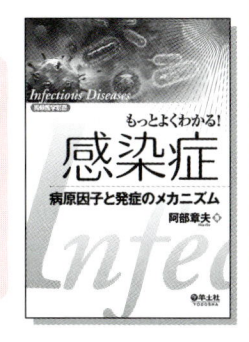

- ■ 定価（本体4,500円＋税）
- ■ B5判　■ 277頁　■ ISBN 978-4-7581-2202-3

はじめの一歩のイラスト薬理学

石井邦雄／著

身近な薬が「どうして効くのか」を基本から丁寧に解説した，新しい薬理学の教科書が登場です．カラーイラストで作用機序がよく解り，記憶に残ります．医療系大学で初めて薬理学を学ぶ方に最適な一冊です．

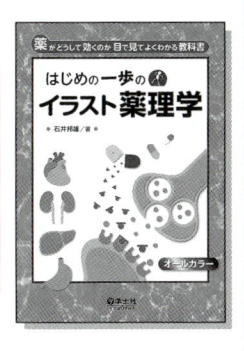

- ■ 定価（本体2,900円＋税）
- ■ B5判　■ 286頁　■ ISBN 978-4-7581-2045-6

はじめの一歩のイラスト病理学

深山正久／編

病理学の「総論」に重点をおいた内容構成だから，はじめて読む教科書として最適！実際の症例も紹介し，病気の成り立ちの全体像がよくわかる．コメディカルの授業用，医学生の自習用としてお勧め．オールカラー．

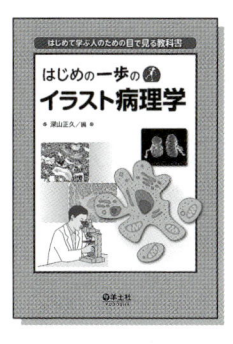

- ■ 定価（本体2,900円＋税）
- ■ B5判　■ 262頁　■ ISBN 978-4-7581-2036-4

発行　羊土社 YODOSHA　〒101-0052　東京都千代田区神田小川町2-5-1　TEL 03(5282)1211　FAX 03(5282)1212
E-mail：eigyo@yodosha.co.jp
URL：www.yodosha.co.jp/

ご注文は最寄りの書店，または小社営業部まで

メディカルサイエンスの最新情報と医療応用のいまがわかる

実験医学

年間購読は随時受付！ ※送料サービス（海外からのご購読は送料実費となります）

- 通常号（月刊） ：定価（本体24,000円＋税）
- 通常号（月刊）＋WEB版※ ：定価（本体28,800円＋税）
- 通常号（月刊）＋増刊 ：定価（本体67,200円＋税）
- 通常号（月刊）＋WEB版※＋増刊：定価（本体72,800円＋税）

※WEB版は通常号のみのサービスとなります

医学・生命科学の最前線がここにある！

1. **医学分野の主要テーマを幅広く網羅しています！**
   免疫学，脳神経科学，腫瘍学，分子生物学，生化学，発生生物学，etc…
2. 大学生・院生から研究者，医師，企業研究員の**幅広い読者層**
3. **誌面とウェブサイト**の両面から，
   ますます充実のコンテンツをお届けします！！

月刊 生命科学と医学の最先端総合誌
月刊 毎月1日発行 B5判 定価（本体2,000円＋税）

増刊 各研究分野を完全網羅した最新レビュー集！
増刊 年8冊発行 B5判 定価（本体5,400円＋税）

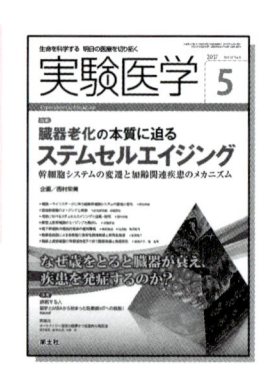

http://www.yodosha.co.jp/jikkenigaku/

基礎でも臨床でも役立つ羊土社の書籍

現代生命科学

東京大学生命科学教科書編集委員会／編

"生命はどう設計されているか""がんとはどんな現象か""生命や生物の不思議をどう理解するか"等よくある問いかけを軸とした章構成で，生命科学リテラシーが身に付く．カラー図表と味わい深い本文の新時代テキスト

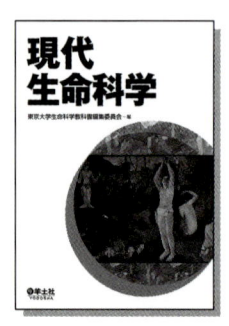

- 定価（本体2,800円＋税）
- B5判 ■191頁 ■ISBN 978-4-7581-2053-1

症例で身につける 臨床薬学ハンドブック 改訂第2版

分子・細胞・個体から知る"生命"のしくみ

越前宏俊，鈴木 孝／編

コアカリ対象疾患を中心に124症例を網羅！症状の捉え方，処方の根拠，服薬指導の要点など薬剤師に必須のポイントを凝縮してまとめました．実践に即したわかりやすい解説で初学者に最適！講義の教科書にもお薦め！

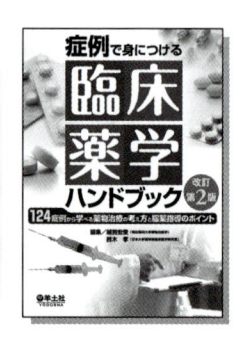

- 定価（本体3,700円＋税）
- B5判 ■415頁 ■ISBN 978-4-7581-0931-4

発行　羊土社 YODOSHA　〒101-0052　東京都千代田区神田小川町2-5-1　TEL 03(5282)1211　FAX 03(5282)1212
E-mail：eigyo@yodosha.co.jp
URL：www.yodosha.co.jp/

ご注文は最寄りの書店，または小社営業部まで